Thieme

Impfkompendium

Heinz Spiess
Ulrich Heininger

Mit Beiträgen von

M. Fiedler
U. Heininger
F. Hofmann
W. Jilg
R. Kaiser
B. Keller-Stanislawski
H. Kollaritsch
H. W. Kreth
J. Leidel
J. Liese
J. Löwer
Chr. Meyer
G. Rasch
D. Reinhardt
M. Roggendorf
E. Samson
M. Schwanig
F. F. von Sonnenburg
H. Spiess
R. Steffen

6., vollständig überarbeitete und erweiterte Auflage
23 Abbildungen
48 Tabellen

Georg Thieme Verlag
Stuttgart · New York

Bibliographische Information
Der Deutschen Bibliothek

Die Deutsche Bibliothek verzeichnet diese Publikation in der Deutschen Nationalbibliographie; detaillierte bibliographische Daten sind im Internet über http://dnb.ddb.de abrufbar

1. Auflage 1973
2. Auflage 1976
3. Auflage 1987
4. Auflage 1994
5. Auflage 1999

Wichtiger Hinweis: Wie jede Wissenschaft ist die Medizin ständigen Entwicklungen unterworfen. Forschung und klinische Erfahrung erweitern unsere Erkenntnisse, insbesondere was Behandlung und medikamentöse Therapie anbelangt. Soweit in diesem Werk eine Dosierung oder eine Applikation erwähnt wird, darf der Leser zwar darauf vertrauen, dass Autoren, Herausgeber und Verlag große Sorgfalt darauf verwandt haben, dass diese Angabe **dem Wissensstand bei Fertigstellung des Werkes** entspricht.
Für Angaben über Dosierungsanweisungen und Applikationsformen kann vom Verlag jedoch keine Gewähr übernommen werden. **Jeder Benutzer ist angehalten**, durch sorgfältige Prüfung der Beipackzettel der verwendeten Präparate und gegebenenfalls nach Konsultation eines Spezialisten festzustellen, ob die dort gegebene Empfehlung für Dosierungen oder die Beachtung von Kontraindikationen gegenüber der Angabe in diesem Buch abweicht. Eine solche Prüfung ist besonders wichtig bei selten verwendeten Präparaten oder solchen, die neu auf den Markt gebracht worden sind. **Jede Dosierung oder Applikation erfolgt auf eigene Gefahr des Benutzers.** Autoren und Verlag appellieren an jeden Benutzer, ihm etwa auffallende Ungenauigkeiten dem Verlag mitzuteilen.

Rüdigerstraße 14
D- 70469 Stuttgart
Telefon: + 49/ 0711/ 8931-0
Unsere Homepage: http://www.thieme.de

Printed in Germany

Zeichnungen: Christiane und Dr. Michael von Solodkoff, Neckargemünd
Umschlaggestaltung: Thieme Verlagsgruppe
Umschlaggrafik: Martina Berge, Erbach
Satz: Satzpunkt Ewert GmbH, Bayreuth
Druck: Druckhaus Götz GmbH, Ludwigsburg

ISBN 3-13-498906-9 2 3 4 5 6

Vorwort zur 6. Auflage

Im Vorwort der 1. Auflage des Buches „Schutzimpfungen" von 1958 (erschienen ebenfalls im Thieme Verlag) wurde schon vom Herausgeber (Spiess) gefordert, „dass die Länder und Versicherungsträger zunehmend für die prophylaktische Medizin, also auch für die Impfprophylaxe, sich einzusetzen bereit sind". Im „Bayernmodell" ist das seit 1980 mit der Kostenübernahme von Schutzimpfungen durch die Krankenkassen geschehen.

Das Impfkompendium wurde in der 1. Auflage 1972, im Gründungsjahr der Ständigen Impfkommission (STIKO) für Studenten und Ärzte geschrieben, „um die Unterrichtung auf dem Gebiet der Impfprophylaxe zu verbessern". Das gilt auch für die nun vorliegende 6. Auflage.

In der von Spiess induzierten STIKO – damals am Bundesgesundheitsamt, jetzt am Robert-Koch-Institut –, sollten fachkundige Mitglieder einheitliche Impfempfehlungen für die Beratung der zuständigen Behörden der Bundesländer – und damit für die Impfärzte – erarbeiten. Das wurde mit Beschluss der Gesundheitsministerkonferenz 1991 erreicht, die „Öffentliche Empfehlung" von Schutzimpfungen auf der Grundlage der Veröffentlichungen der STIKO durchzuführen. Anlässlich der Berufung der STIKO-Mitglieder im Jahr 2001 bescheinigte die Gesundheitsministerin: „Die STIKO genießt ein hohes Ansehen, nicht nur in Fachkreisen. Insbesondere der Impfkalender für Kinder und Jugendliche, aber auch die differenzierten Impfempfehlungen für das Erwachsenenalter sind vielen Menschen in unserem Lande ein Begriff. Aus dieser gesetzlichen Regelung ergibt sich ein hohes Maß an Verantwortung für die STIKO. Die Impfungen, die von der STIKO empfohlen werden, werden in der Regel in öffentliche Empfehlungen der Länder umgesetzt" (eine wünschenswerte Harmonisierung der Impfehlungen in Europa, wie sie in dem auf Vorschlag von Spiess 1994 in Genf gegründeten „European Forum on Immunization (EFI)" angestrebt wurde, ist bis heute jedoch noch nicht erfolgt; s. Spiess, H.: 30 Jahre STIKO. Mschr. Kinderheilk. 2002; 150:1218).

Um die Impfempfehlungen nach neuestem Stand der Wissenschaft für die Lehre von Studenten und von in Impffragen Auskunft suchenden Ärzten und medizinischem Personal darzustellen, sind auch in der 6. Auflage des Impfkompendiums Autoren mit speziellen Sachkenntnissen für die Bearbeitung der verschiedenen Kapitel gewonnen worden. Die Hälfte von ihnen sind Mitarbeiter in der STIKO.

Altersbedingt ausgeschiedene Autoren wurden durch jüngere ersetzt und U. Heininger vom Universitäts-Kinderspital Basel als Spezialist in der

Vakzinologie als Mitherausgeber der 6. Auflage des Impfkompendiums gewählt.

Der aktuellen Diskussion über Bioterror entsprechend, wurde das Kapitel Pockenschutzimpfung nicht gestrichen, obwohl die Menschenpocken weltweit durch die massive Impfaktion der WHO seit 25 Jahren eradiziert sind. Solange aber noch Variolaviren in Labors existieren, müssen die Erkenntnisse über die Bedeutung der Pockeninfektion und -erkrankung sowie die Möglichkeiten der Bekämpfung weiter vermittelt werden. Deshalb wurde auch ein Kapitel über die Schutzimpfung gegen Milzbrand (Anthrax) hinzugefügt, bearbeitet von R. Steffen , Leiter der Abteilung für Epidemiologie und Prävention übertragbarer Krankheiten beim Institut für Sozial- und Präventivmedizin der Universität Zürich und Direktor bei der WHO, ebenso das von U. Heininger verfasste Kapitel „Postexpositions- und Riegelungsimpfungen".

München und Basel, im Frühjahr 2005

Heinz Spiess
Ulrich Heininger

Anschriften

Dr. Melanie Fiedler
Institut für Virologie
im Klinikum Essen
Robert Koch-Haus
Hufelandstraße 55
45122 Essen

Prof. Dr. Ulrich Heininger
Leitender Arzt für Infektiologie
und Vakzinologie
Universitäts-Kinderspital Basel
(UKBB)
Römergasse 8/Postfach
4005 Basel
Schweiz

Prof. Dr. Dr. Friedrich Hofmann
Bergische Universität Wuppertal
Fachbereich D/Abteilung
Sicherheitstechnik
Arbeitsphysiologie,
Arbeitsmedizin & Infektionsschutz
Gaußstraße 20
42097 Wuppertal

Prof. Dr. Wolfgang Jilg
Institut für Medizinische
Mikrobiologie und Hygiene
Universität Regensburg
Franz-Josef-Strauß-Allee 11
93053 Regensburg

Prof. Dr. Reinhard Kaiser
Klinikum Pforzheim
Abteilung Neurologie
Kanzlerstraße 2–6
75175 Pforzheim

Dr. Brigitte Keller- Stanislawski
Paul Ehrlich-Institut
Bundesinstitut für
Sera- und Impfstoffe
Paul Ehrlich-Straße 51–59
63225 Langen

Prof. Dr. Herwig Kollaritsch
Abteilung f. Spezifische
Prophylaxe und Tropenmedizin
Medizinuniversität Wien
Kinderspitalgasse 15
1095 Wien
Österreich

Prof. Dr. Hans Wolfgang Kreth
Kinderklinik und Kinderpoliklinik
der Universitätsklinik Würzburg
Josef-Schneider-Straße 2
97080 Würzburg

Dr. Jan Leidel
Leiter des Gesundheitsamtes
der Stadt Köln
Arzt für Mikrobiologie
und Infektionsepidemiologie
Neumarkt 15–21
50667 Köln

Dr. Johannes Liese
Fachabteilung für antimikrobielle
Therapie und Infektions-
immunologie
Kinderklinik und Kinderpoliklinik
an der Ludwig-Maximilians-
Universität
Lindwurmstraße 4
80337 München

Prof. Dr. Johannes Löwer
Präsident des Paul Ehrlich-Instituts, Bundesinstitut für Sera- und Impfstoffe
Paul Ehrlich-Straße 51–59
63225 Langen

Dr. Christiane Meyer
Robert Koch-Institut
Seestraße 10
13353 Berlin

Dr. Gernot Rasch
Leiter der Geschäftstelle der STIKO
Abteilung für Infektions-epidemiologie
Robert Koch-Institut
Seestraße 10
13353 Berlin

Prof. Dr. Dietrich Reinhardt
Direktor der Kinderklinik und Poliklinik der Ludwig-Maximilians-Universität München
Lindwurmstraße. 4
80337 München

Prof. Dr. med. Michael Roggendorf
Direktor des Instituts für Virologie im Universitätsklinikum Essen
Robert Koch-Haus
Hufelandstraße 55
45122 Essen

Prof. Dr. jur. Erich Samson
Lehrstuhl für Wirtschafts- und Steuerrecht
Bucerius Law School
Jungiusstraße 6
20355 Hamburg

Dr. Michael Schwanig
Leiter des Fachgebiets Bakteriologische Impfstoffe II
Paul Ehrlich-Institut
Bundesamt für Sera und Impfstoffe
Paul Ehrlich-Straße 51–59
63225 Langen

Prof. Dr. Frank Falkner von Sonnenburg
Abteilung für Infektions- und Tropenmedizin
Leopoldstraße 5
80802 München

Prof.Dr.med.Heinz Spiess
em. Direktor der Kinder-poliklinik der Ludwig-Maximilians-Universität
Pettenkofer Straße 8a
80336 München

Prof. Dr. Robert Steffen
Leiter, Abteilung für Epidemiologie und Prävention übertragbarer Krankheiten
Direktor, WHO Collaborating Centre for Travellers Health
Institut für Sozial- und Präventivmedizin der Universität Zürich
Sumatrastraße 30
8006 Zürich
Schweiz

Abkürzungen

AIDS	acquired immune deficiency syndrome
ADCC	antibody dependent cellular cytotoxicity
AE	Antitoxin-Einheit
AMG	Arzneimittelgesetz
CMV	Zytomegalievirus
DAKJ	Deutsche Akademie für Kinder und Jugendmedizin
DT	Diphtherie-Tetanus-Kombinationsimpfstoff
DtaP	Diphtherie-Tetanus-azellulärer Pertussis-Kombinationsimpfstoff
EBV	Epstein-Barr-Virus
ELISA	enzyme-linked immuno sorbent assay
EPI	expanded programme of immunisation
FHA	filamentöses Hämagglutinin
FSME	Frühsommer-Menigoenzephalitis
GBS	Guillain-Barré-Syndrom
GMT	geometric mean titer
GT	gereinigtes Tuberkulin
HA	Hepatitis A
HAT	Hämagglutinationstiter
HAV	Hepatitis-A-Virus
HB	Hepatitis B
HBIg	Hepatits-B-Immunglobulin
HbsAG	Oberflächenantigen bei Hepatits B
HBV	Hepatitis-B-Virus
HDCV	human diploid cell vaccine
HHT	Hämagglutinationshemmungstest
Hib	Haemophilus influenzae Typ b
HiG	Hämolyse-in-Gel-Test
HLA	human leucocyte antigen
HIV	human immune deficiency virus
HLY	Hämolysin

Ig	Immunglobulin
IfSG	Infektionsschutzgesetz
INH	Isonikotinsäurehydrazid
IPV	inaktivierte Poliovakzine
KnT	Knochenmarktransplantation
MMR	Masern-Mumps-Röteln-Impfstoff
MMRV	Masern-Mumps-Röteln-Varizellen-Impfstoff
ÖGD	Öffentlicher Gesundheitsdienst
OPV	orale Poliovakzine (Schluckimpfung)
PEI	Paul Ehrlich-Institut, Bundesamt für Sera und Impfstoffe
RKI	Robert Koch-Institut
SCT	Stammzellentransplantation
STIKO	Ständige Impfkommission am Robert Koch-Institut
Td	Tetanus-Diphtherie-Impfstoff mit vermindertem Toxoidgehalt
TOPV	trivalente orale Poliovakzine
VAPP	Vakzine-assoziierte paralytische Poliomyelitis
WHO	Weltgesundheitsorganisation

Inhaltsverzeichnis

1 Historie und Zukunft von Schutzimpfungen 1
U. Heininger, J. Löwer u. H. Spiess
Vergangenheit 1
Gegenwart 4
Zukunft 5

2 Immunität und Schutzimpfungen 9
H. W. Kreth
Immunologische Grundlagen 9
Natürliche und erworbene Immunität 9
Antigenerkennung durch T-Zellen 9
Bedeutung für Schutzimpfungen 10
Das B-Zell-System 11
Konjugatimpfstoffe 12
Immunologisches Gedächtnis 12
Aktive Immunisierung 13
Wahl des Impfalters 14
Impfstoffe 14
Adjuvanzien 15
Auffrischimpfungen 15
Inkubationsimpfungen 16
Passive Immunisierung 16
Leihimmunität 16
Humane Immunglobuline 17
Indikationen 19
Heterologe Antiseren 22
Monoklonale Antikörper 22

3 Herstellung und Prüfung von Impfstoffen 24
M. Schwanig u. J. Löwer
Impfstoffarten 24
Lebendimpfstoffe 24
Totimpfstoffe 24
Biotechnologisch hergestellte Impfstoffe 28
Einzel- und Kombinationsimpfstoffe 28
Rechtliche und allgemeine Regelungen 28
Biologische Besonderheiten der Impfstoffherstellung 29
Impfstämme 29

Saatgutprinzip und Zellbänke ... 30
Vorschriften des Herstellers ... 31
Validierungsstudien ... 31
Regelmäßig einwandfreie Herstellung ... 31
Herstellungsverfahren und In-Prozess-Kontrollen ... 32
Die Prüfung des Endprodukts ... 32
Initialstudien ... 33
Die Chargenprüfung ... 35
Zulassung und staatliche Chargenfreigabe ... 35
Zulassung ... 35
Staatliche Chargenfreigabe ... 36

4 Aufklärung vor Schutzimpfungen ... 38
E. Samson
Grundsatz ... 38
Einzelheiten ... 39
Vorhandene Rechtsprechung ... 39
Verallgemeinerungen ... 40
Haftung ... 41
Form der Aufklärung ... 42
Sonderfall: Klinische Prüfung von Impfstoffen ... 43

5 Impfschädenverhütung und Impfschadensverdacht ... 45
B. Keller-Stanislawski
Allgemeine Regeln ... 45
Aufklärungs- und Beratungspflicht ... 46
Feststellung zur Impffähigkeit ... 46
Erkrankungen nach einer Impfung ... 47
Handhabung von Impfstoffen ... 47
Impfreaktionen ... 48
Komplikationen nach Impfungen ... 48
Impfschaden und gesetzliche Schadensregelung ... 51
Meldung eines Verdachts auf eine Impfkomplikation ... 51
Schadensverhütung bei passiver Immunisierung ... 52

6 Impfen und Allergien ... 55
J. Liese u. D. Reinhardt
Impfungen bei Allergikern und Patienten mit Risiko für die Entwicklung von Allergien ... 55
Impfungen bei Patienten mit einer Hühnereiweißallergie (HEA) ... 56
Mumps-Masern-Röteln-Impfung bei Hühnereiweißallergie ... 57

Influenzaimpfung und Gelbfieberimpfung bei Hühnereiweißallergie 59
Bedeutung von Zusatzsubstanzen in Impfstoffen 60
Durch Impfungen erzeugte Allergien 63
Schlussfolgerung 64

7 Impfungen bei Immundefizienzen und HIV-Infektion 67
H. W. Kreth
Primäre Immundefekte 67
Sekundäre Immundefekte 67
Onkologische Erkrankungen 68
Knochenmark- und Stammzelltransplantationen 68
Organtransplantation 69
Autoimmunopathien und andere chronisch-entzündliche Erkrankungen 70
Anatomische und funktionelle Asplenie 70
Infektionen 71
Impfungen bei Geschwistern von immundefizienten Patienten 72

8 Impfung und Operation 74
H. W. Kreth
Totimpfstoffe 74
Lebendimpfstoffe 74
Empfehlungen für Kinder mit intaktem Immunsystem 75

9 Richtlinien für Schutzimpfungen – Impfkalender für Kinder und Jugendliche 76
Chr. Meyer
Die ständige Impfkommission 76
Empfehlung zur Durchführung der Impfung 77
Der Impfkalender 79
Kontraindikationen und falsche Kontraindikationen 82
Umgang mit Impfstoffen und Hinweise zur Impfung 83
Hinweise zu Kostenübernahmen von Schutzimpfungen 83
Durchführung der Schutzimpfungen 84

10 Schutzimpfungen für Erwachsene – Indikations- und Auffrischimpfungen 86
J. Leidel
Vorgehen bei fehlender Impfdokumentation 87
Impfempfehlungen für Aussiedler, Flüchtlinge oder Asylbewerber in Gemeinschaftsunterkünften 87
Indikations- und Auffrischimpfungen 88

11 Postexpositions- und Riegelungsimpfungen 101
U. Heininger
Voraussetzungen 101
Tetanus 102
Diphtherie 102
Pertussis 103
Hepatitis B 104
Hepatitis A 105
Masern 106
Mumps 107
Röteln 107
Varizellen 108
Tollwut (Rabies) 109
Frühsommermeningoenzephalitis (FSME) 110
Pocken 110

12 Zeitabstände zwischen Schutzimpfungen 112
U. Heininger u. H. Spiess
Zeitabstände zwischen Impfungen mit dem gleichen Impfstoff 112
Inaktivierte Impfstoffe 112
Lebendimpfstoffe 112
Zeitabstände zwischen Impfungen mit unterschiedlichen Impfstoffen 113
Inaktivierte Impfstoffe 113
Lebendimpfstoffe 113
Simultanimpfungen 113
Zeitabstände zwischen Impfungen und der Gabe von Immunglobulinen 114

13 Dokumentation der Schutzimpfungen 116
G. Rasch
Ziel der Dokumentation von Maßnahmen der aktiven und passiven Immunisierung 116

14 Versagensursachen von Schutzimpfungen 119
H. Spiess u. U. Heininger

15 Impfungen und Zerebralschäden 121
U. Heininger, R. Kaiser u. H. Spiess
Impfungen bei Kindern 121
Impfungen bei Erwachsenen 121
Nervenschädigungen durch Impfungen 122
Beurteilung 124
Labordiagnostik zum Ausschluss anderer Erkrankungen 125

16 Impfungen in der Schwangerschaft 126
U. Heininger u. B. Keller-Stanislawski
Poliomyelitis 126
Masern 127
Röteln 127
Mumps 127
Varizellen (VZV) 128
Tetanus 128
Diphtherie 129
Pertussis 129
Influenza (Grippe) 129
FSME 129
Hepatitis A und B 130
Tollwut 130
Gelbfieber 130
Meningokokken- und Pneumokokkeninfektionen 130
Cholera 131
Pocken 131
Passive Immunisierung 131
Chemoprophylaxe 132

17 Akzeptanz von Impfungen 134
F. Hofmann
Impfakzeptanz bei Schülern 135
Bevölkerungsumfrage 135
Ärzteumfragen 136
Verbesserung der Impfmotivation 137

18 Impfungen im Arbeitsleben ... 139
F. Hofmann
Gesetzliche Grundlagen ... 139
Berufsgenossenschaftliche Grundsätze ... 139
Diphtherie, Pertussis, Poliomyelitis und Tetanus ... 140
FSME ... 141
Hepatitis A ... 141
Hepatitis B ... 143
Influenza ... 144
Masern, Mumps, Röteln, Varizellen ... 144
Tollwut ... 145
Tuberkulose ... 147

19 Staat und Impfungen ... 148
G. Rasch
Rechtliche Bestimmungen ... 148
Ständige Impfkommission (STIKO) ... 149
Kostenträger ... 150
Soziale Faktoren ... 151
Ergebnisse ... 152
Organisation ... 152

20 Impfempfehlungen und Prophylaxe für Auslandsreisende ... 154
F. F. von Sonnenburg
Einleitung ... 154
Reiseimpfungen und Beratungspraxis ... 154
Vorgeschriebene Reiseimpfungen ... 156
Gelbfieber ... 156
Generell empfehlenswerte Reiseimpfungen ... 162
Tetanus/Diphtherie ... 162
Poliomyelitis ... 162
Hepatitis A und B ... 163
Indikationsimpfungen ... 164
Typhus abdominalis ... 164
Meningokokkenmeningitis ... 164
Japanische Enzephalitis ... 165
Tollwut ... 165
FSME ... 165
Influenza ... 166
Cholera ... 166
Tuberkulose ... 166

Reiseimpfungen bei besonderen Personengruppen 166
Ältere Menschen 166
Schwangere Frauen 167
Kinder und Jugendliche 167
Personen mit Immundefizienzen 168
Impfplan und Impfabstände 168
Malaria 169
Prophylaxe 170
Expositionsprophylaxe 171
Chemoprophylaxe 172
Verhalten im Erkrankungsfall und notfallmäßige Selbstbehandlung 177
Besondere Personengruppen 177
Beratungspraxis und Information 178

21 Diphtherie 181
F. Hofmann
Epidemiologie 181
Erreger 184
Pathogenese 184
Klinik 185
Impfung 186
Impfstoff 186
Wirkung 187
Nebenwirkungen 188
Indikation und Kontraindikationen 188
Impfung gegen C.-pseudotuberculosis-Infektionen 188
Durchführung der Impfung 189
Passive Immunisierung 189

22 Tetanusschutzimpfung 192
F. Hofmann
Epidemiologie 192
Erreger 193
Pathogenese 193
Impfung 195
Impfstoffe 195
Wirkung 195
Nebenwirkungen 196
Indikation und Kontraindikationen 196
Durchführung der Impfung 197
Passive Immunisierung und Simultanprophylaxe 198

23 Pertussisschutzimpfung ... 199
U. Heininger
Erregereigenschaften und Krankheitsbilder ... 199
Epidemiologie ... 201
Therapie ... 202
Allgemeine und Chemoprophylaxe ... 202
Impfung ... 203
Impfstoffe ... 203
Durchführung ... 203
Wirksamkeitsnachweis in prospektiven, vergleichenden Studien 204
Verträglichkeit ... 205
Wirksamkeit ... 207
Indikationen ... 209
Kontraindikationen ... 210
Keuchhusten und -impfung im Erwachsenenalter ... 211

24 Impfung gegen Haemophilus influenzae Typ b ... 213
U. Heininger
Erregereigenschaften und Krankheitsbilder ... 213
Epidemiologie ... 214
Therapie und Prophylaxe ... 215
Antibiotika ... 215
Chemoprophylaxe ... 215
Passive Immunisierung ... 216
Aktive Immunisierung ... 216
Durchführung ... 217
Nebenwirkungen und Komplikationen ... 217

25 Poliomyelitisschutzimpfung ... 219
G. Rasch
Erreger ... 219
Epidemiologie ... 219
Klinisches Krankheitsbild ... 220
Therapie ... 220
Labordiagnostik ... 221
Meldepflicht ... 221
Wirkung der Impfung ... 222
Nebenwirkungen der Impfungen gegen Poliomyelitis ... 222
Globales Eradikationsprogramm ... 223
Aktuelle Situation weltweit ... 223
Aufgaben nach Erreichen der weltweiten Eradikation ... 225
Aktuelle Impfempfehlungen in Deutschland ... 225

26 Masernschutzimpfung 228
H. W. Kreth
Epidemiologie 228
Klinik 229
Besondere Verlaufsformen und Komplikationen 230
Diagnose 231
Passive Immunisierung 231
Aktive Immunisierung 232
Impfstoffe 232
Durchführung 232
Wirksamkeit 233
Nebenwirkungen 233
Indikation 234
Kontraindikation 234
Postexpositionelle Impfung 235

27 Rötelnschutzimpfung 237
H. W. Kreth
Epidemiologie 237
Klinik 238
Postnatale Röteln 238
Pränatale Infektion 238
Diagnose 239
Impfung 240
Impfstoff 240
Durchführung 241
Wirksamkeit 241
Nebenwirkungen und Komplikationen 241
Indikation 242
Kontraindikationen 242
Verhalten bei Exposition schwangerer Frauen 243

28 Mumpsschutzimpfung 245
U. Heininger
Epidemiologie 245
Klinik 246
Komplikationen 246
Meningoenzephalitis 246
Diagnose 247
Prophylaxe 247

Aktive Immunisierung 248
Impfstoffe 248
Wirksamkeit 249
Nebenwirkungen 250
Indikationen 250
Zeitabstand zu anderen Impfungen 251
Kontraindikationen 251

29 Schutzimpfung gegen Hepatitis A und B 253
W. Jilg
Einleitung 253
Hepatitis A 255
Epidemiologie 255
Klinik 255
Expositionsprophylaxe 256
Passive Immunisierung 256
Aktive Immunisierung 256
Hepatitis B 260
Epidemiologie 260
Klinik 261
Expositionsprophylaxe 262
Passive Immunisierung 263
Aktive Immunisierung 264
Immunprophylaxe der Hepatitis D, C und E 268
Hepatitis D (Delta) 268
Hepatitis C 269
Hepatitis E 270

30 Influenza(„Grippe“)schutzimpfung 272
U. Heininger
Erregereigenschaften 272
Epidemiologie 273
Übertragung 274
Pathogenese 275
Krankheitsbilder 275
Komplikationen 275
Impfung 276
Impfstoffe 277
Durchführung 278
Wirksamkeit 279
Nebenwirkungen und Komplikationen 279
Indikationen 280

31 Frühsommermeningoenzephalitis (FSME) 284
M. Roggendorf u. R. Kaiser
Epidemiologie 284
Klinischer Verlauf 285
Diagnostik 288
Verlauf, Komplikationen, Therapie 288
Prophylaxe 289
Aktive Immunisierung 289
Immunisierung nach einem Zeckenstich in einem FSME-Risikogebiet 291

32 Varizellenschutzimpfung 294
H. W. Kreth
Epidemiologie 294
Klinik 294
Komplikationen 295
Passive Immunisierung 297
Immunglobulin und Durchführung 297
Wirksamkeit 297
Nebenwirkungen 298
Indikationen 298
Aktive Immunisierung 299
Impfstoff 299
Durchführung 299
Verträglichkeit und Wirksamkeit 299
Übertragung von Impfviren 300
Indikationen 301
Kontraindikationen 301
Postexpositionsimpfung 302

33 Tollwutschutzimpfung 304
W. Jilg
Epidemiologie 304
Übertragung 304
Hauptüberträger der Tollwut 305
Tollwut des Menschen 306
Pathogenese 307
Klinik 307
Prophylaxe 308
Impfung 309
Impfstoffe 309

Wirksamkeit ... 310
Verträglichkeit ... 310
Präexpositionelle Tollwutprophylaxe ... 310
Postexpositionelle Tollwutimpfung ... 311

34 Gelbfieberschutzimpfung ... 315
W. Jilg
Epidemiologie ... 315
Prävalenz und Inzidenz ... 316
Klinik ... 318
Prophylaxe ... 319
Impfung ... 319
Impfstoff ... 319
Autorisierte Gelbfieberimpfstellen ... 319
Durchführung ... 320
Verhalten nach der Impfung ... 320
Wirksamkeit ... 320
Nebenwirkungen und Komplikationen ... 321
Indikationen und Kontraindikationen ... 322

35 Schutzimpfung gegen invasive Meningokokkeninfektionen .. 324
U. Heininger
Epidemiologie ... 324
Übertragung ... 325
Pathogenese ... 326
Klinik ... 326
Therapie ... 327
Prophylaxe ... 327
Isolierung ... 328
Impfung ... 328
Polysaccharidimpfstoffe ... 329
Konjugatimpfstoffe ... 329
Wirksamkeit ... 331
Nebenwirkungen ... 332
Indikationen ... 332

36 Pneumokokkenschutzimpfung ... 334
U. Heininger
Epidemiologie ... 334
Übertragung ... 334
Pathogenese ... 336

Klinik ... 336
Therapie ... 337
Prophylaxe ... 337
Impfung ... 338
Polysaccharidimpfstoffe ... 338
Konjugatimpfstoffe ... 338
Wirksamkeit ... 339
Nebenwirkungen ... 341
Indikationen ... 342
Kontraindikationen ... 343
Ausblick ... 344

37 Typhusschutzimpfung ... 346
H. Kollaritsch
Epidemiologie ... 346
Klinik ... 347
Rezidive ... 348
Diagnostik ... 349
Therapie ... 350
Schutzimpfung ... 350
Impfstoffe ... 351

38 Choleraschutzimpfung ... 356
H. Kollaritsch
Epidemiologie ... 356
Erreger, Pathogenese ... 356
Krankheitsbild ... 357
Schutzimpfung und Prophylaxe ... 358
Impfstoffe ... 358
Oralimpfung mit Lebendimpfstoff ... 358
Oralimpfung mit Totimpfstoff ... 360

39 Tuberkuloseschutzimpfung ... 363
H. Spiess
Epidemiologie ... 363
Prophylaxe ... 364
Impfung ... 364
Impfstoff ... 364
Durchführung ... 365
Wirksamkeit ... 366
Indikationen ... 367

Kontraindikationen 367
Nebenwirkungen 367
Komplikationen 367
Nutzen-Risiko-Analyse 368

40 Rotavirusschutzimpfung 369
W. Jilg
Epidemiologie 369
Erreger 369
Übertragung 370
Klinik 370
Prophylaxe 370
Impfstoff 371

41 Schutzimpfung gegen Japanische Enzephalitis 373
M. Fiedler u. M. Roggendorf
Epidemiologie 373
Klinik 374
Impfstoffe 375
Durchführung der Impfung 376
Nebenwirkungen 376
Indikationen und Kontraindikationen 377
Indikation 377
Kontraindikation 377

42 Pockenschutzimpfung 379
H. Spiess
Impfstoff 380
Impfmethoden 380
Impfreaktionen 380
Lokalreaktion bei Erstimpfung 380
Lokalreaktion bei Wiederimpfung 381
Verhalten nach der Impfung 381
Nebenwirkungen und Komplikationen 381
Abnorme Lokalreaktionen 381
Organerkrankungen 382
Meningitische Reaktionen 382
Wirksamkeit 382
Indikationen und Kontraindikationen 382

43 Anthraxschutzimpfung ... 384
R. Steffen
Epidemiologie ... 384
Klinik ... 384
Diagnose ... 385
Therapie ... 385
Isolation ... 385
Impfung ... 386
Indikationen ... 386
Impfstoffe ... 386
Durchführung ... 386
Kontraindikationen ... 386
Wirksamkeit ... 387
Nebenwirkungen und Komplikationen ... 387
Expositions- und Chemoprophylaxe ... 387

44 Pestschutzimpfung ... 388
R. Steffen
Epidemiologie ... 388
Klinik ... 390
Diagnose ... 390
Therapie ... 391
Isolation ... 391
Impfung ... 391
Indikationen ... 391
Kontraindikationen ... 391
Impfstoffe ... 392
Durchführung ... 392
Wirksamkeit ... 392
Nebenwirkungen und Komplikationen ... 393
Expositions- und Chemoprophylaxe ... 393
Weitere Maßnahmen ... 393

Sachverzeichnis ... 395

1 Historie und Zukunft von Schutzimpfungen

U. Heininger, J. Löwer u. H. Spiess

Der Grundgedanke der Schutzimpfung entstammt jahrtausendealten Erfahrungen, dass Infektionskrankheiten und Vergiftungen einen Schutz gegen spätere gleichartige Infekt- und Gifteinwirkungen hinterlassen. Die als Inokulation bezeichnete Übertragung von Pockenblaseninhalt oder Pockenkrusten zum Schutz gegen die Pockenerkrankung soll schon 1500 v. Chr. in Indien durchgeführt worden sein (Übersicht Humphrey u. White 1971).

Die *Vakzination* – heute ein Begriff für alle aktiven Impfungen – gründet sich auf die Beobachtung, dass Kuhpocken (vacca = Kuh), auf die Hände von Melkern übertragen, vor echter Pockenerkrankung schützen. Dem englischen Arzt Jenner gebührt das Verdienst, durch exakte Untersuchung nachgewiesen zu haben, dass eine am 14.05.1796 bei einem Jungen durchgeführte Impfung mit Kuhpockenblaseninhalt gegen eine 6 Wochen später vorgenommene virulente Prüfinfektion mit inokuliertem menschlichem Pockenblaseninhalt gegen die Pockenerkrankung schützte.

Die *passive Immunisierung* gründet sich auf den Nachweis der Schutzwirkung von Diphtherie- und Tetanusantitoxin durch Behring und Kitasato.

Vergangenheit

Seit Beginn des 20. Jahrhunderts wurden viele Impfstoffe gegen bakterielle und virale Krankheiten entwickelt (Tab. 1.**1**). Die erste Generation von Vakzinen bestand aus partiell gereinigten Toxoiden (Diphtherie und Tetanus) oder abgetöteten Bakterien (Typhus, Cholera, Keuchhusten). Diese Impfstoffe sind teilweise heute noch ohne wesentliche Modifikationen im Gebrauch. Wegen der besseren Verträglichkeit werden der Pertussisganzkeimvakzine seit einiger Zeit in vielen Ländern azelluläre Keuchhustenimpfstoffe (aP) vorgezogen (S. 203). Gegen Typhus ist seit geraumer Zeit auch eine orale attenuierte Lebendvakzine zugelassen.

Die Einführung der Zellkulturtechniken in den späten 40er-Jahren des 20. Jahrhunderts brachte auch große Fortschritte für die Entwicklung von

Tabelle 1.1 Einige historische Daten zur aktiven und passiven Immunisierung

Jahr	Krankheit	Art des Impfstoffs
1796	Pocken	natürlich attenuierte Kuhpockenviren
1885	Tollwut	attenuierte bzw. inaktivierte Viren
1890	Diphtherie, Tetanus	Antitoxine
1896	Typhus	inaktivierte Bakterien
1896	Cholera	inaktivierte Bakterien
1923	Diphtherie	partiell gereinigtes Toxoid
1926	Keuchhusten	inaktivierte Bakterien
1926	Tetanus	partiell gereinigtes Toxoid
1927	Tuberkulose	lebende attenuierte Bakterien (BCG)
1936	Gelbfieber	replikationsfähige attenuierte Viren
1936	Influenza	inaktivierte Viren
1955	Poliomyelitis	inaktivierte Viren
1961	Poliomyelitis	replikationsfähige attenuierte Viren
1963	Masern	inaktivierte Viren replikationsfähige attenuierte Viren
1967	Mumps	replikationsfähige attenuierte Viren
1969	Röteln	replikationsfähige attenuierte Viren
1972	Meningokokken	gereinigte Polysaccharide (Gruppe A und C)
1976	Tollwut	inaktivierte Viren (HDCV)
1977	Pneumokokken	gereinigte Polysaccharide (14-valent)
1980	Typhus	lebende attenuierte Bakterien
1981	Hepatitis B	inaktiviertes Plasma-HBsAg
1981	Pertussis	azelluläre Antigene (Japan)
1983	Varizellen	replikationsfähige attenuierte Viren
1983	Frühsommermeningoenzephalitis	inaktivierte Viren
1986	Hepatitis B	rekombinantes HBsAg
1987	Haemophilus-influenzae-Typ-b-Meningitis	Polysaccharid-Diphtherietoxoid-Konjugat und andere Konjugatimpfstoffe
1992	Hepatitis A	inaktivierte Viren
1994	Pertussis	azelluläre Antigene (Europa)
1998	Rotavirus	rekombinante Viren
1999	Meningokokken	Konjugatimpfstoff (Gruppe C)
2000	Pneumokokken	Konjugatimpfstoff (7-valent)

Impfstoffen gegen virale Erreger. Die neue Technik erlaubte nicht nur, Viren in großen Mengen unter kontrollierten Bedingungen herzustellen, sondern sie bot zugleich die Möglichkeit, durch kontinuierliche Passagen Viren zu attenuieren. 1955 wurde durch Salk die erste inaktivierte Poliovakzine eingeführt, 1962 wurden die ersten erfolgreichen Versuche unternommen, die Poliomyelitis durch Massenimpfung mit einem oralen Lebendimpfstoff zu kontrollieren. Wenige Jahre später standen Lebendimpfstoffe gegen Masern, Mumps und Röteln und seit den 80er-Jahren auch gegen Varizellen zur Verfügung. Pasteur reduzierte die Virulenz der Tollwutviren durch Passagen in Kaninchen. 1936 wurde ein attenuierter Impfstoff gegen Gelbfieber durch Passagen der Viren in Hühnerembryonen gewonnen.

Nach anfänglichen Arbeiten, die vor allem in der Herstellung der BCG-Vakzine bestanden, wurden diese zur Entwicklung von bakteriellen Lebendimpfstoffen aufgegeben. Das war nicht nur in der Komplexität der Bakterien begründet, sondern auch darin, dass die meisten bakteriellen Erkrankungen durch Antibiotika erfolgreich behandelt werden konnten. Erst Mitte der 70er-Jahre wurde ein oraler Lebendimpfstoff gegen Typhus produziert. Dieser Impfstoff verfügt zwar über einen definierten Enzymdefekt (Galaktose-Epimerase-Defekt), ist aber noch über einen ungerichteten physikochemischen Mutationsdruck selektiert worden. Erst die Entwicklung eines lebenden oralen Choleraimpfstoffs (Orochol Berna – Impfstamm CVD 103 HgR) erfolgte durch gezielte gentechnologische Veränderung, die eine Detoxifizierung des Choleratoxins bewirkte.

Die Kenntnis, dass bei Viren und einigen Bakterien nur bestimmte Strukturen für die Entstehung von schützenden Antikörpern verantwortlich sind, führte zur Entwicklung der ersten Subunit-Vakzinen. Zwischen 1972 und 1984 wurden die Impfungen mit hoch gereinigten Kapselpolysacchariden gegen Erkrankungen durch Streptococcus pneumoniae, Neisseria meningitidis und Haemophilus influenzae Typ b (Hib) eingeführt. 1981 stand erstmals ein Impfstoff gegen Hepatitis B, der aus inaktiviertem hoch gereinigten HBsAg aus menschlichem Plasma bestand, zur Verfügung. Er wird heute gentechnologisch produziert.

Ein weiterer Meilenstein war die Einführung der Hib-Konjugatimpfstoffe zu Beginn der 90er-Jahre des 20. Jahrhunderts. Damit war es erstmals möglich, bereits im Säuglingsalter erfolgreich gegen Polysaccharidantigene (d. h. bekapselte Bakterien) zu impfen. Dies führte zu einem drastischen Rückgang invasiver Hib-Infektionen. In Analogie dazu wurden später Konjugatimpfstoffe gegen invasive Pneumokokken- und Meningokokkeninfektionen entwickelt und eingeführt (Heininger 2002, 2003).

Die Geschichte der Impfungen, die vor fast 200 Jahren mit den Experimenten von Jenner begann, erreichte ihren vorläufigen Höhepunkt mit der Ausrottung der Pocken im Jahr 1977 (Übersicht Fenner et al. 1988). Dieses Ereignis hatte großen Einfluss auf die Gründung des EPI (Expanded Programme of Immunization) und anderer Impfprogramme sowie auf die Entscheidung der WHO im Mai 1988, die Welt bis zum Jahr 2000 von der Poliomyelitis befreien zu wollen. Dieses Ziel wurde mittlerweile revidiert auf 2005 und scheint durch konsequente Fortsetzung der globalen Polioimpfungen erreichbar zu sein. Ungelöst ist jedoch der Umgang mit der anhaltenden Ausscheidung von Polioimpfviren mit der Möglichkeit einer Rückmutation bei einstmals geimpften immunsupprimierten Personen. Die Polioimpfung wird deshalb auf absehbare Zeit eine Standardimpfung bleiben. Um dieses Problem zu vermeiden, sind Länder mit geringer Poliomyelitisinzidenz dazu übergegangen, an Stelle des oralen Impfstoffs (wieder) den inaktiverten Polioimpfstoff einzusetzen.

Gegenwart

Zurzeit sind in den Industrieländern mehr als 30 am Menschen verwendete Impfstoffe im Gebrauch. Die derzeit üblichen Methoden der aktiven und passiven Immunisierung werden im speziellen Teil dargestellt. Die Entscheidung über *Beibehaltung*, *Neueinführung* oder *Aufgabe* einer Impfung hängt von verschiedenen Parametern ab, die immer wieder überprüft werden müssen und die die geltenden Impfempfehlungen bestimmen. In Deutschland sind generelle Schutzimpfungen oder Standard die gegen Diphtherie, Tetanus, Pertussis, Hib, Poliomyelitis, Masern, Mumps, Röteln, Hepatitis B und Varizellen. Sie sind im Impfplan für Kinder und Erwachsene (S. 79ff) dargestellt.

Davon abgegrenzt werden die *Indikationsimpfungen*, die unter besonderen Bedingungen durchgeführt werden, wie gegen Typhus, Cholera, Meningokokken- und Pneumokokkenerkrankungen sowie gegen die Viruskrankheiten Influenza, Hepatitis A, Tollwut, Frühsommermeningoenzephalitis (FSME), durch das Rotavirus verursachte Erkrankungen, japanische Enzephalitis und Gelbfieber. Für Ausnahmesituationen sind die Impfungen gegen Anthrax, Pest und Pocken dargestellt.

Zukunft

Die spektakulären Erfolge der Impfungen gegen Pocken und – zumindest in den entwickelten Ländern – gegen Tetanus, Diphtherie, Keuchhusten, Haemophilus-influenzae-Erkrankungen, Poliomyelitis, Masern, Mumps und Röteln dürfen nicht darüber hinwegtäuschen, dass es viele Infektionskrankheiten gibt, gegen die noch keine Impfstoffe zur Verfügung stehen. Einige von ihnen sind in Tab. 1.**2** aufgelistet.

Besonders in den Entwicklungsländern tragen die Infektionskrankheiten in großem Ausmaß zu Invalidität und Tod bei. Es gibt noch keine Immunprophylaxe gegen Erkrankungen durch Parasiten und Würmer. Gegen Malaria, HIV und Lepra, die zusammen mehr als eine Milliarde Menschen betreffen, werden dringend Impfstoffe gebraucht. Die durch infektiöse Darmerkrankungen hervorgerufenen Todesfälle werden allein auf 15 Mio. pro Jahr geschätzt. Für manche dieser Infektionskrankheiten werden allerdings die bei den bisherigen Impfstoffen angewandten Strategien nicht ausreichen. Dies hat u. a. folgende Gründe: Die Erreger können nicht in genügender Menge gewonnen werden, sie sind zu komplex oder haben einen zu komplexen Lebenszyklus.

Die methodischen Entwicklungen der letzten 20–30 Jahre haben das Verständnis für molekulare und zelluläre Vorgänge tief greifend verändert. Die neueren Technologien (Tab. 1.**3**) haben zur Entwicklung von vielen neuen Impfstoffen und immunmodulatorischen Substanzen geführt, die z. Z. evaluiert werden. Monoklonale und Antipeptidantikörper haben zur Differenzierung von antigenen und immunogenen Strukturen der Erreger beigetragen. Für den Erfolg einer Vakzine kommt es aber auch darauf an, wie die Komponenten dem Immunsystem präsentiert werden.

Tabelle 1.2 Wichtige Infektionskrankheiten ohne verfügbare Impfung

Virale	Bakterielle	Parasitäre
AIDS	Escherichia-coli-Diarrhöen	Leishmaniase
Dengue-Fieber	Lepra	Malaria
Hepatitis C	Shigellosis	Schistosomiase
RSV-Bronchiolitis und -Pneumonie		Trypanosomiase

Tabelle 1.3 Neuere Technologien zur modernen Impfstoffentwicklung

Technologie	Beitrag (Beispiel)
monoklonale Antikörper	Antigenidentifizierung und -isolierung
Peptidsynthese	Identifizierung und Herstellung von sequentiellen B- und T-Zellepitopen Peptidimpfstoff
rekombinante DNA	rekombinante Proteine (Hepatitis-B-Impfstoff) Deletionsmutanten als attenuierte Lebendimpfstoffe (Salmonella typhi) rekombinante Stämme als polyvalente Lebendimpfstoffe (Vacciniaviren, BCG, Salmonella-typhi-Mutanten)
Immunmodulation	Anwendung von Lymphokinen und neuen Adjuvanzien
genetische Immunisierung	durch Einbau von DNA, die ein Immunogen kodiert, in ein Plasmid
virale Vektoren	Expression von Fremdantigenen nach Infektion der Zielzellen

Neue Adjuvanzien, die nicht nur die Persistenz eines Antigens, sondern auch die Wanderung der Lymphozyten im Lymphgewebe beeinflussen und die über eine Aktivierung antigenpräsentierender Zellen die Effektorzellen der Immunantwort zu stimulieren vermögen, werden zur Verbesserung der Impfstoffe beitragen. Darüber hinaus ist zu erwarten, dass Zytokine die Wirksamkeit von Vakzinen verstärken, indem sie entweder die antikörpervermittelte (CD4+TH2-Zellen) oder die zelluläre Immunität (CD4+TH1-Zellen) unterstützen.

Viele Erreger greifen den Körper über die Schleimhäute vom Gastrointestinal-, Respirations- und Urogenitaltrakt an. Das mukosale Immunsystem als ein spezielles Kompartiment des Immunsystems wird deshalb z. Z. intensiv untersucht. Die Erfolge des von Germanier und Fürer 1975 auf der Basis der stoffwechseldefekten Salmonella-typhi-Mutante Ty21a entwickelten Typhusimpfstoffes sowie die Entwicklung von Impfstoffen gegen Rotavirus zeigen, dass die Darmimmunität durch oral verabreichte Lebendvakzinen äußerst wirkungsvoll stimuliert werden kann. Lebendimpfstoffe rufen im Allgemeinen eine lang anhaltende Immunität hervor.

Es ist deshalb zu hoffen, dass bestimmte attenuierte Bakterien und Viren auch als Träger für die Expression von Antigenen anderer Erreger benutzt werden können (rekombinante Lebendimpfstoffe). Ebenso wird nach dem Erfolg des rekombinanten Hepatitis-B-Impfstoffs erwartet, dass mit derselben Strategie auch Vakzinen gegen andere Erreger, wie z. B. HIV, entwickelt werden. Hier bestehen zurzeit aber noch zahlreiche ungelöste Probleme, wobei auch DNA- und Vektorvakzinen Erfolg versprechende Ansätze darstellen.

Die Erweiterung von *Kombinationsimpfstoffen* über die Diphtherie-Pertussis-Tetanus-(DPT-)Kombination hinaus zu DPT-Hib-inaktivierte-Poliovakzine-(IPV-)Hepatitis-B-(HB-)Kombinationsvakzine (sog. „Sechsfachimpfstoffe") oder zu einem Masern-Mumps-Röteln-Varizellen-Impfstoff ist bereits machbar, und die Weiterentwicklung zur Reduktion der Impftermine, auch im Interesse einer besseren Impfbeteiligung, wünschenswert. Da insbesondere die inaktivierten Impfstoffe keinen lebenslangen Schutz gewähren, wird es zunehmend wichtig, neben der Impfung von Kindern und Jugendlichen auch Erwachsene systematisch in definierten Abständen zu impfen. Kombinationsimpfstoffe mit bis zu 4 Komponenten (Tdpa-IPV), die in ihrer Zusammensetzung auch für diese Altersgruppe geeignet sind, stehen zur Verfügung.

Die neueste Entwicklung auf dem Impfstoffsektor ist die sog. genetische Immunisierung. Dabei wird DNA, die ein gewünschtes Immunogen kodiert, hinter einen Promoter in ein Plasmid eingebaut, welches dann in das Muskelgewebe injiziert wird. Die Expression des Antigens im Muskelgewebe löst eine Antikörperreaktion und die Entwicklung von T-Helfer-(CD4+) und zytotoxischen Zellen (CD8+) aus.

Der Mechanismus der genetischen Immunisierung ist noch nicht völlig aufgeklärt. So ist z. B. noch offen, ob Muskelzellen oder aber dendritische Zellen nach Aufnahme und Expression der DNA die Immunreaktion auslösen. Eines der wichtigsten Ergebnisse der Experimente an Mäusen ist die Langlebigkeit der Immunantwort nach einer einzigen DNA-Injektion. Für die Anwendung am Menschen wird die Aufklärung des Mechanismus wichtig sein, um den Weg und die Effizienz der genetischen Immunisierung zu optimieren.

Die genetische Immunisierung könnte zu großen Fortschritten bei der Impfstoffentwicklung führen, vorausgesetzt, es ergeben sich keine Bedenken hinsichtlich der Sicherheit (Einbau der DNA in das Wirtszellgenom mit der Möglichkeit der Zelltransformation und der Entstehung von Anti-DNA-Antikörpern).

Die Explosion unseres Wissens über das Immunsystem, seine Wechselwirkungen mit Krankheitserregern und die Möglichkeit, die Immunantwort in gewünschter Weise beeinflussen zu können, haben neue Möglichkeiten zur Impfstoffherstellung eröffnet. Es ist jedoch kritisch anzumerken, dass die in jüngster Zeit in erheblichem Maße gestiegenen Anforderungen an den Sicherheitsnachweis von neuen Impfstoffen – nicht zuletzt gefördert durch die 1998 erst nach Einführung eines Rotavirusimpfstoffs in den USA aufgedeckte Auslösung von Invaginationen als Nebenwirkung – eine Kostenexplosion in der Impfstoffentwicklung ausgelöst haben. Dies hat dazu geführt, dass zahlreiche Hersteller mangels wirtschaftlicher Rentabilität ihre Aktivitäten in der Impfstoffherstellung reduziert oder gar eingestellt haben und eine Besserung dieser bedenklichen Entwicklung nicht in Sicht ist (Rappuoli et al. 2002). Verstärkte finanzielle Unterstützung wird erforderlich sein, um einen Ausweg aus diesem Dilemma zu finden.

Literatur

Ada G, Ramsay A. Vaccines, Vaccination and the Immune Response. Philadelphia, New York: Lippincott-Raven; 1997.

Cryz SJ Jr. Vaccines and Immuntherapy. New York: Pergamon Press; 1991.

Fenner F, Henderson DA, Arita I, et al. Smallpox and its eradication. World Health Organization. Geneva; 1988.

Germanier R, Fürer E. Isolation and characterization of gal E mutant Ty2-1a of Salmonella typhi: a candidate strain for a life, oral typhoid vaccine. J Infect Dis 1975;131:553–8.

Heininger U. Prävention von invasiven Meningokokkeninfektionen. Monatsschr Kinderheilkd 2002;150:1005–15.Heininger U. Prävention von Pneumokokkeninfektionen. Monatsschr Kinderheilkd 2003;151:391–6.

Humphrey JH, White RG, eds. Kurzes Lehrbuch der Immunologie. 2. Aufl. Stuttgart: Thieme; 1972.

Rappuoli R, Miller HI, Falkow S. Medicine. The intangible value of vaccination. Science 2002;297:937–9.

Williams JC, Goldenthal KL, Burns DL, et al., Combined Vaccines and Simultaneous Administration. Current Issues and Perspectives. Ann NY Acad Sci 1995;754: XI–XV.

2 Immunität und Schutzimpfungen

H. W. Kreth

Immunologische Grundlagen

Natürliche und erworbene Immunität

Man unterscheidet eine natürliche (angeborene) und eine spezifische (erworbene, adaptive) Immunität. Zu dem natürlichen Immunsystem gehören z. B. das Komplementsystem und die Phagozyten. Merkmale der erworbenen Immunität sind Spezifität, Unterscheidung von „selbst“ und „nichtselbst“ und Gedächtnisfunktionen. Die Träger der Spezifität sind T- und B-Zellen mit ihren Rezeptoren.

Antigenerkennung durch T-Zellen

T-Zellen vermitteln die spezifischen zellulären Immunreaktionen. Außerhalb des Thymus exprimieren T-Zellen entweder CD4- oder CD8-Moleküle. CD4+-T-Zellen, die man auch als T-Helferzellen bezeichnet, produzieren nach Antigenkontakt zahlreiche hormonähnliche Botenstoffe, sog. Lymphokine. Nach dem Zytokinmuster werden 2 CD4-positive Subtypen unterschieden, die man als TH1- und TH2-Zellen bezeichnet. Die TH1-Zellen, die Interleukin2 (IL-2) und Gammainterferon produzieren, spielen eine Rolle bei der Auslösung von Hautreaktionen vom verzögerten Typ (z. B. Tuberkulinreaktion) und bei der Aktivierung von Makrophagen. Die TH2-Zellen produzieren andere Interleukine (IL-4, IL-5, IL-6, IL-10,); sie sind von besonderer Bedeutung für die Reifung von B-Zellen zu antikörperproduzierenden Plasmazellen. Wenn es bei einer Impfung darauf ankommt, große Mengen von spezifischen IgG-Antikörpern zu bilden, wie das z. B. bei der Tetanusschutzimpfung der Fall ist, sollten vorwiegend TH2-Zellen induziert werden. Außer den TH1- und TH2-Zellen gibt es noch eine weitere CD4-positive T-Subpopulation. Diese als T_{reg} bezeichneten Zellen besitzen überwiegend regulatorische, suppressive und modulatorische Aktivität; sie verhindern immunpathologische und autoimmune Reaktionen. Über die Bedeutung von T_{reg} Zellen bei aktiven Immunisierungen liegen zurzeit keine Studien vor.

CD8+-T-Zellen werden auch als zytoxische T-Zellen bezeichnet. (Die häufig gebrauchte Bezeichnung als Suppressorzellen ist unzutreffend.) CD8+-T-Zellen sind darauf spezialisiert, solche Zellen im Körper aufzuspüren und zu zerstören, in denen fremde Genprodukte exprimiert werden, wie das bei Infektionen mit Viren und manchen sich intrazellulär vermehrenden Bakterien der Fall ist.

Im Gegensatz zu B-Zellen können T-Zellen nicht mit löslichen Antigenen reagieren. T-Zellen erkennen grundsätzlich nur Antigenfragmente (Peptide), die zusammen mit HLA(MHC)-Antigenen auf der Oberfläche von Zellen „präsentiert" werden (MHC; engl. major histocompatibility complex). Die Art der Antigenpräsention ist unterschiedlich, je nachdem, ob es sich um intra- oder extrazelluläre Antigene handelt.

Intrazelluläre Antigene sind körperfremde Proteine, die in einer Zelle de novo synthetisiert werden, wie z. B. bei einer Virusinfektion. Ein Teil der neu synthetisierten Proteine wird im Zytosol wieder proteolytisch gespalten, wobei Peptide entstehen. Nach Einschleusung in das endoplasmatische Retikulum und Bindung an HLA-A, B, C (MHC-Klasse-I)-Moleküle werden die MHC-Peptid-Komplexe an die Zelloberfläche transportiert, wo sie von spezifischen CD8-positiven T-Zellen erkannt werden können.

Extrazelluläre, von außen zugeführte Antigene werden von professionellen antigenpräsentierenden Zellen (dendritischen Zellen, Makrophagen, B-Zellen) durch Phagozytose oder Endozytose aufgenommen und in den Endosomen und Lysosomen proteolytisch gespalten. Die dabei entstehenden Peptide werden an HLA-D/DR (MHC-Klasse-II)-Moleküle gebunden. Die an die Oberfläche transportierten MHC-Klasse-II-Peptid-Komplexe dienen dann als Liganden für die spezifischen Rezeptoren von CD4-positiven T-Zellen.

Bedeutung für Schutzimpfungen

Die Tatsache, dass CD4-positive und CD8-positive T-Zellen Peptide unterschiedlicher Herkunft erkennen, hat wichtige Konsequenzen für Schutzimpfungen. Lebend- und Totimpfstoffe lösen im Körper grundsätzlich andere Immunreaktionen aus. So erkennt das Immunsystem Totimpfstoffe nur als extrazelluläre Antigene; d. h. es werden nur CD4-positive T-Zellen und B-Zellen aktiviert. Zytotoxische T-Zellen vom CD8-Typ werden nicht gebildet. Anders verhält es sich bei Impfungen mit abgeschwächten lebenden Erregern (BCG, Viren). Hier kommt es auch zur De-novo-Synthese von intrazellulären Antigenen, sodass auch CD8-positive T-Zellen induziert werden.

Dieser Unterschied erklärt wahrscheinlich, warum Lebendimpfstoffe einen längeren und besseren Schutz verleihen als z. B. inaktivierte Virusimpfstoffe.

Das B-Zell-System

B-Zellen sind die Vorläuferzellen der antikörperproduzierenden Plasmazellen. Sie tragen bereits Kopien der später in großen Mengen produzierten, spezifischen Immunglobuline als Rezeptoren auf ihren Membranen. Im Gegensatz zu T-Zellen erkennen B-Zellen nur lösliche Antigene; und zwar nicht nur Proteine, sondern auch Nukleinsäuren und Polysaccharide.

Wichtig ist die Unterscheidung in T-Zell-abhängige und T-Zell-unabhängige Antigene. B-Zellen, die Polysaccharide erkennen, welche in den Kapselstrukturen von vielen Bakterien enthalten sind, sind zur Reifung in antikörpersezernierende Plasmazellen nicht auf die Anwesenheit von MHC-restringierten T-Helferzellen angewiesen. Allerdings weist die Antikörperantwort auch gewisse Besonderheiten auf. So wird überwiegend IgM gebildet; ein B-Zell-Gedächtnis wird nicht aufgebaut (Tab. 2.**1**). Aus bisher unbekannten Gründen sind Kleinkinder erst nach dem 18. Lebens-

Tabelle 2.1 Einige Unterschiede zwischen T-Zell-abhängigen und T-Zell-unabhängigen Antigenen

Merkmal	T-Zell-abhängige Antigene	T-Zell-unabhängige Antigene
repetitive Epitope	nein	ja
Abbau im Gewebe	schnell	langsam
Antikörperinduktion	IgM ++ IgG ++	IgM ++ IgG +/–
Affinität	hoch	niedrig
Memory	ja	nein
Beispiele	Proteine, z. B. Tetanustoxoid, Diphtherietoxoid, virale Antigene	Dextrane, Kapselpolysaccharide von Haemophilus influenzae Typ b, Pneumokokken, Meningokokken u. a.

monat in der Lage, spezifische Antikörper gegen die meisten Polysaccharide zu bilden.

Anders verhält es sich bei den T-Zell-abhängigen Antigenen. Wenn CD4-positive T-Zellen Antigen-MHC-Komplexe auf B-Zellen erkennen, wie das bei der Immunisierung mit Proteinantigenen (z. B. Tetanustoxoid) der Fall ist, setzen sie Wachstums- und Differenzierungsfaktoren für B-Zellen frei (z. B. IL-2, IL-4, IL-5, IL 6). Es kommt dadurch zum sog. Klassensprung (engl. switch) von IgM nach IgG und IgA, und es werden Memoryzellen gebildet. Außerdem nimmt die Affinität der Antikörper wesentlich zu.

Konjugatimpfstoffe

Bei der Kooperation zwischen B-Zellen und MHC-restringierten T-Helferzellen sind die Epitope, mit denen die verschiedenen Rezeptoren reagieren, nicht identisch. Diese Tatsache macht man sich bei der Verbesserung von Polysaccharidimpfstoffen zunutze. Dabei werden Polysaccharide, die für sich allein nur schwach immunogen sind, an Eiweißmoleküle gekoppelt. Auf diese Weise wird aus einer T-Zell-unabhängigen eine T-Zell-abhängige Immunreaktion. Diese modernen Polysaccharidimpfoffe sind so gut immunogen, dass selbst junge Säuglinge spezifische IgG-Antikörper in schützenden Konzentrationen bilden können. Konjugatimpfstoffe stehen heutzutage gegen folgende Erreger zur Verfügung:

- Haemophilus influenzae Typ b (Hib),
- Pneumokokken (ausgewählte Serotypen)
- Meningokokken der Gruppe C.

Immunologisches Gedächtnis

Die Auseinandersetzung mit einem Infektionserreger führt in vielen Fällen zu einer lang andauernden, mitunter lebenslangen Immunität. Das ist auch das Ziel jeder aktiven Immunisierung! Voraussetzung für eine lang anhaltende Immunität ist das Vorhandensein eines immunologischen Gedächtnisses. Während einer frischen Immunreaktion entwickelt sich immer ein kleiner Teil der aktivierten Lymphozyten zu Gedächtniszellen (memory cells). Heutzutage lassen sich diese Zellen morphologisch und funktionell von naiven und aktivierten Lymphozyten unterscheiden. Auch wenn sich keine spezifischen Antikörper mehr nachweisen lassen, sind Memoryzellen meistens noch im Körper vorhanden. So beträgt die Lebensdauer für Memory-B-Zellen mindestens 5–6 Jahre. Bei Verwendung von Totimpfstoffen entspricht das in etwa dem Zeitpunkt für Wiederauffrischimpfungen.

Im Gegensatz zu naiven Lymphozyten werden Memoryzellen wesentlich einfacher und schneller „angeschaltet". Im Falle einer erneuten Auseinandersetzung mit einem Krankheitserreger werden dadurch die erforderlichen Immunprodukte schnellstens mobilisiert, sodass der Organismus vor dem erneuten Ausbruch der Erkrankung geschützt ist. Die Bedeutung von Memoryzellen für die protektive Immunität hängt von der Inkubationszeit einer Infektionskrankheit ab. Im Falle einer Infektionskrankheit mit langer Inkubationszeit (z. B. Hepatitis B) ist ein geimpfter Proband mit einem guten immunologischen Gedächtnis auch dann geschützt, wenn keine spezifischen Antikörper mehr im Serum nachweisbar sind.

Was den Aufbau eines tragfähigen immunologischen Gedächtnisses anbetrifft, so sind Lebendimpfstoffe in der Regel effizienter als Totimpfstoffe. Bei Lebendimpfstoffen genügt meistens eine Impfung, um einen lang dauernden Schutz aufzubauen, während bei Totimpfstoffen mehrmalige Injektionen in bestimmten zeitlichen Abständen (Grundimmunisierung) notwendig sind.

Wie Memoryzellen entstehen, ist nicht in allen Einzelheiten bekannt. Memory-B-Zellen entwickeln sich in den Keimzentren der Lymphknoten unter dem Einfluss von sog. follikulären, dendritischen Zellen, die die Fähigkeit besitzen, Antigen-Antikörper-Komplexe auf ihren Membranen über Jahre hinweg zu „konservieren". Während der Entwicklung der Memoryzellen in den Keimzentren nimmt die Affinität der B-Zell-Rezeptoren durch somatische Mutation ständig zu. Je häufiger jemand geboostert wird, desto höher steigt die Affinität der gebildeten Antikörper. Das gilt jedoch nur für T-Zell-abhängige Antigene!

Auch T-Memoryzellen entstehen vermutlich durch fortdauernde, antigene Stimulation. Wo aber dieser Vorgang stattfindet und welche antigenpräsentierenden Zellen dafür verantwortlich sind, ist bis jetzt nicht bekannt.

Aktive Immunisierung

Bei der aktiven Immunisierung werden einem Impfling abgetötete oder abgeschwächte, vermehrungsfähige Erreger oder Teilprodukte (gereinigte Toxoide oder Antigene) verabreicht, um spezifische Immunreaktionen zu erzeugen, die von einer nachfolgenden Infektionskrankheit schützen. Im Idealfall ahmt die Impfung den natürlichen Infektionsweg nach und es entsteht sowohl eine lokale (sekretorische) als auch eine systemische Immunität. Letzteres trifft nur für die Schluckimpfung gegen Poliomyelitis (in Deutschland seit 1998 nicht mehr empfohlen) und für die orale Immunisierung gegen Typhus (Kap. 37) zu. Die meisten anderen subkutanen oder intramuskulär verabreichten Schutzimpfungen verhindern zwar zuverlässig die Erkrankung, nicht aber die Infektion.

Wahl des Impfalters

Aktive Immunisierungen sollten so früh wie möglich durchgeführt werden. Dabei ist allerdings der Reifegrad der immunologischen Reaktionsfähigkeit zu berücksichtigen. Neugeborene könnten zwar bereits gegen Tetanustoxoid und Polioviren reagieren, aber noch nicht gegen Diphtherietoxoid und Pertussis. Das Reaktionsvermögen gegen letztere Impfantigene stellt sich erst ab dem 3. Lebensmonat ein. Die Antikörperbildung gegen polysaccharidhaltige Kapselantigene von vielen Bakterien beginnt physiologischerweise erst ab dem 18. Lebensmonat. Säuglinge und junge Kinder mit reinen Polysaccharidimpfstoffen impfen zu wollen, ist daher wenig sinnvoll. Man verwende dazu die modernen Konjugaimpfstoffe!

Impfungen von Frühgeborenen

Mehrere Studien haben gezeigt, dass Frühgeborene im chronologischen Alter von 2 Monaten adäquat auf die älteren Impfstoffe (DPT und Polio) reagieren können. Es scheint deshalb nicht notwendig zu sein, den Impfzeitpunkt um den Zeitraum zu verzögern, den das Kind zu früh geboren wurde. Bezüglich der modernen Impfstoffe ist die Datenlage unzureichend. Die Konversionsraten und Antikörpertiter scheinen z. T. geringer zu sein. So ist z. B. die Serokonversionsrate nach Hepatitis-B-Impfung bei Frühgeborenen niedriger als bei Reifgeborenen. Durch Anwendung eines Impfschemas mit 4 Dosen (Zeitpunkte: 0 – 1 – 5 – 9 Monate) konnte bei Frühgeborenen die Erfolgsrate von 76 auf 90 % gesteigert werden.

Impfstoffe

Man unterscheidet Impfstoffe mit vermehrungsfähigen und nichtvermehrungsfähigen Erregern, die man auch als Lebend- und Totimpfstoffe bezeichnet. Die zum gegenwärtigen Zeitpunkt zugelassenen Impfstoffe und Impfstoffkombination sind in den Seiten 25–27 aufgeführt. Bezüglich der verschiedenen Impfmethoden (oral, intrakutan, subkutan, intramuskulär) wird auf die einzelnen Kapitel verwiesen. Die Impfstellen sind bei Wiederholungsimpfung zu wechseln. Die gleichzeitige Verabreichung von Lebend- und Totimpfstoffen ist möglich, ohne den Impferfolg gegenüber Einzelkomponenten in Frage zu stellen (Impfplan S. 81).

Eine Überlastung des Immunsystems durch Zufuhr von zu vielen Impfantigenen wurde bisher noch nicht beobachtet. Bei der gleichzeitigen Impfung beachte man jedoch, dass separate Impfstoffe nie gemischt werden dürfen; es sei denn, diese Impfstoffe wurden vom Paul-Ehrlich-Institut ausdrücklich für die Mischung zugelassen (sog. mischungskompatible Impfstoffe).

Adjuvanzien

Nichtvermehrungsfähige Impfstoffe sind in der Regel nur schwach immunogen. Um überhaupt eine befriedigende Immunantwort zu erzielen, müssen Verstärkerstoffe (Adjuvanzien) zugesetzt werden. In Forschungslaboratorien sind inzwischen zahlreiche, sehr effiziente Verstärkerstoffe bekannt. Nach wie vor sind aber Aluminiumsalze die am häufigsten verwendeten Adjuvanzien. Durch Präzipitation des Antigens mit Aluminium entstehen sog. Adsorbatimpfstoffe, die wegen der Gefahr von sterilen Abszessen im Subkutangewebe tief intramuskulär injiziert werden müssen.

Die Wirkungsweise von Adjuvanzien ist komplex und bisher noch nicht in allen Einzelheiten bekannt. Früher nahm man vor allem eine Depotwirkung an, durch die das Antigen langsam freigesetzt wird. Heute ist man mehr der Meinung, dass durch die Bildung von Lymphokinen eine lokale Entzündungsreaktion hervorgerufen wird, was zur Rekrutierung von Lymphozyten und Makrophagen an den Ort der Injektion führt.

Auffrischimpfungen

Auffrischimpfungen sind nach der Grundimmunisierung mit Totimpfstoffen in regelmäßigen Abständen erforderlich, wenn die Immunität aufrechterhalten werden soll. Der Auffrischeffekt, auch Boostereffekt genannt (engl. to boost = aufladen), durch Wiederholungsimpfungen oder injection de rappel (rappeler = erinnern), lässt sich leicht anhand von Antikörperbestimmungen nachweisen.

Die empfohlenen Zeitpunkte der Wiederimpfung variieren je nach Totimpfstoff zwischen 3 und 10 Jahren.

Inkubationsimpfungen

Damit bezeichnet man Impfungen, die post expositionem oder post infectionem gemacht werden. Typische Beispiele sind die postexpositionellen Impfungen gegen Tollwut, Hepatitis B und Tetanus. Wenn die Masernimpfung exakt in den ersten 3 Inkubationstagen verabreicht wird, kann auch der Ausbruch der natürlichen Masern verhindert werden. Das gleiche gilt für die Varizellen, wenn der Zeitpunkt der Exposition exakt bekannt ist. Wenn bisher noch keine Impfungen gegen Pertussis erfolgten, ist eine Inkubationsimpfung nach Pertussiskontakt von begrenzter Effektivität. Hier schützt vorwiegend die Chemoprophylaxe.

Passive Immunisierung

Bei der passiven Immunisierung werden dem Organismus Antikörper menschlichen oder tierischen Ursprungs zugeführt, um Toxine zu neutralisieren, vor einer akuten Infektion zu schützen oder wenigstens ihren klinischen Verlauf abzumildern. Die Wirkung ist auf wenige Wochen bis Monate beschränkt. Der Schutzeffekt hängt außerdem von der Menge und der Qualität der übertragenden Antikörper ab und ist immer relativ, d. h. er kann – wie z. B. im Fall einer Virusinfektion – durch massive Exposition durchbrochen werden. Die resultierenden Krankheitsverläufe sind aber meistens mild.

Die passive Immunisierung ist keine neue Erfindung der modernen Medizin. Es wurde damit nur ein normaler, physiologischer Vorgang aus der ersten Phase unseres Lebens kopiert.

Leihimmunität

Durch die Plazenta wird mütterliches IgG aktiv in den Kreislauf des Fetus transportiert. Dieser Prozess beginnt nach der 20. Gestationswoche und ist kurz vor der Geburt beendet, sodass ein termingemäßes Neugeborenes sogar etwas höhere IgG-Werte aufweisen kann als seine Mutter. Der neonatale Fc-Rezeptor (FcR_n), der für den Transport durch die Synzytiotrophoblasten verantwortlich ist, hat keine IgG-Subklassen-Präferenz, sodass alle IgG-Subklassen (IgG1, IgG2, IgG3, IgG4) gleichermaßen von der Mutter auf den Fetus übertragen werden. Die übertragenden Antikörper werden in den ersten Lebensmonaten expositionell abgebaut und entsprechend geht der Schutz allmählich verloren.

Die Wirksamkeit eines „Nestschutzes" ist unterschiedlich und davon abhängig, ob die Mutter regelrecht geimpft wurde oder die natürliche Infektion durchmachte. In der Regel funktioniert die Leihimmunität gut gegen Polio, Masern, Tetanus und Diphtherie (Schutzdauer ca. 3–5 Monate), weniger gut gegen Windpocken und fast gar nicht gegen die meisten bakteriellen Infektionskrankheiten, wie z. B. Pertussis. Hatte die Mutter natürliche Masern durchgemacht, so lassen sich Spuren von neutralisierenden Antikörpern noch bis zum Ende des 1. Lebensjahres im Kind nachweisen. Da diese das Impfvirus neutralisieren könnten, sollen Säugling erst ab dem vollendeten 11. Lebensmonat gegen Masern geimpft werden. Frauen, die gegen Masern geimpft wurden, weisen niedrigere Antikörpertiter auf. Es ist deshalb durchaus möglich, dass das Impfalter für Masern in einer gut durchgeimpften Population vorverlegt werden muss.

Humane Immunglobuline

Humane Immunglobulinpräparate werden entweder aus gepooltem Plasma von mindestens 1000 Blutspendern hergestellt (normales Immunglobulin, Standard-Immunglobulin) oder aus Plasma ausgesuchter Spender mit erhöhten, spezifischen Antikörpertitern (spezielle Immunglobuline, frühere Bezeichnung: Hyperimmunglobuline). Die Präparate erhalten überwiegend Antikörper der IgG-Klasse (Halbwertszeit ca. 21 Tage) und kleine Mengen an IgA, was unerwünscht ist.

Einige Präparate sind nur für den intramuskulären und subkutanen Gebrauch bestimmt. Außerdem stehen heutzutage sowohl normale als auch spezielle Immunglobuline als Präparate zur intravenösen Anwendung (IVIG) zur Verfügung. Die verschiedenen Präparate dürfen auf keinen Fall verwechselt werden! Bei versehentlicher intravenöser Gabe von nur zur intramuskulären Injektion zugelassenen Immunglobulinen kann es zum schweren anaphylaktischen Schock mit Todesfolge kommen.

Da humane Immunglobuline von verschiedenen Herstellern angeboten werden und die Herstellungsverfahren z. T. sehr unterschiedlich sind, ist die richtige Auswahl nicht leicht. Die wichtigsten Anforderungen an ein modernes Präparat sind folgende:

- keine chemische Modifikation,
- intakte IgG-Moleküle in überwiegend monomerer Form mit allen immunbiologischen Eigenschaften,
- IgG-Subklassen in möglichst gleichem Mengenverhältnis wie im Normalplasma,
- möglichst niedriger IgA-Gehalt,
- Virussicherheit,
- gute Verträglichkeit, auch bei hoher Dosierung,
- deklarierte, spezifische Antikörpertiter im Falle spezieller Immunglobuline.

Die Unterschiede zwischen intramuskulär und intravenös applizierbaren Präparaten sind in Tab. 2.**2** dargestellt. Demnach wird man intravenös applizierbare Präparate immer dann vorziehen, wenn ein intravenöser Wirkspiegel möglichst schnell aufgebaut werden soll, sich die intramuskuläre Gabe wegen einer Blutungsneigung verbietet oder sehr große IgG-Mengen verabreicht werden müssen.

Immunglobuline sind nicht frei von Nebenwirkungen (Fieber, Myalgien, Blutdruckschwankungen, Tachykardien bis hin zu schweren Schockreaktionen). Gefährdet sind vor allem Patienten mit absolutem IgA-Mangel (IgA < 1 mg/dl). Bei Anwendung intravenöser Immunglobuline ist darauf zu achten, dass die Infusionen körperwarm und nicht zu schnell verabreicht werden (Dosierungsrichtlinien beachten!). Die Patienten müssen längerfristig (über 2–3 h) überwacht werden. Bei bekannten Un-

Tabelle 2.2 Vor- und Nachteile intramuskulär und intravenös applizierbarer Immunglobulinpräparate

Parameter	IgG i. m.	IgG i. v.
Konzentration	160 mg/ml	50–100 mg/ml
max. intravenöser Wirkspiegel	langsam (in 2–3 Tagen)	sofort
Verlust	ca. 30 % durch Proteolyse im Muskel	nein
Nebenwirkungen	heftig, wenn versehentlich i. v.	relativ gering
applizierbare Menge	begrenzt (ca. 5–6 g)	unbegrenzt
Kosten	gering	teuer

verträglichkeiten ist evtl. die subkutane Gabe von Immunglobulinen angezeigt.

Grundsätzlich gehe man sparsam und sorgfältig mit Immunglobulinen um, da man einige unerwünschte Langzeitwirkungen möglicherweise noch gar nicht kennt.

Indikationen

Immunglobuline werden größtenteils prophylaktisch eingesetzt. (Auf andere z.T. experimentelle Anwendungsgebiete, wie z.B. entzündungshemmende und immunmodulatorische Wirkungen wird an dieser Stelle nicht eingegangen.) Eine wirksame Prophylaxe erfordert die frühzeitige Gabe von Immunglobulinen, z.B. innerhalb von 3–4 Tagen nach Exposition mit Viren, um die sog. primäre Virämie zu verhindern. Bewährte Indikationen sind die Prophylaxe gegen:

- Rh-Sensibilisierung,
- Tetanus,
- Masern,
- Varizellen,
- Hepatitis A und B
- Tollwut.

Auch die Prophylaxe gegen Zytomegalie bei Patienten nach Transplantationen und bei anderen immunsupprimierten Patienten hat wahrscheinlich eine gute Wirkung. Dagegen bringt die Rötelnprophylaxe während der Frühschwangerschaft keinen sicheren Erfolg. Unwirksam war bisher auch die Prophylaxe gegen Mumps und Pertussis. Deshalb wurden die zur Verfügung stehenden Präparate inzwischen aus dem Handel gezogen.

Auch die regelmäßige Immunglobulinsubstitution (400–800 mg/kg KG i.v. alle 3–4 Wochen oder 100–150 mg/kg KG/Woche s.c.) bei Patienten mit primären oder sekundären Antikörpermangelsyndromen ist eine Sonderform der Prophylaxe.

Die wichtigsten Indikationen für die passive Immunprophylaxe mit humanen Immunglobulinen sind in Tab. 2.**3** zusammengestellt.

Tabelle 2.3 Passive Immunisierung mit humanen Immunglobulinen

Prophylaxe gegen	Indikation	Dosierung	Bemerkung
I. mit normalen Immunglobulinen (Standard-Ig)			
Hepatitis A	vor Auslandsreisen und nach Exposition	0,05–0,1 ml/kg i. m.	nach präexpositioneller Gabe Schutzeffekt 80–85 % über 3–4 Monate; postexpositionell bis 7(–14) Tage nach Kontakt Verhinderung der Infektion bzw. Mitigierung
Masern	nichtimmune, chronische Kranke und abwehrgeschwächte Kinder, junge Säuglinge	0,25 ml/kg i. m. oder 1,0 mg/kg i. v.*	innerhalb von 2–3 Tagen nach Kontakt gute Schutzwirkung; bei später Gabe (bis zum 6. Tag) Mitigierung möglich. Aktive Immunisierung frühestens nach 3 Monaten
II. mit speziellen Immunglobulinen			
Hepatitis B	Neugeborene infektiöser Mütter; nach akzidenteller Inokulation von infektiösem Material	10–20 IE/kg i. m. (Neugeborene 200 IE) oder 5–10 IE/kg i. v.*	gute Schutzwirkung, wenn sofort nach Geburt bzw. Exposition verabreicht; immer gleichzeitig aktive Immunisierung beginnen
Röteln	prä- und postexpositionell in der Frühschwangerschaft und bei seronegativen Frauen	0,3 ml/kg i. m. (mind. 15 ml) (s. S. 243)	postexpositionell nur wirksam, wenn innerhalb der ersten 5 Inkubationstage verabreicht, sonst ohne Erfolg
Tetanus	Verletzungen bei Ungeimpften oder nicht vollständig Geimpften oder bei unbekannter Impfanamnese	250–500 IE i. m.	gut wirksam; immer simultan mit aktiver Impfung

*) besonders behandelte Präparate zur intravenösen Anwendung

Tabelle 2.3 Fortsetzung

Prophylaxe gegen	Indikation	Dosierung	Bemerkung
Tollwut	Bissverletzungen v. a. an Kopf, Hals und Händen sowie nach Schleimhautkontakt mit tollwutverdächtigen und sicher tollwütigen Tieren, nach Kontamination von Schleimhäuten mit Tollwutimpfstoffköder	20 IE/kg (zur Hälfte um die Wunde, restliche Menge i. m.)	gute Schutzwirkung; immer gleichzeitig aktive Impfung beginnen
Varizellen	nichtimmune abwehrgeschwächte, v. a. onkologische Patienten, Frühgeborene ≤28 Gestationswochen, Neugeborene deren Mütter 5 Tage vor bis 2 Tage nach Geburt an Varizellen erkrankten, seronegative Schwangere in den ersten 5 Schwangerschaftsmonaten	0,2 ml/kg i. m. oder 1,0 ml/kg i. v.*	relativ gute Wirksamkeit innerhalb der ersten 3–4 Inkubationstage
Zytomegalie	abwehrgeschwächte Patienten, v. a. nach Transplantation und mit negativem Immunstatus	1,0 ml/kg i. v.*	Wirkung nicht eindeutig gesichert

*) besonders behandelte Präparate zur intravenösen Anwendung

Heterologe Antiseren

Heterologe Antiseren enthalten Antikörper tierischen Ursprungs. Sie werden heutzutage nur noch selten eingesetzt, und zwar gegen:

- Diphtherie,
- Botulismus,
- Gasbrand,
- Schlangengifte,
- Skorpiongifte.

Bis auf Botulismusantitoxin sind die anderen heterologen Antiseren in Deutschland nicht mehr verfügbar. Sie müssen aus dem Ausland bezogen werden. In den einzelnen Bundesländern sind Notfalldepots angelegt (Adressen sind bei den Landesapothekenkammern zu erfragen).

Die Anwendung heterologer Antiseren darf nur nach strenger Indikationsstellung erfolgen (Gefahr der Sensibilisierung gegen die artfremden Proteine!). Vor jeder Applikation ist eine vorbestehende Allergie durch intrakutane Testungen mit einer Serumverdünnung auszuschließen.

Monoklonale Antikörper

Die passive Immunisierung gegen Virusinfektionen ist grundsätzlich auch mit monoklonalen Antikörpern möglich. Um die Halbwertszeit zu verlängern und die Gefahr der Allergisierung zu verhindern, wurden die Antikörper „humanisiert", d. h. nur die Antigenbindungsstelle (ca. 5 % des Moleküls) sind murinen, der Rest humanen Ursprungs. Ein solcher Antikörper ist z. B. Palivizumab. Dieser Antikörper ist gegen das Fusionsprotein des Respiratory Syncyctial Virus (RSV) gerichtet; er ist zur Prophylaxe der RSV-Infektion bei Frühgeborenen und Neugeborenen mit bestimmten Risiken (chronische Lungenerkrankung, hämodynamisch bedeutsame angeborene Herzfehler) zugelassen.

Literatur

Goldsby RA, Kindt TJ, Osborne BA, Kuby J, eds. Immunology. W.H. Freemann and Company; 2003. New York

Leyendeckers H, Odendahl M, Lohndorf A, et al. Correlation analysis between frequencies of circulating antigen-specific IgG bearing memory B cells and serum titers of antigen-specific IgG. Eur J Immunol 1999;29:1406–17.

Malay KJ, Powrie F. Regulatory T cells in the control of immune pathology. Nature Immunol 2001;2:816–22.

Nanan R, Heinrich D, Frosch M, Kreth HW. Acute and long-term effects of booster immunisation on frequencies of antigen-specific memory B-lymphocytes. Vaccine 2002;20:498–504.

Sprent J. T and B memory cells. Cell 1994;76:315–22.

Stein KE. Thymus-independent and thymus-dependent responses to polysaccharide antigens. J Infect Dis 1992;165:49–52.

Wahn V, ed. Klinischer Einsatz von intravenösen Immunglobulinen. Bremen: UNI-MED-Verlag; 2000.

West DJ, Calandra GB. Vaccine induced immunologic memory for hepatitis B surface antigen: implications for policy on booster vaccination. Vaccine 1996;14:1019–27.

3 Herstellung und Prüfung von Impfstoffen

M. Schwanig u. J. Löwer

Impfstoffarten

Impfstoffe können nach verschiedenen Gesichtspunkten eingeteilt werden. Nach Herstellungsweise, aber auch für Wirkmechanismus und Anwendungspraxis relevant, erscheint die Unterteilung in 3 Gruppen am sinnvollsten.

Lebendimpfstoffe

Sie bestehen aus vermehrungsfähigen attenuierten (in ihrer Pathogenität abgeschwächten) Bakterien oder Viren (Tab. 3.**1**). Um die Eigenschaft der Erreger nicht zu verändern, muss deren Anzucht unter extrem kontrollierten Bedingungen erfolgen. Ansonsten ist die Herstellung meist unkompliziert, obwohl zur Haltbarmachung der Produkte oft Zusatzstoffe (Stabilisatoren) und eine Gefriertrocknung nötig sind. Die wesentliche und meist aufwendige Unschädlichkeitsprüfung hat den Nachweis der Stabilität der Attenuierung des Impfstammes zu erbringen. Die Wirkung basiert auf der Vermehrung der Erreger im Organismus des Impflings, die sich klinisch nicht oder nur sehr schwach manifestiert. Da dafür relativ wenige Erreger notwendig sind, können aus vergleichbaren Produktionsmengen bis zu 100-mal mehr Impfdosen als für die im Folgenden angeführten Totimpfstoffe erzeugt werden. Die hohe Verdünnungsfähigkeit und der oft lebenslang anhaltende Schutz ohne häufige Auffrischimpfungen machen ihre Anwendung kostengünstig.

Totimpfstoffe

Sie werden aus inaktivierten, intakten Bakterien oder Viren, aus detoxifizierten Toxinen, generell Toxoide genannt, oder auch als Spalt- oder Subunitimpfstoffe hergestellt (Tab. 3.**2**). Impfstoffe können auch als gereinigte Oberflächenantigene vorliegen. Bei Virusimpfstoffen ist dies zurzeit das biotechnologisch aus Hefezellen hergestellte HBsAg. Bakterielle

Tabelle 3.1 Wichtige Lebendimpfstoffe: Art und Anwendung

Impfstoffe	Art	Anwendung	Anmerkungen
Einzelimpfstoffe			
Tuberkulose (BCG)	Bakterien	i. c.	in Deutschland nicht mehr zugelassen, zugelassene BCG-Präparationen ausschließlich zur Rezidivprophylaxe oberflächlicher Harnblasenkarzinome
Typhus	Bakterien	oral	
Cholera[1]	Bakterien	oral	s. Kap. 38
Poliomyelitis (OPV)	Virus	oral	Sabin-Impfstoff trivalent[2]
Masern	Virus	s. c./i. m.	verschiedene Stämme
Mumps	Virus	s. c./i. m.	verschiedene Stämme
Röteln	Virus	s. c./i. m.	
Varizellen-Zoster (VZV)	Virus	s. c./i. m.	
Gelbfieber	Virus	s. c./i. m.	
Rotavirus-Enteritis[1]	Virus	oral	tetravalent[2]
Kombinationsimpfstoffe			
Masern-Mumps (MM)	Virus	s. c./i. m.	s. Einzelimpfstoffe
Masern-Mumps-Röteln (MMR)[3]	Virus	s. c./i. m.	s. Einzelimpfstoffe

1 neue Impfstoffe in Entwicklung, ein zugelassener Impfstoff musste wegen schwerer Nebenwirkungen vom Markt genommen werden

2 im Impfstoff enthaltene Serotypen

3 Masern-Mumps-Röteln-Varizellen (MMRV) – Zulassung wird im Laufe des Jahres 2005 erwartet

Tabelle 3.2 Wichtige Totimpfstoffe: Art und Anwendung

Impfstoffe	Art	Anwendung	Anmerkungen
Einzelimpfstoffe			
Diphtherie (D) (d)	Bakterientoxoid	i. m.	d = reduzierte D-Menge
Tetanus (T)	Bakterientoxoid	i. m.	
Pertussis (P) (Pa)	Bakterien; Antigen	i. m.	a = azellulär (1–5 Antigenkomponenten)
Pneumokokken	bakterielles Polysaccharid[1]	i. m.	Polyvalent[2]
Meningokokken	bakterielles Polysaccharid[1]	i. m.	mono-, bi-, tetravalent[2]
Haemophilus influenzae Typ b (Hib)	Bakterielles Polysaccharid	i. m.	
Cholera	Bakterien + Antigensubunit B	oral	[3]
Typhus	bakterielles Polysaccharid	i. m.	
Poliomyelitis (IPV)	Virus	i. m.	Salk-Impfstoff trivalent[2]
Tollwut	Virus	i. m.	
Frühsommermeningoenzephalitis (FSME)	Virus	i. m.	
Influenza (Flu)	Virus-, Spalt- und Subunit-Impfstoff	i. m.	wechselnde Virusstämme
Hepatitis A (Hep A)	Virus	i. m.	
Hepatitis B (Hep B)	Oberflächenantigen (HBsAg)	i. m.	biotechnologisch aus Hefezellen

[1] (auch konjugierte)
[2] im Impfstoff enthaltene Serotypen
[3] Subunit B biotechnologisch aus Bakterien

Tabelle 3.2 Fortsetzung

Impfstoffe	Art	Anwendung	Anmerkungen
Kombinationsimpfstoffe			
DT, Td; DTP, DTPa, Tdpa, Tdpa-IPV	s. Einzelimpfstoffe	i. m.	s. Einzelimpfstoffe, auch mit reduziertem Antigengehalt (kleine Buchstaben für d, p)
DT-, DTP (Pa)-Hib	s. Einzelimpfstoffe	i. m.	s. Einzelimpfstoffe
IPV-DTPa-Hib	s. Einzelimpfstoffe	i. m.	s. Einzelimpfstoffe
DTPa-IPV-Hep B-Hib	s. Einzelimpfstoffe	i. m.	s. Einzelimpfstoffe
Hep A + B	s. Einzelimpfstoffe	i. m.	s. Einzelimpfstoffe

Impfstoffe, wie die Pneumokokken-, Meningokokken- und Haemophilus-influenzae-Typ-b-(Hib-)Impfstoffe, bestehen aus Polysacchariden. Der Nachweis der Effektivität der Verfahren, insbesondere der Ausschluss von Restinfektiosität oder -toxin, erfordert umfangreiche Kontrollen. Die Produkte werden meist hoch gereinigt und zur Erhöhung der Immunogenität an Träger oder sog. Adjuvanzien gebunden. Neben den seit vielen Jahren verwendeten Adsorbenzien (hydratisierte Aluminiumgele wie Al-Hydroxid und hydratisiertes Al-Phosphat) werden zunehmend neue Adjuvanzien wie Virosome und Squalene eingesetzt. Zur Verbesserung der Immunantwort durch Erzeugung einer T-Lymphozytenabhängigen Immunantwort der B-Lymphozyten bei der Immunisierung mit Polysaccharidantigenen werden die Poly- oder Oligosaccharide kovalent an ein Trägerprotein gebunden (konjugiert). Die wichtigsten Trägerproteine sind Tetanustoxoid und CRM 197, ein gentechnologisch verändertes Diphtherieprotein, das nicht mehr toxisch ist. Dadurch können auch Kinder unter 2 Jahren und (ältere) nicht mehr voll immunkompetente Impflinge mit diesen Antigenen immunisiert werden. Die für eine wirksame Immunisierung benötigten Mengen sind groß und der Schutz muss meist durch häufigere Auffrischimpfungen, z. B. alle 5–10 Jahre, erhalten werden.

Biotechnologisch hergestellte Impfstoffe

Sie enthalten nur die schutzverleihenden Antigene eines Agens, wobei diese nicht konventionell, d. h. direkt aus den Erregern gewonnen werden, sondern aus Pro- oder Eukaryonten, die durch Einbau des entsprechenden Gens die Antigene produzieren. Bisher einziges Beispiel ist der aus genetisch veränderten Hefezellen gewonnene Hepatitis-B-Impfstoff, da das Hepatitis-B-Virus sich nicht anzüchten lässt (Tab.3.**2**). Herstellung und Reinigung sind aufwendig, im Übrigen gelten die für Totimpfstoffe gegebenen Hinweise.

Einzel- und Kombinationsimpfstoffe

Die meisten zur routinemäßigen Immunisierung von Kindern und Jugendlichen empfohlenen Impfstoffe werden zur Zeit als polyvalente Präparate hergestellt, wobei generell Lebend- und inaktivierte Impfstoffe nicht gemischt werden (Tab. 3.**1** u. 3.**2**).

Die injizierbaren Impfstoffe überwiegen zahlenmäßig gegenüber den wenigen oral anzuwendenden Präparaten.

Rechtliche und allgemeine Regelungen

Die grundlegenden Anforderungen an die Herstellung und Prüfung von Impfstoffen sind, wie für alle Arzneimittel, rechtlich geregelt. In der Europäischen Gemeinschaft sind sie in der Richtlinie 2001/83/EG definiert, in Deutschland in ihren Grundsätzen im Arzneimittelgesetz (AMG) und für spezielle Aspekte in Verordnungen und Richtlinien des zuständigen Bundesministeriums für Gesundheit und Soziale Sicherung.

Auf einzelne Produkte oder Produktgruppen oder auf bestimmte Herstellungs- und Prüfungsverfahren zugeschnittene Anforderungen sind in den derzeitigen Arzneibuchmonographien sowie in zahlreichen Leitfäden des Ausschusses für Humanarzneimittel der Europäischen Arzneimittelagentur (EMEA, London) enthalten.

Schließlich sind seit Jahren für Hersteller und Zulassungsbehörden die für zahlreiche Impfstoffe entwickelten Herstellungs- und Prüfungsanforderungen der Weltgesundheitsorganisation (WHO Requirements) Maßstab des technischen und wissenschaftlichen Erkenntnisstandes.

Biologische Besonderheiten der Impfstoffherstellung

Zwei wesentliche Probleme fordern bei der Herstellung von Impfstoffen eine besondere Berücksichtigung.

Die als Ausgangsmaterialien dienenden lebenden Organismen, seien es Viren, Bakterien oder höher differenzierte Zellen, unterliegen naturgemäß einer biologischen Variabilität, die auch unter kontrollierten Anzuchtbedingungen während der Herstellung nicht völlig auszuschließen ist und damit die gleich bleibenden Eigenschaften des Produktes gefährden kann. Hinzu kommen Grenzen der biologischen Prüfverfahren, wodurch minimale, aber u. U. kritische biologische Veränderungen am oft verdünnten und verarbeiteten Endprodukt nicht mehr nachweisbar sind.

Aus diesen Gründen wird erstens eine Herstellungsstrategie gewählt, die mögliche Variationen minimiert. Zweitens wird höchster Wert auf die strenge Einhaltung der individuell erstellten Herstellungsvorschriften und auf umfangreichere In-Prozess-Kontrollen gelegt.

Impfstämme

Die zur Impfstoffherstellung geeigneten Bakterien- oder Virusstämme sind meist das Produkt einer jahrelangen gezielten Selektion. Sie müssen genau identifizierbar sein, ihr „Lebenslauf" – Ursprung, Züchtung, Kontrollen – ist gründlich zu dokumentieren und die Eignung des Stammes zur Herstellung eines wirksamen und grundsätzlich unschädlichen Impfstoffes muss nachgewiesen sein. Ein anfangs daraus hergestellter Impfstoff muss sich in Feldversuchen bewährt haben.

In manchen Fällen, z. B. zum Schutz gegen Grippeepidemien, deren Erreger (Influenzaviren) in der Natur extrem variabel sind, müssen nahezu jährlich die epidemiologischen Tendenzen erkannt und ggf. neue Impfstämme rechtzeitig gezüchtet und weltweit für die Herstellung von Impfstoffen zur Verfügung gestellt werden.

Saatgutprinzip und Zellbänke

Derzeit wird aus dem gewählten Impfstamm eine große Menge eines einheitlichen Saatmaterials angelegt, von dem aus unmittelbar oder nach einer maximal zulässigen Anzahl von Passagen alle Produktionsansätze hergestellt werden. Auf diese Weise entstehen stets generationsgleiche Chargen, die möglichst wenig von der Generation des ursprünglich als wirksam und unbedenklich bewährten Produktes entfernt sind. Meist gibt es ein primäres und bei jedem Hersteller ein sekundäres Saatgut. Diese Materialien werden umfangreich charakterisiert und geprüft und gesondert tiefgekühlt oder gefriergetrocknet gelagert (Abb. 3.**1**). Das auf der linken Seite in Abb. 3.**1** dargestellte Prinzip der kontinuierlichen Passagen gewährleistet erkennbar kein einheitliches Ausgangsmaterial und ist daher obsolet. Eine ähnliche Strategie wird für zahlreiche bei der Herstellung von viralen Impfstoffen verwendete Zellkulturen eingesetzt. Als

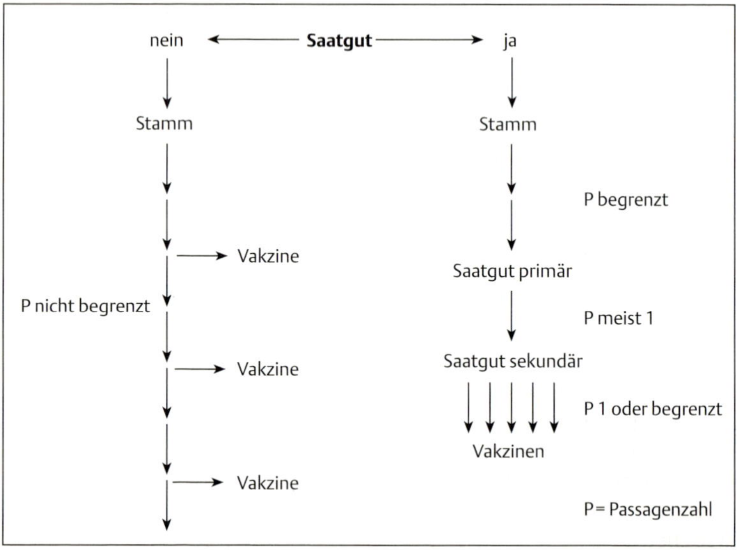

Abb. 3.**1** Das Saatgutprinzip.

Ausgangsmaterial dient dabei eine einheitliche Zellbank, wobei auch hier häufig eine primäre Zellbank und herstellereigene sekundäre Zellbänke angelegt werden. Für die Produktion dürfen die Zellen nur so lange weitergezüchtet werden, wie die Zellmerkmale, z. B. das Chromosomenbild, konstant bleiben.

Vorschriften des Herstellers

Hersteller müssen Herstellungs- und Prüfungsvorschriften schriftlich belegen, und zwar jeden Schritt mit präzisen Angaben (z. B. Toleranzen bei pH, Temperaturen usw.). Auch für die Durchführung eines jeden Verfahrens müssen schriftliche Anweisungen existieren, selbstverständlich auch genaue Herstellungs- und Prüfungsprotokolle.

Validierungsstudien

Herstellungs- und Prüfungsverfahren werden, selbst bei einer einheitlichen Strategie, von Herstellern meist unterschiedlich gehandhabt. Deshalb muss für jedes Produkt die Effektivität zumindest der kritischen Verfahren gründlich dokumentiert sein. So müssen z. B. Reinigungs- oder Inaktivierungsverfahren imstande sein, auch seltene und durch Routineprüfungen nicht auszuschließende Kontaminationen zu entfernen bzw. unschädlich zu machen. Da dies nicht immer in der Produktion nachweisbar ist, müssen sog. Validierungsstudien durchgeführt werden, in denen experimentell verunreinigtes Material nach Produktionsvorschrift verarbeitet und die Effektivität des Verfahrens durch eine umfangreiche Analytik geprüft wird.

Regelmäßig einwandfreie Herstellung

Es ist ebenfalls allgemein anerkannte Regel, dass an einer festgelegten Anzahl aufeinander folgender Produktionsansätze die Regelmäßigkeit einer einwandfreien Herstellung zu dokumentieren ist. Die für einen Konsistenznachweis erforderliche Zahl der Produktionsabläufe liegt, je nach Fragestellung, meist zwischen 3 und 10. Bei nachträglichen gravierenden Zwischenfällen – z. B. einer mangelhaften Inaktivierung oder einer erhöhten Virulenz bei einem Lebendimpfstoff – muss, selbst nach Behebung der

Ursachen, eine regelmäßig einwandfreie Produktion erneut dokumentiert werden.

Herstellungsverfahren und In-Prozess-Kontrollen

Verständlicherweise können hier nur generelle und beispielhafte Vorgehensweisen angeführt werden.

Sofern Impfstoffe aus angezüchteten Mikroorganismen erzeugt werden, wird nach Beimpfung des Vermehrungssubstrats und kontrollierter Bebrütung die Ernte vorgenommen. Unbeimpfte Kontrollen des Vermehrungssubstrats und jede Ernte werden eingehend geprüft, insbesondere auf mögliche mikrobielle Kontaminationen.

Meist werden mehrere Ernten nach bestandenen Prüfungen zu einem Zwischenprodukt (Bulk) gemischt. In diesem Stadium werden z. B. eine Reinigung – etwa durch Ultrazentrifugation oder chromatographische Trennverfahren – sowie die meist auf chemisch-physikalischen Methoden basierende, streng kontrollierte Inaktivierung oder Detoxifizierung vorgenommen. Deren zuvor validierte Effektivität muss an jedem Produktionsansatz durch Reinheits- bzw. Unschädlichkeitsprüfungen nachgewiesen werden. Bei Lebendimpfstoffen wird nach vorgeschriebenen Regeln die entscheidende Prüfung auf Konstanz der Attenuierungsmerkmale des Impfstammes durchgeführt. Die oft zahlreiche Versuchstiere erfordernden Tests werden in letzter Zeit erfreulicherweise zunehmend durch entsprechend validierte In-vitro-Verfahren ersetzt.

Erst nach diesen Prüfungen erhält das Produkt seine endgültige pharmazeutische Zusammensetzung – die Endformulierung. Die erforderliche Menge an Wirkstoff wird eingestellt, ggf. werden Stabilisatoren oder Adjuvanzien zugesetzt, immer seltener auch ein Konservierungsmittel. Für Mehrdosenbehälter schreibt das Arzneibuch den Zusatz von Konservierungsmittel vor. Nach entsprechender Prüfung der zulässigen Zusammensetzung wird das Endprodukt abgefüllt.

Die Prüfung des Endprodukts

Es erscheint zweckmäßig, hier die umfangreichen Initialstudien, die zur Erkennung der grundlegenden Eigenschaften eines Produkts und der Entwicklung geeigneter Prüfverfahren erforderlich sind, von den nachträglich an jeder Produktionscharge vorzunehmenden Prüfungen zu trennen.

Initialstudien

Analytische Prüfungen

Zwei Prüfungen sind hier von besonderer Bedeutung, die Wertbemessung und die Haltbarkeitsstudien.

Wertbemessung. Wie andere wirksame Arzneimittel sind Impfstoffe nur in bestimmten, durch klinische Studien ermittelten Dosen von Nutzen. Bei Lebendimpfstoffen handelt es sich meist um die Anzahl der infektiösen Bakterien oder Viren, bei anderen Impfstoffen um Menge und/oder Immunogenität des Antigens. Zu deren Bestimmung müssen relevante und vertrauenswürdige Laborverfahren erarbeitet und erfolgreich erprobt werden. Da die Genauigkeit der meist biologischen Bestimmungsverfahren, wie schon erwähnt, oft relativ gering ist (Schwankungen um den Faktor 2 sind nicht selten), sind für viele Tests maximal akzeptable Mutungsgrenzen festgelegt. Von ausschlaggebender Bedeutung für die biologische Standardisierung sind darüber hinaus die internationalen und nationalen Standard- und Referenzmaterialien, deren Wirkstoffmenge bzw. -aktivität durch breit angelegte Vergleichsstudien festgelegt wird. Allgemein werden danach „hauseigene" Referenzmaterialien eingestellt, die bei jeder Messung am Produkt mit gemessen werden. Um die durch die Einstellung von Substandards bedingte Ungenauigkeit zu reduzieren, geht die Europäische Pharmakopöe (European Directorate for the Quality of Medicines, EDQM) vermehrt dazu über, Standardmaterialien als BRS (Biological Reference Substances) in so großen Mengen herzustellen und verfügbar zu machen, dass damit unmittelbar in den Laboren gearbeitet werden kann. Mit diesen Mitteln konnten in der jüngsten Zeit Genauigkeit, Reproduzierbarkeit und Vergleichbarkeit der Wertbemessung maßgeblich verbessert werden.

Haltbarkeitsstudien. Mit den gleichen Prüfungsverfahren ist die Haltbarkeit eines jeden Impfstoffs nachzuweisen, d. h. die Dauer, für die unter den empfohlenen Lagerbedingungen der Wirkstoff noch in erforderlicher Menge oder Aktivität verfügbar ist. Besonders bei empfindlichen Lebendimpfstoffen ist diese Prüfung von ausschlaggebender Bedeutung für die Bestimmung der Laufzeit des Produkts.

Pharmakologisch-toxikologische Studien

Experimentelle Studien an Versuchstieren – zu trennen von den schon erwähnten Unschädlichkeitsprüfungen – liefern bei Impfstoffen nur begrenzt relevante Informationen. Überdosierungssymptome nach einer oder mehreren Gaben werden normalerweise nicht erreicht. Eine Prüfung auf fruchtschädigende oder krebsbildende Wirkung kommt nur selten in Frage und kann, ebenso wie ein Schutzversuch, nur in den Fällen, in denen empfindliche Tiere verfügbar sind, durchgeführt werden. Die europäischen Bemühungen, die vorklinische Prüfung auch bei Impfstoffen zu verbessern, haben ihren Niederschlag in einer Leitlinie der Europäischen Arzneimittelagentur (EMEA) gefunden.

Klinische Prüfungen

Sie sind im Allgemeinen der aufwendigste Teil einer jeden Arzneimittelprüfung und sollen nach vorgeschriebenen Regeln die Wirksamkeit nachweisen sowie Art und Häufigkeit von Nebenwirkungen dokumentieren. Die Erfüllung dieser Erfordernisse wird derzeit in zunehmendem Maße erschwert: Die mit einzelnen Ausnahmen rückgängige Verbreitung der Infektionskrankheiten in den entwickelten Staaten der Welt und ethnische und epidemiologische Unterschiede sowie die Vorbehalte, einschließlich ethischer Natur, breitere klinische Studien in andere Länder zu verlegen, zwingt oft zu begrenzten Studien, die überwiegend auf der Untersuchung der Immunantworten basieren. Umso mehr wird Wert auf die klinische Relevanz der Tests gelegt. Wenn möglich, sollte die Induktion neutralisierender oder keimauflösender (lytischer) Antikörper untersucht werden. Deren Titer müssen signifikant – und wenn schon vor der Impfung existierend, dann mindestens um das Vierfache (Serokonversion) – ansteigen, um eine Wirksamkeit nachzuweisen. Bei neuen Kombinationen bekannter Impfstoffantigene, für die es kein gesichertes immunologisches Surrogat für die Schutzwirkung gibt, wird die Vergleichbarkeit der Antikörpertiter als Nachweis international akzeptiert. Dabei werden die zuvor für dieses Antigen einzeln oder in anderen Kombinationen in (Doppelblind-)Studien mit klinischem Endpunkt erzielten Antikörpertiter mit den in der neuen Kombination erzielten Werten verglichen.

Die klinischen Studien können auch nur die häufigeren, bei Impfstoffen meist undramatischen Nebenwirkungen erfassen. Äußerst seltene Ereignisse, wie etwa eine Poliomyelitis nach Schluckimpfung (Häufigkeit ca. 1 : 3 Mio.) lassen sich erst durch eine gründliche Erfassung nach breiterer Anwendung erkennen.

Die Chargenprüfung

Die Geschichte der Impfstoffherstellung und -anwendung zeigt, dass es bei diesen Erzeugnissen, im Gegensatz zu chemisch hergestellten Arzneimitteln, kaum produktgebundene Zwischenfälle gegeben hat, sondern dass nahezu alle, auch die Unschädlichkeit betreffenden Probleme, chargengebunden waren. Auf die deshalb so große Bedeutung der regelmäßigen und gründlichen In-Prozess- und Endprüfungen bei jedem Produktionsansatz wurde bereits anfangs hingewiesen. Selbst wenn wegen der meist geringen Wirkstoffmenge die Prüfung des Endprodukts teilweise von nur begrenzter Aussagekraft ist, gehören bestimmte Untersuchungen, z. B. die Wertbemessung sowie die Prüfungen auf Sterilität und Identität, zur Regel.

Mit der Einführung neuer Herstellungsverfahren, bei denen die Produktion einer Charge nicht mehr ein abgeschlossener, schrittweiser Vorgang vom Saatgut bis zum Endprodukt ist, wurde es erforderlich, neue Festlegungen für den Chargenbegriff zu entwickeln. So werden etwa bei Herstellungsverfahren auf der Basis immobilisierter Zellkulturen, die kontinuierlich Antigen produzieren, bestimmte Zeiteinheiten für die Dauer einer Chargenproduktion definiert.

Zulassung und staatliche Chargenfreigabe

Zulassung

Wie alle Fertigarzneimittel bedürfen auch Impfstoffe einer staatlichen Zulassung. Unter bestimmten, in der Verordnung (EG) Nr. 726/2004 vom 31.03.2004 festgelegten Bedingungen (z. B. Herstellung unter Verwendung rekombinanter DNA) werden Impfstoffe wie auch andere diese Bedingungen erfüllende Arzneimittel von der Europäischen Kommission auf der Grundlage eines zustimmenden Gutachtens des Ausschusses für Humanarzneimittel (CHMP) der Europäischen Arzneimittelagentur (EMEA) zugelassen. Diese Impfstoffe sind kenntlich an der auf der Packung aufgedruckten Zulassungsnummer, die immer mit EU beginnt. Zur Beurteilung von Zulassungsanträgen bedient sich der CHMP, dessen in der Periode 2004–2006 für den Bereich Impfstoffe kooptiertes Mitglied aus dem Paul-Ehrlich-Institut stammt, eines Rapporteurs und eines Ko-Rapporteurs aus den Reihen seiner Mitglieder. Für die Zulassung von Impfstoffen, die nicht dem eben beschriebenen zentralen Verfahren unterliegen, ist in Deutschland das Paul-Ehrlich-Institut, Bundesamt für Sera und Impfstoffe, in Langen (Hessen) zuständig.

Mit dem Zulassungsantrag wird eine komplette Dokumentation über Herstellungsverfahren und Prüfungen, insbesondere auch über die Ergebnisse klinischer Studien eingereicht. In einer ersten Bewertungsrunde wird von der Behörde eine Fragenliste erstellt. Fehlende Informationen müssen nachgereicht, unbefriedigende Verfahren verbessert oder ersetzt, evtl. auch ergänzende klinische Studien durchgeführt werden. Im Paul-Ehrlich-Institut werden die angegebenen Prüfverfahren meist experimentell überprüft, um Fehlerquellen und Reproduzierbarkeit zu ermitteln. Zusätzliche Prüfverfahren können entwickelt und gefordert werden. Mithilfe eingereichter Produktproben werden die Methoden und Kriterien der staatlichen Chargenfreigabe festgelegt. Schließlich wird darauf geachtet, dass in der Gebrauchsinformation alle relevanten Angaben enthalten sind. In einem Gutachten (assessment report) wird die abschließende Bewertung zusammengefasst, auf der dann die Zulassung beruht. Im zentralen Verfahren wird eine Fassung dieses Gutachtens, die die Vertraulichkeit bestimmter Informationen berücksichtigt, öffentlich zugänglich gemacht (EPAR, European Public Assessment Report, http://www.emea.eu.int/index/indexh1.htm).

In vielen Fällen wendet sich der pharmazeutische Unternehmer schon vor der Antragsstellung an das Paul-Ehrlich-Institut, um Herstellungs- und Prüfverfahren sowie die Anforderungen an klinische Studien zu besprechen. Im zentralen Verfahren bietet die EMEA ein entsprechendes Vorgehen („scientific advice") an.

Staatliche Chargenfreigabe

Angesichts der schon mehrmals erwähnten Eigenarten der Impfstoffherstellung und, weil die meisten Impfstoffe für öffentlich empfohlene Impfungen produziert sind, ist für deren Inverkehrbringen neben der Zulassung auch die staatliche Chargenfreigabe einer jeden Produktcharge durch das Paul-Ehrlich-Institut gesetzlich vorgeschrieben. Eingereicht werden dafür die Chargenherstellungs- und Prüfungsprotokolle sowie Produktproben. Erst nach bestandener Überprüfung, die meist eine experimentelle Testung einschließt, wird die Charge freigegeben.

Es sei hier abschließend erwähnt, dass in den letzten Jahren Ablehnungen oder Rücknahmen von Produkten oder Chargen kaum erforderlich waren, was für den Verbraucher ein Hinweis auf entsprechende Wirksamkeit und Unbedenklichkeit der verfügbaren Impfstoffe sein kann und ihn motivieren müsste, empfohlene Impfungen an sich oder seinen Kindern durchführen zu lassen.

Literatur

Brown KR. The regulation of biological products. Europ J Clin Microbiol 1990;9:502.

Chumakov KM, et al. Correlation between amount of virus with altered nucleotide sequence and the monkey neurovirulence test for acceptability of oral poliovirus vaccine. Proc nat Acad Sci 1991;88:199.

Ebbert GB, Mascolo ED, Six HR. Overview of vaccine manufacturing and quality assurance. In: Plotkin SA, Orenstein WA, eds. Vaccines. Third edition. Philadelphia: W.B. Saunders Company; 1999:40–6.

EDQM Downloads unter: http://www.pheur.org/site/download.php

EDQM Standards unter: http://www.pheur.org/site/page_dynamique.php3?lien=M&lien_page=18&id=6

Horaud F, Brown F. Virological aspects of the safety of biological products. Develop Biol Standard 1991;75:3.

Melnick JL. Virus vaccines: 1986 update. Progr med Viral 1986;33:134.

Moxon ER. Modern Vaccines. London: Arnold; 1990.

Note for guidance on preclinical pharmacological and toxicological testing of vaccines. CPMP/SWP/465/95. Link unter: http://www.emea.eu.int/pdfs/human/swp/046595en.pdf

Richtlinie 2001/83/EG des Europäischen Parlamentes und des Rates vom 6. November 2001 zur Schaffung eines Gemeinschaftskodexes für Humanarzneimittel. Link unter: http://pharmacos.eudra.org/F2/eudralex/vol-1/DIR_2001_83/DIR_2001_83_DE.pdf

Rihs I, et al. Neue Wege der Impfstoffentwicklung. In: Neue Schutzimpfungen – Impfempfehlungen, Aufklärung, Widerstände. Marburg: Deutsches Grünes Kreuz; 1992.

WHO Expert Committee on Biological Standardisation: 40th report annex 6 requirements für biological substances and other documents. WHO techn Rep Ser 1991;814:217.

4 Aufklärung vor Schutzimpfungen

E. Samson

Grundsatz

Die *Rechtsprechung* hält seit je an dem von der Rechtswissenschaft bekämpften Prinzip fest, dass jeder Heileingriff den Tatbestand der Körperverletzung erfüllt und dass der Arzt nur dann rechtmäßig handelt, wenn der Patient oder der für ihn verantwortliche Sorgeberechtigte in den Eingriff wirksam eingewilligt hat. Die wirksame Einwilligung setzt die Kenntnis des Einwilligenden von all denjenigen Umständen voraus, die für seine Entscheidung erheblich sein können. Will der Arzt also erreichen, dass der von ihm vorgenommene Heileingriff rechtmäßig ist, dann muss er schon im eigenen Interesse dafür sorgen, dass der Patient über die maßgeblichen Umstände hinreichend informiert ist. An dieser Stelle setzt die *Aufklärungspflicht* des Arztes ein. Ihre Erfüllung erst macht die Einwilligung des Patienten wirksam, den Heileingriff des Arztes rechtmäßig.

Da über die Aufklärungspflicht bei Schutzimpfungen erst relativ wenige höchstrichterliche Entscheidungen vorliegen, muss auf die allgemeinen Grundsätze des Arztrechtes zurückgegriffen werden.

Während die Rechtsprechung früher dazu neigte, den Kreis der aufklärungspflichtigen *Risiken* nach dem Maß ihrer Eintrittswahrscheinlichkeit zu bestimmen, gilt seit geraumer Zeit ein anderer Grundsatz. Die höchstrichterliche Rechtsprechung lässt das Maß aufklärungspflichtiger Risiken von dem unmittelbaren Nutzen abhängen, den der Eingriff für den Patienten hat. Das bedeutet, dass z. B. bei einer akuten Blinddarmentzündung, bei der für die Operation praktisch keine Alternative besteht, nur über die wesentlichen Risiken aufgeklärt werden muss, während z. B. bei einer kosmetischen Operation der Patient über jede noch so unwahrscheinliche Eventualität aufzuklären ist.

Dieser im Prinzip vernünftige Grundsatz hat nun freilich die fatale Konsequenz, dass der Kreis der aufklärungspflichtigen Risiken nicht mehr generell anhand bestimmter Wahrscheinlichkeiten festgelegt werden kann.

Für Schutzimpfungen ergibt sich aus ihm ein weiteres in Literatur und Rechtsprechung bisher noch nicht behandeltes Problem. Da die Schutzimpfung nicht dazu dient, eine akute, beim Impfling bereits aufgetretene konkrete Krankheit zu bekämpfen, „verdünnt" sich sozusagen der individuelle Nutzen der einzelnen konkreten Schutzimpfung in demselben Maße, in dem bei ausgebliebener Schutzimpfung die Wahrscheinlichkeit einer Infektion gering ist.

Dass demgegenüber bei Gesamtbetrachtung einer ganzen Population der Nutzen von Serienschutzimpfungen erheblich ist, kann gegen die individualisierende Betrachtungsweise zwar in einer theoretischen Diskussion ins Feld geführt werden. Für praktische Handlungsanweisungen ist dieser Gedanke jedoch deshalb nicht geeignet, weil höchstrichterliche Rechtsprechung, die sich mit der Frage befasst hätte, bislang fehlt. Man wird daher aus Gründen der Vorsicht die Aufklärung auf der Basis der individualisierenden Betrachtungsweise sehr weit ziehen müssen.

Einzelheiten

Vorhandene Rechtsprechung

Die wenigen bisher veröffentlichten obergerichtlichen Entscheidungen befassen sich überwiegend mit Sonderfällen.

So wird in einer Entscheidung von 1959 gerügt, dass der Amtsarzt bei einer Schutzimpfung gegen Diphtherie und Scharlach nicht genügend über die Freiwilligkeit aufgeklärt habe. Vor allem sei es pflichtwidrig gewesen, den Lehrern lediglich ein Rundschreiben zur Übermittlung an die Eltern auszuhändigen. Auch dadurch sei der Eindruck einer Zwangsimpfung verstärkt worden (BGH VersR 1959, 855). In einer späteren Entscheidung hat das OLG Stuttgart (VersR 1986, 1198) bei einer DPT-Impfung beanstandet, dass der Impfarzt nicht darüber aufgeklärt hatte, dass diese Impfung nicht unter die amtlich allgemein empfohlenen Impfungen fiel.

In einer neueren Entscheidung aus dem Jahre 1990 hat der BGH etwas grundsätzlichere Ausführungen gemacht (NJW 1990, 2311). Der Amtsarzt hatte hier eine Mehrfachimpfung gegen Diphtherie, Keuchhusten und Wundstarrkrampf vorgenommen, obwohl nach einem ministeriellen Runderlass des Landes eine Keuchhustenimpfung nur bei ungünstigen sozialen Verhältnissen oder Unterbringung in einer Gemeinschaftseinrichtung angezeigt war und diese Voraussetzungen bei dem geimpften Kind nicht vorlagen.

Darüber hinaus weist der BGH den Einwand des Beklagten, im Rahmen der „Massenmedizin" bestünden nur eingeschränkte Möglichkeiten einer Einzeluntersuchung und -aufklärung, als unerheblich zurück. Auch hätten die auf der Rückseite des Impfanmeldungsformulars abgedruckten allgemeinen Hinweise die Aufklärungspflicht nicht erfüllt, weil sie weder etwas darüber aussagten, ob eine Keuchhustenimpfung gerade bei der Klägerin angezeigt gewesen ist, noch auf die Gefahren einer schweren Schädigung hingewiesen hätten.

In einer neuesten Entscheidung aus dem Jahre 2000 (NJW 2000, 1784) ging es wiederum um einen zivilrechtlichen Haftungsprozess wegen eines Impfschadens. Die Mutter des klagenden Kindes war über die Bedeutung und die Risiken der Impfung durch ein ihr überreichtes Formblatt am Tage der Impfung aufgeklärt worden.

Der BGH führt dazu aus, dass angesichts der Routinemäßigkeit der vorgenommenen Mehrfachimpfung eine Aufklärung zu einem früheren Zeitpunkt nicht erforderlich war, weil es sich dabei nicht um eine für die Mutter schwierige Entscheidung gehandelt habe.

Bedeutsam ist die Entscheidung auch deswegen, weil sie ausdrücklich ausführt, dass zwar im Prinzip das „vertrauensvolle Gespräch" zwischen dem Arzt und dem Patienten bzw. seinem Sorgeberechtigten erforderlich ist, dass es jedoch bei *Routineimpfungen* genügt, wenn dem Sorgeberechtigten ein Merkblatt überreicht wird, in dem zuverlässig über die relevanten Umstände aufgeklärt wird. Es ist dann aber erforderlich, dass der Patient bzw. der Sorgeberechtigte darauf hingewiesen wird, dass er jederzeit weitergehende Fragen stellen kann.

Verallgemeinerungen

Aus diesen wenigen Entscheidungen sowie aus den allgemeinen arztrechtlichen Grundsätzen lassen sich folgende Verallgemeinerungen ableiten:

Es ist zunächst über die *Rahmenbedingungen* der Impfung aufzuklären. Das bedeutet z. B., dass darüber aufgeklärt werden muss, ob die Impfung generell *amtlich empfohlen* ist oder ob die Empfehlung Einschränkungen enthält und ob der konkrete Impfling von diesen Einschränkungen erfasst ist. Sodann ist stets über die *Freiwilligkeit der Impfung* aufzuklären sowie jeglicher Eindruck zu vermeiden, dass es sich um eine Zwangsimpfung handelt.

Die Aufklärung muss weiter den *Nutzen der Impfung* zutreffend schildern, nicht begründete Dramatisierungen einer unterbliebenen Schutzimpfung sind zu unterlassen. Darüber hinaus muss auf die möglichen *Komplikationen* eingegangen werden, die mit der Impfung verbunden sein können. Aus Gründen der Vorsicht ist zu empfehlen, jegliche in der wissenschaftlichen Literatur berichtete Komplikation zu benennen.

Die Auffassung, dass unterhalb einer bestimmten Komplikationswahrscheinlichkeit die Aufklärungspflicht ende, findet in der Rechtsprechung keine Stütze.

Die Aufklärung muss sich weiter auf *Vorsichtsmaßnahmen* des Impflings und seiner Kontaktpersonen beziehen, die diese nach der Schutzimpfung einzuhalten haben. Auch ist eine Information über die Gründe für solche Vorsichtsmaßnahmen (d. h. die Folgen bei Vernachlässigung der Verhaltensregeln) anzuraten.

Die Aufklärung muss schließlich *individuell* erfolgen. Das bedeutet zweierlei: Soweit die Untersuchung des Impflings Besonderheiten in seiner Person ergibt, die für Nutzen, Risiko und Verhaltensregeln von Bedeutung sind, müssen diese Besonderheiten in das Aufklärungsgespräch eingehen. Außerdem muss das Aufklärungsgespräch das intellektuelle und sprachliche Niveau des Impflings berücksichtigen. Bereits diese Umstände machen deutlich, dass Aufklärungsbroschüren das individuelle Aufklärungsgespräch nicht ersetzen können.

Adressat des Aufklärungsgespräches ist derjenige, auf dessen Einwilligung es ankommt. Im Normalfall des Volljährigen ist dies der Impfling selbst, allerdings nur dann, wenn er intellektuell und aufgrund psychischer Gesundheit in der Lage ist, eine eigenverantwortliche Entscheidung selbst zu fällen. Sonst kommt es auf den Sorgeberechtigten an.

Bei Minderjährigen (d. h. Personen unter 18 Jahren) ist zu unterscheiden: Die Rechtsprechung fragt hier nicht generell nach der Einwilligung des Sorgeberechtigten. Vielmehr ist *allein* maßgeblich, ob der Minderjährige bereits die intellektuelle und seelische Reife besitzt, die ihm eine eigenverantwortliche Entscheidung ermöglicht. Vom 16. Lebensjahr an wird dies generell angenommen, die genannten Voraussetzungen können aber auch schon früher gegeben sein.

Wegen der damit für den Impfarzt verbundenen Unsicherheit ist zu empfehlen, zwischen dem 14. und dem 18. Lebensjahr stets die Einwilligung des Impflings wie auch seiner Eltern einzuholen. Die Aufklärung muss sich dann aber auch an beide Teile richten.

Haftung

Bei Impfschäden haftet der Staat nach dem *Bundesseuchengesetz* generell, sofern es sich um eine amtlich empfohlene Impfung handelt. Freilich sind die Ersatzleistungen begrenzt, insbesondere wird kein Schmerzensgeld gezahlt.

Bei Verletzung der Aufklärungspflicht haftet der Impfarzt wegen *Vertragsverletzung* und wegen *unerlaubter Handlung*, was zu einem Schmerzensgeldanspruch des Impflings führt. Im *Zivilprozess* gegen den Arzt muss der Impfling nur beweisen, dass er geimpft wurde und der Schaden auf der Impfung beruhte. Der Arzt muss dagegen beweisen, dass eine wirksame Einwilligung vorlag, und das heißt vor allem, dass er hinreichend aufgeklärt hatte. Misslingt ihm dieser Beweis, dann wird er zur Zahlung von Schadensersatz und ggf. von Schmerzensgeld verurteilt. Hat der Impfarzt als Amtsträger gehandelt, so richtet sich der Anspruch gegen den Staat, der jedoch bei Vorsatz oder grober Fahrlässigkeit beim Arzt Regress nehmen kann.

Günstiger ist die Lage im *Strafprozess*. An sich liegt bei Verletzung der Aufklärungspflicht eine strafbare Körperverletzung vor, die bei schweren Folgen mit empfindlicher Freiheitsstrafe geahndet werden kann. Jedoch ist der Arzt nach dem Grundsatz „in dubio pro reo“ freizusprechen, wenn die Verletzung der Aufklärungspflicht nicht nachgewiesen werden kann. Zweifel an der Vollständigkeit der Aufklärung gehen also im Zivilprozess zu Lasten des Arztes, im Strafprozess führen sie dagegen zum Freispruch.

Form der Aufklärung

Dass die Aufklärung selbst nicht ausschließlich schriftlich erfolgen kann, ergibt sich schon aus der notwendigen Individualität des Aufklärungsgespräches. Dennoch mögen Informationsblätter, die dem Aufklärungsgespräch vorausgehen und es vorbereiten, nützlich sein.

Von der Form der Aufklärung ist die Form ihrer Dokumentation streng zu unterscheiden. Das allgemeine Arztrecht verlangt weder eine schriftliche Einwilligung (Ausnahme S. 43 f.) noch eine schriftliche Dokumentation der Aufklärung. Soweit jedoch die Anstellungsbehörde oder der private Arbeitgeber des angestellten Arztes Schriftlichkeit fordern, muss dem zur Vermeidung von disziplinar- oder arbeitsrechtlichen Sanktionen gefolgt werden.

Der *niedergelassene Arzt* hat die Frage in eigener Verantwortung zu entscheiden. Da der Impfarzt den Zivilprozess verliert, wenn er Einwilligung und Aufklärung nicht beweisen kann, ist eine schriftliche Dokumentation insbesondere des Inhalts des Aufklärungsgesprächs dringend zu empfehlen.

Freilich werden bei Befolgung dieser Empfehlung in der Praxis häufig Fehler begangen. Wer dem Impfling lediglich ein gedrucktes Aufklärungsblatt aushändigt und sich allein dies sozusagen quittieren lässt, dokumentiert damit – zu seinen Lasten –, dass er kein individuelles Aufklärungsgespräch geführt hat. Wer sich auf einem Formblatt bescheinigen lässt, er habe in einem Gespräch die in der Broschüre dargestellten Umstände angesprochen, macht gleich 2 Fehler: Einerseits fehlt vielfach der Hinweis, dass der Patient nachfragen konnte und wirklich alles verstanden hat. Zum anderen wird durch eine so gestaltete Erklärung des Impflings geradezu dokumentiert, dass über andere – als die in der Broschüre aufgeführten – Risiken nicht gesprochen wurde. Gelingt im Streitfall dem Kläger der Beweis, dass die Broschüre unvollständig war, wird der Impfarzt mit Sicherheit verurteilt werden. Das Ganze wird dann sogar strafrechtlich riskant, weil nunmehr zum Nachteil des Arztes anhand seiner eigenen Dokumentation die Unvollständigkeit der Aufklärung bewiesen werden kann.

Der Arzt kann das *Aufklärungsgespräch auch ohne schriftliche Bescheinigung* in seinen eigenen Unterlagen dokumentieren. Aber auch hier gilt: Macht die Dokumentation den Eindruck der Vollständigkeit, beweist sie also, dass über weitere als die dokumentierten Umstände nicht gesprochen wurde, entstehen auch hier erhebliche rechtliche Risiken.

Sonderfall: Klinische Prüfung von Impfstoffen

Abweichend vom soeben dargestellten allgemeinen Arztrecht stellt das Arzneimittelgesetz besondere Regeln auf, wenn Impfstoffe einer klinischen Prüfung unterzogen werden. Soweit eine Vakzine zugelassen ist, gilt die Sondervorschrift des AMG nicht.

Bei der klinischen Prüfung (die auch in der Praxis des niedergelassenen Arztes stattfinden kann) von nicht zugelassenen Impfstoffen gelten folgende Abweichungen:

- § 40 I–III AMG stellt eine große Zahl besonderer Voraussetzungen auf, für deren Einhaltung nicht etwa nur das die Prüfung organisierende Pharmaunternehmen zuständig ist. Auch der einzelne an der Prüfung teilnehmende Arzt muss sich darum kümmern, ob die Voraussetzungen eingehalten sind. Im hier interessierenden Zusammenhang ist Folgendes hervorzuheben:
  - Der Impfling muss – anders als nach allgemeinem Arztrecht – seine Einwilligungserklärung schriftlich abgeben.

- Bei Minderjährigen (Personen unter 18 Jahren) gilt Folgendes: Der Impfstoff muss bestimmt und geeignet sein, den Minderjährigen vor Krankheiten zu schützen. Die klinische Prüfung an Erwachsenen darf keine ausreichenden Prüfergebnisse erwarten lassen.
- Stets muss der gesetzliche Vertreter oder Pfleger des Minderjährigen (schriftlich) einwilligen. Ist er selbst in der Lage, Wesen, Bedeutung und Tragweite der Prüfung einzusehen und seinen Willen danach zu bestimmen, so bedarf es (zusätzlich) auch seiner schriftlichen Einwilligung.

5 Impfschädenverhütung und Impfschadensverdacht

B. Keller-Stanislawski

Allgemeine Regeln

Vom Impfarzt muss stets die Impffähigkeit geprüft werden, ebenso müssen die Kontraindikationen gegen die Impfung beachtet werden. Diese sind für die einzelnen Impfstoffe unterschiedlich. Grundsätzlich sind nur Kinder, Jugendliche und Erwachsene ohne behandlungsbedürftigen akuten Infekt zu impfen, wenn nicht zwingende Gründe die Impfung erfordern (z. B. postexpositionelle Impfung). Zur Feststellung der Impffähigkeit ist die Anamnese zu erheben (z. B. durchgemachte Krankheiten, Grunderkrankungen, Verträglichkeit vorausgegangener Impfungen, medikamentöse Behandlung, Familienanamnese) sowie eine körperliche Untersuchung durchzuführen. Zur Vermeidung von Impfschäden ist es wichtig, bestehende Kontraindikationen gegen eine Impfung beim Impfling festzustellen. Viele Kontraindikationen bestehen jedoch nicht dauerhaft, d. h. eine Impfung kann auf einen späteren Zeitpunkt verschoben werden.

Kontraindikationen können sein:

- akute behandlungsbedürftige Erkrankungen,
- angeborene oder erworbene Immundefekte für Lebendimpfstoffe (Kap. 9),
- Schwangerschaft (Kap. 16),
- progressive neurologische Erkrankungen,
- Anamnese schwerer allergischer Reaktionen auf die Impfung (Kap. 6) bzw. auf Impfstoffbestandteile wie Neomycin, Streptomycin und Hühnereiweiß.

Bis zur Abklärung der Ursache eines unerwünschten Ereignisses nach Impfung sollte der Impfstoff nicht mehr angewendet werden. Nach sorgfältiger Prüfung und Abklärung ist u. U. die Fortführung des Impfschemas in einzelnen Fällen unter Abwägung von Risiko und Nutzen möglich, zum Beispiel bei hypotonen hyporesponsiven Episoden oder auch lang anhaltendem schrillem Schreien.

Aufklärungs- und Beratungspflicht

Vor Durchführung einer Schutzimpfung hat der Arzt die Pflicht, den Impfling oder seine Eltern bzw. Sorgeberechtigten über die impfpräventable Erkrankung und die Impfung aufzuklären, damit sie über die Teilnahme an der Impfung entscheiden können. Nur ein informierter, aufgeklärter Patient kann rechtswirksam einwilligen. Hiervon hat sich der Impfarzt in einem persönlichen Gespräch zu überzeugen, in dem er den Nutzen der Impfung, den Beginn und die Dauer des Impfschutzes, aber auch mögliche Risiken und Komplikationen verständlich darlegt. Personen mit chronischen Erkrankungen sollen über den Nutzen der Impfung im Vergleich zum Risiko der Krankheit aufgeklärt werden. Die Aufklärung und die Einwilligung des Impflings bzw. dessen Sorgeberechtigten ist in den Patientenunterlagen durch den impfenden Arzt zu dokumentieren. Wird der mündlichen Aufklärung ein entsprechendes Aufklärungsmerkblatt zugrunde gelegt, so kann der impfende Arzt in seiner Dokumentation darauf verweisen.

Merkblätter oder Formulare können das Aufklärungsgespräch vorbereiten, das individuelle Gespräch jedoch nicht ersetzen (Kap. 4)!

Die STIKO (2004) hat „Hinweise für Ärzte zum Aufklärungsbedarf bei Schutzimpfungen (Stand Januar 2004)“ im epidemiologischen Bulletin veröffentlicht

Feststellung zur Impffähigkeit

Häufig werden irrtümlich bestimmte Umstände, wie banale Infekte, als Kontraindikationen angesehen und Impfungen daher nicht zeitgerecht verabreicht. Die Deutsche Akademie für Kinderheilkunde hat zu diesem Thema eine ausführliche Stellungnahme veröffentlicht (DAKJ 2004). Eine Infektionskrankheit darf dabei bei Kindern als „banal“ angesehen werden, wenn lediglich subfebrile Körpertemperaturen (≤ 38,5 °C) bestehen und das Allgemeinbefinden des Impflings (d.h. Verhalten und Nahrungsaufnahme) nicht oder nur wenig beeinträchtigt ist sowie die Anamnese (einschließlich Reise- und Umgebungsanamnese) und die sonstige Symptomatik des Impflings gegen den möglichen Beginn einer schweren Krankheit sprechen. Auch die Exposition gegenüber einem infektiösen Agens stellt keine Kontraindikation für eine Impfung dar. Indizierte Impfungen sollen auch bei Personen mit chronischen Erkrankungen durchgeführt werden; diese Patienten sind durch schwere Verläufe und Komplikationen impfpräventabler Krankheiten besonders gefährdet. Es liegen keine gesicherten Erkenntnisse vor, dass evtl. zeitgleich mit der Impfung auftretende Krankheitsschübe durch eine Impfung verursacht sein können. Auch ein Krampfleiden ist keine Kontraindikation, wenn dieses antikonvulsiv gut eingestellt ist. Zur Impfung kann begleitend eine antipyretische Therapie erfolgen. Das Gleiche gilt auch für neurologische Erkrankungen, sofern der klinische Verlauf als stabil zu bezeichnen ist. Dagegen sind Patienten mit progressivem ZNS-Leiden, nicht stabil medikamentös eingestellte Patienten oder Patienten mit einer bislang nicht abgeklärten neurologischen Symptomatik (einschließlich nicht abgeklärter Entwicklungsverzögerung) von der Impfung vorläufig zurückzustellen (Kap. 15).

Nach Empfehlung der STIKO sollten Frühgeborene unabhängig vom Reifungsgrad und dem Körpergewicht unter Abwägung von Risiko und Nutzen entsprechend dem empfohlenen Impfalter geimpft werden.

Erkrankungen nach einer Impfung

Die Weltgesundheitsorganisation unterscheidet:

- durch den Impfstoff verursachte Reaktionen, die durch die intrinsischen Eigenschaften des Impfstoffes und durch die individuelle Reaktion des Impflings bedingt sind,
- durch den Impfstoff getriggerte Reaktionen, die sich auch bei anderen Gelegenheiten ereignet hätten, bei denen die Impfung jedoch den letzten Anstoß gegeben hat,
- Erkrankungen, die durch fehlerhafte Produktion, falsche Dosierung oder fehlerhafte Anwendung des Impfstoffs eintreten,
- Erkrankungen, die rein zufällig mit der Impfung zusammentreffen, aber in keinem kausalen Zusammenhang mit der Impfung stehen.

Handhabung von Impfstoffen

Die sachgerechte Handhabung von Impfstoffen ist eine wichtige Voraussetzung zur Vermeidung von Impfreaktionen und Komplikationen. Zu den Grundregeln des Umgangs mit Impfstoffen gehört die exakte Aufbewahrung. Die meisten Impfstoffe sind bei +2 – +8 °C zu lagern. Impfstoffpackungen sollten nicht an Kühlaggregate im Kühlschrank gedrückt werden, weil dabei Frosteinwirkung entstehen kann, die insbesondere Adsorbatimpfstoffe unbrauchbar machen kann. Mikropartikel können sichtbar werden. Außerdem ist auf die Gültigkeitsdauer, die genaue Dosierung und Impftechnik zu achten (Kap. 14). Hygienisches Arbeiten ist unbedingt zu gewährleisten. Angebrochene Ampullen sollten sofort verbraucht werden, um eine sekundäre Kontamination zu verhindern.

Sofern selbst geringe Mengen eines Adsorbatimpfstoffs in die Subkutis gelangen, kann es zu Granulombildung und sterilen Abszessen kommen, die gelegentlich chirurgisch entfernt werden müssen. Daher ist eine tiefe i. m.-Injektion insbesondere bei Adsorbatimpfstoffen zu empfehlen.

Auf den Wechsel der Injektionsstellen ist zu achten. Bei Säuglingen eignet sich die Außenseite der Oberschenkel besonders für die schmerzarme und ungefährliche i. m.-Impfstoffapplikation, später auch die Mm. deltoidei. Dabei sollte die Injektion nicht in Gelenknähe und wechselseitig vorgenommen werden.

Impfreaktionen

Impfreaktionen, wie Rötung, Schwellung und Schmerzhaftigkeit im Bereich der Injektionsstelle oder auch erhöhte Temperaturen, grippeähnliche Symptome, Gliederschmerzen, Müdigkeit oder Magen-Darm-Beschwerden sind als Ausdruck der normalen Auseinandersetzung des Organismus mit dem Impfstoff zu sehen. Innerhalb von 1–3 Tagen, selten später, kann es nach der Applikation von Totimpfstoffen zu Impfreaktionen kommen, die in der Regel rasch und folgenlos abklingen. Gegebenenfalls ist eine symptomatische Therapie (z. B. Kühlung, Gabe von Antipyretika) zu empfehlen. Bei Lebendimpfstoffen werden Allgemeinreaktionen wie erhöhte Temperatur erst wenige Tage nach der Impfung beobachtet. Zwischen 1 Woche und maximal 4 Wochen kann es nach der MMR-Impfung zur Impfkrankheit kommen, eine leichte Form der Infektionserkrankung.

Komplikationen nach Impfungen

Impfstoffe werden in der Regel gut vertragen. Impfkomplikationen mit bleibenden Schäden sind eine ausgesprochene Rarität. Impfkomplikationen sind Risiken, die einer Impfung „spezifisch" anhaften wie z. B. anaphylaktische Reaktionen, Fieberkrämpfe, Neuritis nach Tetanusimpfung, GBS nach Influenzaimpfung, Thrombozytopenie nach MMR Impfung, hypotone hyporesponsive Episoden (kurzzeitiger schockähnlicher Zustand mit reduziertem Muskeltonus und Nichtansprechbarkeit) nach DTP- und Hib-Impfung und Arthritis nach Rötelnimpfung. Treten im zeitlichen Zusammenhang mit Impfungen neurologische Erkrankungen auf, so scheint es nahe liegend, zunächst an eine Impfkomplikation zu denken. Obwohl dies in Einzelfällen zutreffen kann, handelt es sich bei neurologischen Impfkomplikationen um so seltene Ereignisse (z. B. GBS nach Influenzaimpfung ca. 1–2 : 1 Mio. Impflinge), dass unbedingt differenzialdiagnostische Untersuchungen erfolgen sollten, um rasch eine andere Ursache diagnostizieren und frühzeitig mit einer adäquaten Therapie beginnen zu können. Beispielsweise ist bei neurologischen Erkrankungen und Symptomen in zeitlichem Zusammenhang von Impfungen an die Diagnosekategorien und diagnostischen Maßnahmen zu denken, die in Tab. 5.**1** aufgeführt sind.

Tabelle 5.1 Mögliche Diagnosekriterien und die dazu erforderlichen diagnostischen Verfahren bei ausgewählten neurologischen Symptomen und Erkrankungen

Diagnose	Diagnostik
koinzidierende Meningoenzephalitis viraler oder bakterieller Genese	Lumbalpunktion: Liquordiagnostik mit Zellzahl, Eiweiß, Glukose, Immunglobulinen usw., bakteriologische Diagnostik, Virusanzüchtung, serologische Blut-Liquor-Diagnostik (möglichst 2-mal im Abstand von 10 Tagen)
Hirnfehlbildungen	CT, Kernspintomogramm (NMR), EEG
Degenerative ZNS-Erkrankungen	Augenhintergrund, CT, NMR Liquor: Eiweiß, Zellbefund, monooligoklonale Immunglobuline, basisches Myelinprotein, ggf. Dünnschichtchromatographie komplexer Oligosaccharide, Liquoreiweißelektrophorese EEG, evozierte Potentiale, Nervenleitgeschwindigkeit Leukozyten- und Fibroblastenkultur zur Untersuchung auf neurometabolische Enzymdefekte Hautbiopsie (Zeroidlipofuszinose) Energiestoffwechseldefekte über Muskelbiopsie

Tabelle 5.1 Fortsetzumg

Diagnose	Diagnostik
Ausschluss angeborener Stoffwechselerkrankungen	basale Laborparameter: Blutzucker, Anionenlücke im Serum, pH-Messung im Plasma (mehrfach), DNpH-Probe im Urin auf Fettsäuren, Clinitest (Nachweis reduzierter Substanzen), Clinistix (spezieller Nachweis von Glukose) Blutbildveränderungen: Anämie, Leukopenie, Thrombopenie, Lymphozytenvakuolisierung Serumbestimmung von Lactat, Pyruvat, Carnitin und Ammoniak (quantitativ), Aminosäuren (qualitativ) in Plasma und Harn Sceening mit Tandemmassenspektroskopie (in einigen Bundesländern im Rahmen des Neugeborenenscreenings), Bestimmung von Aminosäuren (quantitativ) in Serum und Urin, organischen Säuren (quantitativ) im Urin, überlangmütigen Fettsäuren im Urin (quantitativ) klinische Belastungsuntersuchung: Hungerversuch, Glukose-Eiweiß-Belastung, 3-Phenylpropionat-Belastung Enzymatische In-vitro-Untersuchungen: Leukozyten, Fibroblasten, Leberbiopsie, Muskelbiopsie, Knochenmarkspunktion mit Zellbeurteilung
pränatale und perinatale (hypoxische) Hirnschädigung	Schwangerschafts-Geburtsentwicklungsanamnese, Augenhintergrund, Sonographie des ZNS, CT, NMR, EEG, EVP
Intoxikation	EEG Mageninhalt, Urin, Sputum, Blut zur toxologischen Untersuchung
Hirntumor	CT, NMR, danach evtl. Angiographie je nach Befund
vaskuläre Erkrankungen: Thrombose (Homozystinurie), Infarkt, Blutung und Gefäßanomalien	wie bei Hirntumor zusätzlich Aminosäurenchromatogramm (Serum) und transkranielle Dopplersonographie
pränatale Infektionen Phakomatosen	EEG, CT, NMR, Hautdiagnostik einschließlich Wood-Licht
Guillain-Barré-Syndrom	Liquordiagnostik mit Zellzahl, Eiweiß usw., Nervenleitgeschwindigkeit, ggf. Nervenbiopsie (N. suralis), Suche nach Infekterregern (z. B. Campylobacter jejunii)
periphere Neuritis	periphere Nervenleitgeschwindigkeit

Impfschaden und gesetzliche Schadensregelung

Durch rechtzeitige Diagnostik wird man in der Regel eine koinzidierende Erkrankung von einer tatsächlichen durch die Impfung induzierten Komplikation trennen können. Impfungen dienen mit wenigen Ausnahmen nicht nur dem Individualschutz, sondern auch dem Schutz der Bevölkerung vor bestimmten Infektionserkrankungen. Die Zahl der Impfschäden ist, im Vergleich zur Zahl der verhinderten Erkrankungen, sehr klein. Moderne Impfstoffe sind gut verträglich. Wegen des hohen öffentlichen Interesses von Impfungen werden Impfschäden gemäß der §§ 60–63 Infektionsschutzgesetz entschädigt, sofern die Impfung von einer zuständigen Landesbehörde öffentlich empfohlen und in ihrem Bereich durchgeführt wurde, gesetzlich angeordnet wurde oder vorgeschrieben war oder auf Grund der Verordnungen zur Ausführung der Internationalen Gesundheitsvorschriften durchgeführt worden ist. Sofern die vorbeugende Maßnahme der Prophylaxe zu Gesundheitsschäden führt, kann u.U. ebenfalls ein Versorgungsanspruch gemäß § 60 IfSG geltend gemacht werden. Wer zum geschützten Personenkreis nach § 60 IfSG gehört und einen Impfschaden erlitten hat, erhält wegen der gesundheitlichen und wirtschaftlichen Folgen der Impfung auf Antrag Versorgung. In § 2 Nr. 11 IfSG wird ein Impfschaden definiert als die gesundheitliche oder wirtschaftliche Folge einer über das übliche Ausmaß einer Impfreaktion hinausgehenden gesundheitlichen Schädigung durch die Schutzimpfung. Ein Impfschaden liegt auch vor, wenn mit vermehrungsfähigen Erregern geimpft wurde und eine andere als die geimpfte Person geschädigt wurde. Zur Anerkennung eines Gesundheitsschadens als Folge einer Impfung genügt die Wahrscheinlichkeit eines ursächlichen Zusammenhangs (§ 61 IfSG). Die Versorgung wird von den für die Durchführung des Bundesversorgungsgesetzes zuständigen Behörden der Bundesländer auf Antrag durchgeführt.

Meldung des Verdachts auf eine Impfkomplikation

In § 6 Abs. 1 Nr. 3 des Infektionsschutzgesetzes sind Meldeverpflichtungen eines Verdachts einer über das übliche Ausmaß einer Impfreaktion hinausgehenden gesundheitlichen Schädigung gesetzlich geregelt. Die namentliche Meldung durch eine(n) Arzt/Ärztin ist an das Gesundheitsamt zu richten. Das Gesundheitsamt ist nach § 11 Abs. 2 seinerseits verpflichtet, den gemeldeten Verdacht einer über das übliche Ausmaß einer

Impfreaktion hinausgehenden gesundheitlichen Schädigung der zuständigen Landesbehörde und der nach § 77 AMG zuständigen Bundesoberbehörde, dem Paul-Ehrlich-Institut in Langen, pseudonymisiert zu melden.

Die Ständige Impfkommission hat Kriterien der Abgrenzung einer üblichen Impfreaktion und einer Impfkomplikation entwickelt. Das übliche Ausmaß nicht überschreitende, vorübergehende Lokal- und Allgemeinreaktionen, die als Ausdruck der immunologischen Auseinandersetzung des Organismus mit dem Impfstoff anzusehen sind, sind nicht meldepflichtig, wie z. B.:

- für die Dauer von 1–3 Tagen anhaltende Rötung, Schwellung oder Schmerzhaftigkeit an der Injektionsstelle,
- Fieber unter 39,5 °C, Kopf- und Gliederschmerzen, Mattigkeit, Unwohlsein, Übelkeit, Unruhe, Schwellung der regionalen Lymphknoten,
- oder im gleichen Sinne zu deutende Symptome einer „Impfkrankheit" (1–3 Wochen nach der Impfung), z. B. leichte Parotisschwellung oder ein masern- bzw. varizellenähnliches Exanthem oder leichte Arthralgien nach Verabreichung von auf der Basis abgeschwächter Lebendviren hergestellten Impfstoffe gegen Mumps, Masern, Röteln oder Varizellen.

Ausgenommen von der Meldepflicht sind auch Krankheitserscheinungen, denen offensichtlich eine andere Ursache zugrunde liegt. Alle anderen Reaktionen unterliegen der Meldepflicht im Sinne des Infektionsschutzgesetzes. Das Berichtsformblatt „Bericht über Verdachtsfälle einer über das übliche Ausmaß einer Impfreaktion hinausgehenden gesundheitlichen Schädigung" ist unter http://www.pei.de/uaw/ifsg.htm abrufbar.

Gemäß der Musterberufsordnung hat der Arzt außerdem Meldungen über Verdachtsfälle von Nebenwirkungen an die Arzneimittelkommission der deutschen Ärzteschaft (AKdÄ) in Berlin zu richten.

Schadensverhütung bei passiver Immunisierung

Die intramuskuläre Injektion von Immunglobulin ist schmerzhaft, besonders wenn das Präparat bei Kühlschranktemperatur und zu schnell appliziert wird. Daher sollte sie langsam und mit handwarmem Immunglobulin vorgenommen werden.

Gelegentlich kann es zu vorübergehenden Schwellungen an der Injektionsstelle, zu Temperaturerhöhung, zu Hautreaktionen und Schüttelfrost kommen. Selten sind Übelkeit, Erbrechen, Unwohlsein und Kopfschmerzen.

Schockreaktionen nach Gabe von humanem Immunglobulin werden in der Häufigkeit von 1 : 100 000 mit Atemnot, Schwindel, Kreislaufkollaps beschrieben.

Bei der i. v.-Anwendung von Immunglobulinen sollte die Infusion der körperwarmen Lösung ebenfalls langsam erfolgen. Schwere anaphylaktoide Reaktionen sind fast ausschließlich bei Patienten mit selektivem IgA-Mangel oder anderen Immundefektsyndromen beobachtet worden. Komplikationen durch Injektionen mit Immunglobulinpräparaten sollten nach den Vorgaben des Transfusionsgesetzes gemeldet werden.

Bei der Anwendung von aus menschlichem Blut oder Plasma hergestellten Arzneimitteln können Infektionserkrankungen durch die Übertragung von Erregern – auch bisher unbekannter Natur – nicht völlig ausgeschlossen werden. Um das Risiko einer Übertragung von infektiösem Material zu reduzieren, erfolgt eine sorgfältige Auswahl der Plasmaspender und -spenden. Der Herstellungsprozess von Immunglobulinen beinhaltet Maßnahmen zur Eliminierung/Inaktivierung von Viren.

Zur Behandlung von Botulismus stehen vom Pferd gewonnene Immunseren zur Verfügung. Die Fach- und Gebrauchsinformation ist bei der Anwendung unbedingt zu beachten.

Literatur

ACIP and AAFP. General Recommendations on Immunization. MMWR 2002; 51:RR-2.

ACIP. Vaccine Side Effects, Adverse Reactions, Contraindications, and Precautions. MMWR 1996;45:RR-12.

Cherry JD. Pertussis Vaccine Encephalopathy: It is Time Do recognize it as the myth that it is. JAMA 1990;263:9–1680.

Deutsche Akademie für Kinderheilkunde und Jugendmedizin, Kommission für Infektionskrankheiten und Impfungen (Mitglieder: Bartmann P, Heininger U, Huppertz HI, Kinet M, Korenke GCH, Schick KH). Banale Infektionen – keine Kontraindikation für Imfpungen (Kommission für Infektionskrankheiten und Impffragen der DAKJ). Monatsschr Kinderheilkd 2004;152:221–2.

Dittmann S. Vaccines. In: Dukes MNG, Aronson JK, eds. Meyer's Side Effect of Drugs. Amsterdam: Elsevier; 2000: 1047–100.

Griffith AH. Permanent brain damage and pertussis vaccination: Is the end of the saga in sight? Vaccine 1989; 7:99–210.

Keller-Stanislawski B, Heuß N, Meyer C. Verdachtsfälle von Impfkomplikationen nach dem Infektionsschutzgesetz und Verdachtsfälle von Nebenwirkungen nach dem Arzneimittelgesetz vom 1.1.2001 bis zum 31.12.2003. Bundesgesundheitsbl Gesundheitsforsch Gesundheitsschutz 2004:47:1151–64.

Quast U, Thilo W, Fescharek R. Impfreaktionen – Bewertung und Differentialdiagnose. 2. Aufl. Stuttgart: Hippokrates; 1997.

Shoenfeld Y, Aron-Maor A. Vaccination and Autoimmunity – Vaccinosis: A Dangerous Liaison? J Autoimmunity 2000:14:1–10.

STIKO. Hinweise für Ärzte zum Aufklärungsbedarf bei Schutzimpfungen. Stand Januar 2004. Epi Bull 2004;6: 33–52

World Health Organization. Vaccine supply and quality – Surveillance of adverse events following immunization. Wkly Epid Rec 1996:71:237–42.

6 Impfen und Allergien

J. Liese u. D. Reinhardt

Beim impfenden Arzt bestehen häufig Unsicherheiten, ob ein Allergiker geimpft werden darf oder nicht, andererseits muss sich der Arzt auch zunehmend mit der häufig verbreiteten Meinung auseinander setzen, dass durch das Impfen in verstärktem Maß Allergien ausgelöst werden. In der Praxis ist zunächst zu unterscheiden, ob es sich bei der zu impfenden Person um einen Allergiker im weiteren Sinne handelt oder um einen der extrem seltenen Personen, die eine Allergie auf Impfstoffbestandteile aufweisen.

Impfungen bei Allergikern und Patienten mit Risiko für die Entwicklung von Allergien

Am häufigsten stellt sich die Frage nach der Sicherheit von Impfungen bei Patienten mit einer Erkrankung aus dem atopischen Formenkreis sowie bei Säuglingen und Kleinkindern mit Allergierisikofaktoren. Hierzu gehören Impflinge mit einer familiären, allergischen Vorbelastung, einer genetischen Determination oder einem erhöhten Nabelschnur-IgE. Da bei etwa 11–12% aller Neugeborenen von einem hohen Risiko für die Entwicklung von Allergien ausgegangen wird, handelt es sich um eine relativ große Population (Kropf-Herwig et al. 1988).

Bei Personen *mit einer Allergie*, die sich nicht gegen bestimmte Impfstoffbestandteile richtet, können alle durch die Ständige Impfkommission empfohlenen Impfungen problemlos verabreicht werden (STIKO 2004). Auch bei klinischer Manifestation einer Allergie, z. B. in Form eines atopischen Ekzems oder einer obstruktiven Bronchitis, stellt der Nachweis einer Nahrungsmittelallergie bzw. einer Inhalationsallergie keine Kontraindikation gegen die im 1. und 2. Lebensjahr erforderlichen Impfungen gegen Diphtherie, Tetanus, Pertussis, Polio, Haemophilus influenzae, Hepatitis B, Mumps, Masern, Röteln und Varizellen dar. Man sollte den Impfling bzw. die Eltern jedoch darauf hinweisen, dass es evtl. zu einer stärkeren Lokalreaktion an der Impfstelle mit Rötung und lokalem Druckschmerz kommen kann. Diese Lokalreaktionen sind jedoch wenig beeinträchtigend und vorübergehend und stellen keinen Grund dar, die Impfung nicht durchzuführen oder zu verschieben.

Auch eine *positive Familienanamnese für allergische Erkrankungen* oder ein erhöhtes Nabelschnur-IgE sind in keinem Fall Hinderungsgründe, die im 1. und 2. Lebensjahr erforderlichen und empfohlenen Impfungen dem Kind vorzuenthalten. Aus der vorhandenen wissenschaftlichen Literatur ergibt sich kein Hinweis, dass das Auftreten von allergischen Reaktionen bei Kindern mit einer atopischen Reaktionsbereitschaft höher ist als bei normalen Kindern (Koppen 2004). Auch die Leitlinien der Deutsche Gesellschaft für Allergologie und klinische Immunologie empfehlen explizit alle durch die STIKO empfohlenen Impfungen für Kinder mit Allergierisiko (DGAI 2004).

Impfungen bei Patienten mit einer Hühnereiweißallergie (HEA)

Die häufigste Frage nach möglichen allergischen Reaktionen nach Impfungen stellt sich bei Patienten mit einer klinischen Hühnereiweißallergie. Der verbleibende Anteil von Hühnereiweiß (HE) aus Hühnerfibroblastenproteinen ist in Mumps-, Masern-, FSME- und Tollwutimpfstoff außerordentlich gering und entzieht sich in der Regel dem biochemischen Nachweis. Nur nichtsignifikante Spuren des Kulturmediums sind im *Masern-Mumps-Rötelnimpfstoff*, im *FSME-*, sowie in einer der beiden in Deutschland zugelassenen *Tollwutimpfstoffe* (Rabipur) enthalten. Der Anteil von Hühnereiweiß ist dagegen größer beim *Influenzaimpfstoff* (i. d. R. < 5 µg/ml) der auf Allantoisflüssigkeit, und beim *Gelbfieberimpfstoff* (bis 1,6 mg/Impfdosis), der auf Hühnerembryonen angezüchtet wird. Die in Impfstoffen enthaltenen Hühnereiweißproteine stammen von frühen Embryonalstadien, sodass viele der im Impfstoff vorhandenen Begleitproteine nicht mit den Proteinen eines erwachsenen Huhns übereinstimmen. Da es nur in Ausnahmefällen zum Verzehr eines bereits mehrere Tage angebrüteten Hühnereis kommt, ist das allergene Potenzial von HE aus Hühnerfibroblasten als gering einzustufen.

Darüber hinaus sind Kreuzreaktionen zwischen erwachsenen und embryonalen Hühnerproteinen außerordentlich selten.

Trotzdem tragen unterschiedliche Empfehlungen seitens verschiedener Gesundheitsbehörden und der Hersteller in den Fachinformationen immer wieder zu erheblichen Verunsicherungen bei. Im Folgenden soll versucht werden, die Rolle der HEA für die am häufigsten verwendeten Impfstoffe zu definieren und eine praktikable Empfehlung für das Vorgehen bei Impfungen anzubieten.

Mumps-Masern-Röteln-Impfung bei Hühnereiweißallergie

Das Risiko von allergischen Reaktionen nach MMR-Impfung wird meist deutlich überschätzt, auch wenn in den letzten Jahren aufgrund vieler Studien die Empfehlungen zum Teil wesentlich geändert, erweitert und angepasst wurden. In den USA wird die Rate der anaphylaktischen Reaktionen bei Masernimpfungen durch das VAERS (Vaccine Adverse Event Reporting System) auf 1,8 pro 1 Million verkaufte Masernimpfdosen – also extrem selten – geschätzt (Pool 2002). Es wird dabei davon ausgegangen, dass nicht Hühnereiweiß, sondern möglicherweise andere Zusatzsubstanzen im MMR-Impfstoff die entscheidende Rolle spielen. Die STIKO hat sich in den 2004 publizierten Hinweisen für Ärzte zum Aufklärungsbedarf bei Schutzimpfungen eindeutig festgelegt, dass eine Allergie gegen Hühnereiweiß grundsätzlich keine Gegenanzeige gegen eine Impfung mit MMR darstellt, da die heutigen Impfstoffe keinerlei oder kaum nachweisbare Mengen an Ovalbumin enthalten (STIKO 2004).

Vortests

Früher wurden vor bei Patienten mit klinisch eindeutiger HEA häufig die Durchführung eines Prick-Tests (Peter 1986) oder des intradermalen Tests mit der intrakutanen Injektion von 1:10 verdünntem Impfstoff vor der Impfung mit hühnereiweißhaltigen Impfstoffen empfohlen. Bei positivem Ausfall dieses Testes wurde eine fraktionierte MMR-Impfung z. B. mit 0,05 ml alle 15–20 Minuten empfohlen, ein extrem aufwendiges Vorgehen, das entsprechend selten angewendet wurde (Murphy 1985; Lavi 1990; Fescharek 1990;). Alternativ wurde bei HEA der jedoch nur in der Schweiz zugelassene hühnereiweißfreie, auf humanen diploiden Zellen angezüchtete, MMR-Impfstoff (Triviraten, Fa. Berna Biotech, Bern) geimpft. Dieser zeigte jedoch eine relativ schwache Immunogenität des Mumpsanteiles und ist daher heute nur noch als Maserneinzelimpfstoff (Moraten) in der Schweiz verfügbar.

Die Vortestung von MMR-Impfstoff mittels *Prick-Test* oder *Intrakutantest* wird heute *nicht mehr empfohlen*. Untersuchungen von Baxter (1996) zeigten, dass 145 von 150 Kindern mit einer bekannten klinischen HEA nach einem negativem Prick-Test oder Intradermaltest ohne signifikante Probleme geimpft werden konnten. Von den 5 Kindern mit positivem Prick-Test wiesen 4 Kinder negative Intrakutantestungen auf und konnten ohne Komplikationen geimpft werden. Nur ein Kind zeigte 10 Minuten nach dem Intrakutantest eine Lokalreaktion, Urtikaria, Irritabilität und Hypotension. In einer weiteren Studie wurden 410 Kinder mit bekannter HEA und positiven Prick-Test mit MMR-Impfstoff geimpft (Aickin 1994). Eine leichte Reaktion, die keine therapeutischen Maßnahmen erforderte, trat nur bei 4 Patienten (0,98 %) auf. Interessanterweise traten die 4 Reaktionen bei keinem der 5 Kinder auf, die einen positiven Prick-Test mit dem MMR-Impfstoff aufwiesen und auch nur bei 1 von 46 Kinder, bei denen eine zusätzliche intradermale Testung mit MMR-Impfstoff positiv ausgefallen war. Die Autoren beider Studien schlussfolgern zu Recht, das eine Hauttestung mit Impfstoff vor MMR-Impfung nicht dazu geeignet ist, Risikokinder für schwere Reaktionen zu identifizieren, sondern möglicherweise sogar das Risiko einer Allergisierung mit sich bringt. Auch eine fraktionierte MMR-Impfung erscheint in diesem Zusammenhang nicht sinnvoll.

Für die seltenen allergischen Reaktionen könnten demnach andere Bestandteile der MMR-Impfung, wie z.B. Gelatine oder Neomycin, verantwortlich sein. In diesen Fällen können spezifische Anti-IgE-Antikörper gegen Gelatine und Neomycin Aufschluss geben (Nakayama 1999; Pool 2002).

Schlussfolgerung

Zusammenfassend lässt sich folgendes evidenzgestütztes Vorgehen bei MMR-Impfung von Kindern mit HEA ableiten (Abb. 6.**1**): Eine fraktionierte Impfstoffgabe oder eine Hauttestung vor der MMR-Impfung ist nicht

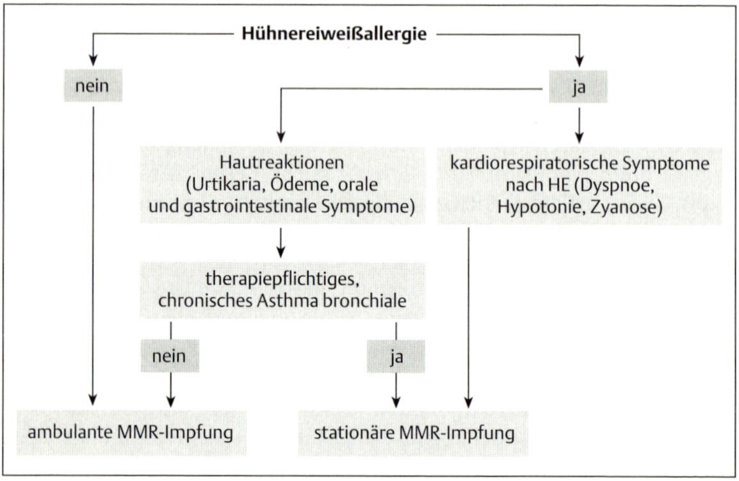

Abb. 6.**1** Vorgehen bei Hühnereiweißallergie und geplanter MMR-Impfung (nach Khakoo, BMJ 2000;320: 929–32).

Tabelle 6.1 Hühnereiweißgehalt verschiedener Impfstoffe

Impfstoff	Anzucht auf	Hühnereiweißgehalt
Gelbfieber	Hühnerembryonen	++++
Influenza	Hühnerembryonen	++
Masern	Fibroblastenzellkulturen	+
Mumps	Fibroblastenzellkulturen	+
FSME	Fibroblastenzellkulturen	+
Tollwut (Rabipur)*	Fibroblastenzellkulturen	+

* Rabivac ist mittels humanen diploiden Zellkulturen hergestellt und damit hühnereiweißfrei

sinnvoll und kann aufgrund der möglichen Sensibilisierung sogar gefährlich sein. Die MMR-Impfung kann bei Kindern mit HEA als genauso sicher wie andere Regelimpfungen angesehen werden. Lediglich bei Kindern mit HEA und anamnestischer schwerer kardiorespiratorischer Reaktion (Dyspnoe, Zyanose, Hypotension) nach Aufnahme von HE, sollte, wie von Khakoo in einem Review im BMJ empfohlen, die Impfung unter stationären Bedingungen erfolgen (Khakoo 2000). Dies gilt auch für Patienten mit chronischem, therapiepflichtigen Asthma bronchiale und leichteren klinischen Reaktionen (Urtikaria, Ödeme) nach HE (Abb. 6.**1**).

Minimale Mengen an Hühnereiweiß sind auch in den derzeit zugelassenen FSME- sowie in einem der Tollwutimpfstoffe (Rabipur) enthalten, die wie die MMR-Impfstoffe mit Hilfe von Hühnerfibroblastenkulturen hergestellt werden. Falls diese nicht allgemein empfohlenen Impfungen bei Patienten mit HEA wirklich indiziert sind, kann ein zum MMR-Schema analoges Vorgehen zur Entscheidung zwischen ambulanter Regelimpfung oder stationär überwachter Impfung gewählt werden. Bei Tollwutimpfung von HEA Patienten sollte der jetzt verfügbare, mit humanen diploiden Zellkulturen hergestellte, hühnereiweißfreie Impfstoff (Rabivac) verwendet werden (Tab. 6.**1**).

Influenzaimpfung und Gelbfieberimpfung bei Hühnereiweißallergie

Die *Influenzaimpfung ist bei bekannter Allergie gegen Hühnereiweiß kontraindiziert* (STIKO 2004), da der Impfstoff in Hühnerembryonen produziert wird und größere Mengen an Ovalbumin enthält. Indiziert ist die Influenzaimpfung bei allen Patienten mit chronischen Erkrankungen, zu denen explizit die Asthmaerkrankungen gezählt werden (STIKO 2004). Zur Influenzaimpfung von Kindern mit HEA liegen nur wenige kontrollierte Studien vor (Zeiger 2002). In früheren Studien traten bei 7–40% der influenzageimpften Personen mit HEA systemische Reaktionen auf. James et al. konnten aber 1998 zeigen, dass bei 83 Kindern mit einer durch Hauttest oder orale Provokation gesicherten HEA nach Impfung mit Influenzaimpfstoffen keine systemischen unerwünschten Nebenwirkungen auftraten (James et al. 1998). Die Impfung wurde dabei in eine 1/10- und 9/10-Dosis aufgeteilt und in einem Zeitabstand von 30 Minuten gegeben. In einem systematischen Review von 2002 wird der folgende Algorhythmus vorgeschlagen: Bei durch Prick-Test bestätigter HEA wird zunächst eine intradermale Testung mit dem Influenzaimpfstoff vorgenommen. Hierbei wird eine 1/10-Verdünnung empfohlen, wenn der Gehalt an HE unbekannt oder > 1,2 µg/ml ist. Falls dieser Test negativ ausfällt, kann nach Zeiger geimpft werden, ansonsten kann eine fraktionierte Gabe des Impfstoffs erwogen werden (Zeiger 2002).

Da auch dieses Vorgehen in der Praxis nur selten angewendet wird, sollte beachtet werden, dass bei ungeimpften Risikokindern prinzipiell auch die Möglichkeit einer medikamentösen Prophylaxe mit den Neuraminidasehemmern Oseltamivir und Zanamivir nach Influenzaexposition zur Verfügung steht.

Bei der *Gelbfieberimpfung*, die die größte Menge an HE (1,6mg/Impfdosis) unter den Impfstoffen enthält, besteht die Gefahr schwerer allergischer Reaktionen nach Impfung, daher ist diese Impfung bei HEA i. d. R. kontraindiziert (STIKO 2004).

Bedeutung von Zusatzsubstanzen in Impfstoffen

Einzelne Zusatzsubstanzen in Impfstoffen, wie Hilfsstoffe, Konservierungsmittel und Reste von Kulturmedien, können theoretisch Allergien induzieren und Reaktionen zwischen juckenden Lokalreaktionen und Urtikaria bis hin zu systemischen anaphylaktoiden Reaktionen auslösen. Diese Reaktionen treten mit einer geschätzten Häufigkeit von 1:450 000–1:mehrere Millionen Impfungen extrem selten auf. Die Impfstoffentwicklung der letzten Jahre zielt daraufhin ab, Zusatzinhaltsstoffe weiter zu verringern und soweit möglich, ganz darauf zu verzichten (wie auf das quecksilberhaltige Thiomersal).

Als weitere Bestandteile von Impfstoffen kommen Inaktivierungsmittel, wie *Formaldehyd*, *Antibiotika* sowie *Pepton*, infrage.

Formaldehyd ist eines der bekanntesten chemischen Inaktivierungsmittel bei der Impfstoffherstellung. Obwohl die Impfstoffe chemisch relativ leicht mit Natriumbisulfit zu neutralisieren sind, können u. U. noch Spuren im Impfstoff vorhanden sein. Formaldehyd *scheint* wiederum als Antigen wirksam zu sein und offenbar mit einem Protein zu reagieren, sodass diese Substanz nicht zu einer Sofortreaktion führen kann. Durch Reduktion des Gehalts an albuminoiden Substanzen im Rohtoxoid, z. B. im Diphtherie-Tetanus-Impfstoff, konnte auch die Zahl allergischer Reaktionen vom verzögerten Typ deutlich vermindert werden.

Antibiotikazusätze garantieren eine Freiheit von bakteriellen Verunreinigungen. Da heutzutage Neomycin, das eine relativ niedrige antigene Wirkung hat, den Impfstoffen zugesetzt wird, sind die früher bei Verwendung von Penicillin und Streptomycin häufiger beobachteten Allergien drastisch verringert und extrem selten geworden.

Pepton, das früher bei der Gewinnung von Tetanustoxin verwendet wurde und schwere allergische Reaktionen auslöste, kommt mittlerweile nicht mehr zum Tragen, da es bei der Herstellung eliminiert wird.

Das noch in Spuren in einigen Impfstoffen vorhandene *Thiocyanat* oder die *Bernsteinsäure*, bei denen es sich um normale Stoffwechselprodukte handelt, lösen ebenso wie die geringen Mengen *Äther*, die in einigen Impfstoffen vorhanden sind, wegen der extrem niedrigen Mengen keine anaphylaktischen oder allergischen Reaktionen aus.

Wichtiger ist *Phenol*, welches beispielsweise im Choleraimpfstoff und im 23-valenten Polysaccharidpneumokokkenimpfstoff, jedoch nicht im 7-valenten Pneumokokkenkonjugatimpfstoff nachweisbar ist. Phenol kann die Ursache für eine lokale Typ-IV-Reaktion sein. Solche Allergien sind jedoch bei Kindern sehr selten, bei Personen aus dem ärztlich-pflegerischen Bereich wegen des Kontakts zu phenolhaltigen Desinfektionsmitteln etwas häufiger.

Von dem bei manchen Impfstoffen zur Virusinaktivierung während des Produktionsvorgangs benutzte *Propionolacton* wurden bisher, ebenso wie für das Polysarbat (z. B. Tween 80), keine Allergien berichtet.

Als Indikatoren zur Kontrolle der Sterilität werden dem Kulturmedium bei der Virusanzucht manchmal Farbstoffe zugefügt, z. B. beim Poliomyelitislebendimpfstoff *Phenolrot*. Allergien bei der oralen Verabreichung sind bisher nie beobachtet worden.

Natriumtetraborat, *Protraminsulfat* und *Chloroform* können allergische Reaktionen verursachen. Die Substanzen sind aber in den Impfstoffen in so geringer Menge vorhanden, dass diese Möglichkeit nur theoretisch gegeben ist.

Impfstoffe enthalten Stabilisatoren, wie das *Humanalbumin* oder die *Polygeline*, die als *Gelatinederivate* auch in Plasmaersatzmitteln medizinisch angewendet werden. Ob Allergien durch diese Substanzen ausgelöst werden, ist bisher nicht bekannt. Die bei intravenöser Gabe großer Mengen von Humanalbumin oder Polygeline aufgetretenen Nebenwirkungen werden als anaphylaktoide Reaktionen angesehen, da sie dosisabhängig sind. Nebenwirkungen bei Mengen, wie sie in den Impfstoffen enthalten sind, scheinen eher ausgeschlossen. In einer japanischen Untersuchung zeigten jedoch 79 von 87 Patienten mit einer Sofortreaktion nach MMR-Impfung ein spezifisches IgE gegen Gelatine (Nakayama 1999). Diese Patienten waren zuvor mit einer DTaP Impfung immunisiert worden, die ebenfalls Restmengen an Gelatine enthalten hatte, sodass die Autoren von einer möglichen Gelatinesensibiliserung ausgehen.

Tabelle 6.2 Adjuvanzien in Impfstoffen und Allergie

Substanz	Enthalten in	Allergie
Formaldehyd	IPV, D, T, P, HAV, HBV	nicht relevant
2-Phenoxyethanol	IPV, D, T, P, HAV	nicht relevant
Propionolacton	Influenza	nicht relevant
Phenolrot	OPV	nicht relevant
Thiocyanat	HBV, Influenza, IPV	nicht relevant
Äther	HBV, Influenza, IPV	nicht relevant
Antibiotika (AB)	IPV, D, T, P, Röteln, Influenza, Tollwut, MMR	relevant bei bekannter Allergie gegen AB
Dextran	MMR	fraglich
Tween	HBV	Typ-IV-Reaktion
Phenol	Pneumokokken, Cholera Typhus	Typ-IV-Reaktion
Gelatine	MMR, FSME	Typ-I-, -IV-Reaktion

Tabelle 6.**3** Konservierungsstoffe in Impfstoffen und Allergie

Substanz	Enthalten in	Allergie
Humanalbumin	FSME, MMR, Varizellen	fraglich
Lactalbumin	OPV	bei Milchallergie
Timerfonat, Thiomersal	D, T, P, Influenza, HBV, FSME Typhus	Typ-IV-Reaktion, Relevanz?

Trotz der heute technologisch möglichen Hochreinigung von Impfstoffen können allergische Reaktionen durch Verunreinigung in extrem seltenen Fällen immer noch ausgelöst werden. Die Inzidenz des Auftretens schwerer allergischer Reaktionen durch Zusatzstoffe ist bei einem Impfling mit einer Allergiebereitschaft nicht größer als bei einem Menschen, der eine solche Bereitschaft (negative Familienanamnese und normales IgE) nicht zeigt (Tab. 6.**2** u. 6.**3**).

Durch Impfungen erzeugte Allergien

In einzelnen Studien wurde die Verwendung des Ganzkeimkeuchhustenimpfstoffs als Risikofaktor für Asthmaerkrankungen identifiziert (Kemp 1997; Farooqi 1998), die meist retrospektiven Erfassungen unterliegen jedoch z. T. einem erheblichen Bias. In verschiedenen prospektiven Studien sowie in der einzigen randomisierten, placebokontrollierten Studie konnte kein erhöhtes Risiko für die Entwicklung von Asthma nach einer Keuchhustenimpfung (Ganzkeim und azellulär) gefunden werden.

In derselben Studie konnte jedoch ein signifikanter Zusammenhang zwischen einer Pertussiserkrankung und einem erhöhtem Risiko für rezidivierende obstruktive Lungenerkrankungen nachgewiesen werden (Nilsson 1998; Nilsson 2003). In einer großen amerikanischen Studie mit über 150 000 Kindern zwischen 0 und 6 Jahren konnte ebenfalls kein statistischer Zusammenhang zwischen verschiedenen allgemein empfohlenen Kinderimpfungen (Diphtherie, Tetanus, Ganzkeimpertussisimpfung, orale Polioimpfung, MMR-Impfung) und der Entstehung von Asthma festgestellt werden (Destefano 2002).

Eine ausführliche systematische Review bestätigte, dass es derzeit keine eindeutigen Belege dafür gibt, dass die üblichen Regelimpfungen an der Entstehung von Nahrungsmittelallergien bzw. Inhalationsallergien beteiligt sind (Koppen 2004). Dies gilt sowohl für eine normale Population als auch für solche Impflinge, bei denen ein hohes Risiko für die Entwicklung einer Allergie oder Atopie aufgrund einer positiven Familienanamnese und eines erhöhten Nabelschnur-IgE bestehen. Allergien auf Impfstoffe können theoretisch durch die den Impfstoffen zugesetzten Adjuvanzien entstehen. Aufgrund der heute üblichen Hochreinigungsverfahren sind solche Allergien jedoch extrem selten geworden.

Schlussfolgerung

Bei Allergikern mit nachgewiesener Inhalations- oder Nahrungsmittelallergie, die keine Allergie gegen Impfstoffbestandteile aufweisen, kann eine Routineimpfung mit den durch die Ständige Impfkommission allgemein empfohlenen Impfungen durchgeführt werden. Eine *fraktionierte Impfstoffgabe* oder eine *Hauttestung vor der MMR-Impfung* ist generell *nicht notwendig* und aufgrund der möglichen Sensibilisierung eventuell sogar gefährlich. Die MMR-Impfung kann bei Kindern mit HEA als genauso sicher wie andere Impfungen angesehen werden. Lediglich *bei Patienten, bei denen eine ausgeprägte kardiorespiratorische Reaktion nach Hühnereiweißexposition aufgetreten ist, sollte die Impfung vorsichtshalber unter stationären Bedingungen erfolgen.* Dies gilt auch für Kinder mit ausgeprägten Hautreaktionen, die aufgrund eines chronischen Asthmas therapiepflichtig sind. Die *Influenza- und insbesondere die Gelbfieberimpfung sind bei bekannter HEA kontraindiziert.* Für die Influenzaimpfung gibt es jedoch Empfehlungen, die bei Berücksichtigung bestimmter Algorithmen eine Impfung als weitestgehend sicher erscheinen lassen. Für die Tollwutimpfung steht jetzt auch ein hühnereiweißfreier Impfstoff (Rabivac) zur Verfügung.

Übliche Nahrungsmittel- oder Inhalationsallergien werden nach derzeitigem Wissen durch Impfungen nicht ausgelöst. Seltene allergische Reaktionen auf Impfstoffe können auch auf *Zusatzstoffe*, wie z. B. Gelatine oder Neomycin, zurückzuführen sein. Da die heutigen Impfstoffe hoch gereinigt sind, sind diese Reaktionen jedoch außerordentlich selten geworden.

Literatur

Aickin R, Hill D, Kemp A. Measles immunisation in children with allergy to egg. BMJ 1994;309:223–5.

Baxter DN. Measles immunisation in children with a history of egg allergy. Vaccine 1996;14:131–4.

Deutsche Gesellschaft für Allergologie und klinische Immunologie (DGAI) in Zusammenarbeit mit der Deutschen Dermatologischen Gesellschaft (DDG), Aktionsbündnis Allergieprävention. Allergieprävention. Allergo Journal 2004;13:252–60. (http://www.uni-duesseldorf.de/AWMF/ll/061-016.htm)

DeStefano F, Gu D, Kramarz P, et al. Centers for Disease Control and Prevention, Atlanta, GA, USA. Childhood vaccinations and risk of asthma. Pediatr Infect Dis J 2002;21:498–504.

Farooqi IS, Hopkin JM. Early childhood infection and atopic disorder. Thorax 1998;53:927–32.

Fescharek R, Quast U, Franke V, Dreimer U. Impfungen bei hühnereiweißallergischen Patienten. Z All Med 1990; 66:1022–9.

James JM, Burks AW, Roberson PK, Sampson HA. Safe administration of the measles vaccine to children allergic to eggs. N Engl J Med 1995;332:1262–6.

James JM, Zeiger RS, Lester MR, et al. Safe administration of influenza vaccine to patients with egg allergy. J Pediatr 1998;133:624–8.

Kemp T, Pearce N, Fitzharris P, et al. Is infant immunization a risk factor for childhood asthma or allergy? Epidemiology 1997;8:678–80.

Khakoo GA, Lack G. Recommendations for using MMR vaccine in children allergic to eggs. BMJ 2000;320:929–32.

Kemp A, van Asperen P, Mukhi A. Measles immunisation in children with clinical ractions to egg protein. Amer J Dis Child 1990;144:33.

Kropf-Herwig G, Lau S, Weitzel H, Wahn U. Wie viele Neugeborene haben ein Atopie-Risiko? Monatsschr Kinderheilkd 1988;136:443.-

Koppen S, de Groot R, Neijens HJ, Nagelkerke N, van Eden W, Rumke HC. No epidemiological evidence for infant vaccinations to cause allergic disease. Vaccine 2004;22:3375–85.

Lavi S, Zimmerman MD, Koren G, Gold R. Administration of measles, mumps and rubella virus vaccine (live) to egg allergic children. J Amer med Ass 1990;263:269.

Liese J, v. Mutius EV. Kommentar zur Arbeit von Shaheen et al. Forsch Komplementärmed 1996;3:302.

Murphy KR, Strunk RC. Safe administration of influenza vaccine in asthmatic children hypersensitive to egg proteins. J Pediat 1985;106:931.

Nakayama T, Aizawa C, Kuno-Sakai H. A clinical analysis of gelatin allergy and determination of its causal relationship to the previous administration of gelatin-containing acellular pertussis vaccine combined with diphtheria and tetanus toxoids. J Allergy Clin Immunol 1999;103:321–5.

Nilsson L, Kjellman NI, Bjorksten B. A randomized controlled trial of the effect of pertussis vaccines on atopic disease. Arch Pediatr Adolesc Med 1998;152:734–8.

Nilsson L, Kjellman NI, Bjorksten B. Allergic disease at the age of 7 years after pertussis vaccination in infancy: results from the follow-up of a randomized controlled trial of 3 vaccines. Arch Pediatr Adolesc Med 2003;157: 1184–9.

Peter G. Report on the Committee of Infectious Disease. Ed 20. Evanston Il. American Academy of Pediatrics; 1986.

Pool V, Braun MM, Kelso JM, et al. Prevalence of anti-gelatin IgE antibodies in people with anaphylaxis after measles-mumps rubella vaccine in the United States. US Vaccine Adverse Event Reporting System. Pediatrics 2002;110:71.

Quast U, Thilo W, Fescharek R. Impfreaktionen. Stuttgart: Hippokrates; 1993.
Shaheen SO, et al. Measles and atopy in Guinea-Bissau. Lancet 1996;347: 1792–6.
Ständige Impfkommission (STIKO) am Robert Koch-Institut. Impfempfehlungen. Stand Juli 2004. Epidemiologisches Bulletin des RKI 2004;30: 235–50.
Ständige Impfkommission (STIKO) am Robert Koch-Institut. Hinweise der STIKO für Ärzte zum Aufklärungsbedarf bei Schutzimpfungen. Epidemiologisches Bulletin des RKI 2004;6:33–51.
Zeiger RS. Current issues with influenza vaccination in egg allergy. J Allergy Clin Immunol 2002;110:834–40.

7 Impfungen bei Immundefizienzen und HIV-Infektion

H. W. Kreth

Primäre Immundefekte

Aktive Immunisierungen mit Lebendimpfstoffen sind bei primären (angeborenen) Immundefekten grundsätzlich kontraindiziert, gleichgültig ob der Defekt nur das T- oder B-Zell-System oder beide Systeme gleichermaßen betrifft. Bei den früher empfohlenen Lebendimpfungen im jungen Säuglingsalter war die Grunderkrankung oftmals noch gar nicht bekannt. Dann wies die Impfkomplikation auf das Vorliegen eines Immundefektes hin, wie z. B. eine Vaccinia progressiva sive gangraenosa oder eine BCG-Histiozytose auf einen schweren kombinierten Immundefekt oder eine Impfpoliomyelitis auf ein Antikörpermangelsyndrom. Heutzutage besteht diese Gefahr nicht mehr, da Lebendimpfungen im Säuglingsalter nicht mehr empfohlen werden.

Leider gibt es kein einfaches Screeningprogramm, um alle Immundefekte in der frühen Kindheit festzustellen. Sollte nur der geringste Verdacht bestehen (positive Familienanamnese, schlechtes Gedeihen, unklare Hautaffektionen, schwere bakterielle Infektionen u. a.), so sind Impfungen mit vermehrungsfähigen Erregern (MMR, Varizellen) bis auf weiteres zurückzustellen. Inaktivierte Impfstoffe bergen keine Risiken in sich; sie sind allerdings auch in vielen Fällen ohne sichere Wirkung. Hier sollte der Impferfolg unbedingt serologisch kontrolliert werden.

Ein IgA-Mangel, selektive IgG-Subklassendefekte, Komplementdefekte oder Granulozytenfunktionsstörungen stellen keine Kontraindikationen für Impfungen mit Lebend- oder Totimpfstoffen dar.

Sekundäre Immundefekte

Im Gegensatz zu den primären Immundefekten sind erworbene Störungen der Immunfunktion weitaus häufiger. Eiweiß- und kalorienarme Mangelernährung ist weltweit die häufigste Ursache für erworbene Immundefekte, während in unseren Breiten iatrogene Immundefekte – infolge zytostatischer oder immunsuppressiver Therapie – im Vordergrund stehen. Die Zahl immungeschwächter Kinder nimmt ständig zu. Jeder Hausarzt wird irgendwann damit konfrontiert.

Onkologische Erkrankungen

Während einer andauernden zytostatischen Therapie sind Lebendimpfungen kontraindiziert. Die einzige Ausnahme war bisher die Varizellenimpfung. Diese wurde früher von der STIKO für Kinder mit Leukämie in Erhaltungstherapie unter bestimmten Voraussetzungen empfohlen. Die Empfehlung wurde inzwischen von der STIKO revidiert. In Übereinstimmung mit der Qualitätssicherungsgruppe der Gesellschaft für pädiatrische Onkologie und Hämatologie (GPOH) wird die Varizellenimpfung bei Patienten mit Leukämie nur noch *nach Abschluss* der zytostatischen Therapie und vollständiger klinischer Remission empfohlen (Graubner et al. 2001; STIKO 2004).

Patienten unter zytostatischer Therapie reagieren auch im verminderten Maße auf Totimpfstoffe. Nach Auffrischimpfungen sind daher Kontrollen der Impftiter unerlässlich.

Über den optimalen Zeitpunkt der Wieder- und Weiterimpfung nach Beendigung der zytostatischen Therapie liegen keine kontrollierten Studien vor. Unter der Annahme, dass 3–6 Monate nach Beendigung einer Chemotherapie wieder mit einer normalen Impfreaktion und Impfantwort gerechnet werden kann, hat sich die Qualitätssicherungsgruppe der DPOH entschieden, Wieder-/Weiterimpfungen mit Totimpfstoffen 3 Monate, mit Lebendimpfstoffen 6 Monate nach Beendigung einer Chemotherapie zu empfehlen.

Knochenmark- und Stammzelltransplantationen

Besonders nach allogener Knochenmark- und Stammzelltransplantation (KMT, SCT) kommt es zum Verlust der vorher bestehenden Immunität. Eine Reimmunisierung ist deshalb erforderlich. Bezüglich des Impfprogramms nach allogener KMT und SCT besteht inzwischen weitgehende Übereinstimmung zwischen europäischen und außereuropäischen Zentren (Singhal und Mehta 1999; CDC 2002).

Grundsätzlich:

- *Totimpfstoffe* (z. B. DT/Td, IPV, Hib, HBV, Influenza) können bereits ein Jahr nach KMT und SCT verabreicht werden, Hib- und Influenzaimpfstoffe sogar noch früher. Um eine tragfähige Immunität erneut aufzubauen sind – auch bei vorher regelrecht geimpften Patienten – mehrere Impfdosen, z. B. 12, 14 und 24 Monaten nach Transplantation – erforderlich. Dem Patienten händige man ein neues Impfbuch aus.
- *Lebendimpfstoffe* (z. B. MMR, Varizellen) sind in den ersten 2 Jahren nach allogener KMT und SCT kontraindiziert. Diese Kontraindikation bleibt auch weiterhin bei allen Patienten mit chronischer GvHD bestehen.

Bisherige Beobachtungen zeigen, dass auch Patienten nach autologer KMT und SCT ihre Impfimmunität verlieren. Obwohl die Immunrekonstitution schneller zu erfolgen scheint, gelten für diese Patienten bis auf weiteres dieselben Empfehlungen wie für Patienten nach allogener Transplantation.

Organtransplantation

Vor einer geplanten Organtransplantation sollte der Patient möglichst umfassend geimpft werden (alle Standardimpfungen einschließlich Varizellen sowie als Indikationsimpfungen HAV und Pneumokokken) (Burroughs und Moscona 2000). Der Mindestabstand zwischen Varizellenimpfung und Organtransplantation sollte 3 Wochen betragen.

Totimpfstoffe sind innerhalb der ersten 3 Monate nach Transplantation aufgrund der hohen Immunsuppression mit hoher Wahrscheinlichkeit ineffektiv. Jenseits des ersten Jahres sind sie jedoch in Abhängigkeit von der Art der Dauerimmunsuppression grundsätzlich sicher und effektiv (Enke et al. 1997). Wegen der andauernden Immunsuppression bleiben Lebendimpfstoffe dagegen kontraindiziert.

In Einzelfällen wurden VZV-negative Kinder nach Organtransplantation (Leber, Niere) aktiv gegen Varizellen geimpft (Sartori 2004). Die Impfung war bei diesen Kindern gut verträglich und wirksam. Rücksprache mit dem jeweiligen Transplantationszentrum ist aber immer erforderlich.

Autoimmunopathien und andere chronisch-entzündliche Erkrankungen

Die Grundkrankheit an sich (z. B. rheumatoide Arthritis, SLE, Morbus Crohn) kann bereits die Abwehrfunktion verringern. Hinzu kommen weitere Effekte durch die Verabreichung von immunsuppressiven und immunmodulierenden Medikamenten wie z. B. Ciclosporin A, Azathioprin, TNF-Alpha-Hemmer, Mycophenolat u. a. (Hydroxychloroquin und Azulfidine sind entweder gar nicht oder nur wenig immunsuppressiv).

Lebendimpfstoffe (MMR, Varizellen) sind bei Patienten unter Immunsuppression grundsätzlich kontraindiziert, während Totimpfstoffe erlaubt sind (Mannhardt-Laakmann et al. 2004). Die Befürchtung, Totimpfstoffe könnten einen Schub der Autoimmunerkrankung auslösen, gilt als unbegründet.

Häufig werden auch nur Corticosteroide eingesetzt. Auch Corticosteroide führen zu einer Beeinträchtigung der Immunabwehr. Der Grad der Immunsuppression ist von der Dosierung und Therapiedauer abhängig. Die immunsuppressive Schwellendosis ist allerdings nicht genau bekannt. Als Faustregel kann gelten: Patienten, die kurzfristig (< 2 Wochen) mit niedrigen bis mittleren Dosen von Corticosteroiden (z. B. 1–2 mg/kg KG/Tag Prednisolon, maximal 20 mg Gesamtdosis pro Tag) behandelt werden, können mit Lebendimpfstoffen geimpft werden. Während einer höher dosierten und längerfristigen Therapie (≥ 2 mg/kg KG/Tag bzw. > 20 mg > 2 Wochen) sollten diese zurückgestellt werden. Das gilt nicht für die alternierende Steroidtherapie und auch nicht für die topische, intraartikuläre und inhalative Anwendung von Steroiden.

Anatomische und funktionelle Asplenie

Patienten mit fehlender Milz (kongenitale Asplenie, Sichelzellanämie, posttraumische Splenektomie) können alle Standardimpfungen erhalten. Sie sollen zusätzlich gegen Pneumokokken geimpft werden. Da der 23-valente Polysaccharidimpfstoff erst bei Kinder über 2 Jahren wirksam ist, werden Kinder < 2 Jahre mit Pneumokokkenkonjugatimpfstoff vorgeimpft (Kap. 36). Nach Abschluss des 2. Lebensjahres erfolgt dann eine zusätzliche Impfung mit dem 23-valenten Polysaccharidimpfstoff (weitere Auffrischimpfung nach 5 Jahren). Darüber hinaus empfiehlt die STIKO die Impfung gegen Meningokokken (Vorimpfung mit Meningokokken-C-

Konjugatimpfstoff, Nachimpfung mit tetravalenten Meningokokkenpolysaccharidimpfstoff im Abstand von 6 Monaten). Bei bisher nicht Hib-geimpften Patienten, die jünger als 5 Jahre sind, sollte altersabhängig auch ein- oder mehrmalig Hib-Konjugatimpfstoff verabreicht werden (Weiß et al. 2003) (Kap. 24).

Infektionen

Viele Erreger können das Immunsystem negativ beeinflussen. Eine transitorische Immunschwäche wird nicht nur nach Masern, sondern auch nach Infektionen mit anderen Viren beobachtet (EBV, Zytomegalie-, Varizellen-, Hepatitis-B-, Adeno- oder Influenza-Viren). Es ist daher nicht ratsam, in die unmittelbare Rekonvaleszenz hineinzuimpfen; man lasse vielmehr ein Intervall von mindestens 6 Wochen post infectionem verstreichen.

Aufgrund der Fähigkeit zur fortschreitenden Zerstörung des Immunsystems nimmt die HIV-Infektion eine Sonderstellung ein. Die Impfempfehlungen für HIV-infizierte Patienten sind in Tab. 7.**1**. aufgeführt (STIKO 2004).

Keine Bedenken bestehen gegen die Impfungen gegen Tetanus, Diphtherie, Pertussis, Poliomyelitis (inaktiviert), Hib, Hepatitis A, Hepatitis B, Pneumokokken und Influenza. Es empfiehlt sich allerdings, den Impferfolg zu kontrollieren (der Impfschutz kann nämlich im Krankheitsverlauf relativ rasch verloren gehen).

Aufgrund von vereinzelten schweren Nebenwirkungen in Form einer disseminierten BCGitis ist die BCG-Impfung strikt kontraindiziert. Empfohlen wird dagegen die Masernimpfung, nachdem wiederholt tödlich verlaufende Masernerkrankungen bei HIV-Patienten beobachtet wurden. Bei hohem Erkrankungsrisiko ist die Masernimpfung bei bereits erkrankten Kindern in Erwägung zu ziehen (American Academy of Pediatrics 1999). Das ist allerdings nicht notwendig, wenn symptomatisch HIV-infizierte Kinder regelmäßig mit Immunglobulinen substituiert werden. Diese Kinder sind dadurch ausreichend gegen Masern geschützt.

Vorläufige Daten bei Kindern mit asymptomatischer HIV-Infektion zeigen, dass der Varizellenimpfstoff gut toleriert wird und wirksam ist, wenn die CD4-positive Lymphozytenzahl mindestens 25 % des altersentsprechenden Normalwertes erreicht (Levin et al. 2001). Die VZV-Impfung sollte bei diesen Kindern 2-mal im Abstand von ca. 12 Wochen durchgeführt werden.

Tabelle 7.1 Empfehlungen zur Impfung von HIV-infizierten Patienten (STIKO 2004)

Impfstoff	Asymptomatisch	Symptomatisch
(BCG)	nein	nein
DTaP/TdaP	ja	ja
(Polio oral)	nein	nein
Polio inaktiviert	ja	ja
Masern	ja	nein*
Mumps/Röteln	ja	nein
Hib	ja	ja
HBV	ja	ja
HAV	ja	ja
Pneumokokken	ja	ja
Influenza	ja	ja
Varizellen	ja**	nein

* bei erhöhter Maserngefährdung ja

** bei einer CD4+-Zellzahl von ≥ 25 % der altersentsprechenden Norm

Impfungen bei Geschwistern von immundefizienten Patienten

Zum Schutz eines immundefizienten Patienten sollten die gesunden Geschwister (optimal auch die Spielkameraden) alle Standardimpfungen erhalten haben.

Nach MMR-Impfung ist es bislang nie zu einer Übertragung von Impfviren gekommen. Dagegen wurde nach der Varizellenimpfung bei gesunden Kindern in sehr seltenen Fällen eine Übertragung des Impfvirus beschrieben (Kap. 32). Impflinge mit Hauteffloreszenzen (insbesondere mit papulovesikulären Läsionen) sollten den Kontakt mit immundefizienten Patienten vermeiden. Befindet sich ein hochgradig immundefizienter Patient im Haushalt, so ist eine prophylaktische Aciclovirtherapie in Erwägung zu ziehen.

Darüber hinaus empfiehlt die STIKO die rechtzeitige Influenzaschutzimpfung für alle Haushaltsmitglieder eines immundefizienten Patienten.

Literatur

American Academy of Pediatrics, Committee on Infectious Diseases and Committee on Pediatric AIDS. Measles Immunization in HIV infected children. Pediatrics 1999;103:1057–60.

Burroughs M, Moscona A. Immunization of pediatric solid organ transplant candidates and recipients. Clin Infect Dis 2000,30:857–69.

Enke B, Bökenkamp A, Offner G, Bartmann P, Brodehl J. Response to diphtheria and tetanus booster vaccination in pediatric renal transplant recipients. Transplantation 1997;67: 237–41.

Graubner UB, Liese J, Belohradsky BH. Impfungen. In: Creutzig U, Belohradsky B, eds. Infektionsprophylaxe bei hämatologisch-onkologischen Patienten in der Pädiatrie. Klinische Pädiatrie 2001;213:A77–A83.

Guidelines for preventing opportunistic infections among hematopoietic stem cell transplant recipients: recommendations of CDC, the Infectious Disease Society of America, and the American Society of Blood and Marrow Transplantation. MMWR 2002;49:1–128.

Immunisation of the immunocompromised child. Best Practic Statement. Royal College of Paediatrics and Child Health. 2002. www.repch.ac.uk

Impfempfehlungen der Ständigen Impfkommission (STIKO) am Robert Koch-Institut. Epid Bull 2004;236–50.

Levin MJ, Gershorn AA, Weinberg A, et al. Immunization of HIV-infected children with varicella vaccine. J Pediatr 2001;139:305–10.

Mannhardt-Laakmann W, Habermehl P, Knuf M, Schaaff F, Zepp F, Ehl S. Impfungen bei Immundefizienz. Kinderärztl Praxis 2004;214–29.

Sartori AMCh. A review of the varicella vaccine in immunocompromised individuals. Int J Infect Dis 2004;8:259–70.

Singhal S, Mehta J. Reimmunization after blood or marrow stem cell transplantation. Bone Marrow Transplantation 1999;23:637–46.

Weiß W, Bartmann P, Belohradsky BH, Eber SW, Schulte-Wissermann H. Infektionsprophylaxe bei Asplenie. In: Deutsche Gesellschaft für pädiatrische Infektiologie e.V., ed. DGPI-Handbuch: Infektionen bei Kindern und Jugendlichen. 4. Aufl. München: Futuramed-Verlag; 2003:158–62.

8 Impfung und Operation

H.W. Kreth

Impfungen führen zu einer immunologischen Auseinandersetzung im Körper. Demzufolge sind lokale und systemische Reaktionen zu erwarten.

Totimpfstoffe

Die häufigste Impfreaktion ist ein leichtes bis mäßiges Fieber. Fieber tritt nach Impfung mit Totimpfstoffen relativ rasch auf, in Einzelfällen bereits nach wenigen Stunden, gewöhnlich aber innerhalb von 2–3 Tagen. Weltweit wurden bisher keine impfbedingten Komplikationen beobachtet, wenn unmittelbar vor einem operativen Eingriff Totimpfstoffe verabreicht wurden.

Lebendimpfstoffe

Die Polioschluckimpfung kann in sehr seltenen Fällen zu einer Impfpoliomyelitis mit Lähmung führen. Um diese nicht zu fördern, wurde früher empfohlen, 2 Wochen vor und 2 Wochen nach operativen Eingriffen, insbesondere nach einer Tonsillektomie, nicht mehr mit Poliolebendimpfstoff zu impfen. Allerdings ist weltweit kein einziger Fall einer Impfpoliomyelitis im Gefolge einer Tonsillektomie oder eines anderen operativen Eingriffs bekannt geworden. Mit der generellen Polioimpfung mit inaktivierter Poliovakzine, wie von der STIKO seit 1998 empfohlen, stellt sich das Problem nicht mehr.

Auf die MMR-Impfung, insbesondere die Masernimpfung, folgen in ca. 4–5 % nach 9–12 Tagen ebenfalls Fieber, Reizbarkeit, seltener Schläfrigkeit und leichte Masernsymptome (Peltola u. Heinonen 1986). Auch nach der MMR-Impfung wurden bisher keinerlei Komplikationen im Zusammenhang mit einem operativen Eingriff beobachtet. Das gilt auch für die Varizellenimpfung.

Empfehlungen für Kinder mit intaktem Immunsystem

- Allein aus haftungsrechtlichen Gründen sollten Impfungen nach Möglichkeit weit vor einem Wahleingriff abgeschlossen sein, damit mutmaßliche Impfkomplikationen nicht dem Anästhesisten oder dem Operateur angelastet werden.
- Bei dringender Indikation kann selbstverständlich jederzeit operiert werden, auch wenn eine Impfung vorausgegangen ist. Auch nach Lebendimpfung sind keinerlei Vorsichtsmaßnahmen, wie z. B. die Unterdrückung der Virämie durch spezielle Immunglobuline, erforderlich.
- Bei Wahleingriffen sollte nach Gabe von Totimpfstoffen ein Mindestabstand von 3 Tagen eingehalten werden, nach Verabreichung von Lebendimpfstoffen mindestens 14 Tage. Diese Abstände sind in erster Linie als Hilfe für den Anästhesisten und Operateur zu verstehen, da ein Impffieber in der unmittelbaren prä- und postoperativen Phase größere differenzialdiagnostische Schwierigkeiten machen könnte.
- Narkose und insbesondere Operationstraumata können eine Minderung des Impferfolgs bewirken. Deshalb sind Impfungen in der unmittelbaren postoperativen Phase – ausgenommen die Tetanus-, Tollwut- und Hepatitis-B-Schutzimpfung – zu vermeiden. Aus demselben Grund sollte nach posttraumatischer Splenektomie nicht direkt postoperativ gegen Pneumokokken geimpft werden, sondern erst 2–4 Wochen später.

Literatur

Kress HG, Eberlein T. Wirkung von Anästhesie und Operation auf wesentliche Immunfunktionen. Anästhesiol Intensivmed Notfallmed Schmerzther 1992;27:393–402.

Kreth HW. Impfung, Narkose und Operation. In: Eyrich K, Waldschmidt J, eds. Das Kind im Spannungsfeld zwischen Anästhesie und Chirurgie. Berlin: Springer-Verlag; 1991:3–9.

Peltola M, Heinonen OP. Frequency of true adverse reactions to measles-mumps-rubella vaccine. Lancet 1986; I:939–42.

Sitzmann FC. Operative Eingriffe, Narkose und Impfungen. Zentralbl Kinderchir 1994;3:172–6.

9 Richtlinien für Schutzimpfungen – Impfkalender für Kinder und Jugendliche

Chr. Meyer

Die ständige Impfkommission

Das 2001 in Kraft getretene Infektionsschutzgesetz (IfSG) macht in § 20 Ausführungen zu Aufgaben und Struktur der Ständigen Impfkommission (STIKO). Die Kommission gibt Empfehlungen zur Durchführung von Schutzimpfungen und zur Durchführung anderer Maßnahmen der spezifischen Prophylaxe übertragbarer Krankheiten und entwickelt Kriterien zur Abgrenzung einer üblichen Impfreaktion und einer über das übliche Ausmaß einer Impfreaktion hinausgehenden Schädigung. Diese Empfehlungen sind Grundlage der öffentlichen Empfehlungen für Schutzimpfungen der obersten Landesbehörden. Die öffentlichen Empfehlungen des Bundeslandes begründen im Fall eines Impfschadens einen Versorgungsanspruch an den Staat (§ 60 ff. IfSG, vgl. Kap. 5).

Empfehlungen der STIKO gelten seit vielen Jahren als wichtige, breit akzeptierte, wissenschaftlich fundierte Handlungsempfehlungen für impfende Ärzte und werden in einem BGH-Urteil zur OPV-Impfung als medizinischer Standard angesehen (BGH, Urteil vom 15.02.2000 – VI ZR 48/99 – OLG Karlsruhe LG Offenburg). Die Mitglieder der Kommission sind ausgewiesene Experten aus den von ihnen vertretenen Fachgebieten und verfügen über umfangreiche, auch praktische Erfahrungen zu Schutzimpfungen. Ihre nachvollziehbar begründeten Empfehlungen erfolgen auf der Basis konkreter Wirksamkeitsangaben, Informationen zu möglichen Impfrisiken und unter Einbeziehung der epidemiologischen Nutzen-Risiko-Abwägung. Entscheidungsgrundlage für allgemeine Impfempfehlungen müssen deshalb eine Reihe unterschiedlicher Fragestellungen berücksichtigen (Impfziele, Erkrankungszahlen, Komplikationen, sekundäre Effekte, Effektivität des Impfstoffs und des Impfprogramms, Impfstoffverfügbarkeit für das Impfziel, Sicherheit des Impfstoffs, mögliche epidemiologische Folgen bei der Umsetzung des Impfzieles, Impfraten zum Erreichen des Impfzieles – ggf. auf der Basis epidemiologischer Modelle, Akzeptanz der Impfung, Evaluation und Surveillance. Im Rahmen der zunehmenden Kostendiskussionen im Gesundheitswesen nehmen auch bei Empfehlungen zu Schutzimpfungen Kostenüberlegungen einen zunehmenden Raum ein.

Einmal jährlich erfolgt die Aktualisierung und Neufassung der Empfehlungen der Ständigen Impfkommission (STIKO) am Robert Koch-Institut.

Die Tab. 9.**1** zeigt übersichtsartig die wichtigsten Meilensteine der Impfempfehlungen in der jüngeren Geschichte der DDR und BRD und in der Gegenwart. Hierfür gilt es zu berücksichtigen, dass 1952 nach Neugründung des Bundesgesundheitsamtes einzelne Gutachten zu Pocken, Polio, Masern, Keuchhusten und Röteln unter Hinzuziehen von Experten veröffentlicht wurden, eine Ständige Impfkommission erst 1972 mit dem Ziel einer umfassenden, stetigen gutachterlichen Beratung am Bundesgesundheitsamt etabliert wurde (Spiess 2002). Die Veröffentlichung eines ersten Impfkalenders erfolgte in der BRD 1976, in der DDR 1966.

Empfehlung zur Durchführung der Impfung

Für einen ausreichenden Impfschutz der von ihm betreuten Personen zu sorgen, ist eine wichtige Aufgabe des Arztes. Dies bedeutet, die *Grundimmunisierung* bei Säuglingen und Kleinkindern frühzeitig zu beginnen, unnötige Verzögerungen zu vermeiden und zeitgerecht abzuschließen. Nach der Grundimmunisierung ist bis zum Lebensende durch die empfohlenen *Auffrischimpfungen* sicherzustellen, dass der notwendige Impfschutz erhalten bleibt und – wenn indiziert – ein Impfschutz gegen weitere Infektionskrankheiten aufgebaut wird. Jeder Arztbesuch von Kindern, Jugendlichen und Erwachsenen sollte dazu genutzt werden, die Impfdokumentation zu überprüfen und im gegebenen Fall den Impfschutz zu vervollständigen. Auch die Früherkennungsuntersuchungen für Säuglinge und Kinder, die Schuleingangsuntersuchungen, die Schuluntersuchungen, die Jugenduntersuchungen und die Untersuchungen nach dem Jugendarbeitsschutzgesetz sollen für die Impfprophylaxe genutzt werden.

Die *Impfleistung des Arztes* geht über die alleinige Durchführung der Impfung hinaus und umfasst auch die Information über den Nutzen der Impfung und die zu verhütende Krankheit sowie Beginn und Dauer der Schutzwirkung und Notwendigkeit von Auffrischimpfungen, die Aufklärung zu Nebenwirkungen und Komplikationen des Impfstoffs, die Erhebung der Impfanamnese, den Ausschluss von Kontraindikationen und den Ausschluss akuter Erkrankungen sowie die Dokumentation der Impfung (Kap. 4 u. 13).

Tabelle 9.1 Impfempfehlungen im historischen Überblick

<table>
<tr><th>Empfehlung</th><th>DDR</th><th>BRD</th></tr>
<tr><td>Pocken</td><td>breit angewendet bis 1980
eingestellt 1980</td><td>breit angewendet bis 1976
eingestellt 1983</td></tr>
<tr><td>BCG</td><td>breit angewendet bis 1998
eingestellt 1998</td><td>breit angewendet bis 1974
eingestellt 1998</td></tr>
<tr><td>Diphtherie</td><td>ab 1961</td><td>ab 1960</td></tr>
<tr><td>Tetanus</td><td>ab 1961</td><td>ab 1960</td></tr>
<tr><td rowspan="2">Poliomyelitis</td><td>ab 1960 OPV</td><td>ab 1962 OPV</td></tr>
<tr><td colspan="2">ab 1998 IPV</td></tr>
<tr><td rowspan="2">Pertussis</td><td>ab 1964 Ganzkeimimpfstoff</td><td>1969–1974 Ganzkeimimpfstoff nicht breit angewendet</td></tr>
<tr><td colspan="2">ab 1994 azellulärer Impfstoff
ab 2000 zusätzliche Auffrischimpfung (11–18) 9–17 Jahre
ab 2004 zusätzliche Indikation für Kontaktpersonen zu Säuglingen</td></tr>
<tr><td>Haemophilus influenzae Typ b</td><td colspan="2">ab 1990</td></tr>
<tr><td>Hepatitis B</td><td colspan="2">ab 1995</td></tr>
<tr><td rowspan="2">Masern</td><td>ab 1970</td><td>ab 1973
breit angewendet 1980</td></tr>
<tr><td colspan="2">1991 2. Impfung mit 5–6 Jahren
2001 2. Impfung im 2. Lebensjahr</td></tr>
<tr><td rowspan="2">Mumps</td><td></td><td>ab 1976
breit angewendet ab 1980</td></tr>
<tr><td colspan="2">1991 2. Impfung mit 5–6 Jahren
2001 2. Impfung im 2. Lebensjahr</td></tr>
<tr><td rowspan="2">Röteln</td><td>Risikogruppen ab 1986
seronegative Mädchen</td><td>alle Mädchen ab 1973
alle Kinder ab 1980</td></tr>
<tr><td colspan="2">1991 2. Impfung mit 5–6 Jahren
2001 2. Impfung im 2. Lebensjahr</td></tr>
</table>

Die Empfehlungen der STIKO benennen im Impfkalender für Säuglinge, Kinder, Jugendliche und Erwachsene optimale Impfzeitpunkte für Standardimpfungen (vgl. Abb. 9.**1**). Die Empfehlungen machen außerdem Vorgaben zu weiteren Aspekten der Impfung und der postexpositionellen Prophylaxe: Indikations- und Auffrischimpfungen (Kap. 10), Impfabstände (Kap. 12), Impfleistung, Aufklärung (Kap. 4), Kontraindikation, Durchführung von Schutzimpfungen, Umgang mit Impfstoffen, Dokumentation der Impfung (Kap. 13), Impfreaktionen und Vorgehen bei unerwünschten Arzneimittelnebenwirkungen (vgl. Kap. 5) und Kostenübernahme von Schutzimpfungen. Neben den von der STIKO empfohlenen Impfungen sind auf der Basis der existierenden Impfstoffzulassung weitere „Impfindikationen" möglich, die für den Einzelnen seiner individuellen (gesundheitlichen) Situation entsprechend sinnvoll sein können. Es liegt in der Verantwortung des Arztes, seine Patienten auf diese Schutzmöglichkeiten hinzuweisen. Eine fehlende STIKO-Empfehlung hindert den Arzt nicht an einer begründeten Impfung (STIKO 2004). *Eine Haftung für einen eingetretenen Impfschaden nach § 60 ff IFSG gilt nur bei öffentlich empfohlenen Impfungen.* Fehlt diese, so haftet ggf. der Arzt für eventuelle Impfschäden.

Der Impfkalender

Die *Bestimmung des optimalen Impfzeitpunktes* hängt von einer Reihe sehr unterschiedlicher Faktoren ab. In diesem Zusammenhang sind epidemiologische Ergebnisse zum Erkrankungsalter und Auftreten von Komplikationen der impfpräventablen Erkrankungen ebenso zu berücksichtigen wie Fragen der Immunogenität des Impfstoffs, aber besonders auch die Abstimmung mit anderen Vorsorgeprogrammen.

Die *Vorsorgeuntersuchungen* U4 und U5 können mit der Grundimmunisierung gegen Diphtherie, Tetanus, Pertussis, Haemophilus influenzae Typ b, Hepatitis B und Poliomyelitis kombiniert werden und die U6 kann zum Abschluss der Grundimmunisierung gegen oben erwähnte Antigene und zur Impfung gegen Masern, Mumps, Röteln und Varizellen genutzt werden. Durch den Einsatz moderner Kombinationsimpfstoffe lässt sich die Zahl der notwendigen Injektionen drastisch reduzieren. Bei der U7 im 2. Lebensjahr sind nach Überprüfung des Impfstatus eventuelle Nachholimpfungen durchzuführen. Bei der U9 kann die Td-Auffrischimpfung vorgenommen werden. Die J1 stellt einen guten Zeitpunkt zur Vervollständigung des Impfstatus und zur Durchführung der empfohlenen

Auffrischimpfungen dar, wird von den Jugendlichen aber derzeit nur unzureichend in Anspruch genommen, sodass zum einen die Inanspruchnahme der J1 verbessert werden und zum anderen alternative Zugangswege zu dieser großen Altersgruppe gesucht werden sollten. Auf die Lebenswelt bezogene Ansätze (Schule, Freizeit usw.) sollten hierfür genutzt werden.

Die *Standardimpfungen des Impfkalenders* sind von hohem Wert für den Gesundheitsschutz des Einzelnen und der Allgemeinheit, sie sind deshalb für *alle* Angehörigen der jeweils genannten Alters- oder Bevölkerungsgruppen empfohlen. Dies gilt auch für Kinder, Jugendliche und Erwachsene mit chronischen Krankheiten, sofern keine spezifischen Kontraindikationen vorliegen.

Erhebungen zur Durchführung von Impfungen zeigen, dass diese häufig später als im Impfkalender empfohlen begonnen, für längere Zeit unterbrochen oder nicht rechtzeitig und unvollständig fortgesetzt werden (Laubereau et al. 2000). Das Erreichen eines vollständigen altersgerechten Impfschutzes ist für einen wirksamen Schutz wegen der besonderen Gefährdung durch einige Infektionskrankheiten in der frühen Kindheit und wegen des nachlassenden oder fehlenden Nestschutzes und dem Entstehen einer Immunitätslücke von besonderer Bedeutung, auch zur Erzeugung eines hohen Kollektivschutzes gegen impfpräventable Krankheiten. Die von der STIKO empfohlene bevorzugte Verwendung von Kombinationsimpfstoffen hilft, einen altersgerechten, rechtzeitigen Impfschutz zu erzeugen. Die vom Impfstoffhersteller im Beipackzettel gegebenen Hinweise sollten vor der Impfung beachtet und besondere Impfreaktionen neben den in Kap. 4 und 5 genannten Meldevorschriften auch dorthin berichtet werden.

Der *Impfkalender für Säuglinge, Kinder, Jugendliche und Erwachsene* umfasst Impfungen zum Schutz vor Diphtherie (D/d), Pertussis (aP), Tetanus (T), Haemophilus influenzae Typ b (Hib), Hepatitis B (HB), Poliomyelitis (IPV), Masern, Mumps, Röteln (MMR) sowie gegen Varizellen und für Senioren zusätzlich gegen Influenza und Pneumokokken (Abb. 9.**1**). Im Säuglings- und Kleinkindalter sind Impfungen gegen 6 Erkrankungen mit 4 Dosen bei Verwendung von Kombinationsimpfstoffen empfohlen. Diese werden zu Beginn des 2. Lebensjahres durch die Impfung gegen Masern, Mumps, Röteln und Varizellen ergänzt. Auffrischimpfungen gegen Diphtherie und Tetanus sind empfohlen im Alter von vollendeten 5–6 Jahren und Auffrischimpfungen gegen Diphtherie, Tetanus, Poliomyelitis und Pertussis im vollendeten Alter von 9–17 Jahren. Auffrischimpfungen gegen Diphtherie und Tetanus sollen im Erwachsenenalter alle 10 Jahre erfolgen. Für über 59-Jährige werden jährliche Influenzaimpfungen und alle 6 Jahre Impfungen gegen Pneumokokken empfohlen (Kap. 36).

Impfstoff/ Antigen-Kombinationen	Alter in vollendeten Monaten Geburt	2	3	4	11–14	15–23 siehe a)	Alter in vollendeten Jahren 5–6 siehe a)	9–17 siehe a)	ab 18	≥ 60
DTaP *		1.	2.	3.	4.					
Td[b)]							A	A	A ***	
aP								A		
Hib *		1.	2. c)	3.	4.					
IPV *		1.	2. c)	3.	4.			A		
HB *	siehe d)	1.	2. c)	3.	4.			G		
MMR **					1.	2.				
Varizellen					1.					
Influenza ****										S
Pneumo-kokken *****										S

A Auffrischimpfung: Diese sollte möglichst nicht früher als 5 Jahre nach der vorhergehenden letzten Dosis erfolgen

G Grundimmunisierung aller noch nicht geimpften Jugendlichen bzw. Komplettierung eines unvollständigen Impfschutzes

S Standardimpfungen mit allgemeiner Anwendung = Regelimpfung

a) Zu diesen Zeitpunkten soll der Impfstatus unbedingt überprüft und gegebenenfalls vervollständigt werden (Varizellenimpfung, s. S. 301)

b) Ab einem Alter von 5 bzw. 6 Jahren wird zur Auffrischimpfung ein Impfstoff mit reduziertem Diphtherietoxoidgehalt (d) verwendet

c) Bei monovalenter Anwendung bzw. bei Kombinationsimpfstoffen ohne Pertussiskomponente kann diese Dosis entfallen

d) Siehe „Postexpositionelle Hepatitis-B-Immunprophylaxe bei Neugeborenen" (STIKO 2004) (s. S. 263)

* Abstände zwischen den Impfungen mindestens 4 Wochen; Abstand zwischen vorletzter und letzter Impfung mindestens 6 Monate

** Mindestabstand zwischen den Impfungen 4 Wochen

*** jeweils 10 Jahre nach der letzten vorangegangenen Dosis

**** jährlich mit dem von der WHO empfohlenen aktuellen Impfstoff

***** Impfung mit Polysaccharid-Impfstoff; Wiederimpfung im Abstand von 6 Jahren

Abb. 9.**1** Impfkalender (Standardimpfungen) 2004 für Säuglinge, Kinder, Jugendliche und Erwachsene. Empfohlenes Impfalter und Mindestabstände zwischen den Impfungen. Der jeweils aktuelle Impfkalender kann unter www.rki.de eingesehen werden.

Spezielle Ausführungen zu den im Impfkalender aufgeführten Impfungen können den entsprechenden Kapiteln dieses Buches entnommen werden.

Kontraindikationen und falsche Kontraindikationen

Echte Kontraindikationen für Standardimpfungen gesunder Patienten sind eher selten. Häufig werden bestimmte gesundheitliche Umstände irrtümlicher Weise als Kontraindikationen angesehen und notwendige Impfungen unterbleiben. Im Einzelnen sind echte Kontraindikationen den Fachinformationen des Herstellers und den aufgeführten Warnhinweisen zu entnehmen. Häufig handelt es sich um Störungen, die in Tab. 9.**2** aufgeführt sind.

Anlässe für verzögerte oder unterlassene Impfungen sind eine Reihe von gesundheitlichen Störungen, die fälschlich als Kontraindikationen angesehen werden, bei denen Impfungen jedoch sicher und wirksam sind. Die Impfung *trotz* banaler Infekte, Frühgeburtlichkeit o. ä. ist ein wesentlicher Beitrag zum Erreichen eines rechtzeitigen, vollständigen und altersgerechten Impfschutzes.

Tabelle 9.2 Kontraindikationen

Absolute Kontraindikationen	Relative Kontraindikationen
akute behandlungsbedürftige Erkrankungen	Impfung frühestens 2 Wochen nach Genesung (nicht bei lebenswichtigen postexpositionellen Impfungen)
unerwünschte Arzneimittelnebenwirkungen im zeitlichen Zusammenhang mit der Impfung	Klärung der Ursache; in Abhängigkeit von der Diagnose kann ggf. unter sorgfältiger individueller Risiko-Nutzen-Abwägung eine Impfung erwogen werden
Allergien gegen Impfstoffbestandteile (Antibiotika, Konservierungsmittel, klinisch relevante Allergie gegen Hühnereiweiß, s. Kap. 6)	wenn verfügbar, Impfstoff ohne das spezielle Allergen auswählen (Kap. 5 u. 6)
Lebendimpfung in der Schwangerschaft	dringend indizierte Totimpfstoffe können unter Berücksichtigung der Hinweise der Hersteller verabreicht werden (Kap. 16)

Liste der häufig irrtümlich als Kontraindikationen angesehen gesundheitlichen Beeinträchtigungen (nach STIKO 2004):

- banale Infekte (Kommission für Infektionskrankheiten und Impffragen der DAKJ 2004),
- Kontakt des Impflings zu Personen mit ansteckenden Krankheiten,
- Krampfanfälle in der Familie,
- Fieberkrämpfe in der Anamnese des Impflings,
- Ekzem und andere Dermatosen,
- Behandlung mit Antibiotika, niedrige Dosen oder topisch angewandte Corticosteroide,
- Schwangerschaft der Mutter des Impflings,
- angeborene oder erworbene Immundefekte des Impflings bei Anwendung von Totimpfstoffen,
- Frühgeburtlichkeit,
- Neugeborenenikterus,
- chronische Krankheiten.

Umgang mit Impfstoffen und Hinweise zur Impfung

Impfstoffe sind empfindliche biologische Produkte und müssen vor allem vor Erwärmung und Sonnenlicht geschützt werden. Besonders empfindlich sind Impfstoffe, die vermehrungsfähige Viren enthalten. Alle Impfstoffe sollen im Kühlschrank bei 2–8 °C gelagert werden. Die Lagertemperatur muss regelmäßig überprüft werden. Impfstoffe, die falsch gelagert oder eingefroren wurden, sind zu verwerfen. Impfstoffe dürfen nicht mit Desinfektionsmitteln in Kontakt kommen. Durchstechstopfen müssen trocken sein!

Für intramuskulär zu injizierende Impfstoffe ist die bevorzugte Stelle der M. deltoideus. Ist dieser Muskel nicht ausreichend ausgebildet, wird empfohlen, in den M. vastus lateralis zu injizieren. Die Gefahr der Verletzung von Nerven und Gefäßen ist an diesen Stellen deutlich geringer und die Injektion in Fettgewebe, die zu einem verminderten Impferfolg führt, deutlich unwahrscheinlicher.

Hinweise zu Kostenübernahmen von Schutzimpfungen

Die gesetzlichen Krankenkassen können die Kostenübernahme für Schutzimpfungen in ihren jeweiligen Satzungen als Kassenleistung vorsehen (§ 23 Abs. 9 SGB V). Auch wenn in den Satzungsregelungen durch entsprechende Vertragsgestaltung zwischen den Kassenärztlichen Vereinigungen und den Krankenkassen auf die von der STIKO empfohlenen Schutzimpfungen Bezug genommen wird, kann nicht generell von einer automatischen Übernahme der Kosten für alle darin empfohlenen Schutzimpfungen ausgegangen werden. Eine Kostenübernahme für Schutzimpfungen, die anlässlich eines nicht beruflich bedingten Auslandsaufenthaltes indiziert sind, ist ausgeschlossen. Ebenso sind die in den STIKO-Empfehlungen mit „R" (= Reiseimpfung) gekennzeichneten Schutzimpfungen keine Kassenleistungen.

Für die Kostenübernahme von Schutzimpfungen kommen weitere Träger in Frage. Zu diesen zählen der öffentliche Gesundheitsdienst (ÖGD) für ihm zugewiesene Schutzimpfungen sowie weitere auf Grund gesetzlicher Vorschriften benannte Stellen (z. B. Arbeitgeber). Dazu gehört z. B. § 3 Abs. 3 Arbeitsschutzgesetz, nach dem der Arbeitgeber Kosten für Arbeitsschutzmaßnahmen nicht dem Beschäftigten auferlegen darf. Er wird diese Kosten also immer dann selbst zu tragen haben, wenn kein anderer Kostenträger existiert. Impfungen, die auf der Grundlage der Biostoffverordnung anzubieten sind, zählen zu den Arbeitsschutzmaßnahmen. Ein Impfangebot ist immer dann zu machen, wenn eine Tätigkeit im Sinne der Biostoffverordnung ausgeübt wird und dabei Beschäftigte durch einen impfpräventablen biologischen Arbeitsstoff erhöht infektionsgefährdet sind. Dies hat der Arbeitgeber im Rahmen der Gefährdungsbeurteilung zu überprüfen. Die in den STIKO-Empfehlungen mit „B" gekennzeichneten Impfungen umfassen nicht nur solche, die auf der Grundlage der Biostoffverordnung anzubieten sind, sondern benennen auch Berufsgruppen, die dieser Verordnung nicht unterliegen. Ebenso werden in dieser Kategorie auch Impfungen aufgeführt, die vorrangig zum Schutz Dritter indiziert sind. Selbst wenn die Biostoffverordnung in diesen Fällen nicht greift, sollte der betroffene Arbeitgeber diese Impfungen in seinem eigenen Interesse anbieten, da er hierdurch evtl. Regressansprüchen entgegenwirken bzw. sich Kosten für Ausfallzeiten seiner Beschäftigten ersparen kann.

Durchführung der Schutzimpfungen

85–90 % der Impfungen werden in Deutschland von niedergelassenen Ärzten durchgeführt, nur 10–15 % der Schutzimpfungen durch den ÖGD, durch die Arbeitsmedizin oder andere Institutionen.

Dem niedergelassenen Arzt kommt deshalb in der Realisation des Impfkalenders und in der Sicherstellung eines wirksamen Immunschutzes der Bevölkerung vor impfpräventablen Erkrankungen eine Schlüsselstellung zu. Die Empfehlungen der STIKO geben dem niedergelassenen Arzt in idealer Weise Empfehlungen an die Hand, die als medizinischer Standard gelten dürfen. Eine Nichtbeachtung medizinischen Standards könnte entsprechende haftungsrechtliche Folgen nach sich ziehen.

Der ÖGD kann und soll durch entsprechende Maßnahmen der Aufklärung (§ 3 IfSG) und der Überwachung von Durchimpfungsraten (§ 34 IfSG) die Umsetzung eines Impfprogramms unterstützen und übernimmt subsidiär bei Bedarf auch Impfleistungen (Kap. 19). Defizite und Lösungen für die in Deutschland z. B. für die Elimination der Masern nicht ausreichenden Durchimpfungsraten sind seit längerem publiziert, aber nicht vollständig umgesetzt (10-Punkte-Programm, RKI 1999) und Verbesserungen und Ausgestaltungen eines wirksamen Impfprogramms sind deshalb unverändert Gegenstand gesundheitspolitischer Diskussionen.

Literatur

Bales S, Baumann HG, Schnitzler N. Infektionsschutzgesetz. 2. Aufl. Stuttgart: Kohlhammer; 2003.

DAKJ, Kommission für Infektionskrankheiten und Impffragen DAKJ. Banale Infektionen – keine Kontraindikation für Impfungen. Monatszeitschr Kinderheilkd 2004;2:221–2. http://www.dakj.de/index.php?id=91

Gesetz zur Neuordnung seuchenrechtlicher Vorschriften – Infektionsschutzgesetz. Vom 20. Juli 2000 (BGBl. I S. 1045), zuletzt geändert durch Art. 11 § 3 des Gesetzes vom 6. August 2002 (BGBl. I S. 3082).

Interventionsprogramm Masern, Mumps, Röteln (MMR). RKI. 1999. http://intern.rki.ivbb.bund.de/GESUND/IMPFEN/INTERVT.PDF

Lauberau B, Hermann M, Weil J, Schmitt HJ, von Kries R. Durchimpfungsraten bei Kindern in Deutschland 1999. Monatsschr Kinderheilkd 2000;149:367–72.

Reiter S. Ausgewählte Daten zum Impf- und Immunstatus in Deutschland. Bundesgesundheitsbl Gesundheitsforsch Gesundheitsschutz 2004;12:1144–50.

RKI. 10 Punkte Programm zur Erhöhung der Impfbereitschaft und zur Steigerung der Durchimpfungsraten in Deutschland. Bundesgesundheitsbl Gesundheitsforsch Gesundheitsschutz 1999;4/99:290–2.

Schmitt HJ. Factors influencing vaccine uptake in Germany. Vaccine 2002; 20(Suppl.):S2–S4.

Spiess H. 30 Jahre STIKO. Monatsschr Kinderheilkd 2002;150:1218–21.

STIKO am RKI. Empfehlungen der Ständigen Impfkommission (STIKO) am Robert Koch-Institut 2004. Stand Juli 2004. Epidemiologisches Bulletin 2004;30:235–50. www.rki.de/GESUND/IMPFEN/STIKO

STIKO am RKI. Neues in den aktuellen Impfempfehlungen der STIKO. Epidemiologisches Bulletin 2004;32:261–4.

Weise H-J. Über die Tätigkeit der Impfkommissionen des Bundesgesundheitsamtes, insbesondere der Ständigen Impfkommission (1972–1983). Bundesgesundheitsbl 27 N. 4. April 1984, S. 121–126

10 Schutzimpfungen für Erwachsene – Indikations- und Auffrischimpfungen

J. Leidel

Eine wichtige Aufgabe des Arztes besteht darin, für einen ausreichenden (den Empfehlungen der STIKO entsprechenden) Impfschutz der von ihm betreuten Personen zu sorgen. Dies bedeutet nach diesen Empfehlungen, dass nach der Grundimmunisierung im Säuglings- bzw. Kleinkindesalter „bis zum Lebensende ggf. durch regelmäßige Auffrischimpfungen sicher zu stellen ist, dass der notwendige Impfschutz erhalten bleibt und – wenn indiziert – ein Impfschutz gegen weitere Infektionskrankheiten aufgebaut wird. Arztbesuche von Kindern, Jugendlichen und Erwachsenen sollten dazu genutzt werden, die Impfdokumentation zu überprüfen und im gegebenen Fall den Impfschutz zu vervollständigen" (Robert Koch-Institut).

Die STIKO-Empfehlungen basieren überwiegend auf epidemiologischen Nutzen-Risiko-Überlegungen. Darüber hinaus können durchaus weitere Impfungen individuell sinnvoll oder wichtig sein. Die Auffassung, von der STIKO nicht ausdrücklich empfohlene Impfungen sollten eher unterlassen werden, ist daher eindeutig unzutreffend. Die STIKO selbst weist auf diesen Sachverhalt ausdrücklich hin:

„Neben den von der STIKO empfohlenen Impfungen sind auf der Basis der existierenden Impfstoffzulassungen weitere „Impfindikationen" möglich, auf die nachfolgend nicht weiter eingegangen wird, die aber für den Einzelnen seiner individuellen (gesundheitlichen) Situation entsprechend sinnvoll sein können. Es liegt in der Verantwortung des Arztes, seine Patienten auf diese weiteren Schutzmöglichkeiten hinzuweisen. Insofern hindert auch eine fehlende STIKO-Empfehlung den Arzt nicht an einer begründeten Impfung."

Vorausgesetzt, die Indikation ist zutreffend gestellt und die Aufklärung des Impflings wurde korrekt durchgeführt, ist die rechtliche Sicherheit des Arztes bei solchen von der STIKO nicht ausdrücklich empfohlenen Impfungen nicht anders als bei denjenigen der Tab. 10.**1**. Allerdings gilt der Entschädigungsanspruch bei einer etwaigen gesundheitlichen Schädigung gem. § 60 IfSG nur für von der jeweiligen obersten Landesgesundheitsbehörde auf der Grundlage der STIKO-Empfehlungen nach § 20 Abs. 3 IfSG) „öffentlich empfohlene" Impfungen. Außerdem werden die

Kosten der von der STIKO nicht ausdrücklich empfohlenen Impfungen im Allgemeinen vom Impfling selbst zu tragen sein (sog. IGEL-Leistung).

Vorgehen bei fehlender Impfdokumentation

Können vom Impfling keine Dokumente über früher erfolgte Impfungen vorgelegt werden oder sind diese lückenhaft, so ist dies kein Grund, erforderliche Impfungen bis zur Klärung der Impfanamnese aufzuschieben, fehlende Impfungen nicht nachzuholen oder mit einer Grundimmunisierung nicht zu beginnen. Von zusätzlichen Impfungen bereits geschützter Personen geht keine besondere Gefährdung aus. Dies gilt auch für zusätzliche Impfungen mit Lebendvirusimpfstoffen. Prävakzinale serologische Untersuchungen sind zur Klärung des Impfstatus im Allgemeinen nicht geeignet und unnötig. Stattdessen sollten nichtdokumentierte Impfungen nachgeholt bzw. nichtdokumentierte Grundimmunisierungen begonnen werden. Postvakzinale serologische Kontrollen sind nur in besonderen Fällen indiziert (z. B. Rötelnimpfung bei Frauen mit Kinderwunsch, Anti-HBs-Bestimmung bei Risikopersonen, Impfungen bei Personen mit Immundefizienz).

Impfempfehlungen für Aussiedler, Flüchtlinge oder Asylbewerber in Gemeinschaftsunterkünften

Soweit Ansprüche nach dem Asylbewerberleistungsgesetz (AsylbLG) bestehen, stellt nach § 4 Abs. 3 dieses Gesetzes „die zuständige Behörde die ärztliche und zahnärztliche Versorgung *einschließlich der amtlich empfohlenen Schutzimpfungen* und medizinisch gebotenen Vorsorgeuntersuchungen sicher. Soweit die Leistungen durch niedergelassene Ärzte oder Zahnärzte erfolgen, richtet sich die Vergütung nach den am Ort der Niederlassung des Arztes oder Zahnarztes geltenden Verträgen nach § 72 Abs. 2 des Fünften Buches Sozialgesetzbuch.

Die STIKO empfiehlt, Schutzimpfungen bei den genannten Bewohnern von Gemeinschaftsunterkünften möglichst frühzeitig durch den öffentlichen Gesundheitsdienst bzw. durch von diesem beauftragte Ärzte zu beginnen. Die Vervollständigung sollte ggf. nach dem Verlassen der Gemeinschaftsunterkünfte durch die am späteren Aufenthaltsort niedergelassenen Ärzte oder durch den ÖGD erfolgen. Vorliegende Impfdokumente sollten nach Möglichkeit berücksichtigt, die Empfehlungen der STIKO dem Vorgehen zugrunde gelegt werden:

- Bei Erwachsenen sollten Impfungen gegen Tetanus und Diphtherie (Td), gegen Poliomyelitis sowie bei seronegativen Personen gegen Hepatitis B und bei seronegativen Frauen mit Kinderwunsch gegen Röteln und Varizellen durchgeführt werden.
- Bei Kindern sollten Impfungen gegen Diphtherie, Tetanus und Pertussis sowie gegen Polomyelitis, Masern, Mumps, Röteln, ggf. auch Varizellen und gegen Hepatitis B, bei Säuglingen und Kleinkindern auch gegen Hib durchgeführt werden.

Indikations- und Auffrischimpfungen

Die von der STIKO für Erwachsene empfohlenen Impfungen (Tab. 10.**1**) unterscheiden sich hinsichtlich ihrer epidemiologischen Bedeutung. Sie werden in 6 Kategorien eingeteilt:

- S: *Standard*impfungen mit allgemeiner Anwendung (= Regelimpfung),
- A: *Auffrisch*impfungen,
- I: *Indikations*impfungen für Risikogruppen bei individuell erhöhtem Expositions-, Erkrankungs- oder Komplikationsrisiko sowie auch zum Schutz Dritter,
- B: Impfungen auf Grund eines erhöhten *beruf*lichen Risikos, z. B. nach Gefährdungsbeurteilung entsprechend der Biostoffverordnung und dem G 42 und aus hygienischer Indikation; (auf diese Impfungen wird in Kap. 18 ausführlicher eingegangen. Gleichwohl werden sie auch in der Tab. 10.**1** aufgeführt, da STIKO-Empfehlungen und Rechtsgrundlagen der arbeitsmedizinischen Vorgehensweise nicht immer deckungsgleich sind),
- R: Impfungen auf Grund von *Reisen*; (auf diese Impfungen wird in Kap. 20 ausführlich eingegangen, in der Tab. 10.**1** werden sie nur ausnahmsweise aufgeführt),
- P: *Postexpositionelle* Prophylaxe/Riegelungsimpfungen; (dies ist Gegenstand von Kap. 11 und wird in der Tab. 10.**1** nicht behandelt).

Besonders hingewiesen sei an dieser Stelle darauf, dass die STIKO eine routinemäßige Auffrischung der Impfung gegen Poliomyelitis in der gegenwärtigen epidemiologischen Situation über das 18. Lebensjahr hinaus nicht mehr empfiehlt und dass die bei Personen ab dem 60. Lebensjahr empfohlenen Regelimpfungen gegen Influenza und Pneumokokken noch bei weitem nicht im erforderlichen Umfang durchgeführt werden.

Tabelle 10.1 Indikations- und Auffrischungsimpfungen für Erwachsene (nach Robert Koch-Institut 2004)

Impfung gegen	Kategorie	Indikation	Anwendungshinweise (Packungsbeilage/Fachinformationen beachten)
Diphtherie	S/A	Alle Personen bei fehlender oder unvollständiger Grundimmunisierung, wenn die letzte Impfung der Grundimmunisierung oder die letzte Auffrischimpfung länger als 10 Jahre zurückliegt.	Die Impfung gegen Diphtherie sollte in der Regel in Kombination mit der gegen Tetanus (Td) durchgeführt werden. Bei bestehender Diphtherie-Impfindikation und ausreichendem Tetanus-Impfschutz sollte monovalent gegen Diphtherie geimpft werden. Nichtgeimpfte oder Personen mit fehlendem Impfnachweis sollten 2 Impfungen im Abstand von 4–8 Wochen und eine 3. Impfung 6–12 Monate nach der 2. Impfung erhalten. Eine Reise in ein Infektionsgebiet sollte frühestens nach der 2. Impfung angetreten werden.
FSME (Frühsommermeningoenzephalitis)	I B	Personen, die in FSME-Risikogebieten Zecken exponiert sind oder Personen, die durch FSME beruflich gefährdet sind (exponiertes Laborpersonal sowie in Risikogebieten z. B. Forstarbeiter und Exponierte in der Landwirtschaft). *Risikogebiete in Deutschland* sind zur Zeit insbesondere:	Grundimmunisierung und Auffrischimpfungen mit einem für Erwachsene (bzw. Kinder) zugelassenen Impfstoff nach Angaben des Herstellers. Entsprechend den Empfehlungen der Gesundheitsbehörden; Hinweise zu FSME-Risikogebieten – veröffentlicht im Epidemiologischen Bulletin des RKI, Ausgabe 21/2004 – sind zu beachten.

Tabelle 10.1 Fortsetzung

Impfung gegen	Kategorie	Indikation	Anwendungshinweise (Packungsbeilage/Fachinformationen beachten)
		Bayern: Niederbayern (mit der Region Passau als Hochrisikogebiet), Oberpfalz (ausgenommen der Landkreis Tirschenreuth) sowie einige Landkreise in Mittel-, Ober- und Unterfranken und Oberbayern. *Baden-Württemberg*: gesamter Schwarzwald (Gebiet zwischen Pforzheim, Offenburg, Freiburg, Villingen, Tübingen, Sindelfingen), die Gebiete entlang der Flüsse Enz, Nagold und Neckar sowie entlang des Ober-/Hochrheins, oberhalb Kehls bis zum westlichen Bodensee (Konstanz, Singen, Stockach). *Hessen*: Odenwald und die Landkreise Darmstadt-Dieburg, Bergstraße, Marburg-Biedenkopf. *Rheinland-Pfalz*: Landkreis Birkenfeld. *Thüringen*: Saale-Holzland-Kreis, der Saale-Orla-Kreis und der Landkreis Hildburghausen. (Saisonalität beachten: April–November)	
	R	Zeckenexposition in FSME-Risikogebieten außerhalb Deutschlands	
Haemophilus influenzae Typ b (Hib)	I	Personen mit anatomischer oder funktioneller Asplenie.	

Hepatitis A (HA)	I	1. Homosexuell aktive Männer. 2. Personen mit substitutionspflichtiger Hämophilie. 3. Personen in psychiatrischen Einrichtungen oder vergleichbaren Fürsorgeeinrichtungen für Zerebralgeschädigte oder Verhaltensgestörte. 4. Personen, die an einer chronischen Leberkrankheit einschließlich chronischer Krankheiten mit Leberbeteiligung leiden und keine HAV-Antikörper besitzen.	Grundimmunisierung und Auffrischimpfung nach Angaben des Herstellers. Eine Vortestung auf HA-Antikörper ist bei vor 1950 Geborenen sinnvoll sowie bei Personen, die in der Anamnese eine mögliche HA aufweisen bzw. längere Zeit in Endemiegebieten gelebt haben.
	B	1. HA-gefährdetes Personal* im Gesundheitsdienst, z. B. Pädiatrie und Infektionsmedizin. 2. HA-gefährdetes Personal in Laboratorien (z. B. Stuhluntersuchungen). 3. Personal* in Kindertagesstätten, Kinderheimen u. ä. 4. Personal* in psychiatrischen Einrichtungen oder vergleichbaren Fürsorgeeinrichtungen für Zerebralgeschädigte oder Verhaltensgestörte. 5. Kanalisations- und Klärwerksarbeiter mit direktem Kontakt zu Abwasser.	
Hepatitis B (HB)	B	1. HB-gefährdete Personen im Gesundheitsdienst einschließlich Auszubildender bzw. Studenten sowie Reinigungspersonal; Personal in psychiatrischen Einrichtungen oder vergleichbaren Fürsorgeeinrichtungen für Zerebralgeschädigte oder Verhaltensgestörte; andere Personen, die durch	Hepatitis-B-Impfung nach den Angaben des Herstellers; im Allgemeinen nach serologischer Vortestung bei den Indikationen 1.–6.; Kontrolle des Impferfolgs ist für die Indikationen unter 1.–4. sowie bei Immundefizienz erforderlich. Bei anderen Personen mit möglicherweise erniedrigter

* Unter Personal ist hier medizinisches und anderes Pflegepersonal sowie Küchen- und Reinigungskräfte zu verstehen.

Tabelle 10.1 Fortsetzung

Impfung gegen	Kategorie	Indikation	Anwendungshinweise (Packungsbeilage/Fachinformationen beachten)
		Blutkontakte mit möglicherweise infizierten Personen gefährdet sind in Abhängigkeit von der Gefährdungsbeurteilung, z. B. betriebliche bzw. ehrenamtliche Ersthelfer, Mitarbeiter von Rettungsdiensten, Polizisten, Sozialarbeiter und Gefängnispersonal mit Kontakt zu Drogenabhängigen.	Ansprechrate, z. B. bei über 40-Jährigen, kann eine Nachtestung sinnvoll sein. Auffrischimpfung entsprechend dem nach Abschluss der Grundimmunisierung erreichten Antikörperwert (Kontrolle 1–2 Monate nach 3. Dosis): Bei Anti-HBs-Werten < 100 IE/l umgehend erneute Impfung (1 Dosis) und erneute Kontrolle. Bei Anti-HBs-Werten ≥100 IE/l Auffrischimpfung (1Dosis) nach 10 Jahren bei Fortbestehen eines Infektionsrisikos mit hoher Infektionsdosis (z. B. Nadelstich, Nadeltausch, häufige Übertragung von Blut oder Blutprodukten, Hämodialyse).
	I	2. Patienten mit chronischer Nierenkrankheit, Dialysepatienten, Patienten mit häufiger Übertragung von Blut oder Blutbestandteilen (z. B. Hämophile), Patienten vor ausgedehnten chirurgischen Eingriffen (z. B. vor Operationen unter Verwendung der Herz-Lungen-Maschine. Entscheidend sind die Dringlichkeit des Eingriffs sowie der Wunsch des Patienten nach einem Impfschutz). 3. Personen mit chronischer Leberkrankheit einschließlich chronischer Krankheiten mit Leberbeteiligung sowie HIV-Positive ohne HBV-Marker. 4. Durch Kontakt mit HBsAg-Trägern in der Familie oder Wohngemeinschaft gefährdete Personen, Sexualpartner von HBsAg-Trägern. 5. Patienten in psychiatrischen Einrichtungen oder Bewohner vergleichbarer Fürsorgeeinrichtungen	

		für Zerebralgeschädigte oder Verhaltensgestörte sowie Personen in Behindertenwerkstätten. 6. Besondere Risikogruppen, wie z. B. homosexuell aktive Männer, Drogenabhängige, Prostituierte, länger einsitzende Strafgefangene. 7. Durch Kontakt mit HBsAg-Trägern in einer Gemeinschaft (Kindergärten, Kinderheime, Pflegestätten, Schulklassen, Spielgemeinschaften) gefährdete Personen	
Influenza	S	Personen über 60 Jahre.	Jährliche Impfung im Herbst mit einem Impfstoff mit aktueller von der WHO empfohlener Antigenkombination.
	I	Kinder, Jugendliche und Erwachsene mit erhöhter gesundheitlicher Gefährdung infolge eines Grundleidens – wie z. B. chronische Krankheiten der Atmungsorgane (inkl. Asthma und COPD), chronische Herz-Kreislauf-, Leber- und Nierenkrankheiten, Diabetes und andere Stoffwechselkrankheiten, Multiple Sklerose mit durch Infektionen getriggerten Schüben, Personen mit angeborenen oder erworbenen Immundefekten mit T- und/oder B-zellulärer Restfunktion, HIV-Infektion – sowie Bewohner von Alters- oder Pflegeheimen.	
	B/I	Personen mit erhöhter Gefährdung, z. B. medizinisches Personal, Personen in Einrichtungen mit	

Tabelle 10.1 Fortsetzung

Impfung gegen	Kategorie	Indikation	Anwendungshinweise (Packungsbeilage/Fachinformationen beachten)
		umfangreichem Publikumsverkehr sowie Personen, die als mögliche Infektionsquelle für von ihnen betreute ungeimpfte Risikopersonen fungieren können	
	I	Wenn eine intensive Epidemie auf Grund von Erfahrungen in anderen Ländern droht oder nach deutlicher Antigendrift bzw. einer Antigenshift zu erwarten ist und der Impfstoff die neue Variante enthält.	Entsprechend den Empfehlungen der Gesundheitsbehörden.
Masern	B	Ungeimpfte bzw. empfängliche Personen in Einrichtungen der Pädiatrie, in der Onkologie und bei der Betreuung von Immundefizienten sowie in Gemeinschaftseinrichtungen für das Vorschulalter und Kinderheimen.	Einmalige Impfung, vorzugsweise mit MMR-Impfstoff.
Meningokokkeninfektionen (Gruppen A, C, W135, Y)	I	Gesundheitlich Gefährdete: Personen mit angeborenen oder erworbenen Immundefekten mit T- und/oder B-zellulärer Restfunktion, insbesondere Komplement-/Properdindefekte, Hypogammaglobulinämie, Asplenie.	Bei Personen nach dem vollendeten 2. Lebensjahr eine Impfung mit konjugiertem MenC-Impfstoff, gefolgt von einer Impfung mit 4-valentem PS-Impfstoff im Abstand von 6 Monaten.

	B	Gefährdetes Laborpersonal (bei Arbeiten mit dem Risiko eines N.-meningitidis-Aerosols!).	Impfung mit konjugiertem MenC-Impfstoff, gefolgt von einer Impfung mit 4-valentem PS-Impfstoff im Abstand von 6 Monaten; bei bereits mit PS-Impfstoff geimpften Personen ist auch die Nachimpfung mit dem Konjugatimpfstoff nach 6 Monaten sinnvoll.
	R	Schüler/Studenten vor Langzeitaufenthalten in Ländern mit empfohlener allgemeiner Impfung für Jugendliche oder selektiver Impfung für Schüler/Studenten.	Entsprechend den Empfehlungen der Zielländer.
			Bei fortbestehendem Infektionsrisiko Wiederimpfung für alle oben angegebenen Indikationen nach Angaben des Herstellers, für PS-Impfstoff im Allgemeinen nach 3 Jahren.
Mumps	B	Ungeimpfte bzw. empfängliche Personen in Einrichtungen der Pädiatrie, in Gemeinschaftseinrichtungen für das Vorschulalter und in Kinderheimen.	einmalige Impfung. vorzugsweise mit MMR-Impfstoff
Pertussis	I	Sofern kein adäquater Immunschutz vorliegt, sollen Frauen mit Kinderwunsch präkonzeptionell, enge Haushaltskontaktpersonen (Eltern, Geschwister) und Betreuer (z. B. Tagesmütter, Babysitter, ggf. Großeltern) spätestens 4 Wochen vor Geburt des Kindes eine Dosis Pertussisimpfstoff erhalten. Erfolgte die Impfung nicht vor der Konzeption,	Definition – adäquater Immunschutz: Impfung oder mikrobiologisch bestätigte Erkrankung innerhalb der vergangenen 10 Jahre.

Tabelle 10.1 Fortsetzung

Impfung gegen	Kategorie	Indikation	Anwendungshinweise (Packungsbeilage/Fachinformationen beachten)
		sollte die Mutter bevorzugt in den ersten Tagen nach der Geburt des Kindes geimpft werden.	
	B	Personal in Einrichtungen der Pädiatrie, der Schwangerenbetreuung und der Geburtshilfe sowie in Gemeinschaftseinrichtungen für das Vorschulalter und Kinderheimen sollte über einen adäquaten Immunschutz (s. o.) gegen Pertussis verfügen.	Einmalige Impfung; bei Vorliegen weiterer Impfindikationen ggf. mit Kombinations-Impfstoff.
Pneumokokkenkrankheiten	S	Personen über 60 Jahre.	Eine Impfung mit Polysaccharid-Impfstoff; Wiederholungsimpfung im Abstand von 6 Jahren.
	I	Kinder (ab vollendetem 2. Lebensmonat), Jugendliche und Erwachsene mit erhöhter gesundheitlicher Gefährdung infolge einer Grundkrankheit: 1. Angeborene oder erworbene Immundefekte mit T- und/oder B-zellulärer Restfunktion, wie z. B. Hypogammaglobulinämie, Komplement- und Properdindefekte, bei funktioneller oder anatomischer Asplenie, bei Sichelzellenanämie,	Säuglinge und Kleinkinder (vom vollendeten 2. Lebensmonat bis zum vollendeten 2. Lebensjahr) erhalten Pneumokokken-Konjugat-Impfstoff nach folgendem Schema: Säuglinge bis zu einem Alter von 6 Monaten ab dem vollendeten 2. Lebensmonat 3 Impfungen im Abstand von jeweils 1 Monat, gefolgt von einer 4. Impfung im 2. Lebensjahr, Säuglinge im Alter von 7–11 Monaten 2 Impfungen im Abstand von

		bei Krankheiten der blutbildenden Organe, bei neoplastischen Krankheiten, bei HIV-Infektion, nach Knochenmarktransplantation. 2. Chronische Krankheiten, wie z. B.: Herz-Kreislauf-Krankheiten, Krankheiten der Atmungsorgane (inklusive Asthma und COPD), Diabetes mellitus oder andere Stoffwechselkrankheiten, chronische Nierenkrankheiten/nephrotisches Syndrom, Liquorfistel, vor Organtransplantation und vor Beginn einer immunsuppressiven Therapie.	1 Monat, gefolgt von einer 3. Impfung im 2. Lebensjahr, Kinder im Alter von 12–23 Monaten 2 Impfungen im Abstand von 2 Monaten. Kinder (ab vollendetem 2. Lebensjahr), Jugendliche und Erwachsene erhalten eine einmalige Impfung mit Polysaccharidimpfstoff. Bei weiter bestehender Indikation Wiederholungsimpfung im Abstand von 6 (Erwachsene) bzw. frühestens 3 Jahren (Kinder unter 10 Jahren)
Poliomyelitis	S	Alle Personen bei fehlender oder unvollständiger Grundimmunisierung.	Erwachsene mit mindestens 4 dokumentierten OPV- bzw. IPV-Impfungen im Kindes- und Jugendalter bzw. nach einer Grundimmunisierung im Erwachsenenalter gelten als vollständig immunisiert. Ungeimpfte Personen erhalten IPV entsprechend den Angaben des Herstellers. Ausstehende Impfungen der Grundimmunisierung werden mit IPV nachgeholt. Eine routinemäßige Auffrischimpfung wird nach dem vollendeten 18. Lebensjahr nicht empfohlen.
	I	Für folgende Personengruppen ist eine Auffrischimpfung indiziert: Reisende in Regionen mit Infektionsrisiko (die aktuelle epidemische Situation ist zu beachten, insbesondere die Meldungen der WHO), Aussiedler, Flüchtlinge und Asylbewerber bei der Einreise aus Gebieten mit Poliorisiko, die in Gemeinschaftsunterkünften leben (S. 87).	

Tabelle 10.1 Fortsetzung

Impfung gegen	Kategorie	Indikation	Anwendungshinweise (Packungsbeilage/Fachinformationen beachten)
	B	Personal der o. g. Einrichtungen, medizinisches Personal, das engen Kontakt zu Erkrankten haben kann, Personal in Laboratorien mit Poliomyelitisrisiko.	Impfung mit IPV, wenn die Impfungen der Grundimmunisierung nicht vollständig dokumentiert sind oder die letzte Impfung der Grundimmunisierung bzw. die letzte Auffrischimpfung länger als 10 Jahre zurückliegen Personen ohne Nachweis einer Grundimmunisierung sollten vor Reisebeginn wenigstens 2 Dosen IPV erhalten
Röteln	I	Seronegative Frauen mit Kinderwunsch.	Einmalige Impfung – vorzugsweise mit MMR-Impfstoff – bei Frauen mit nachfolgender Kontrolle des Rötelnimpferfolgs.
	B	Ungeimpfte bzw. empfängliche Personen in Einrichtungen der Pädiatrie, der Geburtshilfe und der Schwangerenbetreuung sowie in Gemeinschaftseinrichtungen für das Vorschulalter und in Kinderheimen.	
Tetanus	S/A	Alle Personen bei fehlender oder unvollständiger Grundimmunisierung, wenn die letzte Impfung der Grundimmunisierung oder die letzte Auffrischimpfung länger als 10 Jahre zurückliegt. Eine begonnene Grundimmunisierung wird vervollständigt, Auffrischimpfung in 10-jährlichem Intervall.	Die Impfung gegen Tetanus sollte in der Regel in Kombination mit der gegen Diphtherie (Td) durchgeführt werden, falls nicht bereits ein aktueller Impfschutz gegen Diphtherie besteht.

Tollwut	B	Tierärzte, Jäger, Forstpersonal u. a. Personen bei Umgang mit Tieren in Gebieten mit Wildtiertollwut sowie ähnliche Risikogruppen (z. B. Personen mit beruflichem oder sonstigem engen Kontakt zu Fledermäusen).	Dosierungsschema nach Angaben des Herstellers. Personen mit weiter bestehendem Expositionsrisiko sollten eine Auffrischimpfung entsprechend den Angaben des Herstellers erhalten.
		Personal in Laboratorien mit Tollwutrisiko.	Mit Tollwutvirus arbeitendes Laborpersonal sollte halbjährlich auf neutralisierende Antikörper untersucht werden. Eine Auffrischimpfung ist bei < 0,5 IE/ml Serum indiziert.
Tuberkulose		Die Impfung mit dem derzeit verfügbaren BCG-Impfstoff wird nicht empfohlen.	
Varizellen	S	Ungeimpfte 9- bis 17-jährige Jugendliche ohne Varizellen-Anamnese.	Nach Angaben des Herstellers: 1 Dosis bei Kindern vor dem vollendeten 13. Lebensjahr; 2 Dosen im Abstand von mindestens 6 Wochen bei Kindern ab 13 Jahren, Jugendlichen und Erwachsenen *Anmerkung*: Impfung nicht unter intensiver immunsuppressiver Therapie durchführen (z. B. in der Anfangsphase der Behandlung). – Nach Abschluss der immunsuppressiven Therapie und vollständiger klinischer Remission mindestens 12 Monate – vollständige hämatologische Remission (Gesamtlymphozytenzahl mindestens 1200/mm^3 Blut). S. Kap. 7

Tabelle 10.1 Fortsetzung

Impfung gegen	Kategorie	Indikation	Anwendungshinweise (Packungsbeilage/Fachinformationen beachten)
	I	1. Seronegative Frauen mit Kinderwunsch. 2. Seronegative Patienten vor geplanter immunsuppressiver Therapie oder Organtransplantation. 3. Seronegative Patienten unter immunsuppressiver Therapie. 4. Seronegative Patienten mit Leukämie. 5. Empfängliche Patienten mit schwerer Neurodermitis. 6. Empfängliche Personen mit engem Kontakt zu den unter Punkt 2–5 Genannten.	„Empfängliche Personen" bedeutet: anamnestisch keine Windpocken, keine Impfung und bei serologischer Testung kein Nachweis spezifischer Antikörper.
	B	Seronegatives Personal im Gesundheitsdienst, insbesondere der Bereiche Pädiatrie, Onkologie, Gynäkologie/Geburtshilfe, Intensivmedizin und im Bereich der Betreuung von Immundefizienten sowie bei Neueinstellungen in Gemeinschaftseinrichtungen für das Vorschulalter.	

Literatur

Robert Koch-Institut: Empfehlungen der ständigen Impfkommission (STIKO). Stand: Juli 2004. Epi Bull 2004; 30: 235–50.

11 Postexpositions- und Riegelungsimpfungen

U. Heininger

Schutzimpfungen zählen zu den wichtigsten infektionsprophylaktischen Maßnahmen in der Medizin. Sie umfassen in Deutschland gemäß den Empfehlungen der Ständigen Impfkommission am Robert Koch-Institut (STIKO) Standardimpfungen, die allen gesunden Personen in bestimmten Altersstufen empfohlen werden, sowie weitere Impfungen in besonderen Situationen, die sog. „Indikationsimpfungen" (Robert Koch-Institut 2004). Idealerweise werden diese Impfungen präexpositionell verabreicht und entfalten somit ihre prophylaktische Wirkung. In der Praxis jedoch werden Impfungen leider nicht immer zum empfohlenen Zeitpunkt durchgeführt, sondern mehrheitlich mit oftmals erheblicher zeitlicher Verzögerung (Laubereau et al. 2001). Ferner werden Auffrischimpfungen häufig versäumt. Diese Umstände können zu Situationen führen, in denen unzureichend geschützte Personen in Kontakt mit einem impfpräventablen Infektionserreger geraten und ein sofortiger Impfschutz gewünscht wird – wie z. B. vor Tetanus bei einer Verletzung.

Hier bieten sich grundsätzlich folgende Präventionsmöglichkeiten an:

- Gabe eines Antibiotikums (nur bei bakteriellen Erregern),
- Gabe von Immunglobulinen (passive Immunisierung),
- Postexpositionsimpfung (= Inkubationsimpfung).

Bei ausgedehnter Anwendung von Postexpositionsimpfungen – z. B. zur Bekämpfung von Kleinraumepidemien – spricht man von Riegelungsimpfungen.

Voraussetzungen

Welches Verfahren im konkreten Fall am sinnvollsten ist, muss individuell festgelegt werden (Heininger 2004). Dies erfordert ein sorgfältiges Aufklärungsgespräch, da der Erfolg der Maßnahme nicht garantiert werden kann und die Enttäuschung im Falle eines Misserfolgs zu Vorwürfen gegenüber dem Arzt führen kann. Im Folgenden werden Empfehlungen und ihre Erfolgsaussichten dargestellt.

Tetanus

Die postexpositionelle Tetanusprophylaxe ist eine häufig, oftmals mangels Impfdokumentation zu häufig durchgeführte Inkubationsimpfung. Sie ist indiziert, wenn sich anlässlich einer Verletzung bei der Überprüfung des Tetanusimpfschutzes dieser als unvollständig erweist oder unbekannt ist. Bedauerlicherweise wird es oftmals versäumt, den unbekannten Impfschutz zu rekonstruieren. Dies wäre sinnvoll, da so dem Patienten unnötige Immunisierungen erspart würden. Diese können wegen „Überimpfung“ aus immunologischen Gründen zu unangenehmen Entzündungsreaktionen an der Impfstelle (Typ-III-Allergie durch Antigen-Antikörper-Reaktion) führen. Für die Klärung des Impfstatus bleiben 24 Stunden Zeit. So bald als möglich, spätestens binnen 24 Stunden nach Verletzung, sollte eine bis dahin versäumte Tetanusauffrischimpfung erfolgen, da nach Ablauf der Inkubationszeit die bakterielle Toxinproduktion einsetzt und zu diesem Zeitpunkt eine ausreichende Menge an Antitetanustoxin im Blut des Verletzten vorhanden sein muss.

Tab. 22.1 zeigt die STIKO-Empfehlung zur postexpositionellen Tetanus-Prophylaxe (Robert Koch-Institut 2004). Dabei muss beachtet werden, dass nicht nur der Tetanusimpfschutz, sondern unter Verwendung eines altersgemäß empfohlenen Kombinationsimpfstoffs auch andere fehlende Impfungen nachgeholt werden sollen (DTPa/Hib/IPV/HepB bzw. dtpa). Mangels geeigneter Einzelimpfstoffe ist dies sonst im Nachhinein nicht mehr möglich.

Der Erfolg der postexpositionellen Tetanusprophylaxe wurde in der amerikanische Armeen während des 2. Weltkriegs nachgewiesen: Die Tetanusinzidenz sank nach Einführung der Tetanusimmunisierungen von zuvor 13,4 (während des 1. Weltkriegs) auf 0,44 pro 100 000 Verletzungen (Long et al. 1947).

Diphtherie

Im Falle eines direkten Kontakts („face to face“, d. h. mit weniger als 1 m Abstand) mit einer an Diphtherie erkrankten Person sollte unabhängig vom Impfstatus eine Chemoprophylaxe mit Penicillin p. o. (alternativ bei Penicillinallergie auch mit Erythromycin) über 7 Tage durchgeführt werden. Zusätzlich soll bei unvollständiger Grundimmunisierung (weniger als 3 Dosen) bzw. länger als 5 (!) Jahre zurückliegender letzter Diphtherieauffrischimpfung prophylaktisch eine aktive Diphtherieimpfung verabreicht werden. Früher war ergänzend dazu noch Diphtherieantitoxin (250 IE/kg KG bis zu maximal 3000 IE) appliziert worden, dieses ist jedoch leider seit einiger Zeit in Deutschland nicht mehr erhältlich. In Notfällen kann es in der Schweiz bezogen werden (S. 189). Aus diesem Grund sind regelmäßige aktive Immunisierungen zur Verhütung der Diphtherie für die Allgemeinbevölkerung weiterhin von herausragender Bedeutung.

Pertussis

Die Inkubationszeit der Pertussis beträgt 7–28 Tage. Dies ist bei postexpositionellen Impfungen zu berücksichtigen. Wie bei Exposition gegen Tetanus und Diphtherie sind sowohl die Gabe eines Antibiotikums nach Kontakt mit einem Erkrankten als auch aktive Impfmaßnahmen möglich, jedoch steht kein wirksames Immunglobulin zur passiven Immunisierung zur Verfügung.

Die Deutsche Gesellschaft für Pädiatrische Infektiologie empfiehlt eine postexpositionelle Antibiotikaprophylaxe mit Erythromycin (50 mg/kg KG/Tag) oder einem anderen Makrolidantibiotikum p. o. über 14 Tage für „empfängliche Personen“ (Liese et al. 2003). Sie ist aber nur von eingeschränkter Wirksamkeit, da sie häufig zu spät erfolgt. Dies liegt daran, dass in der für diese Maßnahme entscheidenden Frühphase der Krankheit meist nur uncharakteristische Symptome bestehen, die nicht als Pertussis erkannt werden (Cherry und Heininger 2004).

Die aktive Immunisierung stellt die effektivste Form der Pertussisprophylaxe dar, wobei schon nach einer Impfdosis schwere, zur Hospitalisierung führende Manifestationen der Infektion verhindert werden können (Juretzko et al. 2002). Gegenüber allen Krankheitsformen betrug die Wirksamkeit nach 3 Dosen einer azellulären Pertussisvakzine ca. 85 %, bei weniger als 3 Impfungen knapp 60 %. Der Erfolg einer Inkubationsimpfung bei einem bislang ungeimpften Patienten ist nicht gesichert, jedoch unbedenklich und möglicherweise von Nutzen, sodass diese Maßnahme in jedem Fall erwogen werden sollte.

Günstiger ist die Situation bei Exposition nach bereits begonnener oder abgeschlossener Grundimmunisierung. Hier kann durch Fortführung bzw. Komplettierung der Impfserie der Impfschutz optimiert und somit der Ausbruch der Erkrankung verhindert oder zumindest abgeschwächt werden. Besonders Erfolg versprechend ist die postexpositionelle Impfung, wenn die 3. Impfdosis zum Zeitpunkt der Exposition schon mindestens 6 Monate zurückliegt und die Inkubationsimpfung der ohnehin indizierten Auffrischimpfung entspricht.

Die bisweilen früher geäußerten Bedenken, eine Pertussisimpfung in der Inkubationsphase der Erkrankung könne deren Verlauf verschlimmern, ist unbegründet und beruht auf Fehlinterpretationen der Literatur aus den 60er-Jahren (Heininger 2000). Die Fachinformationen der in Deutschland erhältlichen Pertussisvakzinen enthalten, im Gegensatz zu früher, keine Warnhinweise mehr bezüglich der Durchführung von Inkubationsimpfungen. Auch die STIKO unterstützt diese Maßnahme, in dem sie einen „möglichen Kontakt des Impflings zu Personen mit ansteckenden Krankheiten" als falsche Kontraindikation anführt (Robert Koch-Institut 2004).

Hepatitis B

Die Impfung gegen Hepatitis B ist in Deutschland für alle Säuglinge und Jugendlichen allgemein empfohlen. Ferner empfiehlt die STIKO Impfmaßnahmen bei nichtimmunen Kontaktpersonen von infektiösen Patienten. Als Exposition wird der Kontakt mit HBV-haltigem „Material" (z.B. Blut, Nadelstich, Geschlechtsverkehr) gewertet bzw. wenn eine Kontamination des Materials als wahrscheinlich gilt, jedoch eine Testung nicht möglich ist. Im konkreten Fall ist wie folgt vorzugehen:

- Neugeborene von HBs-Ag-positiven Müttern sollen unmittelbar nach Geburt, d.h. innerhalb von 12 Stunden, die erste Dosis HB-Impfstoff gemeinsam mit HB-Immunglobulin erhalten. Die damit begonnene Grundimmunisierung wird einen Monat nach der 1. Impfung durch eine 2. und 6 Monate nach der 1. Impfung durch eine 3. aktive Immunisierung vervollständigt. Neugeborene von Müttern mit unbekanntem HBs-Ag-Status erhalten zunächst ebenfalls eine 1. Dosis HB-Impfstoff, ggf. (wenn sich die Mutter als HBs-Ag-positiv erweist) gefolgt von HB-Immunglobulin innerhalb von 7 Tagen nach Geburt.
- Ungeimpfte Personen erhalten bei Exposition sofort eine aktiv-passive Simultanimpfung, ebenfalls gefolgt von 2 weiteren aktiven Immunisierungen (1 und 6 Monate nach der 1. Dosis).

Tab. 11.1 Empfohlene Hepatitis-B-Prophylaxe nach Exposition

Aktueller Anti-HBs-Wert	Erforderlich ist die Gabe von	
	HB-Impfstoff	HB-Immunglobulin
≥ 100 IE/l	nein	nein
≥ 10 bis < 100 IE/l	ja	nein
< 10 IE/l	ja	ja

Für früher bereits geimpfte Exponierte wird die sofortige Verabreichung einer Dosis Hepatitis-B-Impfstoff (aber kein Immunglobulin) empfohlen, sofern die letzte Impfung bereits 5–10 Jahre zurückliegt, selbst wenn der Anti-HBs-Wert im Serum direkt nach Grundimmunisierung ≥ 100 IE/l betrug.

Eine sofortige Testung (innerhalb von höchstens 48 Stunden) des Exponierten ist empfohlen, wenn:

- dieser nicht bzw. nicht vollständig geimpft ist, oder
- er „Low Responder" ist (Anti-HBs nach Grundimmunisierung < 100 IE/l),
- der Impferfolg nie kontrolliert wurde,
- die letzte Impfung länger als 10 Jahre zurückliegt (unabhängig vom damaligen Anti-Hbs-Wert!).

Das weitere Vorgehen ist vom Testergebnis abhängig (Tab. 11.**1**).

Durch rechtzeitige postexpositionelle Maßnahmen lässt sich eine Hepatitis-B-Infektion effektiv (ca. 98 %) verhindern (Mele et al. 2001). Die Verträglichkeit der Impfmaßnahmen ist ausgezeichnet.

Hepatitis A

Für Kontaktpersonen zu an Hepatitis A Erkrankten empfiehlt die STIKO postexpositionelle Impfung als Inkubationsimpfung, bei regionalen Ausbrüchen – insbesondere in Gemeinschaftseinrichtungen – auf Empfehlung der örtlichen Gesundheitsämter auch als Riegelungsimpfung. Die 1. Impfung sollte durch eine 2. Impfdosis nach 6–12 Monaten komplettiert werden.

Die postexpositionelle Impfung gegen Hepatitis A ist sinnvoll und effektiv, weil die Inkubationszeit der Infektion mit 2–6 Wochen ausreichend lang ist (Sagliocca et al. 1999). Sie erlaubt die rechtzeitige Ausbildung eines Impfschutzes, selbst wenn man berücksichtigt, dass die Kontagiosität bereits 2 Wochen vor dem Ikterus des Indexpatienten beginnt. So erkrankten in einer italienischen Studie (Sagliocca et al. 1999) von 207 ungeimpften, exponierten Personen immerhin 12 (5,8 %) an Hepatitis A, während von 197 Kontaktpersonen, die binnen 8 Tagen nach Erkrankungsbeginn des Indexpatienten eine Inkubationsimpfung erhielten, nur 2 (1 %) erkrankten (Wirksamkeit 78 %, 95 % VB: 7–95).

Für besonders gefährdete Personen kann man 1-malig Standardimmunglobulin zeitgleich mit der 1. aktiven Immunisierung verabreichen, wobei aber der zusätzliche Effekt der passiven Prophylaxe nicht belegt ist.

Masern

Die meisten Länder, so auch Deutschland, empfehlen die 2-malige Masern-Mumps-Röteln-(MMR-)Kombinationsimpfung nach Rückbildung des diaplazentar übertragenen Nestschutzes, d. h. ab dem Alter von 11 Monaten. Die 2. Dosis folgt frühestens 4 Wochen nach der 1. MMR-Impfung, vorzugsweise im Alter von 15–23 Monaten. Bei Exposition von bislang ungeimpften bzw. unzureichend (nur einmal) geimpften Kindern (schon ab dem Alter von 9 Monaten), Jugendlichen sowie allen anderen gefährdeten Personen in Gemeinschaftseinrichtungen soll möglichst innerhalb von 3 Tagen eine Dosis MMR verabreicht werden. Für diese Empfehlung gibt es überzeugende Evidenz: Die Inkubationszeit der Maserninfektion ist um ca. 2–4 Tage länger als das Intervall zwischen Impfung und Serokonversion, denn schon ab dem 12. Tag nach Masernimpfung sind neutralisierende Antikörper im Serum nachweisbar.

Klinische Studien belegen auch die Wirksamkeit der Maserninkubationsimpfung mit Schutzraten von bis zu 93 % (Fulginiti und Kempe 1963). Die Fachinformationen der in Deutschland erhältlichen MMR-Kombinationsimpfstoffe gestatten die Durchführung von Inkubationsimpfungen, wobei aber auf eine beschränkte Wirksamkeit hingewiesen wird und vorzugsweise die Gabe von Standardimmunglobulin empfohlen wird. Aus Sicht des Patienten ist jedoch die aktive Immunisierung zu bevorzugen, da diese eine mindestens gleichwertige Wirksamkeit aufweist und den Vorteil des dauerhaften Schutzes mit sich bringt, wohingegen die passive Immunisierung nur vorübergehend schützt. Selbstverständlich sind die bekannten Kontraindikationen wie Immundefizienz,

Anaphylaxie gegen Hühnereiweiß und Schwangerschaft zu berücksichtigen.

Mumps

In Analogie zur Situation bei den Masern empfiehlt die STIKO auch nach Exposition gegen Mumps für bislang ungeimpfte oder nur einmal geimpfte Kinder (ab dem Alter von 9 Monaten), Jugendliche, und andere gefährdete Personen in Gemeinschaftseinrichtungen möglichst innerhalb von 3 Tagen nach Exposition eine Impfung, vorzugsweise mit MMR. Da die Inkubationszeit 16–18 Tage beträgt und die Serokonversion nach Impfung schneller eintritt, ist auch diese Empfehlung plausibel. Es fehlen jedoch Untersuchungen, welche die Effektivität dieser Maßnahme belegen. Die Durchführung der Inkubationsimpfung ist dennoch sinnvoll, da selbst bei deren Versagen durch die Impfung kein Nachteil im Sinne einer Krankheitsverschlimmerung für den Patienten zu erwarten ist: Als die Zulassungsstudien für den ersten Mumpsimpfstoff (Jeryl-Lynn-Impfstamm) stattfanden, erkrankten 28 der mehr als 3000 Impflinge innerhalb von 2 Wochen nach der Impfung an Mumps. Somit war die Impfung bei diesen Personen unbeabsichtigt in der Inkubationsphase erfolgt. Die Infektion und nachfolgende Erkrankung durch Wildtypvirus konnte nicht mehr verhindert werden, jedoch traten keine Komplikationen oder ungewöhnlich schwere Krankheitsverläufe auf (Sugg et al. 1968).

In den Fachinformationen der Impfstoffe findet man zur Mumpsinkubationsimpfung unterschiedliche Angaben. Sie stufen sie als „bis zum 3., maximal bis zum 5. Tag sinnvoll" ein, mit entsprechendem Hinweis auf fehlende Zuverlässigkeit dieser Maßnahme (Mumpsvax) bzw. raten davon ab (MM Diplovax). Es gelten die gleichen Kontraindikationen wie bei der Maserninkubationsimpfung.

Ein spezifisches Mumpsimmunglobulin steht nicht zur Verfügung, auch die Gabe von Standardimmmunglobulinen hat keine nachgewiesene Wirksamkeit und wird daher nach Exposition nicht empfohlen.

Röteln

Rötelninfektionen führen in den ersten 3–4 Schwangerschaftsmonaten in bis zu 50% der Fälle zur gefürchteten Rötelnembryopathie (S. 238f). Die

Exposition einer nichtimmunen Schwangeren gegenüber Röteln ist in der Frühphase der Schwangerschaft eine Notfallsituation. Die früher empfohlene passive Immunisierung ist mangels Verfügbarkeit von spezifischem Rötelnimmunglobulin heute nicht mehr möglich, die Anwendung des attenuierten Rötelnlebendimpfstoffes ist in der Schwangerschaft kontraindiziert. Diesem Dilemma kann nur durch konsequente präexpositionelle Impfmaßnahmen in der Bevölkerung, wie von der STIKO empfohlen, begegnet werden.

Die STIKO empfiehlt die postexpositionelle Rötelnimpfung großzügig für ungeimpfte oder erst einmal geimpfte Kinder mit Kontakt zu Rötelnkranken. Sie muss innerhalb von 3 Tagen nach Exposition erfolgen. Die Wirksamkeit der Rötelninkubationsimpfung ist nicht belegt, jedoch aus den oben bei der Maserninkubationsimpfung genannten Gründen sehr empfehlenswert. Jede verhinderte Rötelninfektion in der Bevölkerung reduziert indirekt das Risiko für eine Rötelnembryopathie.

Varizellen

Die Impfung gegen Varizellen wird in Deutschland seit Sommer 2004 allgemein ab dem Alter von 11 Monaten und darüber hinaus weiterhin für bestimmte Risikopersonen sowie für bislang ungeimpfte Kinder und Jugendliche ohne Varizellenanamnese empfohlen. Die beiden verfügbaren Lebendimpfstoffe führen schon ab dem 7. postvakzinalen Tag zu nachweisbaren neutralisierenden Serumantikörpern, wohingegen die mittlere Inkubationszeit der Wildinfektion 14–16 Tage beträgt. Dies erlaubt sinnvollerweise die Durchführung von Inkubationsimpfungen. Die STIKO empfiehlt sie für ungeimpfte Personen mit negativer Varizellenanamnese und Kontakt zu Risikopersonen. Sie soll innerhalb von 5 Tagen nach Exposition (definiert als gemeinsamer Aufenthalt mit der infektiösen Person in einem Raum über mindestens 1 Stunde, „face-to-face"-Kontakt, oder Leben im selben Haushalt) erfolgen. Hierbei ist zu berücksichtigen, dass der Indexpatient bereits 48 Stunden vor Auftreten des Exanthems infektiös ist. Das bedeutet, dass die Impfung spätestens 3 Tage nach Beginn des Exanthems beim Indexfall bzw. 5 Tage nach Kontakt mit dem Indexfall erfolgen muss. Die Wirksamkeit beträgt ca. 90 %. Ein Varizellenimpfstoff ist explizit auch für die Indikation „postexpositionelle Prophylaxe" zugelassen. Alternativ besteht ferner die Möglichkeit der passiven Immunisierung, z. B. mit Varitect (1 ml/kg KG i. v.). Hierbei ist aber zu beachten, dass diese Maßnahme nur eine eingeschränkte Effektivität besitzt (Zaja et al. 1983) und deshalb passiv geimpfte Personen weiterhin den Kontakt zu Risikopatienten meiden sollten. Auch ist die passive Immunisierung wesentlich teurer als die aktive.

Wirksamkeit und Verträglichkeit der postexpositionellen aktiven Varizellenimpfung sind gut dokumentiert (American Academy of Pediatrics 2000).

Bei immundefizienten Patienten sowie in der Schwangerschaft ist die aktive Impfung, auch postexpositionell, kontraindiziert. Hier stellt die i. v.-Gabe des spezifischen VZV-Immunglobulins (innerhalb von 24 bis maximal 72 Stunden nach Exposition) die sicherste prophylaktische Maßnahme dar. Die in Studien bei exponierten Kindern nachgewiesene medikamentöse Prophylaxe mit Aciclovir (40 mg/kg KG in 4 Dosen pro Tag, ab dem 7. postexpositionellen Tag über 5 Tage angewendet) ist dagegen für Hochrisikopatienten zu unsicher (Arvin 2002).

Tollwut (Rabies)

Die Tollwut verläuft fast immer tödlich. Deshalb ist die simultane, aktiv-passive Postexpositionsprophylaxe in Risikosituationen von herausragender Bedeutung. Die STIKO empfiehlt, in Übereinstimmung mit internationalen Empfehlungen, nach Exposition unverzüglich, wie in Tab. 33.**1** und 33.**2** dargestellt, vorzugehen. Das Impfschema umfasst aktive Immunisierungen an den Tagen 0, 3, 7, 14, 30 und 90. Aufgrund der langen Inkubationszeit der Wildinfektion (im Allgemeinen mehrere Wochen) ist dieses Vorgehen sinnvoll und effektiv. Zusätzlich wird sobald als möglich einmalig 20 IE/kg KG Tollwutimmunglobulin verabreicht. Hierbei soll so viel wie möglich des Immunglobulins direkt in und um die Wunde herum injiziert werden. Die restliche Menge wird intraglutäal i. m. verabreicht.

Zu beachten ist, dass auch präexpositionell vollständig gegen Tollwut geimpfte Personen im Fall der konkreten Exposition Auffrischimpfungen erhalten sollen: 2 Dosen an den Tagen 0 und 3, falls die letzte Impfung weniger als 1 Jahr zurückliegt; 3 Dosen an den Tagen 0, 3 und 7, falls die letzte Impfung 1–5 Jahre zurückliegt; und eine komplette Impfserie wie bei bislang Ungeimpften, falls die letzte Impfung länger als 5 Jahre zurückliegt (siehe Fachinformationen).

Die Inkubationsimpfungen führen zur Bildung von schützenden Antikörpern, ehe die Viren ihre deletäre Wirkung entfalten können. In Anbetracht der vitalen Bedrohung für den Patienten bestehen keine Kontraindikationen für die Postexpositionsprophylaxe gegen Tollwut.

Frühsommermeningoenzephalitis (FSME)

Die postexpositionelle Gabe von spezifischem FSME-Immunglobulin ist mangels verfügbaren Präparaten heute nicht mehr möglich. Sie war ohnehin aufgrund der paradoxerweise besonders schweren Verläufe bei postexpositioneller Anwendung bis zum Alter von 14 Jahren kontraindiziert. Postexpositionelle FSME-Impfung s. S. 291f.

Pocken

Die von der Bundesregierung zur Vorbereitung auf ein mögliches Wiederauftreten der Pocken entwickelte Impfstrategie basiert auf einem 3-Phasen-Modell:

- Phase 1: Es gibt weltweit noch keinen Pockenfall.
- Phase 2: Ein erster Pockenfall ist außerhalb Deutschlands aufgetreten.
- Phase 3: In Deutschland sind ein oder mehrere Pockenfälle aufgetreten.

Im Falle des Eintretens von Phase 3 werden in den betroffenen Regionen Inkubations- und Riegelungsimpfungen (d. h. von Kontaktpersonen zu Indexpatienten) durchgeführt. Diese werden vom Gesundheitsamt unter Einsatz stationärer oder mobiler Impfteams organisiert und durchgeführt. Eine kritische Wertung dieser Strategie wurde kürzlich von der Kommission für Infektionen und Impffragen der Deutschen Akademie für Kinderheilkunde vorgenommen (DAKJ 2005).

Literatur

American Academy of Pediatrics. Committee on Infectious Diseases. Varicella vaccine update. Pediatrics 2000; 105:136–41.

Arvin AM. Antiviral therapy for varicella and herpes zoster. Semin Pediatr Infect Dis 2002;13:12–21.

Cherry JD, Heininger U. Pertussis and other Bordetella infections. In: Feigin RD, Cherry JD, eds. Textbook of Pediatric Infectious Diseases. 5th ed. Philadelphia: WB Saunders; 2004:1588–1608.

Deutsche Akademie für Kinderheilkunde und Jugendmedizin, Kommission für Infektionskrankheiten und Impfungen (Mitglieder: Bartmann P, Heininger U, Huppertz HI, Kinet M, Korenke GCh, Schick KH). Pockenprävention. Monatsschr Kinderheilkd 2005. [Im Druck].

Fulginiti VA, Kempe CH. Measles exposure amonge vaccine recipients. Am J Dis Child 1963;106:450–61.

Heininger U. Inkubationsimpfungen. Monatsschr Kinderheilkd 2000;148: 274–83.

Heininger U. Postexpositionsprophylaxe durch Impfungen. Kinder- und Jugendmedizin 2004;4:50–4.

Juretzko P, von Kries R, Hermann M, Wirsing von König CH, Weil J, Giani G. Effectiveness of acellular pertussis vaccine assessed by hospital-based active surveillance in Germany. Clin Infect Dis 2002;35:162–7.

Laubereau B, Herrmann M, Weil J, Schmitt HJ, von Kries R. Durchimpfungsraten bei Kindern in Deutschland 1999: Grundsätzliche Impfbereitschaft, aber Impfungen häufig zu spät und inkomplett. Monatsschr Kinderheilkd 2001;149:367–72.

Liese JG, Heininger U, Müller FM, Schmitt HJ, Swidsinski S, Wirsing von König CH: Keuchhusten. In: Scholz H, Belohradsky B, Heininger U, Kreth W, Roos R, eds. Deutsche Gesellschaft für Pädiatrische Infektiologie. Handbuch Infektionen bei Kindern und Jugendlichen. 4. Aufl. München: Futuramed-Verlag; 2003: 419–27.

Long AP, Sartwell PE. tetanus in the US Army in World war II. Bull US Army Med Dept 1947;7:371–85.

Mele A, Tancredi F, Romano L, et al. Effectiveness of hepatitis B vaccination in babies born to hepatitis B surface antigen-positive mothers in Italy. J Infect Dis 2001;184:905–8.

Robert Koch-Institut. Impfempfehlungen der Ständigen Impfkommission (STIKO) am Robert Koch-Institut/ Stand: Juli 2004. Epidem Bull 2004;30:235–50. http://www.rki.de/GESUND/IMPFEN/STIKO/STIKO.HTM

Sagliocca L, Amoroso P, Stroffolini T, et al. Efficacy of hepatitis A vaccine in prevention of secondary hepatitis A infection: a randomised trial. Lancet 1999;353:1136–9.

Sugg WC, Finger JA, Levine RH, Pagano JS. Field evaluation of live virus mumps vaccine. J Pediatr 1968;72:461–6.

Zaia JA, Levin MJ, Preblud SR, et al. Evaluation of varicella-zoster immune globulin: protection of immunosuppressed children after household exposure to varicella. J Infect Dis 1983; 147:737–43.

12 Zeitabstände zwischen Schutzimpfungen

U. Heininger u. H. Spiess

Ein besonderer Schwerpunkt in der Beratung zu Impfproblemen sind Fragen zu den Zeitabständen zwischen Impfungen. Diese Fragen betreffen sowohl die Zeitabstände zwischen Impfungen mit dem gleichen Impfstoff wie Zeitabstände zwischen Impfungen mit unterschiedlichen Impfstoffen.

Zeitabstände zwischen Impfungen mit dem gleichen Impfstoff

Inaktivierte Impfstoffe

Grundsätzlich gilt, dass es keine unzulässigen Maximalabstände gibt: Jede dokumentierte Impfung zählt. Bei einer begonnenen, aber nicht abgeschlossenen Grundimmunisierung ist es nicht nötig, mit der Grundimmunisierung erneut zu beginnen, auch wenn die letzte Impfung Jahrzehnte zurückliegt.

Der Minimalabstand zwischen den Impfungen einer Impfserie sollte mindestens 4 Wochen betragen. Voraussetzung ist, dass die Impfreaktion der vorangegangenen Impfung abgeklungen ist. Zwischen der letzten und vorletzten Impfung einer Impfserie sollten mindestens 6 Monate Abstand liegen, um den optimalen Impfschutz zu erzielen. Ausnahmen zu dieser Regel stellen sog. „Schnellimmunisierungsschemata" dar, die individuell in Studien evaluiert und anschließend zugelassen wurden. Beispiele dazu stellen die Schnellimmunisierung gegen FSME und Tollwut dar (Kap. 31 und 33).

Lebendimpfstoffe

Der früher gebräuchliche orale Lebendimpfstoff gegen Poliomyelitis erforderte eine mehrmalige Impfung. Der Mindestabstand von Dosis zu Dosis betrug 6 Wochen. Bei einem kürzeren Abstand bestand die Gefahr, dass die durch die vorangegangene Impfung mit vermehrungsfähigen Polioviren induzierte unspezifische Abwehr – z. B. Bildung von Interferon – die Vermehrung der Viren der nachfolgenden Impfung unterdrückt. (Die mit eintägigem Abstand durchgeführte 3-malige Impfung mit abgeschwächten lebenden Salmonella-typhi-Bakterien ist als eine Impfung zu verstehen.)

Zeitabstände zwischen Impfungen mit unterschiedlichen Impfstoffen

Inaktivierte Impfstoffe

Grundsätzlich gilt, dass zwischen Impfungen mit unterschiedlichen inaktivierten Impfstoffen keine Zeitabstände einzuhalten sind. In den äußerst seltenen Fällen einer unerwarteten Reaktion auf eine Impfung, z. B. einer anaphylaktischen Reaktion, sollten die möglichen Ursachen vor einer weiteren Impfung abgeklärt sein.

Lebendimpfstoffe

Für die 2-malige Anwendung der Masern-Mumps-Röteln-Kombinationsimpfung (MMR) muss ein Mindestabstand von 4 Wochen zwischen den beiden Dosen eingehalten werden. Die Impfung gegen Varizellen mit den verfügbaren Lebendimpfstoffen kann entweder gleichzeitig oder auch mit 4 Wochen Abstand zur MMR-Impfung verabreicht werden.

Kein Abstand ist dagegen erforderlich zu Impfungen mit abgeschwächten vermehrungsfähigen Salmonella-typhi-Bakterien (z. B. Typhoral L).

Simultanimpfungen

Wenn irgend möglich, sollten – falls erforderlich – unterschiedliche Impfungen gleichzeitig erfolgen. Dies gilt sowohl für inaktiverte Impfstoffe wie für Lebendimpfstoffe. Die klonale Natur des Immunsystems bzw. die hohe Spezifität der Immunzellen für individuelle Antigene erlaubt im Allgemeinen die gleichzeitige und gleichwertige Stimulation einer Immunantwort durch zahlreiche Antigene. Die zu Beginn der Immunantwort gebildeten unspezifischen, die Immunantwort verstärkenden Lymphokine wirken bei Mehrfachimpfungen additiv. Die gelegentlich geäußerte Sorge vor einer Überlastung des Immunsystems durch Mehrfachimpfungen ist unbegründet (Offit et al. 2002).

Inzwischen stehen zahlreiche Kombinationsimpfstoffe zur Verfügung, die die Simultanimpfung deutlich erleichtern. Durch ihren gezielten Einsatz lässt sich die Zahl der erforderlichen Impftermine und damit die Anzahl der Injektionen deutlich reduzieren. Damit können die empfohlenen Impfungen für Säuglinge und Kleinkinder rechtzeitig zum Abschluss gebracht werden. Es ist eine allgemeine Erfahrung, dass Impfungen, die verspätet begonnen werden, auch verspätet komplettiert werden (Laubereau et al. 2001).

Zeitabstände zwischen Impfungen und der Gabe von Immunglobulinen

Zwischen der Impfung mit inaktivierten Impfstoffen und der Gabe von Immunglobulinen sind keine Zeitabstände zu beachten. Sie können auch gleichzeitig gegeben werden, ohne dass der Impferfolg leidet. Typische Beispiele hierfür sind die Aktiv-/Passiv-Prophylaxe des Tetanus oder der Hepatitis B.

Impfungen mit viralen Lebendimpfstoffen sollten – in Abhängigkeit von der verwendeten Immunglobulindosis – nicht innerhalb von 3–12 Monaten nach der Gabe von Immunglobulinen erfolgen und Immunglobuline sollten nicht in den ersten 10 Tagen nach einer Impfung mit viralen Lebendimpfstoffen gegeben werden. Falls dies unvermeidbar ist, sollte die Impfung mit entsprechendem Abstand wiederholt werden. Nur so kann sicher ausgeschlossen werden, dass Impfviren durch Immunglobuline neutralisiert werden und die den Schutz induzierende Vermehrung der Impfviren unterbleibt.

Literatur

CDC. Recommended childhood and adolescent immunization schedule – United States, January–June 2004. MMWR 2004;53:Q1–4.

King GE, Hadler SC. Simultaneous administration of childhood vaccines: an important public health policy that is safe and efficacious. Pediatr Infect Dis J 1994;13:394–407.

Kirschner W, Koch J. Durchimpfungsgrade und Impfverhalten bei Kindern in West- und Ostdeutschland im Jahre 1994. Infektionsepdiemiologische Forschung 1995;IV:10–6.

Laubereau B, Hermann M, Weil J, Schmitt HJ, von Kries R. Durchimpfungsraten bei Kindern in Deutschland 1999: Grundsätzliche Impfbereitschaft, aber Impfungen häufig zu spät und inkomplett. Monatsschr Kinderheilkd 2001; 149:367–73.

Offit PA, Quarles J, Gerber MA, et al. Addressing parents' concerns: do multiple vaccines overwhelm or weaken the infant's immune system? Pediatrics 2002;109:124–9.

Ständige Impfkommission (STIKO). Impfempfehlungen Juli 2004. Epidem Bull 2004;30:235–50.

13 Dokumentation der Schutzimpfungen

G. Rasch

Ziel der Dokumentation von Maßnahmen der aktiven und passiven Immunisierung

Die gesetzlich vorgeschriebene Dokumentation der Impfungen (IfSG § 22 Abs. 1) im *Impfausweis* bzw. wenn dieser nicht verfügbar ist, in einer vom impfenden Arzt auszustellenden Impfbescheinigung verfolgt mehrere Ziele und ist deshalb genau definiert und relativ umfangreich. Der Inhalt einer Impfbescheinigung sollte sobald wie möglich vom Impfarzt (ggf. vom Gesundheitsamt) in den Impfausweis übertragen werden.
Folgende Angaben müssen dokumentiert sein:

1. Datum der Schutzimpfung,
2. Bezeichnung und Chargennummer des Impfstoffs,
3. Name(n) der Krankheit(en), gegen die geimpft wird,
4. Namen und Anschrift des impfenden Arztes (Arztstempel),
5. Unterschrift des impfenden Arztes oder Bestätigung der Eintragung des Gesundheitsamtes.

Die Angaben 1–3 sind auch in den Krankenunterlagen des Arztes festzuhalten.

Auch bei der passiven Immunisierung durch die Gabe von Immunglobulinen ist eine entsprechende Dokumentation durch das Transfusionsgesetz (§ 14) vorgeschrieben.

Da nach in Kraft treten des Infektionsschutzgesetzes (IfSG) die unentgeltliche Abgabe der Impfausweise durch das jeweilige Gesundheitsamt nicht mehr vorgesehen ist, können diese von verschiedenen Anbietern produziert werden, soweit sie den Vorgaben des IfSG (§ 22, Abs. 1–3) entsprechen. Das Impfbuch erlaubt die Dokumentation sowohl der Standardimpfungen als auch von Indikationsimpfungen und Immunglobulingaben zur passiven Immunisierung. Auch Antikörpernachweise sind darin dokumentierbar (z.B. gegen Hepatitis B oder Röteln) und dann für jeden Arzt verfügbar.

Es enthält eine spezielle Rubrik für die nach den Internationalen Gesundheitsvorschriften (International Health Regulations) der WHO vorgesehene *Gelbfieberimpfbescheinigung*. Die Gelbfieberimpfung ist gegenwärtig die einzige Schutzimpfung, die entsprechend den Empfehlungen der WHO bei der Einreise in bestimmte Länder auch von Touristen gefordert werden kann, entsprechende Informationen sind z. B. der aktuellen WHO-Veröffentlichung „International Travel and Health" zu entnehmen.

Die Dokumentation des Zeitpunktes und der Art der erfolgten Impfung dient vor allem der Information des Impflings, aber auch des jeweiligen behandelnden Arztes über den aktuellen Impfstatus und damit auch über notwendige weitere Impfungen des Patienten. Da in Deutschland durch die freie Arztwahl die Patienten häufig unterschiedliche Ärzte konsultieren, ist die Verfügbarkeit und die vollständige Eintragung aller Impfungen im Impfausweis von sehr hoher Wichtigkeit – z. B. nach einer Verletzung für die Entscheidung über die Art der vorzunehmenden Tetanusprophylaxe. Ein fehlender Impfnachweis zwingt Chirurgen z. B. nicht selten zu einer unnötigen, ggf. sogar kombinierten Tetanussimultanimpfung.

Die Dokumentation des Namens eines Impfstoffs und der verwendeten Chargennummer hat darüber hinaus jedoch auch eine hohe Bedeutung für den Fall eines Verdachts auf eine Impfkomplikation (Kap. 5) oder bei Verdacht oder Nachweis einer fehlenden Wirksamkeit oder einer möglichen Kontamination eines bestimmten Impfstoffs bzw. einzelner Chargen eines Impfstoffs oder Immunglobulins. Die Kenntnis der Chargennummer ist dabei sowohl von hoher Bedeutung für die Zulassungsbehörde, das Paul-Ehrlich-Institut (PEI), zur Zuordnung möglicher Risiken, aber auch für die behandelnden Ärzte im Fall der Notwendigkeit einer gezielten Nachverfolgung („look back") von Patienten, die einen bestimmten Impfstoff oder ein bestimmtes Immunglobulin erhalten haben.

In diesem Zusammenhang haben die notwendige Dokumentation einer Impfung bzw. einer Immunglobulingabe und der erfolgten Aufklärung (Kap. 4) in der Patientenakte eine hohe Priorität. Nur wenn der Arzt auf Grund seiner Patientendokumentationen in der Lage ist, Patienten, die bestimmte Impfstoffe oder entsprechende Chargen erhalten haben, gezielt zu ermitteln, kann er bei diesen ggf. notwendige Nachuntersuchungen oder zusätzliche Impfstoffgaben veranlassen. Die Verwendung einer optimalen Praxissoftware für die Impfdokumentation ist auch eine gute Voraussetzung für die gezielte Einladung von Patienten („recall") zur Fortsetzung eines Mehrdosenimpfschemas bei Säuglingen und Kleinkindern oder von notwendigen Auffrischimpfungen in bestimmten Abständen bei Jugendlichen und Erwachsenen.

Die optimale Dokumentation der vorgenommenen Impfungen ist auch die Voraussetzung für die Abrechnung von Impfleistungen gegenüber der jeweiligen Kassenärztlichen Vereinigung (KV) oder Krankenversicherung. Dabei werden die Anforderungen an diese Abrechnungen zukünftig wachsen, da ein zunehmendes Interesse besteht, die Abrechnungen gegenüber den KVen auch zur differenzierten Erhebung der Impfleistungen bzw. des Impfstatus der geimpften Patienten zu nutzen.

Zu erwarten ist zukünftig auch eine Dokumentation des Impfstatus von Personen auf ihrer Krankenversicherungskarte (elektronische Gesundheitskarte) – allerdings nur soweit dies vom Patienten gewünscht wird. Dies setzt allerdings eine entsprechende Standardisierung und Weiterentwicklung der von den Ärzten verwendeten Praxissoftware voraus, damit die vom Arzt zu dokumentierenden Angaben automatisch erstellt werden können, sodass der gegenwärtig bereits sehr hohe Dokumentationsaufwand für den Arzt nicht weiter zunimmt.

Literatur

Gesetz zur Neuordnung seuchenrechtlicher Vorschriften – Infektionsschutzgesetz. Vom 20.07.2000 (BGBl. I S. 1045), zuletzt geändert durch Art. 11 § 3 des Gesetzes vom 06.08.2002 (BGBl. I S. 3082).

Bales St, Baumann HG, Schnitzler N. Infektionsschutzgesetz. 2. Aufl. Stuttgart: Kohlhammer; 2003.

International Health Regulations. Third annotated edition. Geneva: WHO; 1996.

International Travel and Health – Vaccination Requirements and Health Advice. WHO 2003, 2005 im Druck

14 Versagensursachen von Schutzimpfungen

H. Spiess u. U. Heininger

Sicherheit und Wirksamkeit der einzelnen Impfstoffchargen werden durch den Hersteller und die Zulassungsbehörde, Paul-Ehrlich-Institut, Bundesamt für Sera und Impfstoffe, garantiert (S. 24 ff). Jedoch können Fehler beim Umgang die Impfstoffqualität beeinträchtigen und ursächlich für eine nur unzureichende Schutzwirkung oder gar ein Versagen der Impfung sein. Dazu gehören:

- das Nichteinhalten der vorgeschriebenen Lagerungstemperatur von 2–8 °C; eine Unterbrechung der kontinuierlichen Kühlkette kann sich insbesondere auf die Wirksamkeit von Lebendimpfstoffen schädlich auswirken,
- die Anwendung des Impfstoffs nach Ablauf der Verwendbarkeitsdauer,
- der Kontakt des Impfstoffs mit dem Desinfektionsmittel bei der Vorbereitung der Injektion (Spuren genügen bei Lebendvakzinen),
- der Ampulleninhalt wird vor dem Aufziehen in die Injektionsspritze nicht geschüttelt und damit nicht ausreichend homogenisiert; insbesondere bei Adsorbatimpfstoffen können deshalb Impfstoffanteile an der Ampullenwand haften bleiben,
- die Verwendung eines anderen Suspensionsmittels als vom Hersteller angegeben, falsche Menge des Suspensionsmittels, nicht ausreichende Homogenisierung nach Zugabe der Resuspensionslösung zum Lyophilisat,
- Mischung mit anderen Injektionspräparaten,
- Verwechslungen (Gefahr bei der gleichzeitigen Vorbereitung von mehreren Präparaten zur Injektion).

Ebenso kann eine falsche Impftechnik, wie z. B. die Injektion in das subkutane Fettgewebe, die Ursache eines Impfversagens sein, eine ungenügende Dosierung oder die Applikation eines falschen Präparates, wie Immunglobulin statt Impfstoff.

Es ist aber auch möglich, dass der Geimpfte nur mangelhaft oder gar nicht auf die Impfung reagiert (sog. „primäre Impfversager"), z. B. bei:

- physiologischer Immuntoleranz aufgrund genetischer Konstellationen, Alter,
- Interferenz zwischen vermehrungsfähigen Viren eines Impfstoffs und zirkulierenden Antikörpern als Folge der Anwendung von Immunglobulinen, anderen Blutderivaten, nach Bluttransfusion oder bei noch vorhandener maternaler Leihimmunität im 1. Lebensjahr; der Abstand zwischen der Gabe von antikörperhaltigen Präparaten und der Impfung mit einem Viruslebendimpfstoff sollte daher mindestens 3 Monate betragen,
- Störungen des immunologischen Reaktionsvermögens durch angeborene oder erworbene Immundefizienz (Meuer 1991),
- Nachlassen des Immunschutzes durch versäumte Auffrischimpfungen oder quantitativen Rückgang von protektiven Serumantikörpern (sog. „sekundäre Impfversager").

Literatur

Meuer S. Ursachen des Versagens konventioneller Schutzimpfungen: Ansätze zur Induktion von Immunantworten bei Nonrespondern. Tagungsbericht: Neue Schutzimpfungen – Impfempfehlungen, Aufklärung, Widerstände. Marburg: Deutsches Grünes Kreuz; 1991.

15 Impfungen und Zerebralschäden

U. Heininger, R. Kaiser u. H. Spiess

Nicht selten werden Patienten mit zerebraler Vorschädigung von Impfungen zurückgestellt. Eine Infektionskrankheit kann aber gerade bei diesen Patienten die besondere Gefahr der Leidensverschlechterung zur Folge haben. Dem behandelnden Arzt obliegt es daher, den Nutzen der Impfung gegenüber ihrem Risiko und gegenüber dem möglichen Risiko der Infektionskrankheit abzuwägen.

Impfungen bei Kindern

Zerebral geschädigte Kinder bedürfen der allgemeinen Schutzimpfungen. Soweit es sich um Oligophrenie ohne fassbare Erkrankung des ZNS oder ihre Folgen handelt, kann uneingeschränkt der *Standardimpfplan* (Tab. 9.**1**) eingehalten werden. Zusätzlich ist bei Unterbringung in einer Fürsorgeeinrichtung die Impfung gegen Hepatitis A und B indiziert (Kap. 29).

Nach erfolgter *Exposition* Nichtgeimpfter durch Masern oder Hepatitis A zum Beispiel kann mit normalem Immunglobulin ein Schutz vor Erkrankung versucht oder bei sofortiger Schutzimpfung ein anhaltender Impfschutz erzielt werden (S. 106). Erwähnenswert ist auch die Möglichkeit der Chemoprophylaxe nach stattgehabter Pertussisexposition mit Erythromycin (S. 303).

Alle *unter besonderen Voraussetzungen* indizierten Impfungen (Tab. 10.**1**) können auch *Kindern* und *Erwachsenen* mit zerebralen Schäden gegeben werden, sofern keine Kontraindikation besteht.

Impfungen bei Erwachsenen

Die für Erwachsene empfohlenen Schutzimpfungen sollten auch zerebral geschädigte Erwachsenen erhalten. Das gilt z. B. für die Impfungen gegen Tetanus und Diphtherie mit Td-Impfstoff, die Impfung gegen Poliomyelitis (IPV) oder die Impfung gegen Masern, Mumps und Röteln für Ungeimpfte.

Anfallsleiden und entzündliche Erkrankungen des Nervensystems stellen keine grundsätzlichen Kontraindikationen für Impfungen dar, die Betroffenen sollten jedoch ausführlich über Nutzen und Risiken der Impfungen aufgeklärt werden. Für die Multiple Sklerose konnte beispielsweise gezeigt werden, dass verschiedene Impfungen (Hepatitis B, Tetanus, Masern, Mumps, Röteln, Influenza, FSME) das Risiko von Schüben nicht wesentlich erhöhen; gänzlich kann die Induktion eines Schubes durch eine Impfung wegen der hierbei erfolgenden Aktivierung des Immunsystems jedoch nicht ausgeschlossen werden (Baumhackl et al. 2003, DeStefano et al. 2003). Bei Anfallspatienten kann das Risiko von Anfällen speziell bei den Erstimpfungen durch die hierbei gelegentlich auftretenden Fieberreaktionen erhöht sein, sodass neben der prophylaktische Gabe von fiebersenkenden Medikamenten (z. B. Paracetamol) die vorübergehende Erhöhung der antikonvulsiven Prophylaxe sinnvoll sein kann.

Hinweise über die Indikation von Schutzimpfungen bei zerebral geschädigten Kindern gibt Tab. 15.**1**.

Nervenschädigungen durch Impfungen

Impfungen können in sehr seltenen Fällen Schäden am peripheren und zentralen Nervensystem verursachen. Für folgende neurologischen Symptome und Erkrankungen wurden Impfungen mit einem unterschiedlichen Wahrscheinlichkeitsgrad (s. u.) in ursächlichen Zusammenhang gebracht (Stratton et al. 1994):

Krampfanfälle:

- *Voraussetzung*: Auftreten innerhalb von 72 Stunden nach Impfung, mindestens 2 weitere afebrile epileptische Anfälle innerhalb von 12 Monaten,
- *epileptische Anfälle nach Masern/Mumpsimpfung*: wahrscheinlich kein Zusammenhang,
- *Differenzialdiagnose*: Erstmanifestation eines Krampfleidens, Enzephalitiden anderer Genese, Tumoren.

Mononeuritis:

- Auftreten bis max. 4 Wochen nach Immunisierung; bei Tetanus und Diphtherie: wahrscheinlich kein Kausalzusammenhang, bei FSME wahrscheinlicher Zusammenhang mit nicht mehr erhältlichem Impfstoff (FSME-Immun bis 1999).

Tabelle 15.1 Impfungen bei zerebral geschädigten Kindern

Art der Krankheit	Polio inaktiv	Diphtherie	Tetanus	Pertussis	Hib	Masern Mumps Röteln Varizellen	Hepatitis B	Influenza	Hepatitis A	Tollwut	FSME	Meningokokken	Pneumokokken
Oligophrenie ohne organischen Hirnschaden	+	+	+	+	+	+	+	wenn indiziert	wenn indiziert	wenn indiziert	wenn indiziert	wenn indiziert	+
Anfallsleiden mit Anfällen	+	+	+	+	+	+	+	"	"	"	"	"	+
konnataler Zerebralschaden (ohne Anfälle)	+	+	+	+	+	+	+	"	"	"	"	"	+
erworbene nicht progressive zerebrale Erkrankung	+	+	+	+	+	+	+	"	"	"	"	"	+
progressive ZNS-Schädigung	+	+	+	wenn indiziert	+	wenn indiziert	+	"	"	"	"	"	+

Plexusneuritis:

- Auftreten bis max. 4 Wochen nach Immunisierung oder Gabe von Immunglobulinen,
- *Tetanus und Diphtherie*: wahrscheinlicher Kausalzusammenhang,
- *FSME*: wahrscheinlicher Kausalzusammenhang.

Meningitis:

- bei Mumps: Risiko je nach Stamm 1/10 000–1/1 000 000, die vorliegenden Daten sprechen jedoch eher gegen einen Zusammenhang.

Enzephalitis:

- *Masern, Mumps, Röteln*: wahrscheinlich kein Zusammenhang,
- *Tetanus, Diphtherie*: die vorliegenden Daten sprechen eher gegen einen Zusammenhang.

Myelitis:

- *Poliomyelitis*: Totimpfstoff: bislang kein Beweis für einen Kausalzusammenhang,
- *Hepatitis B*: wahrscheinlich kein Zusammenhang.

Guillain-Barré-Syndrom:

- *Tetanus*: wahrscheinlicher Kausalzusammenhang,
- *Masern, Mumps*: wahrscheinlich kein Zusammenhang,
- *Poliomyelitis*: Lebendvakzine: wahrscheinlicher Kausalzusammenhang, Risiko: ca. 0,3/100 000 Impfungen innerhalb der ersten 6 Wochen (wahrscheinlicher Zeitraum),
- *Hepatitis B*: wahrscheinlich kein Zusammenhang.

Beurteilung

Zur Abschätzung der Wahrscheinlichkeit einer Kausalität zwischen Beschwerden und einer vorausgegangenen Impfung sind eine umfangsreiche Familien-, Krankheits-, Medikamenten- und Drogenanamnese und deren Dokumentation erforderlich. Zeitlicher Ablauf der Ereignisse (bis zu 6 Wochen nach der Impfung) sowie lokale und allgemeine Impfreaktionen und die Impfstoffchargennummern sind zu dokumentieren. Offizielle Meldung (Kap. 5) sowie Mitteilung an den Impfstoffhersteller sind ratsam.

Labordiagnostik zum Ausschluss anderer Erkrankungen

- *Immunologie*: quantitative Immunglobuline incl. IgE, Immunelektrophorese, Komplementanalyse, Rheumafaktoren, antinukleäre Antikörper, ggf. Immunkomplexnachweis, ACE, CRP, c-ANCA, p-ANCA,
- *Serologie*: spezifischer Nachweis von Antikörpern gegen das Impfagens (4-facher Titeranstieg nach ≥ 2 Wochen), Influenza A + B, Parainfluenza 1–3, Adenoviren, Masernvirus, Varicella-Zoster-Virus, Zytomegalievirus, Herpes-simplex-Virus, Mumpsvirus, FSME, Borrelia burgdorferi, Mycoplasma pneumoniae, Listeria monocytogenes, Toxoplasma gondii,
- *Liquor*: Zytologie, Glucose, Albuminquotient, IgG-Index, isoelektrische Fokussierung, PCR-Diagnostik für HSV, VZV, Enteroviren,
- *Stuhlproben*: Enterovirus-PCR,
- *Blutkulturen*: bei Fieberreaktionen.

Literatur

Baumhackl U, Franta C, Retzl J, Salomonowitz E, Eder G. A controlled trial of tick-borne encephalitis vaccination in patients with multiple sclerosis. Vaccine 2003;21(Suppl 1):S56–S61.

DeStefano F, Verstraeten T, Jackson LA, et al. Vaccinations and risk of central nervous system demyelinating diseases in adults. Arch Neurol 2003; 60:504–9.

Stratton, KR, Howe CJ, Johnston, RB. Adverse events associated with childhood vaccines. Evidence bearing on causality. 1st edition. Washington: Institute of Medicine, National Academic Press; 1994.

16 Impfungen in der Schwangerschaft

U. Heininger u. B. Keller-Stanislawski

Die Schwangerschaft setzt durch physiologische Vorgänge die Immunabwehr der Frau herab. Deswegen sollte dafür gesorgt sein, dass Mädchen schon vor Erreichen des gebärfähigen Alters alle erforderlichen Schutzimpfungen (Impfplan S. 81) erhalten haben. Spezifisch empfohlen werden vor Planung der Schwangerschaft die Impfung gegen Varizellen bei seronegativen Frauen (bzw. bei ungeimpften Mädchen im Alter von 9–17 Jahren ohne Varizellenanamnese) sowie eine einmalige Impfung gegen Pertussis bei unzureichendem Immunschutz (d. h. keine Pertussisimpfung oder mikrobiologisch gesicherte Erkrankung in den letzten 10 Jahren). Insbesondere ist auch auf Vollständigkeit der Rötelnimpfung zu achten (2 Dosen, im Allgemeinen als MMR-Kombinationsimpfung). Nach Verabreichung einer Lebendimpfung wird bis zum Schwangerschaftsbeginn ein Intervall von mindestens 4 Wochen, besser 3 Monaten, empfohlen.

Auch wenn in der Schwangerschaft jeglicher nichterforderlicher Eingriff unterbleiben sollte, sind Fruchtschäden durch Totimpfstoffe jedoch nicht zu befürchten. Aufgrund theoretischer Überlegungen sind Lebendimpfstoffe in der Schwangerschaft im Allgemeinen kontraindiziert, allerdings sind Embryo- oder Fetopathien durch versehentliche Applikation von Lebendimpfungen wie MMR-, Varizellen- oder Gelbfieberimpfung in der Literatur bisher nicht belegt.

Während der Schwangerschaft sind weiterhin serologische Untersuchungen auf Immunität gegen Röteln und zum Nachweis einer chronischen Hepatitis B empfohlen.

Poliomyelitis

Die Schutzimpfung gegen Poliomyelitis (mit inaktiviertem Impfstoff) ist nur bei gegebener Indikation (z. B. Reise in Poliorisikogebiet) zu empfehlen. Ist eine frühere Grundimmunisierung durchgeführt, so kann bei Poliomyelitisexposition auch mit einer Auffrischimpfung ein schützender Antikörperanstieg erreicht werden. Ebenso kann bei Exposition die Grundimmunisierung mit *inaktiviertem Polioimpfstoff nach Salk* begonnen oder vervollständigt werden. Der früher gebräuchliche orale Lebendimpfstoff nach Sabin, der im Fall eines Poliomyelitisausbruchs wieder zum Einsatz kommen könnte, ist in der Schwangerschaft kontraindiziert!

Masern

In graviditate ist die Schutzimpfung aufgrund theoretischer Überlegungen kontraindiziert, auch wenn das Masernimpfvirus nach heutigem Kenntnisstand nicht plazentagängig ist. Hier kommt bei Exposition einer noch nicht erkennbar an Masern erkrankten oder seronegativen Frau nur die passive Immunisierung mit Standardimmunglobulin (0,2 ml/kg am 1. Tag bis 0,5 ml/kg spätestens am 5. Tag post expositionem) in Frage. Die Prophylaxe muss möglichst innerhalb der ersten 3 Tage nach der Exposition erfolgen. Sie ist bereits ab dem 5. Tag danach unsicher.

Röteln

Die Schutzimpfungen mit Lebendimpfstoffen sollten in der Schwangerschaft unterbleiben. Eine dennoch versehentlich durchgeführte Rötelnimpfung ist aber keine Indikation für einen Schwangerschaftsabbruch, da eine Rötelnembryopathie – wie sie nach Rötelnwildvirusinfektion in der Frühschwangerschaft droht – nach Rötelnschutzimpfung nicht nachgewiesen ist.

Im Fall der *Rötelnexposition in graviditate* ist sofort ein Antikörpertest durchzuführen; bei negativem Ergebnis ist die früher empfohlene postexpositionelle Prophylaxe bei empfänglichen Frauen mit spezifischem Rötelnimmunglobulin in Deutschland nicht mehr möglich, da dieses nicht mehr zur Verfügung steht. In dieser Situation kann durch Gabe eines Standardimmunglobulins versucht werden, die Infektion zu verhindern. Das Risiko einer Rötelnembryopathie ist damit jedoch nicht mit Sicherheit auszuschließen.

Mumps

Eine erhöhte Abortrate wurde bei Schwangeren, die im ersten Trimester der Schwangerschaft an Mumps erkranken, beobachtet. Wenngleich

Mumpsvirus die Plazentaschranke überwinden und den Fetus infizieren kann, ist dennoch keine erhöhte Rate von kongenitalen Fruchtschäden bei Infektion in der Schwangerschaft berichtet worden. Mumpsvirus wurde postpartal bei Neugeborenen von mit Mumps erkrankten Müttern isoliert. In der Schwangerschaft ist eine Impfung mit Mumpslebendimpfstoff aus theoretischen Erwägungen heraus kontraindiziert, auch wenn Fruchtschäden nicht bekannt sind. Geimpfte Frauen sollten eine Schwangerschaft für mindestens 1 Monat nach Impfung verhüten.

Varizellen (VZV)

Varizellen in graviditate können zum Abort und zur Schädigung des Fetus in utero mit Fehlbildungen an Haut und Skelett führen.

Gefährlich verlaufen die Varizellen beim Neugeborenen, wenn die Mutter 5 Tage ante bis 2 Tage post partum an Windpocken erkrankt. Sie sollte daher unverzüglich 2 ml Varizellenimmunglobulin i. m. injiziert bekommen und *präventiv Acyclovir*. Dringend zu empfehlen ist jedoch die Prüfung auf VZV-Antikörper vor Planung einer Schwangerschaft, z. B. auch in der Sterilitätssprechstunde, wenn unbekannt ist, ob Varizellen durchgemacht wurden. Sind keine VZV-Antikörper nachweisbar, sollte die aktive Schutzimpfung vorgenommen werden. Wie nach der Rötelnschutzimpfung ist ein Abstand zwischen Impfung und Konzeption von 1–3 Monaten empfehlenswert. *In der Schwangerschaft* ist die Impfung mit Varizellenlebendimpfstoff kontraindiziert, obwohl kein erkennbar erhöhtes Risiko für eine Fruchtschädigung besteht (CDC 1996).

Tetanus

Sie ist die einzige Standardschutzimpfung, die zu jeder Zeit, auch in der Gravidität, uneingeschränkt empfohlen werden kann. Sie schützt auch das Kind vor dem Tetanus neonatorum. Schwangere, die nicht ausreichend gegen Tetanus geimpft sind, erhalten im Verletzungsfall neben der aktiven Impfung ggf. auch Tetanusimmunglobulin (S. 198).

Diphtherie

In graviditate sollte nur bei erhöhter Expositionsgefahr mit dem Impfstoff für Erwachsene geimpft werden. Bei Diphtherie einer Schwangeren ist eine antimikrobielle Therapie erforderlich (S. 185ff).

Pertussis

In graviditate ist eine Impfung nicht indiziert, da bei Exposition die Möglichkeit einer Chemoprophylaxe mit einem *Erythromycinderivat* besteht. Hat die o. g. empfohlene präkonzeptionelle Impfung nicht stattgefunden, so sollte sie bald nach der Geburt des Kindes nachgeholt werden, um neben dem Schutz der Mutter vor Erkrankung die Übertragung einer Pertussisinfektion von der Mutter auf den Säugling zu verhindern.

Influenza (Grippe)

Wegen möglicher Fieber- und Allgemeinreaktionen sollte die Impfung in den ersten Monaten der Schwangerschaft unterbleiben, wenn sie nicht dringend indiziert ist. Grundsätzlich ist aber die Influenzaimpfung mit Totimpfstoffen (alle zurzeit allgemein in Deutschland verfügbaren Produkte) in der Schwangerschaft gemäss Fachinformationen nicht mehr kontraindiziert. Eine explizite Empfehlung zur Impfung in der Schwangerschaft (wie z. B. in den USA) gibt es durch die STIKO in Deutschland bisher nicht.

FSME

Bei nichtvermeidbarer Expositionsgefahr in den auf S. 286/287 angeführten Risikogebieten ist eine Schutzimpfung auch in graviditate indiziert.

Hepatitis A und B

Gegen Hepatitis B ist bei gegebener Indikation auch während der Schwangerschaft die Impfung möglich, ebenso gegen Hepatitis A (Kap. 29).

Tollwut

Mit HDC-Vakzine ist bei den auf S. 312 angegebenen Indikationen eine Impfung auch in graviditate notwendig, nämlich als aktiv-passive Immunisierung.

Gelbfieber

Das hypothetische Risiko einer transplazentaren Infektion sowie die Beobachtung, dass junge Säuglinge (und damit potenziell auch der ungeborene Fetus) suszeptibel gegenüber einer Neuroinvasion des Impfvirus 17D sind, haben zu der generellen Empfehlung geführt, dass Schwangere nicht geimpft werden sollen, auch wenn Spontanaborte, Totgeburten oder kongenitale Schädigungen durch Gelbfieberimpfung bisher nicht beschrieben worden sind. Die versehentliche Impfung während der Schwangerschaft stellt keine Indikation zum Schwangerschaftsabbruch dar. Wenn eine Impfung während der Schwangerschaft bei unvermeidbarem Aufenthalt in Gelbfiebergebieten und hohem Risiko einer Exposition dringend indiziert ist, kann laut Fachinformation nach sorgfältiger Risikoabschätzung geimpft werden. Der Impferfolg sollte mittels Test auf neutralisierende Antikörper 10–14 Tage nach der Impfung überprüft werden, da die Immunantwort in der Schwangerschaft reduziert sein kann. Gegebenenfalls ist eine wiederholte Impfung möglichst nach der Entbindung durchzuführen.

Meningokokken- und Pneumokokkeninfektionen

Bei gegebener Indikation sind auch während der Schwangerschaft Impfungen gegen Pneumokokken (23-valenter Polysaccharidimpfstoff) bzw.

Meningokokken (Konjugatimpfstoff gegen Gruppe C und Polysaccharidimpfstoff gegen Gruppen A, C, W135 und Y) möglich. Sie sollten jedoch wenn möglich bereits präkonzeptionell erfolgen.

Cholera

Ein Impfstoff mit abgetöteten ganzen *Vibrio-cholerae-O1-Bakterien* und der rekombinant erzeugten nichttoxischen B-Untereinheit des Choleratoxins (CTB) ist in der Europäischen Union zugelassen. In der Fachinformation wird ausgeführt, dass nach einer sorgfältigen Abwägung von Nutzen und Risiken der Impfstoff während der Schwangerschaft verabreicht werden kann.

Pocken

Die Pockenimpfung ist zurzeit nicht allgemein verfügbar, wird aber gemäß 3-Phasen-Plan der Bundesregierung für den Fall eines Wiederauftretens von Pocken rasch bereitgestellt. Nach Erstimpfung innerhalb der Frühschwangerschaft wurde über Abort und Totgeburten sowie Missbildungen von Haut und inneren Organen des Kindes berichtet. Auch diaplazentare generalisierte Vacciniaerkrankungen wurden beobachtet. Die Impfung in der Schwangerschaft ist deshalb kontraindiziert.

Passive Immunisierung

Eine passive Immunisierung ist neben den bereits genannten Indikationen auch möglich gegen Hepatitis A mit Standardimmunglobulin (Gesamtdosis mindestens 5 ml) und mit spezifischen Immunglobulinen gegen Hepatitis B, Tetanus und Tollwut (Simultanimmunisierung bei Exposition) (Tab. 16.**1**). Bei jeder passiven Immunisierung sollten die in den aktuellen Fachinformationen der Hersteller gegebenen Hinweise zur Dosierung der Präparate sowie zur Art und Dauer der Anwendung beachtet werden.

Tabelle 16.1 Indikationsimpfungen in der Schwangerschaft

Impfstoff		
Lebendvakzine	Masernimpfung	nein
	Rötelnimpfung	nein
	Mumpsimpfung	nein
	Varizellenimpfung	nein
	Gelbfieberimpfung	wenn aus epidemiologischen Gründen dringend indiziert
	Thyphusoralimpfung	wenn indiziert
Totvakzine	Tetanusimpfung	wenn indiziert
	Diphtherieimpfung	wenn indiziert
	Pertussisimpfung	wenn indiziert
	Polioimpfung	wenn indiziert
	FSME	wenn indiziert
	Influenzaimpfung	wenn indiziert
	Hepatitis-A-Impfung	wenn indiziert
	Hepatitis-B-Impfung	wenn indiziert
	Pneumokokkenimpfung	wenn indiziert
	Meningokokokkenimpfung	wenn indiziert
	Tollwutimpfung	wenn indiziert
	Choleraimpfung	wenn indiziert

Chemoprophylaxe

Sie ist gegen Pertussis S. 203 und gegen Tuberkulose S. 363f besprochen. Gegen Malaria sollte die Chemoprophylaxe tunlichst durch Vermeiden eines Aufenthalts in graviditate in Malariagebieten vermieden werden.

Literatur

ACIP: Prevention of Varicella. MMWR 1996;45:RR-11.

CDC 1996. Unintentional Administration of Varicella Virus Vaccine-United States, 1996. JAMA 1996;276:1792.

Enders G. Infektionen und Impfungen in der Schwangerschaft. München: Urban & Schwarzenberg; 1991.

17 Akzeptanz von Impfungen

F. Hofmann

Da in Deutschland keine Impfpflicht besteht (außer indirekt bei Beschäftigten im Gesundheitsdienst in einigen Bundesländern), ist die Akzeptanz von Impfungen weitgehend von einer adäquaten Informationspolitik abhängig. Besonders gefragt sind hier:

- der Öffentliche Gesundheitsdienst,
- die niedergelassenen Ärzte,
- die Betriebsärzte.

Betriebsärzte sind (abgesehen von den Pädiatern bei den U-Untersuchungen) die einzigen Mediziner, die regelmäßig auch von gesunden Personen aufgesucht werden.

Während der 80er-Jahre betrug die mittlere Impfrate bei Kindern gegen Röteln, Masern und Mumps nur bis zu 58 % (Enders 1987). Berechnet wurden diese Werte aus der Gesamtzahl der verkauften Impfdosen. Im Fall der Diphtherie reichte der Umsatz noch nicht einmal aus, um die 3- bzw. 4-zeitige *Grundimmunisierung der Säuglinge und Kleinkinder* zu garantieren. (Hofmann et al. 1987). Wie schlecht der Diphtherieschutz vor allem bei den 18–40-Jährigen ist, konnten Pilars de Pilar und Spiess 1989 nachweisen, wobei sie zu Immunitätsraten unter 80 % kamen. Diese Situation hatte sich bis Ende der 90er-Jahre nicht wesentlich geändert, wie eine erneute Untersuchung in Freiburg gezeigt hat, nach der offensichtlich nur noch ⅓ der deutschen Bevölkerung über eine ausreichende antitoxische Immunität verfügt (Hasselhorn et al. 1997).

Bei der MMR-Impfung liegen die Dinge anders; denn hier ist die Akzeptanz seit der Jahrtausendwende angestiegen; immerhin wurden 2003 2,33 Millionen Dosen (2002 sogar 2,75 Mio.) verkauft, was sich auch in erhöhten Impfraten bei Schulanfängern manifestierte. So waren im Jahre 2002 91 % der Kinder 1-malig und 33 % 2-malig gegen Masern geimpft (alte Bundesländer schlechter als neue Bundesländer!). Das RKI wies allerdings in diesem Zusammenhang darauf hin, dass die Zirkulation des Masernvirus wirkungsvoll erst dann unterbrochen werden kann, wenn bei der 1. MMR-Impfung 95 % und bei der zweiten mindestens 80 % der Kinder geimpft werden (N.N. 2004 und Laubereau et al. 2001).

Impfakzeptanz bei Schülern

Im Rahmen von groß angelegten eigenen Untersuchungen wurden bei mehr als 600 Schülern die Durchimpfungsraten in 4 Bundesländern untersucht und detaillierte Fragen zur Impfmotivation gestellt (Studte 1991). Die Akzeptanz der Tetanusimpfung lag dabei – je nach Schultyp – zwischen 60 und 80%, wobei die Durchimpfungsraten (letzter Booster vor mehr als 10 Jahren) regelmäßig niedriger waren. Bei der Diphtherieimpfung waren die Verhältnisse genau umgekehrt. Nur 20–25% der Schüler hielten diese Vakzination für sinnvoll, etwa 40% waren revakziniert. Dies war im Wesentlichen auf die Verwendung einer Tetanus-Diphtherie-Kombinationsvakzine zurückzuführen. Im Falle der Masern- und der Mumpsimfpung waren nicht nur Durchimpfungsraten, sondern auch die Akzeptanzquoten sehr schlecht (je nach Schultyp Masern: 25–29% Akzeptanz, 37–41% geimpft; Mumps: 22–29% Akzeptanz, 36–44% geimpft), während die Polioimpfung die einzige Maßnahme darstellte, die bei etwa 85% auf positive Resonanz stieß.

Die Befragung von Schülern zum Thema Impfen zeigte neben z.T. erheblichen Informationsdefiziten auch eine relativ hohe Indifferenz gegenüber dem eigenen Impfschutz. Aufgrund der Unterschiede zwischen den Meinungen zum Impfen und dem tatsächlichen Impfstatus sieht man sich zunächst mit dem allgemein bekannten Phänomen konfrontiert, dass gesundheitsbezogene Einstellungen, die man über Fragebogenerhebungen zu erfassen versucht, nur bedingt Aufschluss über das dann tatsächlich praktizierte Verhalten geben. Die distanzierte bis ablehnende Haltung gegenüber bestimmten Impfungen rührt sicherlich zu einem großen Teil daher, dass man die statistische Wahrscheinlichkeit des eigenen Betroffenseins gegen Null veranschlagt und von daher keine Notwendigkeit sieht, für diesen Eventualfall einen Schutz zu suchen.

Bevölkerungsumfrage

Eine Bevölkerungsumfrage, in deren Rahmen Fragen zur Impfproblematik überhaupt und (anhand der Impfdokumente) zum Impfstatus gestellt wurden, ergab je nach Altersgruppe verschiedene Durchimpfungsraten von 81–9% bei der Tetanusimpfung. Dagegen hatten von den über 20-Jährigen nur 30% im Zeitraum der letzten 10 Jahre eine Diphtherieimpfung erhalten – eine Rate, die schon bei den 30–39-Jährigen auf unter 20%

sank. Ähnlich sah die Lage bei den Polioimpfungen aus, wo bei den unter 20-Jährigen noch 8 % innerhalb der letzten Jahre einen Booster erhalten hatten, während die Werte bei den über 40-Jährigen schließlich auf unter 30 % sanken (Hofmann et al. 1994).

Ärzteumfragen

1994 wurden die Ergebnisse einer Umfrage bei niedergelassenen Ärzten publiziert, welche Impfungen sie bei Erwachsenen für indiziert halten.

Ergebnis: Abhängig von der Fachrichtung hielten die Diphtherieimpfung 42–71 % der Kollegen, die Tetanusschutzimpfung 72–78 % und die Polioschutzimpfung nur 65–71 % bei Erwachsenen für indiziert (Hofmann et al. 1994).

Eine 2004 publizierte Umfrage bei 500 Allgemein- und Kinderärzten mit und ohne Zusatzbezeichnung Homöopathie (Lehrke et al. 2004) zeigt, dass Homöopathen bis auf die Tetanuseinzelimpfung alle erfragten Impfungen deutlich seltener anwenden. Eine Faktorenanalyse ergab, dass die derzeitigen Vakzinen in 4 verschiedene Gruppen eingeteilt werden können, und zwar in:

- Schutzimpfungen gegen „klassische Kinderkrankheiten" (Masern, Mumps, Röteln, Pertussis, Varizellen),
- Schutzimpfungen, die Risikogruppen vorbehalten sind oder waren (Hepatitis A und B, Influenza, FSME, Hib),
- unwirksame Impfungen (BCG),
- Schutzimpfungen gegen seltene, aber oft tödlich verlaufende Erkrankungen wie Tetanus, Diphtherie und Poliomyelitis.

Impfungen der letzten Gruppe werden durch Homöopathen wie Nichthomöopathen akzeptiert, während Impfungen der anderen 3 Gruppen von Homöopathen mit einer ausgeprägten Zurückhaltung betrachtet werden. Die Untersuchung zeigt, dass es sich lohnt, Ärztegruppen, bei denen vermutet wird, dass sie Impfungen gegenüber kritisch eingestellt sind, zu befragen, um auf dieser Basis zu versuchen, Änderungen im Verhalten bei bestimmten Impfmaßnahmen herbeizuführen.

Verbesserung der Impfmotivation

Aufklärung. Die Ergebnisse der Untersuchungen zeigen, dass die Aufklärung auf allen Ebenen intensiviert werden muss. Dies beginnt in der Schule, wo viel zu wenig über Impfungen informiert wird (Pott 1992) und setzt sich bei den Medizinstudenten fort, die dadurch – so das Ergebnis verschiedener Untersuchungen – häufig auch viel zu schlecht über Impfindikationen informiert sind.

Impfpolitik. Was die zukünftige Impfpolitik angeht, so bedarf es allerdings zunächst einer gesundheitspolitischen Entscheidung, die sicherstellt, dass z. B. im Rahmen von Screeninguntersuchungen auch weiterhin verlässliche Daten zum Impfschutz von Kindern und Jugendlichen erfasst werden. Des Weiteren wäre die im IfSG vorgeschriebene Überprüfung des Impfstatus bei der Untersuchung vor Kindergarten und Einschulung überall umzusetzen. Eine obligatorische ärztliche Untersuchung vor allem während der Altersspanne, in der die Jugend „am gesündesten" ist, würde erlauben, vor Eintritt in Berufsausbildung den Impfstatus zu erfassen und ggf. zu verbessern. Hierbei ist auch an die Jugendarbeitsschutzuntersuchungen zu erinnern, die allerdings nicht den qualitativen Ansprüchen genügen, die das Gesetz an sie stellt – und häufig ganz entfallen. Auch bei Aufnahme eines Hochschulstudiums wäre nochmals eine Überprüfung sinnvoll – nicht nur bei Medizinstudenten.

Impfgegner. Bei allen Aufklärungskampagnen muss auch die zunehmende Zahl der Impfgegner ins Kalkül gezogen werden (Stück 1992, Schmitt 2004), die aus den verschiedensten, häufig rational nicht nachvollziehbaren Gründen Front gegen fast alle derzeit möglichen Impfungen machen. Da es sich hierbei in erster Linie um Ärzte und Angehörige der Krankenpflegeberufe handelt, sollte die Schulung im Zuge des Medizinstudiums, am besten durch Wiedereinführung des Impfkurses, sowie im Rahmen der Ausbildung von Heilhilfsberufsschülern stattfinden (Studte et al. 1992).

Literatur

Enders G. Stand der Masern-, Mumps- und Rötelnschutzimpfung in der Bundesrepublik. Öff Gesundh Wes 1987; 49:418–25.

Hasselhorn HM, Nübling M, Tiller FW, Hofmann F. Diphtherie-Auffrischimpfung bei Erwachsenen. Dtsch med Wschr 1997;122:281–6.

Hofmann F, von Heyden U, Stößel U. Gesundheitliche Prävention und Gesundheitserziehung. Ergebnisse einer Fragebogenerhebung an Beschäftigten des Universitätsklinikums Freiburg. In: Laaser et al., eds. Berlin: Springer; 1987.

Hofmann F, Schuh F, Michaelis M, Stößel U. Zur Akzeptanz von Schutzimpfungen bei Ärzten und bei der Allgemeinbevölkerung. Ges Wes 1994;56:371–6.

Laubereau B, Hermann M, Weil J, Schmitt HJ, von Kries R. Durchimpfungsraten bei Kindern in Deutschland 1999 – Grundsätzliche Impfbereitschaft, aber Impfungen häufig zu spät und inkomplett. Monatsschr Kinderheilkd 2001;4:367–72.

Lehrke P, Nübling M, Hofmann F, Stössel U. Impfverhalten und Impfeinstellungen bei Ärzten mit und ohne Zusatzbezeichnung Homöopathie. Monatsschr Kinderheilkd 2004;7:751–7.

N.N.: Erkrankungen an Masern, Mumps und Röteln (MMR). Epidem Bull 2004;35:287–91.

Pott E. Akzeptanz und Motivation zu Schutzimpfungen. Kann mit öffentlichen Kampagnen die Impfbereitschaft gefördert werden? In: Spiess H,Maass G, eds. Schutzimpfungen. Marburg: Medizinische Verlagesgesellschaft; 1992.

Stück E. Impfgegner: Kritische Würdigung. In: Spiess H, Maass G, eds. Schutzimpfungen. Marburg: Medizinische Verlagsgesellschaft; 1992.

Studte H. Infektionsschutz – eine Aufgabe für die Schule? In: Hofmann F, ed. Infektiologie. Handbuch und Atlas für Klinik und Praxis. Landsberg: Ecomed; 1991.

Studte H, Hofmann F, Stößel U, Strohhäker H, Koessler H. Die Rolle der Schule beim Impf- und Infektionsschutz. Kinderärztl Praxis 1992;60:87–93.

Studte H, Hofmann F, Stößel U. Zur Situation präventivmedizinischer Untersuchungen nach dem Jugendarbeitsschutzgesetz – Ergebnisse einer Erhebung bei 129 Auszubildenden. Gesundh Wes Öff 1992;54:113–117.

Schmitt HJ. Impfgegner-Argumente. Die Med Welt 2001;6:170–1.

18 Impfungen im Arbeitsleben

F. Hofmann

Impfungen gehören zu den wichtigsten Präventivmaßnahmen im arbeitsmedizinischen Bereich, denn 9 von 10 der gesetzlichen Unfallversicherung angezeigten Infektionen stammen aus dem Bereich des Gesundheitsdienstes. Impfaktionen in der betriebsärztlichen Praxis dienen nicht nur dem Infektionsschutz gegenüber einer bestimmten Krankheit (z. B. Hepatitis B, Poliomyelitis), sondern sie stellen gleichzeitig für den Arbeitsmediziner eine Möglichkeit dar, die Impfausweise „seiner" Arbeitnehmer zu kontrollieren, um auf evtl. fällige weitere Immunisierungen hinzuweisen. Im Rahmen eines solchen Gesprächs kann auch die nächste anstehende Urlaubsreise samt den im jeweiligen Land zu treffenden Maßnahmen diskutiert werden. Schließlich darf nicht vergessen werden, dass Impf- und Infektionsschutz nicht nur für die Beschäftigten eine wichtige Präventivmaßnahme darstellen, sondern auch für die Allgemeinbevölkerung – sei sie nun krank (Übertragung eines Infektionserregers, beispielsweise Hepatitis-B-Virus, vom Beschäftigten im Gesundheitsdienst auf den Patienten) oder gesund (Übertragung von Infektionserregern, beispielsweise Hepatitis-A-Virus, durch Beschäftige im Lebensmittelbereich).

Gesetzliche Grundlagen

Obwohl der Betriebsarzt im Rahmen seiner Tätigkeit grundsätzlich jederzeit alle indizierten Impfungen durchführen darf, gibt es doch für einige Bereiche spezielle berufsgenossenschaftliche Vorschriften bzw. gesetzliche Regelungen.

Berufsgenossenschaftliche Grundsätze

Grundsatz G 35

Im Rahmen des berufsgenossenschaftlichen Grundsatzes G 35 (Auslandsaufenthalt) werden Beschäftigte untersucht, die beruflich ins Ausland gehen müssen. Im Vorfeld der Ausreise sollte geklärt werden, welche

Impfungen bei den betreffenden Beschäftigten aufgefrischt bzw. neu durchgeführt werden müssen und ob eine Malariaprophylaxe notwendig ist oder nicht. Nach der Rückkehr sollte sich der Beschäftigte umgehend beim Betriebsarzt vorstellen, damit im Rahmen eines Gesprächs oder einer Untersuchung evtl. entstandene gesundheitliche Probleme in Zusammenhang mit dem Auslandsaufenthalt abgeklärt werden können.

Nur ermächtigte Ärzte dürfen Untersuchungen nach G 35 durchführen. Dies sind unter anderem:

- Ärzte mit Zusatzbezeichnung Tropenmedizin und mit der Gebietsbezeichnung Arbeitsmedizin, die ausreichende Erfahrungen nachweisen können,
- Ärzte mit medizinischen Erfahrungen auf dem Gebiet der inneren Medizin und ausreichender Praxis in Zusammenhang mit Auslandsreiseuntersuchungen,
- Ärzte mit der Gebietsbezeichnung Arbeitsmedizin, die an einem anerkannten mehrwöchigen Kurs Tropenmedizin teilgenommen haben.

Nach den Einzelheiten der in der betriebsärztlichen Einheit oder Praxis vorhandenen apparativen Ausstattung erkundigt sich der Hauptverband der gewerblichen Berufsgenossenschaften im Rahmen des Ermächtigungsverfahrens.

Grundsatz G 42

Der Berufsgenossenschaftliche Grundsatz G 42 wird derzeit nur noch als „Ausführungsbestimmung“ für die Biostoffverordnung (Hofmann et al. 2000) genutzt, die auf EU-Recht basiert: In dieser Verordnung, deren Anhang mehr als 1500 Erreger enthält, die im Berufsleben eine Rolle spielen können, heißt es zu den Konsequenzen der Gefährdungsbeurteilung, die jeder Betriebsarzt durchzuführen hat, dass bei gegebener Infektionsgefährdung und der Existenz eines effizienten Impfstoffs „die Impfung anzubieten“ sei. Dies gilt wohlgemerkt für alle effizienten Impfstoffe – und nicht nur für die in Deutschland oder EU-weit zugelassenen Vakzinen.

Diphtherie, Pertussis, Poliomyelitis und Tetanus

Bei diesen Impfungen gilt das, was bereits an anderer Stelle festgestellt wurde: Nach Möglichkeit ist bei den 3 „Standardimpfungen“ gegen Diphtherie, Poliomyelitis (hier dürfte der potenzielle Kontakt – siehe STIKO-

Empfehlungen – in den meisten Fällen gegeben sein) und Tetanus eine flächendeckende Immunisierung aller Arbeitnehmer anzustreben. In Sachen Pertussis gilt im Augenblick die Konzentration der Immunisierungsbemühungen auf den pädiatrischen und Wohlfahrtspflegebereich im weitesten Sinne. Gemäß den STIKO-Empfehlungen sollte gerade hier auch an den Einsatz von Mehrfachimpfstoffen gedacht werden (Robert Koch-Institut).

FSME

Wurde 1982 in Baden-Württemberg bei 32 Personen eine Frühsommermeningoenzephalitis (FSME) festgestellt (und damit halb so häufig wie in Bayern), so wurde diese Zahl 1994 allein im Einzugsbereich von Freiburg im Breisgau erreicht (Kaiser 1995). Die Gesamtzahl der FSME-Fälle stieg 2003/2004 gegenüber 1982 nach vorläufigen Berechnungen um das 4- bis 5fache. In Bayern, wo etwa 3-mal mehr gegen FSME geimpft wurde als in Baden-Württemberg, sank die Erkrankungsquote im genannten Zeitraum auf ⅕ des Ausgangswerts von 1982. Wie effektiv die Impfung sein kann, bewies das Beispiel Österreich, wo ein Rückgang von 500–1000 Erkrankungen auf ca. 10–20 pro Jahr erzielt werden konnte. Das arbeitsmedizinische Risiko im Forstbereich ist inzwischen auch in Deutschland (hier: Baden-Württemberg) eindrucksvoll nachgewiesen worden (Abb. 18.**1**).

Hepatitis A

Im Rahmen mehrerer Studien konnte gezeigt werden, dass Personen

- in mikrobiologischen Labors,
- in der Pädiatrie,
- in der Infektiologie,
- in der Psychiatrie (und hier insbesondere in der Kinder- und Jugendpsychiatrie),
- in Kindertagesstätten,
- im Gefängnisbereich sowie
- Kanalarbeiter

überdurchschnittlich hohe Durchseuchungsraten mit Hepatitis-A-Virus-Antikörpern (anti-HAV) und damit ein erhöhtes Hepatitis-A-Risiko auf-

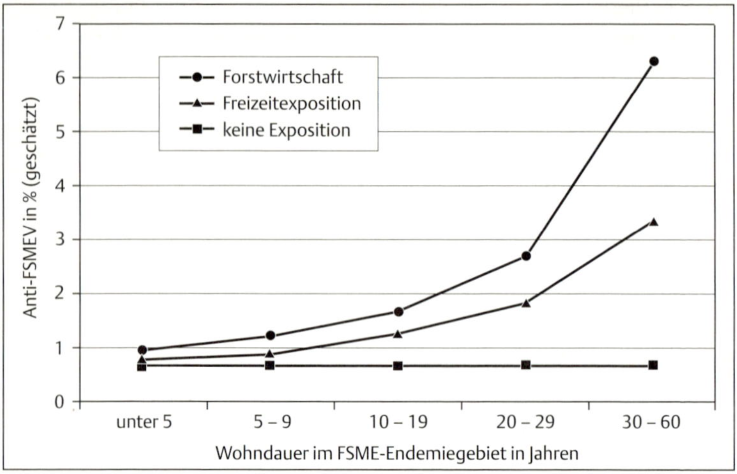

Abb. 18.**1** FSME-Antikörper bei beruflich (Forstwirtschaft) bzw. in der Freizeit exponierten Personen in Baden-Württemberg, n = 447, Anti-FSME-Seroprävalenz nach Wohndauer. Ordinate: Relatives Risiko größer Durchschnitt.

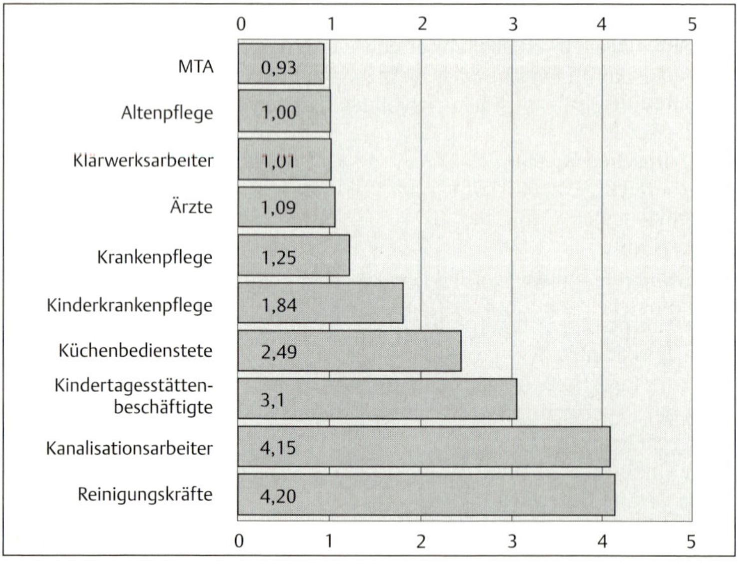

Abb. 18.**2** Hepatitis-A-Immunität in verschiedenen Tätigkeitsbereichen. Vergleichsgruppe: deutsche Allgemeinbevölkerung < 30 Jahre (nach Hofmann 1993).

weisen. Diesen Beschäftigungsgruppen sollte die Schutzimpfung angeboten werden. Das erhöhte Risiko im Küchenbereich des Gesundheitsdienstes sollte auch aus krankenhaushygienischer Sicht Anlass zur Impfung bei Personen sein, die entsprechenden Lebensmittelumgang haben (Abb. 18.**2**). Ob auch andere Beschäftigte in Lebensmittelbetrieben, die mit ungekochten und unverpackten Speisen Umgang haben (z. B. in Bäckereien und Metzgereien), geimpft werden sollten, ist derzeit Gegenstand der Diskussion. Etwa 30 Ausbrüche pro Jahr, die i. d. R. auf das Konto von Lebensmittelbetrieben gehen, deuten hierzulande auf die Notwendigkeit einer solchen Impfung hin (N.N. 2004).

Hepatitis B

Nach wie vor ist die Hepatitis B (Hofmann 2004) die bedeutendste impfpräventable Berufserkrankung bei Beschäftigten im Gesundheitsdienst; Verwundern muss diese Tatsache vor allem angesichts der Anbietung des Hepatitis-B-Impfstoffs seit fast 25 Jahren. Da die Hepatitis-B-Impfstoffe sehr effektiv sind, kann die nach wie vor unbefriedigend hohe Zahl an Berufserkrankungen nur auf eine unvollständige Durchimpfungsrate bei den Beschäftigten zurückgeführt werden. Deshalb sollte nochmals festgestellt werden, dass seronegative Personen, die mit Blut und Körperflüssigkeiten in Kontakt kommen können, unbedingt gegen Hepatitis B geimpft werden sollten. Dies gilt nicht nur für die ärztlichen und die medizinischen Fachberufe, sondern auch gerade für die im Entsorgungs-/Putzbereich tätigen Beschäftigten, da gerade hier eine besonders große Gefährdung besteht (Abb. 18.**3**).

Im Hinblick auf die nach wie vor unbefriedigenden Durchimpfungsraten kann auch heute noch gelegentlich die postexpositionelle Hepatitis-B-Prophylaxe nach Kanülenstich (oder vergleichbarer Kontamination mit Hepatitis-B-infektiösem Material) notwendig werden. Im Gefolge eines solchen Kontaktes sollte man nach Möglichkeit umgehend versuchen, herauszubekommen, ob eine Infektionskonstellation besteht (Beschäftigter ohne HBV-Marker, anti-HBs-negativ, Patient HBs-Ag-positiv). Trifft dies zu oder handelt es sich um die Verletzung an einer „Müllsackkanüle“, so sollte simultan geimpft werden (Schutzimpfung – Hepatitis-B-Immunglobulingabe) (N.N. 2004, Hofmann et al. 1989).

Einige Bundesländer haben mittlerweile zum Schutz der Patienten indirekt eine HB-Impfpflicht eingeführt und zwar für medizinisches Personal, das sog. gefahrgeneigte Tätigkeiten durchführt.

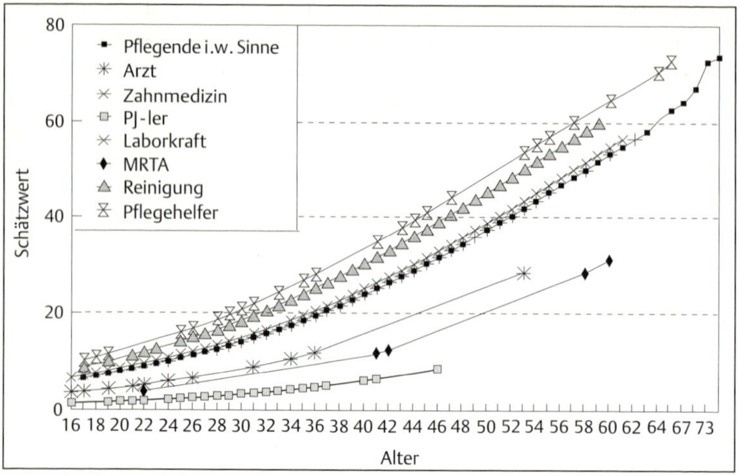

Abb. 18.**3** Durchseuchung mit Anti-HBs/Anti-HBc bei nicht geimpften Beschäftigten im Gesundheitsdienst mit (obere Kurve) bzw. ohne (untere Kurve) Blutkontakt (n = 1516, p < 0,01), 1994/5.

Influenza

Influenzaimpfungen, die im Gesundheitsdienst immer auch der Gesundheit des Patienten dienen (und bei Institutionen mit starkem Publikumsverkehr dem Verbraucher), können z. B. im Rahmen von Impfaktionen angeboten werden. Weiterhin muss daran gedacht werden, das Impfangebot überall dort zu machen, wo großer Publikumsverkehr besteht – also bei Banken, bei Verkehrsbetrieben, in Schulen usw.

Masern, Mumps, Röteln, Varizellen

Noch immer werden die vier viralen Infektionserkrankungen als „Kinderkrankheiten" bezeichnet. Dabei hat die nicht ausreichende Akzeptanz der MMR-(Masern-Mumps-Röteln)Impfung der vergangenen 20 Jahre dazu geführt, dass Erkrankungsfälle bei Erwachsenen immer häufiger auftreten – wie zuletzt in Coburg 2001/2002 (N.N. 2002). Ursache dafür ist paradoxerweise die freiwillige Schutzimpfung. Der Mechanismus ist dabei sehr einfach: Benötigt man für eine Infektion eine bestimmte Anzahl von infektiösen Kontakten, dann verdoppelt sich der Zeitraum bis zur Infektion, wenn man durch Impfung 50 % der Bevölkerung immunisiert. Nach eingehenden epidemiologischen Untersuchungen (Dietz et al. 1992) dürften schon in naher Zukunft bei Erwachsenen mehr solche Erkrankungen festzustellen sein als bei Kindern und Jugendlichen. Eine in Freiburg durchgeführte Untersuchung hat gezeigt, dass besonders Beschäftigte in der Kinderkrankenpflege Antikörper gegenüber diesen 4 Krankheiten aufweisen (Hofmann et al. 1989). Besonders auffällig wird dieser Umstand beim Mumps, signifikant höher ist die Durchseuchungsrate im Kinderkrankenpflegebereich, aber auch bei den Varizellen. Deshalb sollte derzeit zumindest im pädiatrischen Bereich (Masern, Mumps, Röteln) entsprechend den STIKO-Empfehlungen verfahren werden, da die Anamnese häufig falsch-positive Befunde liefert. Beschäftigte mit Risiko (z. B. in der Pädiatrie) sollten, wenn sie nicht nachweisen können, dass sie geimpft bzw. immun sind, einmalig immunisiert werden, vorzugsweise mit der MMR-Vakzine. Der Erfolg der Rötelnimpfung sollte bei Frauen im gebärfähigen Alter kontrolliert werden.

Was die Varizellen angeht, so sind Morbidität und Letalität bei Erwachsenen in den letzten 3 Jahrzehnten deutlich angestiegen. Eigene Untersuchungen (Hofmann et al. 1997) haben gezeigt, dass die Varizellenanamnese bei Erwachsenen sehr zuverlässig ist. Im Hinblick auf die arbeitsmedizinische Bedeutung sollten die in Tab. 18.**1** genannten Gruppen bei negativer bzw. unklarer Anamnese gescreent (und ggf. geimpft) werden. Aus krankenhaushygienischer Sicht besteht darüber hinaus im onkologischen und geburtshilflichen Bereich eine Screening-Impfindikation.

Tollwut

Seitdem in den 80er-Jahren neue Impfstoffe gegen die Tollwut entwickelt wurden, ist auch gegenüber dieser Krankheit eine problemlose Vakzination möglich geworden. Bei der Bekämpfung der Tollwut ist man nicht nur auf die präexpositionelle Impfung angewiesen, sondern kann auch (ähnlich wie bei Tetanus) auf die passiv-aktive Immunisierung nach entsprechendem Kontakt zurückgreifen. Dennoch sollten zumindest bei den in Tab. 18.**1** genannten Gruppen die Indikationsbereiche genau beachtet werden (Kap. 33).

Tabelle 18.1 Impfungen in der Arbeitsmedizin – Indikation und Durchführung

Krankheit	Wer sollte geimpft werden?
Diphtherie	beim Auftreten einer Epidemie alle Beschäftigten ohne nachweisbaren Impfschutz, ansonsten Auffrischimpfungen alle 10 Jahre bzw. bei engem (face-to-face) Kontakt alle 5 Jahre
FSME	Beschäftigte in Land- und Forstwirtschaft sowie Straßenwärter in Risiko/Endemiegebieten
Hepatitis A	Gesundheitsdienst: Beschäftigte in mikrobiologischen Labors, Pädiatrie, Infektiologie, Psychiatrie, Kanalarbeiter, Klärwerker, Beschäftigte im Gefängnisbereich, in kinderbetreuenden Einrichtungen und der Entsorgung
Hepatitis B	alle seronegativen Beschäftigten mit Kontaktmöglichkeit zu Blut- und Körperflüssigkeiten
Influenza	Gesundheitsdienst, alle Beschäftigten Personen in Einrichtungen mit starkem Publikumsverkehr alle Personen >60 Jahre
Masern (MMR-Vakzine)	Beschäftigte ohne Impf-/Immunitätsnachweis vorwiegend im pädiatrischen Bereich, in kinderbetreuenden Einrichtungen
Mumps (MMR-Vakzine)	Beschäftigte ohne Impf-/Immunitätsnachweis vorwiegend im pädiatrischen Bereich, in kinderbetreuenden Einrichtungen
Röteln (MMR-Vakzine)	Beschäftigte ohne Impf-/Immunitätsnachweis in Pädiatrie, Gynäkologie, Geburtshilfe, Ambulanzen, in kinderbetreuenden Einrichtungen – bei Frauen im gebärfähigen Alter mit postvakzinaler Antikörperbestimmung
Pertussis	Beschäftigte ohne Impfnachweis (< 10 Jahre) vorwiegend im pädiatrischen Bereich, in kinderbetreuenden Einrichtungen
Poliomyelitis	alle Beschäftigten mit möglichem Kontakt zu Poliokranken, Auffrischimpfungen alle 10 Jahre
Tetanus	Beschäftigte im gärtnerischen und technischen Bereich, Angebot an alle Beschäftigte, Standardimpfung alle 10 Jahre
Tollwut	Waldarbeiter, Beschäftigte in Forstbetrieben, Jäger und Beschäftigte in Tierlabors bei Expositionsgefahr
Tuberkulose	derzeit keine Indikation
Varizellen	seronegative Beschäftigte im pädiatrischen, geburtshilflichen und onkologischen Bereich, in kinderbetreuenden Einrichtungen

Tuberkulose

Die BCG-Impfung ist derzeit im Arbeitsleben hierzulande ohne Bedeutung und auch nicht mehr verfügbar (Kap. 39).

Literatur

Berufsgenossenschaftliche Grundsätze für arbeitsmedizinische Vorsorgeuntersuchungen. Gentner 1998. G 35/G 42. Stuttgart: Gentner; 1998.

Dietz K, Eichner M. Infektionskrankheiten und deren Beeinflussung durch Schutzimpfungen. In: Spiess H, Maass G, eds. Schutzimpfungen. Marburg: Deutsches Grünes Kreuz; 1992:215–44.

Hofmann F. Egoistische Vakzinen, altruistische Vakzinen – eine neue Betrachtungsweise bei der Impfindikation. Med Welt 2004;55:180–6.

Hofmann F, Berthold H. Zur Hepatitis-B-Gefährdung des Krankenhauspersonals – Möglichkeiten der prae- und postexpositionellen Prophylaxe. Med Welt 1989;40:1294–301.

Hofmann F, Jäckel R. Merkblätter Biologische Arbeitsstoffe. Loseblattsammlung. Landsberg: Ecomed-Verlag; 2000.

Hofmann F, Nübling M, Tiller FW. Infektionen mit dem Varizella-Zoster-Virus – arbeits- und sozialmedizinische Aspekte. Arbeitsmedizin Sozialmedizin Umweltmedizin 1997;32:219–24.

Hofmann F, Sydow B. Röteln, Masern, Mumps – Epidemiologie, arbeitsmedizinische Bedeutung, Indikation und Effizienz der Erwachsenenimpfung. Öff Gesundh Wes 1989;51:269–75.

Kaiser R. Tick-borne encephalitis in southern Germany. Lancet 1995;345:463.

N.N.: Neues in den aktuellen Impfempfehlungen der STIKO: Epid Bull 2004;32:261–65.

N.N.: Übersicht zum Masernausbruch in Coburg. Epid Bull 2002;19:155–6.

19 Staat und Impfungen

G. Rasch

Schutzimpfungen gehören zu den effektivsten Maßnahmen der primären Prävention von Infektionskrankheiten. Die Entwicklung von Impfstoffen und deren breite Anwendung hat es erlaubt, eine Reihe von bedeutenden Infektionskrankheiten weltweit erheblich zu reduzieren oder gar weitgehend zu eliminieren (z. B. Diphtherie, Masern, Poliomyelitis). Die weltweite Eradikation der Pocken wurde 1980 bestätigt und gegenwärtig ist die Eradikation der Polio ein aktuelles Ziel (Kap. 25). Auch die Masern kommen in bestimmten Regionen der Erde (Nordamerika, Skandinavien) endemisch nicht mehr vor. Schutzimpfungen werden nicht nur in entwickelten Industrieländern, sondern mit Unterstützung der WHO und anderer Organisationen auch in allen Entwicklungsländern erfolgreich eingesetzt.

Zu den wichtigsten Einflussfaktoren auf die Möglichkeiten zur Krankheitsprävention durch Schutzimpfungen und andere Maßnahmen der spezifischen Immunprophylaxe gehört neben der Wahrnehmung der Eigenverantwortung des Bürgers ganz wesentlich auch die Organisation des Gesundheitswesens und seine Finanzierung im Allgemeinen und des Impfwesens im Besonderen.

Rechtliche Bestimmungen

Die wesentlichen rechtlichen Bestimmungen für die Durchführung von Schutzimpfungen in Deutschland werden durch das Infektionsschutzgesetz (IfSG), die Leistungsverträge der Kassenärztlichen Vereinigungen (KVen) mit den Krankenkassen und im Bereich des Arbeitsschutzes durch die „Biostoffverordnung“ sowie berufsgenossenschaftliche Grundsätze geregelt (Kap. 18). Das IfSG betont sowohl die Verantwortung des Einzelnen als auch der Träger und Leiter von Gemeinschaftseinrichtungen und Gesundheitseinrichtungen bei der Prävention von übertragbaren Krankheiten und unterstreicht die dafür notwendige Zusammenarbeit von Behörden des Bundes, der Länder und Kommunen und der Ärzte (IfSG § 1 Abs. 2). In Paragraph 3 wird die Aufklärung der Allgemeinheit über die Gefahren übertragbarer Krankheiten und die Möglichkeiten zu deren

Verhütung als eine öffentliche Aufgabe definiert. Dadurch wird die Wichtigkeit der Prävention im Allgemeinen und damit auch der Impfungen im Besonderen und die hohe Verantwortung des öffentlichen Gesundheitsdienstes (ÖGD) in diesem Zusammenhang unterstrichen.

Ständige Impfkommission (STIKO)

Für Impfungen mit besonderer Bedeutung für die Gesundheit der Bevölkerung werden auf der Grundlage der Empfehlungen der Ständigen Impfkommission (STIKO) von den obersten Landesgesundheitsbehörden *öffentliche Empfehlungen* ausgesprochen (IfSG § 20 Abs. 3).

Die Empfehlungen der Landesgesundheitsbehörden haben eine große Bedeutung, da sie die Grundlage für die „Versorgung bei Impfschaden und bei Gesundheitsschäden durch andere Maßnahmen der spezifischen Prophylaxe" sind (IfSG § 60 bis 64). In ihnen kann zusätzlich festgelegt sein, gegen welche Krankheiten die Gesundheitsämter unentgeltlich Schutzimpfungen oder andere Maßnahmen der spezifischen Prophylaxe durchführen (IfSG § 20 Abs. 5).

Die *STIKO* ist ein Gremium von Experten verschiedener Fachgebiete, das vom Bundesministerium für Gesundheit berufen wird und Empfehlungen zur Durchführung von Schutzimpfungen und anderen Maßnahmen der spezifischen Prophylaxe gibt (IfSG § 20 Abs. 2). Bei den Impfempfehlungen unterscheidet die STIKO zwischen *Standardimpfungen*, mit dem Ziel einer Anwendung bei möglichst allen Personen, und *Indikationsimpfungen*, die nur für bestimmte Zielgruppen (z. B. Risikogruppen) eine hohe Bedeutung haben. Die Empfehlungen der STIKO werden entsprechend der Entwicklung auf dem Impfstoffsektor und in Abhängigkeit von der epidemiologischen Situation und neuen nationalen oder internationalen Erkenntnissen angepasst oder erweitert und jährlich neu veröffentlicht.

In 9 der 16 Bundesländer werden gegenwärtig die jeweils aktuellen STIKO-Empfehlungen automatisch übernommen, sodass eine Anpassung der Landesempfehlung bei Änderungen der STIKO-Empfehlungen nicht notwendig ist. Die übrigen Bundesländer haben spezielle Regelungen, die jedoch – mit Ausnahme von Sachsen – auf die Berücksichtigung der Empfehlungen der STIKO verweisen. Die Abweichungen von den STIKO-Empfehlungen sind in diesen Ländern nur gering und betreffen keine Standardimpfungen. Nur in Sachsen existiert eine eigene Impfkommission (die „SIKO") sowie umfassende und sehr detaillierte Impfempfehlungen, die ggf. über die Empfehlungen der STIKO hinausgehen – z. B. Impfung gegen Hepatitis A und Gruppe-C-Meningokokken als Standardimpfung, allerdings ohne Kostenübernahme durch die gesetzlichen Krankenversicherungen (GKV).

Es ist für jeden impfenden Arzt deshalb wichtig, dass er die Impfempfehlungen seines Bundeslandes kennt und entsprechend berücksichtigt.

In Deutschland gibt es durch die Aufhebung des Gesetzes über die Pockenschutzimpfung im Jahr 1982 (BGBl I S. 1529) seit Juli 1983 keine Impfpflicht mehr. Das Bundesministerium für Gesundheit ist jedoch unter bestimmten Voraussetzungen ermächtigt, anzuordnen, dass bedrohte Teile der Bevölkerung an Schutzimpfungen teilzunehmen haben; ggf. kann dies auch durch die Landesregierungen veranlasst werden (IfSG § 20 Abs. 6 bzw. 7).

In Entwicklungsländern sind Maßnahmen des Gesundheitsschutzes für die Bürger vor allem durch mangelnde finanzielle Ressourcen begrenzt. In vielen dieser Länder werden Säuglinge und Kleinkinder deshalb nur gegen eine begrenzte Zahl von Infektionskrankheiten (BCG, DTP, Polio und Masern) geimpft. Weitere Impfungen sind von den ökonomischen Möglichkeiten der jeweiligen Länder und der Impflinge bzw. deren Eltern abhängig.

Fragen der Impfskepsis spielten dort bisher nur eine begrenzte, allerdings zunehmende Rolle. Letzteres führte bei der letzten Phase der Polioeradikation in Asien und Afrika bereits zu negativen Folgen (Kap. 25).

Kostenträger

In den entwickelten Industrieländern spielte die Frage der Kosten von empfohlenen Impfungen für den Öffentlichen Gesundheitsdienst (ÖGD) und/oder die Krankenkassen bisher keine wesentliche Rolle. In diesen Ländern werden deshalb die Kinder routinemäßig zusätzlich zu DTP, Polio und Masern auch gegen Mumps und Röteln sowie Hib und in der Mehrzahl dieser Länder auch gegen Hepatitis B geimpft. Darüber hinaus impfen bestimmte Länder ihre Kinder routinemäßig auch gegen Varizellen (z. B. USA, Deutschland) oder mit Konjugatimpfstoffen gegen Gruppe-C-Meningokokken (z. B. Großbritannien, Irland, Island, Belgien, Niederlande, Spanien, Griechenland) oder Pneumokokken (USA). Auch bei den Impfungen, die praktisch in allen entwickelten Industrieländern empfohlen sind, zeigt das Impfschema (der sog. Impfkalender) für die jeweiligen Impfstoffe gewisse Unterschiede; weder der Beginn noch die Zahl und der Abstand der Impfdosen einer Grundimmunisierung sind identisch und auch Auffrischimpfungen werden nicht völlig einheitlich gehandhabt. Auswirkungen dieser unterschiedlichen Impfschemata könnten sich allenfalls in der Effektivität der jeweiligen Impfstrategie widerspiegeln. Auf Grund der relevanten Unterschiede zwischen den Ländern bei den erreichten Impfraten und der Surveillance der Erkrankungshäufigkeit sind geringe Unterschiede der Impfeffektivität kaum nachweisbar und deshalb besteht bisher noch kein dringender Anlass für die Entscheidungsträger, die Impfschemata europa- oder gar weltweit zu vereinheitlichen.

Bei der Einführung von neuen, zumeist vergleichsweise auch teureren, Impfstoffen spielen neben den fachlichen Gesichtspunkten auch in den entwickelten Ländern Fragen der Kosten-Nutzen-Relation eine zunehmende Rolle, unabhängig davon, ob die Finanzierung durch den Staat aus Steuermitteln oder – wie in Deutschland – überwiegend durch die Krankenkassen, d. h. die sog. Solidargemeinschaft erfolgt. Dabei wird leicht übersehen, dass Präventionsmaßnahmen in erster Linie der Verhinderung von Krankheiten und damit vermeidbarem Leid dienen und dabei die Frage der Kosten-Effektivität allenfalls einen zusätzlichen Faktor für die Entscheidung über die Zuweisung von Ressourcen darstellen kann. Es gibt therapeutische und auch präventive Maßnahmen, die erhebliche gesamtgesellschaftliche Kosten verursachen und trotzdem ohne Zögern von der Solidargemeinschaft übernommen werden, um den Betroffenen das Leben zu verlängern und/oder die Lebensqualität zu verbessern. Es ist deshalb nicht leicht verständlich, warum bei der Neueinführung von Impfungen für gesunde Kinder die Frage der Kosten-Nutzen-Relation eine zunehmend vordergründige Rolle spielt.

Soziale Faktoren

Neben der Finanzierung haben auch soziale Faktoren einen wesentlichen Einfluss auf die Nutzung der gebotenen Präventionsmaßnahmen. Dazu gehört z. B. die Freiwilligkeit der Schutzimpfungen, welche die Impfraten begrenzt und generell einen hohen Aufklärungsaufwand erfordert. Die in einigen Ländern bestehende Impfpflicht für bestimmte Impfungen mit erreichbarer Herdenimmunität garantiert aber nicht die Impfung aller Kinder, da auch in diesen Ländern Impfungen nicht gegen den ausdrücklichen Willen der Eltern erzwungen werden können.

Ergebnisse

Die besten Ergebnisse beim Impfschutz für Kinder und Jugendliche erzielen jene Länder, in denen Schutzimpfungen vor allem im Säuglingsalter sowie in Kindereinrichtungen und Schulen aktiv umgesetzt werden und der Impfstatus aller Kinder auf der Basis von Registern berechnet und die Eltern von Kindern mit Impflücken gezielt angesprochen werden können – entweder schriftlich oder durch den Besuch der für den Impfschutz in einer bestimmten Bevölkerungsgruppe zuständigen Mitarbeiter des ÖGD.

Je größer der Anteil von Geimpften in der Bevölkerung und vor allem in den Gemeinschaftseinrichtungen für Kinder wird, desto sicherer können die wenigen Ungeimpften (mit medizinischen Kontraindikationen) unter dem Schutz der Populationsimmunität (Herdenimmuniät) solche Einrichtungen besuchen. Eine Konzentration von ungeimpften Kindern impfskeptischer Eltern kann in diesen Einrichtungen zu einer intensiven Erregerzirkulation und damit zu Ausbrüchen impfpräventabler Krankheiten führen.

Organisation

In Deutschland werden gegenwärtig ca. 90 % der Impfungen von Säuglingen und Kleinkindern von niedergelassenen Ärzten vorgenommen und eine aktive Aufforderung von nicht zeitgerecht geimpften Kindern („recall") wird noch zu wenig durchgeführt. Auch der ÖGD nutzt die Möglichkeiten zur Erfassung und Aktualisierung des Impfstatus in Kindereinrichtungen bisher nicht ausreichend. Es besteht bisher auch kein Konsens zur Umsetzung einer Impfstrategie mit definierten Impfzielen. Trotzdem steigen die Impfraten der Kinder langsam, aber stetig an und bestimmte Krankheiten sind bereits generell (Poliomyelitis, Diphtherie) oder zumindest bei den Kindern (Tetanus) eliminiert. Die Erreichung der bundesweiten Eliminierung bei einer Krankheit wie den Masern mit hohem Übertragungsrisiko und damit einer notwendigen, sehr hohen Populationsimmunität (> 95 %) ist bei den in bestimmten Regionen, Kreisen und Städten gegenwärtig noch unzureichenden Impfraten jedoch nicht möglich. Die Eliminierung wird nur zu erreichen sein, wenn eine gesellschaftlich akzeptierte Impfstrategie umgesetzt wird, die garantiert, dass alle Kinder ohne medizinische Kontraindikationen und ohne ausdrückliche

Impfgegnerschaft der Eltern auch tatsächlich geimpft werden. Dies setzt jedoch voraus, dass keine Kinder ungeimpft bleiben, nur weil Eltern oder behandelnde Ärzte die Impfung vergessen haben. Eine wesentliche Voraussetzung für das Erreichen von Impfraten, die eine Eliminierung der Zielkrankheiten ermöglichen, ist deshalb eine Organisation des Gesundheitswesens, die garantiert, dass der ÖGD oder die Krankenkassen den Impfstatus der Bürger kennen, für die sie zuständig sind und deshalb Ungeimpfte gezielt ansprechen können. Die Freistellung von der Praxisgebühr bei Arztkonsultationen zur Durchführung empfohlener Impfungen ist ein Indiz für den hohen Stellenwert der Impfungen.

Weitere entscheidende Faktoren für einen besseren Impfschutz der Bevölkerung sind eine wieder verstärkte Zugänglichkeit des Bürgers für unentgeltliche, subsidiäre Impfungen – organisiert durch den ÖGD – in Kindereinrichtungen und Schulen sowie die verstärkte Nutzung der arbeitsmedizinischen Betreuung auch für generell empfohlene Impfungen. Letzteres könnte vor allem den Impfstatus von Erwachsenen, der besonders unzureichend ist, deutlich verbessern.

Literatur

Infektionsschutzgesetz. Gesetz zur Neuordnung seuchenrechtlicher Vorschriften – Infektionsschutzgesetz. Vom 20.07.2000 (BGBl. I S. 1045), zuletzt geändert durch Art. 11 § 3 des Gesetzes vom 06.08.2002 (BGBl. I S. 3082).

STIKO. Mitteilungen der Ständigen Impfkommission (STIKO) am Robert Koch-Institut. Empfehlungen der Ständigen Impfkommission (STIKO) am Robert Koch-Institut. Stand: Juli 2004. Epi Bull 2004;30:235–50.

20 Impfempfehlungen und Prophylaxe für Auslandsreisende

F. F. von Sonnenburg

Einleitung

Fernreisen sind mit erhöhten Gesundheitsrisiken verbunden, insbesondere wenn sie in tropische Entwicklungsländer führen. Während die Mortalität auf Reisen vorwiegend durch Unfälle und vorbestehende Krankheiten bedingt ist, sind im Reiseland erworbene Infektionen die Hauptursache für die erhöhte Morbidität. Die meisten infektiösen Risiken lassen sich durch geeignete Präventionsmaßnahmen vermeiden oder zumindest reduzieren.

Die ärztliche Beratung hierzu umfasst:

- die Aufklärung über spezielle Gesundheitsrisiken im Reisegebiet,
- die Expositionsprophylaxe,
- die Chemoprophylaxe besonders gegen Malaria,
- die Impfprophylaxe.

Die Beratung zu impfpräventablen Erkrankungen und zur Malaria steht häufig im Vordergrund der reisemedizinischen Beratungspraxis, während die Bedeutung der *Expositionsprophylaxe* oft unterschätzt wird. Zahlreiche Gesundheitsrisiken lassen sich jedoch durch die Beachtung einfacher Verhaltens- und Vorsichtsmaßnahmen vermeiden (Tab. 20.**1**). Zudem ist dies bei vielen Risiken die einzige verfügbare Präventionsmaßnahme.

Reiseimpfungen und Beratungspraxis

Beratung und Indikationsstellung zu Reiseimpfungen erfordern detaillierte und aktuelle Kenntnisse über die Verbreitung und das tatsächliche Risiko impfpräventabler Erkrankungen im Reisegebiet, aber auch über mögliche Risiken und Kontraindikationen der einzelnen Impfungen. Jede Reiseimpfberatung ist zudem eine Gelegenheit, um auch in Deutschland relevante Impflücken zu schließen.

Tabelle 20.1 Expositionsprophylaxe infektiöser Risiken: einige wichtige Verhaltensregeln und Vorsichtsmaßnahmen

Essen	keine ungekochten und nicht frisch zubereiteten Speisen („peel it, cook it or forget it")
Trinken	nur sicheres Trinkwasser oder Getränke
Insekten	Mückenschutzmaßnahmen (Repellents, Moskitonetz u. a.)
Sex	keine bzw. keine ungeschützten Sexualkontakte
Haut	kein barfuß laufen auf mit menschlichen oder tierischen Fäkalien verseuchten Böden
Wasser	kein Kontakt mit Süßgewässern in Bilharziosegebieten

Die internationalen Impfvorschriften und weitere Informationen sind in der jährlich neu erscheinenden Broschüre *International Travel and Health* der Weltgesundheitsorganisation (WHO) enthalten. Aktualisierungen werden im *Weekly epidemiological Record* der WHO publiziert (Tab. 20.**2**).

Tabelle 20.2 Informationen zu Reiseimpfungen (Auswahl)

Empfehlungen der Ständigen Impfkommission (STIKO)	www.rki.de	rechtlich relevante Empfehlungen nach dem Infektionsschutzgesetz
International Travel and Health	www.who.int	internationale Impfvorschriften und Empfehlungen zum Gesundheitsschutz bei Reisenden
Weekly epidemiological Record	www.who.int	laufende Aktualisierung der internationalen Impfvorschriften
DTG-Empfehlungen zu Reiseimpfungen	www.dtg.mwn.de	Deutsche Gesellschaft für Tropenmedizin und Internationale Gesundheit
Fit for Travel	www.fitfortravel.de	Informationsdienst für Reisende des Tropeninstituts der LMU München
Centrum für Reisemedizin	www.crm.de	Informationsdienst für Reisende, Handbuch und Info-Dienst für Ärzte (kostenpflichtig)

Eine Orientierungshilfe für die Beratungspraxis geben die *Empfehlungen zu Reiseimpfungen* der Deutschen Gesellschaft für Tropenmedizin und Internationale Gesundheit (DTG). Diese können ebenfalls über Internet abgerufen werden (Tab. 20.**2**) oder kostenlos (gegen Einsendung eines frankierten Rücksendeumschlags) bezogen werden bei: DTG Info-Service, Postfach 400466, 80704 München.

Grundsätzlich ist bei Fernreisen eine individuelle medizinische Reiseberatung notwendig, die die gesundheitlichen Risiken im Zielland, Reisedauer, Art der Reise (berufliche Reise, Rucksackreise) und den Gesundheitszustand des Reisenden ins Kalkül zieht. Für Reisende wie für beratende Ärzte stehen schriftliche oder elektronische (Internet, CD-ROM usw.) Informationsquellen zur Verfügung (Tab. 20.**2**). Entscheidend ist neben der Qualität auch die Aktualität der Informationen, da sich die epidemiologische Situation kurzfristig ändern kann.

Vorgeschriebene Reiseimpfungen

Derzeit ist die Gelbfieberimpfung (s. u.) die einzige Impfung, die nach den internationalen Vereinbarungen vorgeschrieben werden kann. Zudem verlangt Saudiarabien seit einigen Jahren eine gültige Impfung gegen Meningokokkenmeningitis (s. u.) bei Einreise von Mekkapilgern. Im Jahr 2002 war von Ecuador vorübergehend der Nachweis einer Masernimpfung von Einreisenden aus bestimmten Ländern, darunter auch Deutschland, gefordert worden. Andere Impfungen, wie etwa die gegen Cholera, werden derzeit von keinem Land verlangt. Vorgeschriebene Impfungen müssen in einen persönlichen internationalen Impfausweis eingetragen werden, der auf der Reise mitzuführen und ggf. bei Einreise vorzuweisen ist.

Gelbfieber

Die Endemiegebiete dieser durch Aedes-Moskitos übertragenen Viruserkrankung liegen im tropischen Afrika und Südamerika (Abb. 20.**1**). Gelbfieber hat eine hohe Letalität, eine spezifische Therapie steht nicht zur Verfügung. Importfälle in Industrieländern kommen immer wieder vor und verlaufen oft letal (Kap. 34).

Es steht ein Lebendimpfstoff (17D-Impfstoff) zur Verfügung, der bereits nach 1-maliger Gabe einen zuverlässigen und langfristigen Schutz ergibt (Tab. 20.**3**). Der Nachweis einer gültigen Impfung, die nicht älter als

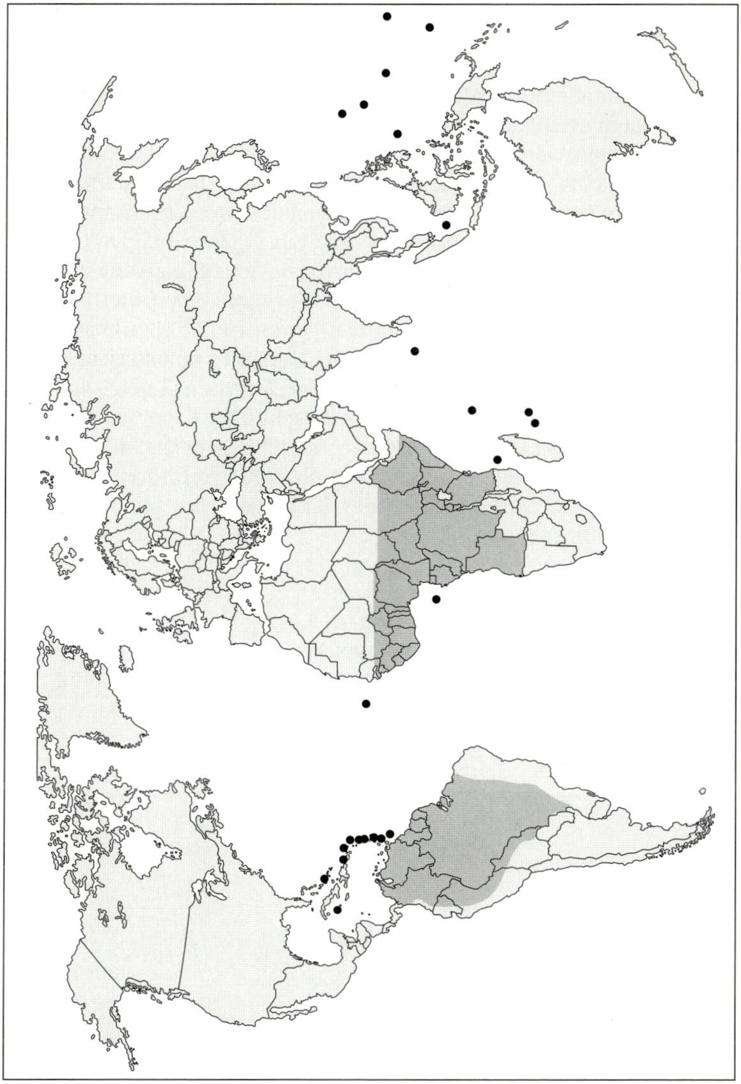

Abb. 20.**1** Gelbfieberendemiegebiete 2004, WHO. Grau: Länder/Regionen, in denen ein Risiko auf Gelbfieberübertragung besteht (entweder ist über Gelbfieber berichtet worden oder aber Erkrankungen in der Vergangenheit stellen zusammen mit der Anwesenheit von Vektoren und Tierreservoir ein potenzielles Infektionsrisiko dar).

10 Jahre ist und mindestens 10 Tage vor Einreise gegeben wurde (bei Wiederimpfung sofort gültig), wird bei Einreise in einige der Länder in den Gelbfiebergebieten in Afrika und Südamerika verlangt, aber auch von einigen nichtendemischen Ländern (z. B. in Asien), wenn die Einreise aus einem Endemiegebiet erfolgt (Abb. 20.**1**). Zudem ist eine Gelbfieberimpfung empfehlenswert bei Reisen in Gebiete mit signifikantem Übertragungsrisiko, auch wenn keine Impfpflicht besteht. Da sich Vorschriften wie epidemiologische Situation nicht selten kurzfristig ändern, sind aktuelle Informationen besonders bedeutsam (Tab. 20.**2**).

Die Gelbfieberimpfung darf nur von zugelassenen Impfstellen verabreicht und bescheinigt werden (Liste der Gelbfieberimpfstellen in Deutschland: www.dtg.mwn.de/impfen/gfimpfst/gf.htm). Die Impfung ist kontraindiziert bei Immunschwäche, Hühnereiweißallergie, in der Schwangerschaft und bei Säuglingen unter 9 Monaten (Tab. 20.**4–6**). Da sehr selten auch bei Geimpften ohne ersichtliche Kontraindikationen schwere Impfvirusinfektionen mit zum Teil tödlichem Verlauf beobachtet wurden, ist stets eine Risiko-Nutzen-Abwägung erforderlich und die Impfung sollte nur bei Impfvorschrift oder epidemiologisch begründbarem Risiko erfolgen (Kap. 34).

Tabelle 20.3 Übersicht über die wichtigsten Reiseimpfungen

Impfung gegen	Präparate	Impfschema	Schutzdauer*	Schutzrate
Gelbfieber[1]	Stamaril[1]	1-malig, Auffrischung alle 10 Jahre	> 10 Jahre	> 99 %
Cholera oral[2]	Dukoral[2]	2-mal (Abstand > 1 Woche)	6 Monate	80 % s. Seite 360
Cholera oral[2]	Orochol[2]	1-malig	6 Monate	13–100 % s. Seite 358
Diphtherie/ Tetanus	versch. Präparate	2-mal im Abstand von > 4 Wochen, Auffrischung nach 6–12 Monaten, dann alle 10 Jahre	10 Jahre	> 99 %
FSME	Encepur, FSME-Immun	3-mal (Tag 0, 1–3 Monate, 9–12 Monate; Kurzimpfschema: Tag 0, 7, 21 oder Tag 0 und 14, Auffrischung nach >1 Jahr), dann Auffrischungen alle 3–5 Jahre	3–5 Jahre	> 90 %

Tabelle 20.3 Fortsetzung

Impfung gegen	Präparate	Impfschema	Schutz-dauer*	Schutz-rate
Hepatitis-A	Epaxal, Havrix, VAQTA	1-malig, Auffrischung nach > 6 Monaten, dann alle 10 Jahre	> 10 Jahre	> 99 %
Hepatitis-B	Engerix-B, Gen HB-Vax	2-mal im Abstand von > 4 Wochen, Auffrischung nach > 6 Monaten, dann alle 10 Jahre	> 10 Jahre	> 95 %
Influenza	versch. Präparate	1-malig	6–12 Monate	40–80 %
Japanische Enzephalitis[2]	JE-Vax[2]	3-mal (Tag 0, 7, 14–28), Auffrischung nach > 1 Jahr, dann alle 3 Jahre	4 Jahre	> 90 %
Masern	versch. Präparate	bei Kindern 2-mal im Abstand von > 4 Wochen, bei Erwachsenen 1-malig	> 15 Jahre	60–95 %
Meningokokken	Mencevax, Menigitis-A/C-Impfstoff	1-malig, Auffrischung alle 3 Jahre	3 Jahre	75–90 %
Pneumokokken	Pneumovax	1-malig, Auffrischung alle 6 Jahre	3–6 Jahre	80–90 %
Poliomyelitis	versch. Präparate	2-mal im Abstand von > 4 Wochen, Auffrischung nach 6–12 Monaten, dann alle 10 Jahre	> 10 Jahre	> 95 %
Tollwut (präexpositionell)	Rabipur, Rabivac, Tollwutimpfstoff Merieux	3-mal (Tag 0, 28, 56; Kurzimpfschema: Tag 0, 7, 21), Auffrischung nach > 1 Jahr, dann alle 2–5 Jahre	3–5 Jahre	> 99 %
Typhus (parenteral)	Typherix, Typhim-Vi	1-malig, Auffrischungen alle 3 Jahre	3 Jahre	60–85 %
Typhus (oral)	Typhoral, Vivotif	1-malig, Auffrischungen nach 1–2 Jahre	1 Jahr	50–90 %

* bei vollständiger Grundimmunisierung

1 Verwendung nur durch zugelassene Impfstellen

2 in Deutschland nicht im Handel

Tabelle 20.4 Reiseimpfungen in der Schwangerschaft (s. auch Kap. 16)

Unbedenklich	
• Tetanus • Diphtherie (2. und 3. Trimenon)	• Poliomyelitis (iPV)
Relativ kontraindiziert (wegen fehlender Erfahrungen individuelle Nutzen-Risiko-Abwägung)	
• Cholera • FSME (aktiv) • Hepatitis A • Hepatitis B • Influenza	• Japanische Enzephalitis • Meningokokkenmeningitis • Pneumokokken • Tollwut (präexpositionell) • Typhus abdominalis
Kontraindiziert	
• Gelbfieber (strenge Risikoabwägung)* • Masern	• Mumps • Röteln • BCG

* Infektionsrisiko vs. fetales Risiko

Tabelle 20.5 Mindestalter bei Reiseimpfungen

Meningokokken (Konjugatimpfstoff)	2 Monate
Pneumokokken (Konjugatimpfstoff)	2 Monate
Cholera (parenteral)	6 Monate
Influenza	6 Monate
Meningokokken (PS-Impfstoff)*	6 Monate *
Gelbfieber	9 Monate
Masern	9 Monate
FSME	1 Jahr
Hepatitis A	1 Jahr
Japanische Enzephalitis	1 Jahr
Typhus (oral)	1 Jahr
Typhus (parenteral)	2 Jahre
Cholera (oral)	2 Jahre
Pneumokokken (PS-Impfstoff)*	2 Jahre

* PS = Polysaccharid (fehlende Immunogenität bei Kindern < 2 Jahren)

Tabelle 20.6 Reiseimpfungen bei HIV-Infektion

Impfstoff/Serum	Ohne Immunschwäche	Mit Immunschwäche
BCG	nein	nein
Cholera (lebend, oral)	ja	nein
Diphtherie (tot, i. m.)	ja	ja
FSME (tot, i. m.)	ja	ja
Gelbfieber (lebend, s. c.)	ja	nein
Hepatitis A (tot, i. m.)	ja	ja
Hepatitis B (tot, i. m.)	ja	ja
Influenza (tot, i. m.)	ja	ja
Japanische Enzephalitis (tot, s. c.)	ja	ja
Masern (lebend, s. c., i. m.)	ja	nein*
Meningokokken A+C (tot, s. c.)	ja	ja
Pneumokokken (tot, s. c., i. m.)	ja	ja
Polio (lebend, oral)	ja	nein
Polio (tot, i. m.)	ja	ja
Tetanus (tot, i. m.)	ja	ja
Tollwut (tot, i. m.)	ja	ja
Typhus (lebend, oral)	ja	nein
Typhus (tot, i. m.)	ja	ja

* Masern können bei HIV-Kranken einen besonders schweren Verlauf nehmen. Bei hoher Masern-Gefährdung ist deshalb eine Masernimpfung indiziert.

Bei Kontraindikationen besteht die Möglichkeit einer Impfbefreiung, die in den Impfpass eingetragen wird („no vaccination possible on medical reasons“). Die Einreise kann dennoch verweigert werden, da für Länder, die die Impfung bei Einreise verlangen, keine Verpflichtung besteht, die Befreiung als Ersatz für eine Impfung anzuerkennen.

Generell empfehlenswerte Reiseimpfungen

Standardimpfungen, die anlässlich jeder reisemedizinischen Beratung angesprochen und ggf. aufgefrischt werden sollten (letzte Impfung mehr als 10 Jahre zurück) sind die gegen Tetanus und Diphtherie sowie gegen Poliomyelitis bei Reisen in Endemiegebiete (s. u.). Auch die Impfungen gegen Hepatitis A und B sind generell empfehlenswert.

Tetanus/Diphtherie

Diese Impfungen sollten bei allen Personen aufgefrischt werden, bei denen die letzte Impfung mehr als 10 Jahre zurück liegt. Bei fehlender oder unvollständiger Grundimmunisierung muss diese komplettiert bzw. begonnen werden (s. u. „Impfplan u. Impfabstände"). Dies sollte auf keinen Fall auf die Zeit nach der Reise verschoben werden mit dem falschen Argument, dass eine vollständige Grundimmunisierung ohnehin vor Abreise nicht mehr zu schaffen sei. Bereits die allererste Impfung gibt bei den meisten Geimpften einen Schutz, der allerdings noch nicht langfristig anhält. Generell sollte heute bevorzugt der Td- bzw. TD-Kombinationsimpfstoff eingesetzt werden, um die erheblichen Impflücken gegen Diphtherie zu schließen (Kap. 21 u. 22). Ab dem 6. Lebensjahr ist grundsätzlich der Diphtherieimpfstoff mit reduziertem Toxoidgehalt zu verwenden (klein „d").

Poliomyelitis

Seit 1998 wird die Impfung in Deutschland nur mehr mit der inaktivierten Poliovakzine (IPV) durchgeführt, um das zwar äußerst geringe (1 : 2–4 Mill.), aber im Einzelfall schwerwiegende Risiko einer vakzineassoziierten paralytischen Poliomyelitis (VAPP) nach der oralen Poliolebendvakzine (OPV) zu vermeiden (Kap. 25).

Nach der Ausrottung der Poliomyelitis in Deutschland (letzter autochthoner Fall 1990) und in der WHO-Region Europa empfiehlt die STIKO nach der abgeschlossenen Grundimmunisierung im Kindesalter nicht mehr, die Impfung bei Erwachsenen fortzuführen. Bei Reisen in Regionen, in denen die Polio noch vorkommt, ist jedoch stets eine 1-malige Auffrischimpfung indiziert, wenn die letzte Impfung mehr als 10 Jahre zurückliegt. Bei fehlender oder unvollständiger Poliogrundimmunisierung ist diese in jedem Fall zu beginnen bzw. zu komplettieren (auch wenn keine Reise erfolgt). Erwachsene mit mindestens 4 dokumentierten IPV- oder OPV-Impfungen gelten als vollständig grundimmunisiert. IPV steht als Einzelimpfstoff zur Verfügung, aber auch als Kombinationsimpfstoff mit Tetanus- und Diphtheriekomponente.

Ein aktueller Impfschutz ist erforderlich bei Reisen nach Afrika und Asien, da Poliowildvirus dort noch in einigen Ländern zirkuliert. Der amerikanische Doppelkontinent ist seit über 10 Jahren frei von Polio. Allerdings kam es im Jahr 2000 zum Ausbruch einer paralytischen Polio auf der Insel Hispaniola (dominikanische Republik und Haiti), der durch ein mutiertes Impfvirus (OPV-1) mit revertierter Neurovirulenz verursacht war. Dieses Phänomen (circulating vaccine-derived polio virus, cVDPV) wurde seitdem mehrfach in Ländern beobachtet, in denen noch mit OPV geimpft wird (z. B. Ägypten, Madagaskar, Philippinen). Die Impfung (IPV oder OPV) schützt auch vor cVDPV. Ein aktueller Impfschutz ist daher auch bei Reisen in die davon betroffenen Gebiete empfehlenswert; nach Meinung einiger Experten sogar in allen Ländern, in denen noch mit OPV geimpft wird.

Hepatitis A und B

Ein Schutz vor Hepatitis A ist für alle nichtimmunen Reisenden in Länder mit hoher Inzidenz (d. h. alle Entwicklungsländer) empfehlenswert. Die Hepatitis A ist die häufigste impfpräventable Reiseerkrankung und die Mehrzahl der in Deutschland gemeldeten Erkrankungen wird heute im Ausland erworben. Nach dem ständigen Rückgang der Durchseuchung in den Industrieländern sind nicht nur die Kinder sondern auch die meisten jüngeren Erwachsenen in Deutschland empfänglich. Lediglich bei den über 55-Jährigen liegt noch so häufig eine natürlich erworbene und lebenslang anhaltende Immunität vor, dass eine Testung (Anti-HAV-IgG) vor der Impfung kosteneffektiv ist. Die aktive Immunisierung mit Totimpfstoffen (Tab. 20.**3**) hat die passive Immunisierung mit Standardimmunglobulin ersetzt.

Die Impfung gegen Hepatitis B ist insbesondere indiziert für Reisende in Regionen mit hoher Hepatitis-B-Prävalenz bei längerfristigem bzw. häufigerem Aufenthalt oder bei zu erwartenden engen Kontakten zur einheimischen Bevölkerung. Darüber hinaus sollte die Impfung, nachdem sie 1995 als generelle Impfung in den Impfkalender für Säuglinge, Kinder und Jugendliche eingeführt wurde, als generell empfehlenswerte Impfung für Erwachsene angesprochen werden (Kap. 29).

Für Reisende steht auch ein Hepatitis A/B-Kombinationsimpfstoff zur Verfügung. Bei kurzfristiger Abreise kann ein Kurzimpfschema (0–7–21 Tage) sowohl für die Hepatitis B- wie für die A/B-Kombinationsimpfung angewandt werden.

Indikationsimpfungen

Impfungen gegen Typhus abdominalis, Meningokokkenmeningitis, Japanische Enzephalitis, Tollwut, europäische Zeckenenzephalitis (Frühsommermeningoenzephalitis, FSME) und Influenza sind bei erhöhtem Risiko bzw. besonderer Exposition indiziert. Die Indikation richtet sich nach dem Reisegebiet, dem Zweck und der Dauer des Aufenthaltes, dem voraussichtlichen Ausmaß des Kontaktes zur einheimischen Bevölkerung und lokalen Umwelt sowie besonderen Risikofaktoren.

Typhus abdominalis

Ein Impfschutz ist empfehlenswert bei Reisen unter einfachen Bedingungen in Länder mit unzureichendem Hygienestandard (z. B. Rucksacktouristen). Zur Verfügung steht ein oraler Lebendimpfstoff (apathogene Defektmutante des *Salmonella typhi* Stamms Ty21a) und ein parenteraler Totimpfstoff (Vi-Kapselpolysaccharid des *Salmonella-typhi*-Stamms Ty2). Beide Impfstoffe sind gut verträglich und geben einen ähnlich hohen Impfschutz, der jedoch nicht absolut zuverlässig ist (Schutzrate zwischen 60–90 %). Seit kurzem stehen auch Hepatitis A-Typhus-(Vi-Polysaccharid-)Kombinationsimpfstoffe zur Verfügung (Hepatyrix, VIATIM). Ein verbesserter Vi-Konjugatimpfstoff befindet sich in klinischer Erprobung (Kap. 37).

Meningokokkenmeningitis

Eine Impfung ist vor allem indiziert vor Reisen in Endemie- und Epidemiegebiete und bei längeren Aufenthalten oder engem Kontakt zur einheimischen Bevölkerung sowie als Pflichtimpfung für Mekkapilger bei Einreise nach Saudiarabien (spätestens 10 Tage vor Einreise, Gültigkeit 3 Jahre). Epidemien – meist durch Meningokokken der Serogruppe A – treten vor allem im Meningitisgürtel Afrikas auf (Sahelzone und südlich angrenzende Länder). Es stehen 2 verschiedene Impfstoffe zur Verfügung, die die Kapselpolysaccharide der *Neisseria-meningitidis*-Serogruppen A + C (bivalent) oder A + C + Y + W135 (quadrivalent) enthalten (Tab. 20.**3**). Da in den letzten Jahren Erreger der ansonsten seltenen Serogruppe W135 epidemisch bei Mekkapilgern und in Westafrika auftraten, sollte zumindest für diese Destinationen der quadrivalente Impfstoff bevorzugt werden. Die 1-malige Impfung gibt einen Schutz von mindestens 3 Jahren (Kap. 35).

Japanische Enzephalitis

Dies ist eine durch Stechmücken übertragene Viruserkrankung in Südostasien. Das Risiko für Reisende ist gering. Die Impfung ist indiziert bei längeren Aufenthalten in den ländlichen Endemiegebieten. Der Impfstoff ist in Deutschland nicht zugelassen, wird jedoch von den Tropeninstituten vorgehalten und ggf. geimpft (besondere Aufklärung erforderlich). Die Grundimmunisierung erfordert 3 Impfungen über einen Zeitraum von 4 Wochen (bei Kurzimpfschema 2 Wochen); zur Aufrechterhaltung des Impfschutzes sind 1-malige Auffrischungen nach frühestens einem Jahr und dann alle 4 Jahre angezeigt (Kap. 41), Impfung bei Kindern s. S. 376.

Tollwut

Eine vorbeugende Impfung sollte bei Reisen in Länder mit hoher Tollwutinzidenz und erhöhter Exposition (z. B. Langzeitaufenthalte, Abenteuerreisen) erwogen werden, insbesondere bei Aufenthalten in Gebieten, in denen eine postexpositionelle Prophylaxe mit modernen Impfstoffen nicht verfügbar ist. Die Grundimmunisierung umfasst 3 Impfungen (Tag 0, 28 und 56); für Reisende steht ein beschleunigtes Impfschema zur Verfügung (Tag 0, 7 und 21). Auffrischungen erfolgen je nach Präparat und Hersteller unterschiedlich nach 2 Jahren oder nach 1 Jahr und dann alle 3–5 Jahre (Kap. 33).

FSME

Die Verbreitungsgebiete der europäischen Zeckenenzephalitis finden sich nicht nur in Mittel- und Nordeuropa, sondern umfassen auch große Teile von Russland und erstrecken sich im Osten bis nach Japan. Eine Impfung ist indiziert für Reisende mit Expositionsgefahr (Wanderer, Trekking, Jäger u.ä.). Für die Grundimmunisierung von Reisenden stehen auch hier beschleunigte Impfschemata zur Verfügung (je nach Hersteller: Tag 0, 7 und 21 oder Tag 0 und 14) (Kap. 31).

Influenza

Neben der in Deutschland empfohlen jährlichen Impfung für alle Personengruppen mit erhöhter Gefährdung (ältere Menschen, chronische Grunderkrankungen, s. u.), Tätigkeit im Gesundheitswesen oder Einrichtungen mit umfangreichem Publikumsverkehr ist die Grippeimpfung auch für Reisenden empfehlenswert, wenn im Reisegebiet eine epidemische Häufung besteht oder zu erwarten ist (Kap. 30). Die Hauptaktivität der Influenza ist in der Südhemisphäre zwischen April–September, in den Tropen ganzjährig. Es ist daran zu denken, dass sich die Empfehlungen zur Zusammensetzung der Influenzaimpfstoffe auf der Nord- und der Südhalbkugel unterscheiden können. Sind die für die Reiseregion aktuell empfohlenen Impfstoffe in Deutschland nicht erhältlich, sollte eine Impfung im Zielland so rasch wie möglich erfolgen.

Cholera

Die Cholearschutzimpfung wird für besonders exponierte Personen vor der Reise empfohlen (Kap. 38).

Tuberkulose

Die BCG-Impfung gegen wird von der STIKO wegen mangelhafter Wirksamkeit nicht mehr empfohlen (Kap. 39).

Reiseimpfungen bei besonderen Personengruppen

Ältere Menschen

Für ältere Reisende gelten die Reiseimpfempfehlungen ebenso wie für jüngere. Besonders zu beachten sind die häufigen Impflücken und das zum Teil völlig Fehlen einer Grundimmunisierung bei den Standardimpfungen. Bei fehlender Immunität sollte unbedingt auch gegen Hepatitis A geimpft werden, da diese gerade bei Älteren schwer verlaufen kann. Zudem sind ab dem 60. Lebensjahr grundsätzlich die Influenza- und die Pneumokokkenimpfung empfehlenswert. Für die Pneumokokkenimpfung wird bei Erwachsenen derzeit noch der 23-valente Polysaccharidimpfstoff verwendet (1-malige Impfung, Auffrischung alle 6 Jahre). Für Kleinkinder stehen neue, in diesem Alter weit besser wirksame Konjugatimpfstoffe zur Verfügung (Kap. 36).

Schwangere Frauen

Aus prinzipiellen Erwägungen sollten nur dringend indizierte Impfungen unter strenger Risikoabwägung während der Schwangerschaft durchgeführt werden, wobei Impfungen im 1. Trimenon möglichst zu vermeiden sind. Totimpfstoffe können bei entsprechender Indikation gegeben werden zum Schutz der Schwangeren und des ungeborenen Kindes bei relevantem Risiko (Tab. 20.**4**). Lebendimpfstoffe sind generell kontraindiziert. Eine versehentlich in der Schwangerschaft durchgeführte Impfung mit einer Lebendvakzine ist jedoch keine Indikation für einen Schwangerschaftsabbruch. Eine Gelbfieberimpfung kann ab dem 6. Schwangerschaftsmonat erwogen werden, wenn das Infektionsrisiko höher einzuschätzen ist als das potenzielle Impfrisiko. Im Allgemeinen sollte man ungeimpften Schwangeren jedoch eher von Reisen in Gebiete mit relevantem Gelbfieberrisiko abraten (Kap. 16).

Kinder und Jugendliche

Bei allen Impfungen ist das zugelassene Mindestalter zu beachten (Tab. 20.**5**). Neben den Reiseimpfungen sind stets auch die weiteren Impfungen nach dem Impfkalender der STIKO für Säuglinge, Kinder und Jugendliche (Pertussis, Masern, Mumps, Röteln, Haemophilus influenzae Typ b) zu kontrollieren und ggf. zu komplettieren (S. 81). Bei längeren Aufenthalten muss dafür gesorgt werden, dass der Impfplan altersgerecht weitergeführt wird.

Besonderer Nachdruck sollte auf die vollständige Immunisierung aller Jugendlichen gegen Hepatitis B gelegt werden. Bei Jugendlichen und jüngeren Erwachsenen in Deutschland ist eine fehlende Masernimmunität nicht selten. Dies beruht einerseits auf den häufigen Impflücken, andererseits auf der zurückgegangenen natürlichen Durchseuchung. In vielen Entwicklungsländern besteht jedoch noch ein hohes Infektionsrisiko. Zudem wird der Nachweis einer Masernimpfung zunehmend von deutschen Studenten verlangt, wenn sie im Ausland, besonders in den USA, studieren. Bei Erwachsenen ist eine 1-malige Impfung ausreichend. Nach dem Impfkalender für Kinder und Jugendliche wird empfohlen, die Masernimpfung (ggf. als Kombinationsimpfung mit Mumps und/oder Röteln) ab dem 12. Lebensmonat 2-mal im Abstand von mindestens 4 Wochen zu verabreichen. Bei Reisen in Entwicklungsländer kann die Masernimpfung bereits ab dem 9. Lebensmonat gegeben werde, eine 1-malige Auffrischung sollte dann erst zu Beginn des 2. Lebensjahres erfolgen.

Personen mit Immundefizienz

Bei Patienten mit HIV-Infektion und anderen Immunkompromittierten muss abhängig vom Ausmaß der Abwehrschwäche mit einer Verminderung der Immunantwort und der Schutzrate nach Impfungen gerechnet werden. Andererseits sind diese Patienten durch einige impfpräventable Erkrankungen besonders gefährdet. Totimpfstoffe sind bei diesen Patienten ohne Einschränkung anwendbar und alle entsprechenden Standardimpfungen und indizierten Reiseimpfungen sollten konsequent durchgeführt werden. Impfungen mit vermehrungsfähigen Erregern sind jedoch bei Patienten mit manifester Abwehrschwäche kontraindiziert. Bei asymptomatischen HIV-Infizierten ist lediglich die BCG-Impfung kontraindiziert, andere Lebendimpfungen können gegeben werden (Tab. 20.**6**).

Patienten mit organischer oder funktioneller Asplenie und anderen Immunschwächezuständen sollte regelmäßig auch gegen Pneumokokken (23-valente Polysaccharidvakzine), Meningokokken (A, C, Y, W135), Haemophilus influenzae Typ b und Influenza geimpft werden (Kap. 7).

Impfplan und Impfabstände

Wenn möglich sollte mit den jeweils indizierten Impfungen rechtzeitig vor Abreise begonnen werden. Impfungen benötigen meist 1–2 Wochen bis zum Beginn ihrer Wirksamkeit. Auch sollten etwaige Impfreaktionen vor Abreise abgeklungen sein. Meist ist der Beginn 4 Wochen vor Abreise ausreichend. Wenn mehrere Impfungen durchgeführt werden, kann es jedoch sinnvoll sein, diese auf 2 oder mehr Termine zu verteilen und früher vor Abreise zu beginnen (6–8 Wochen). Einige Impfungen müssen, um einen zuverlässigen Schutz zu erreichen, mehrfach über einen längeren Zeitraum gegeben werden (Grundimmunisierung). Bei einigen dieser Impfungen stehen heute auch Kurzimpfschemata zur Verfügung (z. B. Hepatitis B, Tollwut, FSME). Selbst im Falle einer kurz bevorstehenden Abreise (z. B. Last-Minute-Reisen) sind viele Impfungen noch möglich und sinnvoll.

Bei einigen Impfungen sind für einen vollständigen Schutz mehrere Impfungen bzw. eine Grundimmunisierung erforderlich. Die hierfür angegebenen Abstände sind Mindestabstände, die außer bei in Studien überprüften Kurzimpfschemata (Tab. 20.**3**) nicht unterschritten werden sollten. Die Impfabstände für Grundimmunisierungen und Auffrischungen sind zumindest bei den Standardimpfungen nach oben offen; das heißt, jede Impfung zählt und auch lange zurückliegende Grundimmunisierungen müssen nicht wiederholt werden. Impfungen, die nicht dokumentiert oder sicher erinnerlich sind, gelten allerdings als nicht vorgenommen und sollten durchgeführt bzw. nachgeholt werden.

Zeitabstände zwischen verschiedenen Impfungen sind nur bei Lebendimpfstoffen zu berücksichtigen. Diese sollten entweder gleichzeitig oder im Abstand von mindestens 4 Wochen verabreicht werden, da eine konsekutive Gabe in kürzerem Abstand zu einer Abschwächung bzw. zu einem „Nichtangehen" der 2. Impfung führen kann (Interferenz). Totimpfstoffe können beliebig untereinander oder mit Lebendimpfstoffen kombiniert werden. Zudem stehen heute verschiedene Kombinationsimpfstoffe auch in der Reisemedizin zur Verfügung, die die Zahl der Injektionen verringern und den Impfplan verkürzen können (Td, Td-IPV, Hepatitis A/B, Typhus/Hepatitis A) (Kap. 12).

Malaria

Die Malaria ist weltweit eine der wichtigsten Infektionskrankheiten. Nach Schätzungen der Weltgesundheitsorganisation (WHO) erkranken derzeit pro Jahr 300–500 Millionen Menschen an Malaria mit 1–2 Millionen Todesfällen, die vorwiegend Kinder im tropischen Afrika betreffen. Eine wirksame Impfung steht derzeit nicht zur Verfügung. Trotz der gegenwärtigen Erprobung verschiedener Impfstoffkandidaten ist eine bei nichtimmunen Reisenden einsetzbare Impfung in naher Zukunft nicht zu erwarten. Deshalb werden die möglichen Prophylaxemaßnahmen kurz besprochen.

In Industrieländern werden jährlich 20 000–30 000 importierte Fälle von Malaria diagnostiziert. In Deutschland wurden in den letzten Jahren im Durchschnitt etwa 1000 importierte Malariafälle pro Jahr gemeldet. Dabei ist eine Dunkelziffer nicht gemeldeter Fälle anzunehmen, da die Zahlen der Erkrankungen nach der Jahresstatistik der Krankenhausentlassungsdiagnosen etwa doppelt so hoch sind. Die Anzahl der im Ausland, das heißt vor allem in den Malariagebieten, erkrankten deutschen Reisenden ist nicht bekannt.

Etwa 80 % aller Malariaeinschleppungen und fast 90 % aller Malaria-tropica-Infektionen werden im tropischen Afrika erworben.

Todesfälle treten nahezu ausschließlich bei der Malaria tropica auf. Komplikationen und Todesfälle sind ganz überwiegend durch fehlende oder verzögerte Diagnosestellung bedingt. Mangelnde Prophylaxe ist eine Hauptursache der Malaria bei Reisenden.

Prophylaxe

Um das Risiko von Malariainfektionen und ggf. Komplikationen einer Infektion so gering wie möglich zu halten, müssen Reisende in Endemiegebiete auf die Möglichkeit der Malariaübertragung deutlich hingewiesen werden. Der Reisende sollte wissen, dass die Erkrankung bedrohlich und potenziell auch letal verlaufen kann. Reisende sollten zudem informiert sein, dass auch noch Monate nach Rückkehr bei Fieber oder anderen unklaren Krankheitssymptomen unbedingt und unverzüglich ärztlicher Rat gesucht werden muss (Tab. 20.**7**).

Wesentliche Schutzmaßnahmen vor Malaria bestehen in:

- der Vermeidung infektiöser Mückenstiche (Expositionsprophylaxe),
- der Einnahme von Medikamenten, die die Vermehrung aufgenommener Plasmodien unterdrücken (Chemoprophylaxe).

Keine Form der Malariaprophylaxe ist jedoch zuverlässig und es muss stets mit Versagern gerechnet werden. Zur Verminderung von schwerer Morbidität und von Mortalität spielt die frühzeitige Diagnose und Therapie der Malaria eine wichtige Rolle, sowohl bei der Bevölkerung in den Endemiegebieten wie bei Reisenden. Unter bestimmten Umständen ist hierbei auch das Konzept der notfallmäßigen Selbstbehandlung bedeutsam (s. u.).

Tabelle 20.7 Checkliste für die Malariaberatung durch den Arzt

1. Aufklärung des Reisenden über das Malariarisiko,
2. Schwangeren Frauen und Kindern unter 5 Jahren ist vom Aufenthalt in Malariagebieten abzuraten,
3. Information über Maßnahmen zur Vermeidung von Insektenstichen,
4. Warnung, dass Malariaerkrankung trotz Chemoprophylaxe auftreten kann,
5. Information über die Symptome einer Malaria und die Notwendigkeit, bei Auftreten dieser Symptome einen Arzt aufzusuchen; Hinweis auf die Lebensgefahr bei verzögerter Diagnostik und Therapie,
6. Frage nach vorbestehenden Krankheiten, regelmäßiger Medikamenteneinnahme, Allergien, und nach bestehender Schwangerschaft,
7. Frage nach geplanten Aktivitäten während der Reise, z. B. Tauchen und Bergsteigen,
8. Aufklärung über die regelmäßige Einnahme der verordneten Medikamente zur Vorbeugung bzw. zur notfallmäßigen Selbsttherapie,
9. Hinweis auf die Notwendigkeit der der Fortsetzung der Chemoprophylaxe nach Verlassen des Malariagebietes,
10. Aufklärung über die Nebenwirkungen der verordneten Medikamente,
11. Hinweis darauf, dass bei Malaria oder Malariaverdacht während der Reise ein Arzt nach Rückkehr aufgesucht werden sollte,
12. Mitgabe von schriftlichem Informationsmaterial zum Verbleib bei dem Reisenden,
13. Empfehlung an den Reisenden, wegen des oft unkalkulierbaren Wirkstoffgehaltes, keine Malariamedikamente im Ausland zu kaufen,

Expositionsprophylaxe

Diese beruht neben dem Meiden von Gebieten mit hohem Übertragungsrisiko auf Maßnahmen zur Vermeidung von Insektenstichen (Tab. 20.**8**). Deren konsequente Anwendung kann das Risiko einer Malaria, aber auch von anderen durch Insekten übertragenen Erkrankungen (z. B. Dengue-Fieber) erheblich verringern.

Tabelle 20.8 Expositionsprophylaxe

- Einreiben unbedeckter Hautstellen mit mückenabweisenden Mitteln (Repellents) mit den Wirkstoffen DEET (z. B. No-bite) oder Bayrepel (z. B. Autan).
- Tragen von hautbedeckender, heller Kleidung.
- Aufenthalt in mückensicheren Räumen (Klimaanlage, Fliegengitter).
- Anwendung von Moskitonetzen.
- Die zusätzliche Verwendung von Insektenvertilgungsmitteln (Insektizide wie z. B. Pyrethroide) in Aerosolen, Verdampfern, Räucherspiralen („mosquito coils") u. ä. sowie zur Imprägnierung von Moskitonetzen bietet einen zusätzlichen Schutz.

Die Expositionsprophylaxe gegen die vorwiegend nacht- und dämmerungsaktiven Überträgermücken ist angesichts der Resistenzentwicklung gegen Antimalariamittel besonders wichtig, aber nur begrenzt wirksam. Vor allem bei Säuglingen und Kleinkindern ist sie sehr effektiv durchführbar (z. B. Moskitonetz über dem Bett).

Chemoprophylaxe

Die medikamentöse Vorbeugung (Chemoprophylaxe) der Malaria ist erschwert durch die Verbreitung von Resistenzen, die – nach Region und Ausmaß unterschiedlich – bereits gegen jedes der zur Verfügung stehenden Antimalariamittel möglich sind (Tab. 20.**9**). Von besonderer Bedeutung ist die Resistenz von *Plasmodium falciparum*, dem Erreger der Malaria tropica, gegen das jahrzehntelange Standardmedikament Chloroquin (Resochin u. a. Präparate), die vor allem in Asien sowie in Afrika südlich der Sahara und im Amazonasbecken vorkommt. Resistenzen von *P. falciparum* gegen die besonders in Afrika häufig angewandten Sulfa-/Pyrimethamin-Kombinationen (z. B. Fansidar) haben erheblich zugenommen. Auch *P. falciparum*-Resistenz gegen Mefloquin (Lariam) ist in einigen Regionen Südostasiens bereits häufig (bis über 50 % in der Grenzregionen von Thailand mit Kambodscha und mit Myanmar) und wird als Multiresistenz bezeichnet, da Mefloquin-*resistente P. falciparum*-Stämme meist gleichzeitig hoch resistent gegen Chloroquin und Sulfa-/Pyrimethamin-Kombinationen sind. Resistenzen gegen Chinin, Halofantrin, Atovaquon und Artemisinine sind noch relativ selten, mit einem sporadischen Auftreten ist jedoch in allen Malariagebieten zu rechnen. Einige dieser Antimalariamittel sind jedoch nicht zur Prophylaxe geeignet oder mit dem Risiko erheblicher Nebenwirkungen belastet.

Tabelle 20.9 Resistenz bei Malaria tropica

• Definition: Versagen einer regelrecht dosierten und absorbierten Therapie (Prophylaxe unerheblich).
• Resistenzgrade: – R I: vorübergehendes Verschwinden der Parasitämie mit frühem (Ia) oder spätem (Ib) Wiederauftreten (Rekrudeszenz). – R II: eindeutige Reduktion der Parasitämie (> 25 %) ohne völliges Verschwinden. – R III: keine Beeinflussung.
• Verbreitung: – Chloroquin (Resochin u. a.): R I–III verbreitet in Südostasien und in Teilen von Südamerika und Afrika, sporadisch in Indien u. a. Ländern. – Sulfonamid/Pyrimethamin (Fansidar u. a.): R I–III verbreitet in Teilen von Südostasien, zunehmend in Ostafrika, sporadisch weltweit. – Chinin: R I–II zunehmend in Teilen von Südostasien, sporadisch weltweit. – Mefloquin (Lariam): R I–II zunehmend in Teilen von Südostasien, sporadisch weltweit.

Malariagebiete mit hohem Übertragungspotenzial

Eine Chemoprophylaxe ist grundsätzlich empfehlenswert bei Reisen in Gebiete, in denen das Risiko eine Malariaerkrankung deutlich höher ist als das schwerer Nebenwirkungen der Medikamente, welche für diesen Zweck eingenommen werden (Tab. 20.**10**). Die Auswahl der geeigneten Medikamente ist abhängig von der Resistenzlage im Reisegebiet und der individuellen Verträglichkeit (Abb. 20.**2**, Tab. 20.**11**).

Tabelle 20.10 Dosierung von Antimalariamitteln zur Prophylaxe und notfallmäßigen Selbstbehandlung

Medikament (Handelsname)	Prophylaxe	Notfallmäßige Selbstbehandlung
Artemether/ Lumefantrin (Riamet)	nicht geeignet	80 mg/480 mg (= 4 Tbl.) initial, nach 8 h weitere 4 Tbl., dann 2 × tgl. je 4 Tbl. an Tag 2 und 3 (entspricht insgesamt 24 Tbl.)
Atovaquon/ Proguanil[1] (Malarone)	250mg/100mg (= 1 Tbl.) pro Tag 1–2 Tage vor bis 7 Tage nach Aufenthalt im Malariagebiet (Erwachsene mit KG > 40 kg; max. Aufenthaltsdauer: 28 Tage)	1000mg/400mg (= 4 Tabl.) Einmaldosis an 3 aufeinander folgenden Tagen bei KG > 40 kg (Kinder > 10 kg KG s. bei Kinder)
Chloroquin (z. B. Resochin, Weimerquin, Chlorochin)	300mg Chloroquin-Base (= 2Tbl. Resochin) pro Woche; bei über 75 kg KG: 450 mg pro Woche (Kinder: 5mg/kg KG pro Woche) 1 Woche vor bis 4 Wochen nach Aufenthalt im Malariagebiet	600 mg Base = 4 Tbl. Resochin (Kinder 10 mg/kg), nach 6 Stunden sowie am 2. und 3. Tag je 300mg (Kinder je 5 mg/kg KG)
Doxycyclin (z. B. Vibramycin)	100 mg pro Tag (nicht für Kinder unter 8 Jahren) 1–2 Tage vor bis 4 Wochen nach Aufenthalt im Malariagebiet	nicht geeignet
Mefloquin[2] (Lariam)	250 mg (= 1 Tbl.) pro Woche (Kinder ab 3. Lebensmonat über 5 kg KG: 5mg/kg KG pro Woche) 1–3 Wochen vor bis 4 Wochen nach Aufenthalt im Malariagebiet	initial 750 mg (= 3 Tbl.), nach 6–8 Stunden weitere 500 mg (= 2 Tbl.); falls KG über 60 kg: nach weiteren 6–8 Stunden weitere 250 mg (= 1 Tbl.). (Kinder ab 3. Lebensmonat über 5 kg KG: 25 mg/kg KG)
Proguanil[3] (Paludrine)	200 mg pro Tag (Kinder 3 mg/kg KG pro Tag)	nicht geeignet

[1] Einnahme mit Mahlzeit oder Milchprodukten zur jeweils gleichen Tageszeit

[2] bei erstmaliger Mefloquinprophylaxe sollte bereits 2–3 Wochen vor Abreise begonnen werden, um Unverträglichkeiten möglichst frühzeitig zu entdecken und ggf. die Medikation zu ändern

[3] nur in Kombination mit Chloroquin empfohlen

Tabelle 20.11 Zusammenfassung der DTG-Empfehlungen zur Malariaprophylaxe (Stand Juni 2005)

Region	Prophylaxeempfehlung (1. Wahl)
Tropisches Afrika Östl. Indonesien (Lombok u. östl.) Papua-Neuguinea, Solomon-Inseln Indischer Subkontinent (nördl. Goa-Madras) Amazonasprov. (Rhodonia, Acre, Roraima)	Prophylaxe mit Mefloquin (alternativ: Atovaquon/Proguanil, Doxycyclin)
Thailand (Provinzen Trat und Tak) Grenzgebiete von Kambodscha, Laos und Myanmar (Burma) zu Thailand	Prophylaxe mit Atovaquon/Proguanil (alternativ: Doxycyclin)
Übrige Malariagebiete	Notfalltherapie mit Mefloquin (alternativ: Atovaquon/Proguanil oder Artemether/Lumefantrin)
Alle Malariagebiete	Expositionsprophylaxe und Risikobewusstsein

Gebiete mit niedrigem Malariarisiko und Standby-Therapieempfehlung

In vielen Gebieten (Abb. 20.**2**, Tab. 20.**11**) ist das Risiko einer Malariaerkrankung niedrig und liegt in einem Bereich in der Nähe oder unter dem Risiko schwerwiegender Nebenwirkungen der Medikamente, die zur Chemoprophylaxe zur Verfügung stehen. Hier kann auch auf eine regelmäßige Chemoprophylaxe verzichtet werden. Es sollte jedoch die therapeutische Dosis eines Reservemittels mitgeführt werden, das bei malariaverdächtigen Symptomen und nicht erreichbarer ärztlicher Hilfe eingenommen wird (notfallmäßige Selbstbehandlung oder „Standby"). Dies sollte jedoch nur eine Notfallmaßnahme bis zum Erreichen ärztlicher Hilfe darstellen. Die alleinige Mitnahme eines Malariamedikamentes zur eventuellen notfallmäßigen Selbstbehandlung ohne prophylaktische Medikamenteneinnahme kommt ebenfalls in Betracht bei bekannter Unverträglichkeit einer Chemoprophylaxe sowie bei einer Chemoprophylaxe mit Chloroquin/Proguanil in Gebieten mit Resistenzen.

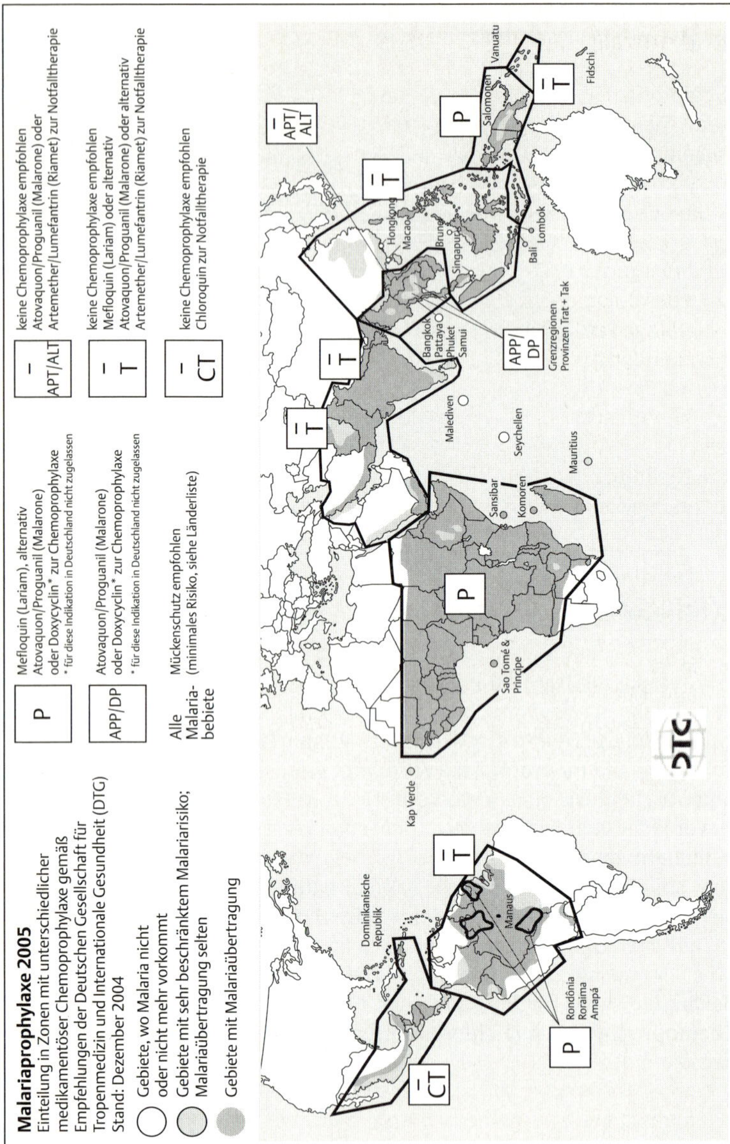

Abb. 20.**2** Malariaendemiegebiete 2005, WHO.

Verhalten im Erkrankungsfall und notfallmäßige Selbstbehandlung

Symptome einer Malaria sind Fieber, schweres Krankheitsgefühl, Kopf- und Gliederschmerzen, Schüttelfrost u. a. m. Durch die Krankheitserscheinungen kann die Diagnose „Malaria" weder sicher gestellt noch ausgeschlossen werden. Dies ist nur möglich durch den Nachweis von Parasiten oder Parasitenbestandteilen im Blut. Die Zeit zwischen Einreise ins Malariagebiet und einer möglichen Malaria beträgt mindestens 7 Tage (Inkubationszeit).

Jedes unklare Fieber in den Tropen und auch lange Zeit nach Rückkehr ist solange verdächtig auf Malaria, bis das Gegenteil erwiesen ist. Dem behandelnden Arzt sind immer Hinweise auf vorangegangene Tropenreisen zu geben.

Bei Verdacht auf Malaria sollte sofort ein Arzt aufgesucht werden. Nur wenn kein Arzt erreichbar ist, kann eine Selbstbehandlung auf Malaria durchgeführt werden, wenn keine Gegenanzeigen vorliegen. (Dosierungsrichtlinien Tab. 20.**10**; Packungsbeilage beachten):

- in Regionen der Zone CT (Abb. 20.**2**): Chloroquin (Resochin, Weimerquin u. a.),
- In Regionen der Zonen MT (Abb. 20.**2**): Mefloquin (Lariam), alternativ Atovaquon/Proguanil (Malarone) oder Artemether/Lumefantrin (Riamet),
- falls Mefloquin zur notfallmäßigen Selbstbehandlung nicht in Frage kommt oder bei Aufenthalten in bestimmten Gebieten Südostasiens (Zone APT/ALT) (Abb. 20.**2**): Atovaquon/Proguanil (Malarone) oder Artemether/Lumefantrin (Riamet).

Nach jeder, *auch* erfolgreicher Selbstbehandlung ist eine ärztliche Kontrolle dringend anzuraten!

Besondere Personengruppen

Kinder

Malariavorbeugung bei Kindern besteht primär in einer konsequenten Expositionsprophylaxe (Moskitonetze über Betten und Spielfläche). Zur Chemoprophylaxe bei Säuglingen eignen sich Chloroquin und Proguanil. Mefloquin darf erst ab einem Körpergewicht von 5 kg und ab dem 3. Lebensmonat Verwendung finden. Wegen möglicher Nebenwirkungen auf Zahnreifung und Knochenbildung darf Doxycyclin erst ab dem 8. Lebensjahr verordnet werden. Auch bei voll gestillten Säuglingen ist eine eigene Malariaprophylaxe erforderlich, da über die Brustmilch der Chemoprophylaxe einnehmenden Mutter kein ausreichender Schutz beim Säugling erzielt wird. Atovaquone/Proguanil ist in Europa zur Prophylaxe bislang nur bei Erwachsenen zugelassen.

Schwangere Frauen

Grundsätzlich sollte dazu geraten werden, touristische Reisen in Malariaendemiegebiete auf die Zeit nach der Schwangerschaft zu verschieben. Eine Malaria in der Schwangerschaft stellt ein hohes Risiko für Mutter und Kind dar!

Eine medikamentöse Malariaprophylaxe ist in der Schwangerschaft nur unter Vorbehalt möglich. Bei keinem Medikament besteht die Gewissheit, dass die Einnahme für die Entwicklung des Kindes unbedenklich ist. In jedem Einzelfall ist eine strenge Risiko-Nutzen-Abwägung durch einen erfahrenen Arzt erforderlich. Zur Expositionsprophylaxe empfohlene Maßnahmen können durchgeführt werden.

Chloroquin und Proguanil können nach bisherigem Erkenntnisstand in der Schwangerschaft und Stillzeit prophylaktisch eingesetzt werden. Mefloquin sollte nach derzeitigem Kenntnisstand nicht im 1. Trimenon eingenommen werden. Während und bis zu 3 Monaten nach der letzten Einnahme von Mefloquin wird vom Hersteller vorsorglich eine Schwangerschaftsverhütung angeraten. Zu Atovaquon/Proguanil liegen bisher keine ausreichenden Daten vor; Anwendung während Schwangerschaft und Stillzeit allenfalls unter strenger Risikoabwägung. Das gilt auch für die Therapie mit Artemether/Lumefantrin.

Doxycyclin ist in der Schwangerschaft sowie in der Stillzeit kontraindiziert.

Beratungspraxis und Information

Da das Risiko einer Malariainfektion von vielen Faktoren abhängt (wie z. B. Malariatyp in der Reiseregion, Häufigkeit infizierter Überträgermücken, Vorkommen von Resistenzen, Jahreszeit, Aufenthaltsdauer, Reiseart) sind Empfehlungen, die einheitlich für alle Reisenden gelten, nicht möglich. Auch das konsequente Einhalten der jeweils aktuellen Empfehlungen kann keinen absolut sicheren Schutz vor einer Malaria bieten, jedoch das Infektionsrisiko erheblich senken.

Alle Punkte der Checkliste für die Malariaberatung (Tab. 20.**1**) sollten beachtet werden. Insbesondere muss der Reisende informiert werden über:

- das Risiko eine Malaria (auch trotz Chemoprophylaxe),
- die Notwendigkeit einer Expositionsprophylaxe,
- die Indikation und Auswahl einer Chemoprophylaxe,
- die rasche Diagnosestellung und Therapie (ärztliche Konsultation oder Notfallbehandlung bei Fieber mit Verdachtsdiagnose einer Malaria).

Da das Malariarisiko selbst innerhalb eines Landes und jahreszeitlich (z. B. Regenzeit) sehr unterschiedlich sein kann, muss die Entscheidung für Notwendigkeit und Art einer Chemoprophylaxe anhand des konkreten Reisezieles sowie der Reisezeit, der Reisedauer und des Reisestils getroffen werden, wobei auch die persönlichen Umstände des Reisenden (Vorerkrankungen, Unverträglichkeiten, Einnahme anderer Medikamente, Kinder, Schwangere usw.) zu berücksichtigen sind.

Eine adäquate Beratung setzt eine kontinuierliche und aktuelle Information des Beraters voraus (Tab. 20.**11**). So kann sich die epidemiologische Situation kurzfristig ändern, wie z. B. das vorübergehende Auftreten von Malaria tropica in zuvor malariafreien Touristengebieten der Dominikanischen Republik Ende 1999/Anfang 2000 oder epidemische Zunahmen nach starken Regenfällen (z. B. Ostafrika 1997/1998, Assam 2001/2002) oder nachlassender Bekämpfung aufgrund politischer oder wirtschaftlicher Instabilität (z. B. Indonesien 1999/2000).

Eine wichtige Orientierungshilfe für die Beratungspraxis aller deutschsprachiger Länder geben die „Empfehlungen zur Malariaprophylaxe“ mit einer detaillierten Liste aller Länder, ihrer Malariaregionen und des aktuellen Malariarisikos, die von der Deutschen Gesellschaft für Tropenmedizin und Internationale Gesundheit (DTG) jährlich in Zusammenarbeit mit der Schweiz und Österreich aktualisiert veröffentlicht wird und gegen Einsendung eines frankierten Rückumschlages kostenlos bezogen werden kann (DTG-Infoservice, Postfach 40 04 66, D-80704 München). Diese Informationen sind ebenfalls über das Internet abrufbar (http://www.dtg.mwn.de). Hier können vor allem auch die laufenden Aktualisierungen rasch abgefragt werden.

Literatur

Bock HL, Loscher T, Scheiermann N, et al. Accelerated Schedule for Hepatitis B Immunization. J Travel Med 1995;2: 213–7.

Chonghaile CN. Meningitis in Africa – tackling W135. Lancet 2002;360: 2054–5.

Jong EC, Nothdurft HD. Current drugs for antimalarial chemoprophylaxis: a review of efficacy and safety. J Travel Med 2001;8(Suppl 3):S48–56.

Kain KC, Shanks GD, Keystone JS. Malaria chemoprophylaxis in the age of drug resistance. I. Currently recommended drug regimens. Clin Infect Dis 2001; 33:226–34.

Kengsakul K, Sathirapongsasuti K, Punyagupta S. Fatal myeloencephalitis following yellow fever vaccination in a case with HIV infection. J Med Assoc Thai 2002;85:131–4.

Kew O, Morris-Glasgow V, Landaverde M, et al. Outbreak of poliomyelitis in Hispaniola associated with circulating type 1 vaccine-derived poliovirus. Science 2002;296:356–9.

Knobloch J. Long-term malaria prophylaxis for travelers. J Travel Med 2004; 11:374–8.

Kramer MH, Lobel HO. Antimalarial chemoprophylaxis in infants and children. Paediatr Drugs 2001;3:113

Lin FY, Ho VA, Khiem HB, et al. The efficacy of a Salmonella typhi Vi conjugate vaccine in two-to-five-year-old children. N Engl J Med 2001;344:1263–9.

Martin M, Tsai TF, Cropp B, et al. Fever and multisystem organ failure associated with 17D-204 yellow fever vaccination: a report of four cases. Lancet 2001;358:98–104.

Nothdurft HD, Dietrich M, Zuckerman JN, et al. A new accelerated vaccination schedule for rapid protection against hepatitis A and B. Vaccine 2002;20: 1157–62.

Robert Koch-Institut: Empfehlungen der Ständigen Impfkommission (STIKO) am Robert Koch-Institut. Epidemiologisches Bulletin 2003;32:245–60.

Shanks GD, Kain KC, Keystone JS. Malaria chemoprophylaxis in the age of drug resistance. II. Drugs that may be available in the future. Clin Infect Dis 2001:33:381–5.

Shulman CE, Dorman EK. Importance and prevention of malaria in pregnancy. Trans R Soc Trop Med Hyg 2003;97: 30–5.

Steffen R, Lobel HO. Epidemiological basis for the practice of travel medicine. J Wilderness Med 1994;5:56–66.

Teichmann D, Grobusch MP, Wesselmann H, et al. A haemorrhagic fever from the Cote d'Ivoire Lancet 1999; 354:1608.

21 Diphtherie

F. Hofmann

Die Diphtherieschutzimpfung gehört hierzulande zu den ältesten und erfolgreichsten Immunisierungsmaßnahmen: Seit der Jahrtausendwende ist den Behörden der Bundesrepublik Deutschland nämlich nur ein einziger Diphtheriefall (2002 im Landkreis Breisgau-Hochschwarzwald bei einer Erzieherin) gemeldet worden. Im Oktober 2004 wurde im Ostalbkreis ein Wunddiphtheriefall durch Corynebacterium pseudotuberculosis bekannt.

Begonnen hatte der Kampf gegen die erstmals von Hippokrates beschriebene Erkrankung mit der ersten notfallmäßigen Tracheotomie durch Bretonneau (Andrewes et al. 1923, Holmes 1940), der Charakterisierung und Kultivierung des Erregers durch Klebs und Loeffler und schließlich der durch Behring (Behring et al. 1890) propagierten Herstellung von Antiseren, die mit dem Medizinnobelpreis 1901 ausgezeichnet wurde. Während der 20er-Jahre wurden die immunologischen Erkenntnisse gewonnen, die schließlich zur ersten Impfstoffproduktion führten (Ramon 1923).

Epidemiologie

Die Diphtherie ist auch heute noch außerhalb der westlichen Industrieländer eine weit verbreitete Infektionskrankheit. 1994 und 1995 wurden in der Sowjetunion und ihren Nachfolgestaaten jeweils ca. 50 000 Fälle erfasst. Ausgangspunkt der Epidemie war offensichtlich die Zurückverlegung von Truppen auf Grund der Niederlage im Afghanistankrieg. Dadurch wurden Diphtheriebakterien erstmals wieder in größerem Umfang in das Gebiet der Sowjetunion eingeschleppt. Gleichzeitig war die Durchimpfungsrate bei Erwachsenen sehr niedrig, was dazu führte, dass 73–77 % der Fälle auf sie entfielen (N.N. 1993). Weiterhin kam es in der Folge auf Grund des Zusammenbruchs staatlicher und gesundheitspolitischer Autoritäten auch nicht mehr zur Planung von effizienten Impfmaßnahmen. Erst als die WHO eingriff und eine Impfkampagne startete, begann der lange erhoffte Rückgang der Infektionsraten. Experten der Weltgesundheitsorganisation schätzen, dass durch diese Maßnahmen mehr als

450 000 Erkrankungen verhindert werden konnten, von denen vermutlich ca. 10 000 tödlich verlaufen wären (N.N. 1999). In den ersten 11 Monaten des Jahres 1998 wurden auf dem Gebiet der GUS noch 2086 Diphtheriefälle gemeldet. Dabei entfielen 93 % auf 6 Staaten, und zwar auf die Russische Föderation 1119, auf die Ukraine 480, auf Tadschikistan 142, Kirgisistan 92, Kasachstan 66 und Georgien 29 Erkrankungen. Seit der Jahrtausendwende ist die Epidemie zum Stehen gekommen.

Eine seit 1975 zu beobachtende Renaissance der Diphtherie in Deutschland, die glücklicherweise relativ schnell unter Kontrolle gebracht werden konnte, hatte seinerzeit einige Arbeitsgruppen veranlasst, epidemiologische Untersuchungen mit dem Ziel durchzuführen, Aufschlüsse über die aktuelle Immunitätslage der Bevölkerung zu gewinnen (Rieger et al. 1994, Hasselhorn et al. 1996, Thilo 1996, Bigl et al. 1998, Hasselhorn et al. 1998, N.N. 2001). Die dabei erhaltenen, durchweg niederschmetternden Ergebnisse ließen den Schluss zu, dass – so Naumann vor gut 20 Jahren (Naumann et al. 1983) – „ein gefährlich hohes epidemisches Potenzial von Anfälligen in unserer Bevölkerung“ existiert. Aus diesem Grunde hatte der Autor gefordert, dass man der Diphtheriebekämpfung in Zukunft wieder mehr Aufmerksamkeit schenken sollte als in den letzten Jahren, zumal die letzten großen Epidemien in Deutschland mit > 700 000 Fällen und etwa 40 000 Toten von 1942–1944 erst 4 Jahrzehnte zurückgelegen hatten. Da es sich bei der Diphtherie prinzipiell um eine nichteradizierbare Krankheit handelt, gilt diese Feststellung sicherlich auch heute noch, wenngleich vor allem dank der Epidemie in den Nachfolgestaaten der Sowjetunion die Sensibilität für die Impfung auch hierzulande wieder angestiegen sein dürfte.

Da es sich bei den erwähnten epidemiologischen Untersuchungen von Rieger et al. um Patientenseren (mit Hilfe des ELISA-Tests untersucht, der sowohl falsch-positive wie falsch-negative Ergebnisse liefern kann) bzw. bei Bigl et al. (1998) um (besonders impfwillige?) Besucher von Impfsprechstunden handelte, soll hier auf eine Studie im arbeitsmedizinischen Umfeld eingegangen werden, bei der mit Hilfe des Neutralisationstests bei allen Personen mit gesicherter Impfanamnese (Impfbuch) ein Antitoxintest durchgeführt wurde (Hasselhorn et al. 1998).

Von den 287 Teilnehmern, die im Mittel 4,4 Diphtherieimpfungen erhalten hatten, waren i. d. R. weniger als 60 % langfristig geschützt (ATS 0,1 IE/ml oder mehr) (Abb. 21.**1**), wobei die Schutzraten bei den Jugendlichen etwas besser waren als bei den über 27-Jährigen. Zwar lagen die Schutzraten bei den mehrfach Geimpften etwas günstiger als bei den nur 3- oder 4-zeitig Immunisierten (Abb. 21.**2**), doch letztendlich war der wichtigste Prädiktor für den Diphtherieschutz der Zeitraum seit der letzten Impfung

– mit anderen Worten: 5 Impfungen vor mehr als 20 Jahren verleihen einen geringeren aktuellen Schutz als 4 Impfungen mit letztem Booster vor 10 Jahren.

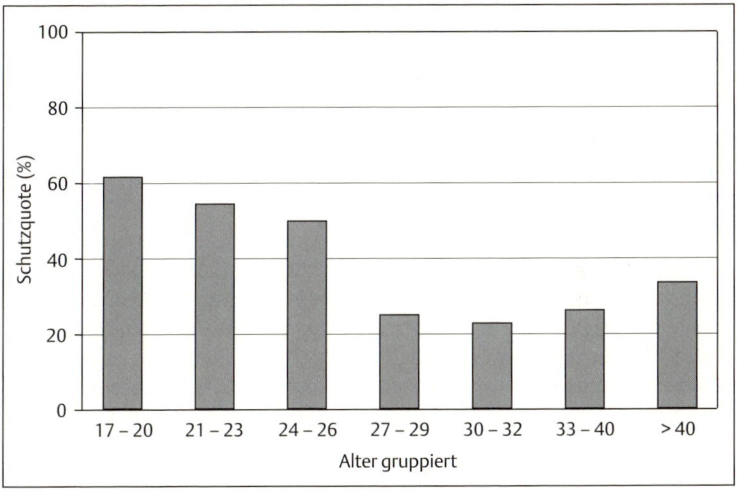

Abb. 21.**1** Diphtherieschutz nach Alter (%), n = 287. Probanden mit dokumentierter vollständiger Grundimmunisierung und den notwendigen Auffrischimpfungen.

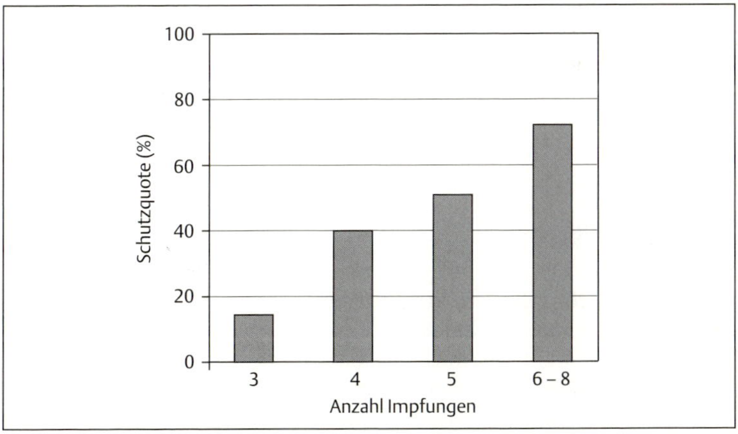

Abb. 21.**2** Prävakzinale Diphtherieschutzquoten nach Anzahl bisheriger Impfungen (im multivariaten Modell verschwindet der Effekt) (n = 287).

Vergleicht man die jetzigen Ergebnisse mit einer Untersuchung im Raum Düsseldorf von 3503 Personen Anfang der 80er-Jahre, so ergibt sich eine praktisch völlige Übereinstimmung (Naumann et al. 1983). Ähnliche Daten fanden auch Pilars de Pilar und Spiess, die im selben Zeitraum über 21,5 % und gegen Ende des Jahrzehnts über 24,2 % Ungeschützte berichteten. Diphtheriefälle durch andere Corynebakterien sind selten (Corynebacterium pseudotuberculosis 23 Fälle). Reservoir sind hier u.a. Schafe und Kühe sowie in Südamerika Alpakkas.

Erreger

Beim Erreger der Diphtherie, dem Corynebacterium diphtheriae, handelt es sich um aerobe, unbewegliche, unbekapselte, grampositive Stäbchen, die bis zu 5 µm Länge und 0,8 µm Dicke aufweisen können, keine Sporen bilden und dem Genus Corynebacterium der Familie Actinomycetales zugeordnet sind. Die charakteristische Eigenschaft von C. Diphtheriae, die die Erreger so gefährlich macht, ist die Bildung des Diphtherietoxins, eines Polypeptids mit einer Molekularmasse von 62 000 Dalton, das in der Lage ist, bei den infizierten Zellen die Proteinsynthese in Gegenwart von NAD zu blockieren und sie damit abzutöten. Auf Grund der biochemischen Eigenschaften sowie auf Grund der Morphologie der Kolonien können 4 verschiedene Biotypen (var belfanti, var gravis, var intermedius und var mitis) unterschieden werden, deren Verbreitung für die Epidemologie allerdings nicht von Bedeutung ist. Darüber hinaus produzieren auch Corynebacterium ulcerans und Corynebacterium pseudotuberculosis Toxine, wobei allerdings keine Kreuzimmunität mit dem Corynebacterium-diphtheriae-Toxin besteht.

Pathogenese

Der Mensch stellt das Haupterregerreservoir (Pappenheimer 1984, Wilson et al. 1973) dar. Berichte über infizierte Gegenstände sowie Ausbrüche durch kontaminierte Milchprodukte (Jones et al. 1985) zeigen, dass der Mensch-zu-Mensch-Kontakt nicht die einzige Übertragungsmöglichkeit darstellt. Darüber hinaus muss beachtet werden, dass die durch die Schutzimpfung induzierte Immunität sich nicht gegen den Erreger, sondern gegen das Toxin richtet. Auf Grund dieser antitoxischen Immunität kann es auch bei Geimpften zur Besiedelung mit Korynebakterien kommen und damit zu einem ähnlichen „gesunden Trägerstatus“ wie im Falle der Meningokokken oder der Pneumokokken. Die Diphtherieerreger gelangen bei der *Rachendiphtherie* entweder über eine Tröpfcheninfektion oder über infiziertes Material in den menschlichen Organismus. Klinisch gesunde Bakterienträger können die Krankheit ebenfalls weiter verbreiten (s. o.). Bei der *Hautdiphtherie* ist die Schmierinfektion der wichtigste Infektionsweg. Die Inkubationszeit beträgt 2–5 (selten bis 8) Tage; mitunter besteht wochenlang Ansteckungsfähigkeit bei Bakterienträgern, die – wenn überhaupt – erst bei zusätzlichen Infektionen (z. B. bei grippalen Infekten anderer Ätiologie) selbst an Diphtherie erkranken. Die Chemotherapie lässt die Infektiosität 2–4 Tage nach Behandlungsbeginn sistieren.

Klinik

Grundsätzlich sind zwei Arten der Diphtherie zu unterscheiden. Der Lokalinfekt betrifft den Nasen-Rachen-Raum oder die Haut. Des Weiteren kann es zur toxischen Allgemeinkrankheit kommen.

Lokalinfekt im Nasen-Rachen-Bereich. Zu Beginn manifestiert sich die Diphtherie in der Regel als Rachenentzündung mit Tonsillitis – bei allgemein nur leicht erhöhten Temperaturen. Innerhalb von Stunden kommt es dann zur Entstehung weißer Beläge, die zunächst auf den Tonsillen beobachtet werden und zuletzt den gesamten Nasen-Rachen-Raum befallen. Charakteristischerweise lassen sich diese Pseudomembranen nicht von den Schleimhäuten ablösen. Nach etwa 1 Woche werden die Pseudomembranen abgestoßen, und es kommt zur Abheilung mit Entfieberung.

Haut(Wund)diphtherie. Früher in Deutschland heimisch, ist die Haut(/Wund)diphtherie heutzutage nur noch in den Entwicklungsländern der Tropen auf dem Boden einer bestehenden Dermatose oder Verletzung anzutreffen. Von anderen sekundären bakteriellen Hauterkrankungen ist diese Form der Diphtherie nur schwer zu unterscheiden.

Toxische Allgemeinkrankheit. Gleich zu Beginn der Krankheit oder auch gegen Ende des Lokalinfektes kann die Allgemeinreaktion stehen, wobei vor allem Herz- (Myokarditis, Endokarditis) und Nierenschäden beobachtet werden. Durch Metastasierung kann es zur Bildung von Diphtherietoxin in verschiedenen befallenen Organen kommen. Bei Kleinkindern und Säuglingen stellt die eitrig-blutige Nasendiphtherie eine wichtige Komplikation dar. Bei der *primär toxischen Diphtherie* droht neben der Schädigung von Leber, Nieren und Nervensystem durch die Toxinbildung der Untergang von Herzmuskelzellen, was entweder zur Endokarditis (mit späteren Komplikationen durch Klappenbefall) oder aber auch zum Tod durch Myokarditis führen kann. In den 80er-Jahren ging in Deutschland jeder 4. Fall tödlich aus (Thilo 1996).

Die Behandlung der Diphtherie hat sich seit den Zeiten Emil von Behrings nicht wesentlich geändert: Bei Diphtherieverdacht darf auf keinen Fall das Ergebnis der Erregernachweisreaktionen (Myamura et al. 1974) abgewartet werden, bevor die Therapie – im Rahmen der stationären Einweisung – eingeleitet wird. Dabei wird die Gabe von Diphtherieantitoxin vom Pferd (s. u. „Passive Immunisierung“) zur Neutralisierung des noch nicht zellgebundenen Diphtherietoxins vorgenommen, wobei gleichzeitig Penicillin als Antibiotikum – bei bekannter Allergie Erythromycin (alternativ Tetrazykline, Rifampicin, Clindamycin) – hoch dosiert verabreicht wird. Während der Behandlung ist (bis zum 3. negativen Rachenabstrich) die Absonderung des Erkrankten erforderlich.

Krankheitsverdacht, Erkrankung und Tod an Diphtherie sind gemäß Infektionsschutzgesetz meldepflichtig. Weiterhin (ebenfalls namentlich) meldepflichtig ist der Labornachweis von toxinbildendem C. diphtheriae. Für die Leiter von Gemeinschaftseinrichtungen besteht die Pflicht, das zuständige Gesundheitsamt unverzüglich über das Auftreten von Diphtherie zu informieren (das insbesondere bei Personen in Gemeinschaftseinrichtungen Ausschlussverfahren einleitet und Desinfektionsmaßnahmen in der Umgebung eines Erkrankten in die Wege leitet) und alle erforderlichen Daten beizubringen. Das Robert Koch-Institut ist verpflichtet, die Daten an die WHO weiterzugeben.

Impfung

Impfstoff

Die Diphtherievakzine gehört zu den Impfstoffen, die eine antitoxische Immunität induzieren: Nach der Langzeitinkubation von C.-diphtheriae-Stämmen, bei denen ein hoher Grad an Toxinbildung bekannt ist, wird zentrifugiert, filtriert und nach einer weiteren Inkubation mit Formalin die Detoxifikation des entstandenen Toxins erreicht. Das so entstandene Diphtherietoxoid wird gereinigt und zur Wirkungssteigerung an ein Adjuvans (hierzulande i. d. R. Aluminiumhydroxid oder Aluminiumphosphat) gebunden sowie häufig mit einem Konservierungsmittel versetzt. Der fertige Impfstoff (v. a. Kombinationsvakzinen) enthält auf Grund des Herstellungsprozesses auch noch Spuren von Formaldehyd. Während sich in Kinderimpfstoffen mindestens 30 I. E. pro Dosis finden (D-Impfstoff), wird vom 6. Lebensjahr an mit 2 I. E.-Vakzinen (d) geimpft. Kritisch anzumerken ist aber, dass es große, kontrollierte Dosisfindungsstudien, die die Wahl der Konzentration hätten begründen können, nie gegeben hat.

Wirkung

Bekannt ist, dass bei praktisch allen Impflingen im Säuglings-/Kleinkindalter ein lang dauernder antitoxischer Schutz induziert wird. Bei Erwachsenen wurden inzwischen mehrere Studien durchgeführt, um zu einer Einschätzung der Immunitätsdauer zu kommen.

Abb. 21.**3** zeigt, dass i.d.R 15 Jahre nach der letzten Impfung bei einer ganzen Reihe von Impflingen überhaupt kein Schutz mehr vorhanden ist (Diphtherieantoxinspiegel im Serum < 0,01 I. E./ml), wobei Frauen in der Regel offenbar deutlich schlechter mit der Bildung antitoxischer Antikörper auf die Impfung reagieren als Männer.

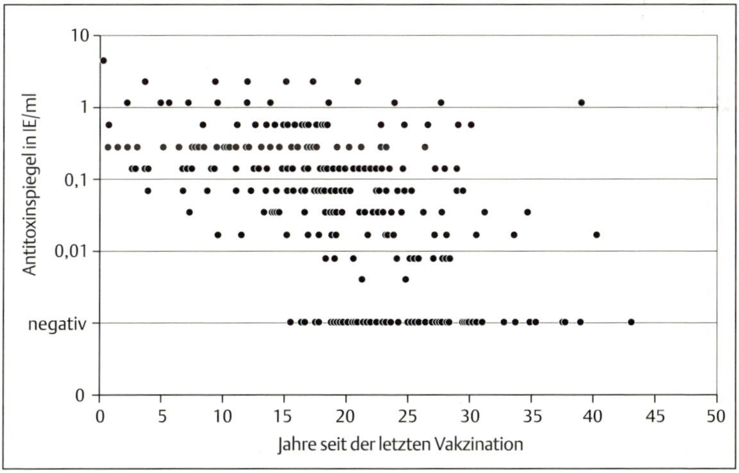

Abb. 21.**3** Diphtherieantitoxinspiegel nach Jahren seit der letzten Impfung (n = 287). Personen mit dokumentierter vollständiger Grundimmunisierung und den notwendigen Booster-Impfungen.

Nebenwirkungen

Innerhalb von 1–3 Tagen kann es bei jedem 5. Impfling zur Rötung, Schmerzhaftigkeit und Schwellung im Bereich der Impfstelle kommen, wobei bisweilen die regionären Lymphknoten betroffen sein können. Bei weniger als 1 % der Impflinge werden Allgemeinsymptome wie Frösteln, Kopf- und Gliederschmerzen, Kreislaufbeschwerden und Müdigkeit beobachtet. Auch Magen-Darm-Beschwerden können selten einmal auftreten. Allergische Reaktionen bis hin zum anaphylaktischen Schock sind ebenso auf Einzelfälle beschränkt wie Mono- und Polyneuritiden oder Neuropathie. Ein ursächlicher Zusammenhang mit weiteren, in Einzelfällen aufgetretenen Erkrankungen nach Diphtherieimpfung wie Glomerulonephritis, Thrombozytopenie sowie Vaskulitiden ist fraglich (Stratton et al. 1994, Quast et al. 1997, Dittmann 2000, N.N. 2002, Hasselhorn et al. 2004).

Indikation und Kontraindikationen

Als Standardimpfung ist die Diphtherieimpfung („Impfschema" s. u.) allgemein bei allen Bevölkerungsgruppen indiziert. Impfabstände zu anderen Immunisierungsmaßnahmen müssen nicht eingehalten werden. Auch die Schwangerschaft stellt keine Kontraindikation dar. Ebenso wenig sollte bei banalen Infekten/Erkrankungen auf eine Impfung verzichtet werden, wenn diese indiziert ist. Nur bei bedrohlichen Reaktionen nach vorausgegangener Impfung müssen Vorsichtsmaßnahmen ergriffen werden, die vom Einzelfall abhängig gemacht werden sollten (z. B. Verwendung eines anderen Impfstoffs, prävakzinale Antihistaminikagabe oder Glucocorticoidverabreichung).

Impfung gegen C.-pseudotuberculosis-Infektionen

Zur Impfung gegen C.-pseudotuberculosis-Infektionen steht ein Tierimpfstoff zur Verfügung, und zwar eine in Australien entwickelte Totvakzine. Für Menschen ist dieser Impfstoff offenbar nicht geeignet. Eine weitere Vakzine wurde kürzlich in Peru entwickelt (Medrano et al. 2003). Die humane Diphtherievakzine schützt nicht vor der Erkrankung durch C. pseudotuberculosis.

Durchführung der Impfung

Schon seit vielen Jahrzehnten wird die Schutzimpfung gemäß den Empfehlungen der STIKO vom 3. Lebensmonat an (in der Regel kombiniert mit anderen Vakzinen) vorgenommen, die die Erkrankung, nicht jedoch die Infektion verhindert und deshalb ausschließlich den Impfling selbst schützt. Obwohl die Diphtherieimpfung einen mindestens 10 Jahre anhaltenden Schutz induziert, wird in Deutschland im Alter von 5–6 Jahren und bei Adoleszenten (9–17 Jahre) wieder geboostert. Bei Erwachsenen sind alle 10 Jahre (bei engem, sog. „face-to-face"-Kontakt alle 5 Jahre) Auffrischimpfungen vorgesehen. Diphtherieerkrankungen sind umso weniger schwer, je höher der initial erreichte Antitoxinspiegel gewesen ist (Edward et al. 1995, Hasselhorn 2001).

Jenseits der Empfehlungen der STIKO zeigt eine Analyse der Seren von Impflingen mit inkompletter Grundimmunisierung, dass bei Personen, die nur 2fach grundimmunisiert wurden (wie dies in Deutschland während der 50er-Jahre üblich war), zum Aufbau einer lang anhaltenden Immunität zwar keine neue Grundimmunisierung notwendig ist, jedoch ein 2facher Booster mit einem Abstand von 6 Monaten zwischen den Impfstoffgaben (Hasselhorn et al. 2004). Bei Personen, bei denen die letzte Auffrischung (nach erfolgter Grundimmunisierung) mehr als 10 Jahre zurückliegt, sollte eine Boosterimpfung vorgenommen werden. Falls die letzte Impfung mehr als 20 Jahre zurückliegt, sollte man 2-mal im Abstand von 6 Monaten boostern.

Nach den Impfkalendern in Österreich und in der Schweiz wird – wie in Deutschland – 4-zeitig während der ersten beiden Lebensjahre geimpft. Boosterimpfungen sind im 7. und 14./15. Lebensjahr (Österreich) bzw. 4.–7. und 11.–15. Lebensjahr (Schweiz) vorgesehen. Danach wird alle 10 Jahre aufgefrischt. Bei Senioren soll nach dem österreichischen Impfkalender alle 5 Jahre geboostert werden.

Passive Immunisierung

Die passive Immunisierung mit Diphtherieantitoxin* vom Pferd (3000 I.E.) wird bei nichtgeimpften Personen vorgenommen, die Diphtheriekranke pflegen (ein im Grunde theoretischer Fall – im Übrigen sollten Diphtheriekranke nur von Personen mit ausreichendem Impfschutz betreut werden, s. o.). Der Schutz, der durch diese Menge erreicht wird, hält lediglich 10 Tage an. Als therapeutische Maßnahme steht die Behandlung mit Diphtherieantitoxin bereits bei klinisch begründetem Verdacht einer Diphtherieerkrankung im Vordergrund der Maßnahmen. Eine Allergietestung vor der Anwendung sollte gemäß den Angaben der Hersteller erfolgen. Initial werden 20 000–40 000 I. E. empfohlen, während die Behandlung der Nasen/Rachendiphtherie der Kinder 250 I. E. pro kg KG erfordert. Bei toxischer Diphtherie kann die Antitoxingabe bis auf 2000 Einheiten pro kg Körpergewicht gesteigert werden, wobei hälftig i. v./i. m. appliziert wird.

Literatur

Andrewes FW, et al. Diphtheria, its Bacteriology, pathology and immunology. His Majest's Stationery Office; 1923.

Behring E, Kitasato S. Über das Zustandekommen der Diphtherie-Immunität und der Tetanus- Immunität bei Thieren. Dtsch Med Wschr 1890;16:113–4.

Bigl S, Drechsler R, Grosche A, Roch M. Seroepidemiologische Studie zur Überwachung der Diphtherie-Immunität und Diphtherie-Schutzimpfung im Freistaat Sachsen 1996. Bundesgesundheitsbl 1998;2:55–61.

Dittmann S. Vaccines. In: Dukes MNgG, Aronson JK, eds. Meyler's Side Effect of Drugs). Amsterdam: Elsevier; 2000: 1047–110.

Edward DG, Allison VD. Diphtheria in the immunized with observations on a diphtheria-like disease associated with non-toxigenic strains of Corynebacterium diphtheriae. J Hyg 1951; 49:205–19.

Fachinformationen der in Deutschland zugelassenen Präparate. FachInfo. Fachinformationsverzeichnis Deutschland (einschließlich EU-Zulassungen). CD-Version. Ausgabe 2002/1. Frankfurt/Main: BPI Service GmbH; 2002.

Hasselhorn HM, Hofmann F, Tiller FW. Boostering Antitoxic Diphtheria Immunity in Adults. Infection 1996;24: 168–9.

Hasselhorn HM, Nübling M, Tiller FW, Hofmann F. Factors influencing immunity against diphtheria in adults. Vaccine 1998;16:70–5.

Hasselhorn HM. Diphtherie in Deutschland: gestern, heute und morgen – eine Übersichtsarbeit. Gesundheitswes 2001;63:735–40.

Hasselhorn HM, Nübling M, Hofmann F. Effect of a diphtheria booster vaccination in adults with a documented history of an incomplete basic vaccination. Infection 2004;32:282–6.

Holmes WH. Diphtheria: History. Bacillary and Rickettsial Infections. New York: Macmillan; 1940.

Ipsen J. Circulating antitoxin at the onset of diphtheria in 425 patients. J Immunol 1946;54:325–47.

Jones EE, Kim-Farley RJ, Algunaid M. Diphtherie: A possible foodborne outbreak in Hodeida, Yemen, Arab Republik. Bull WHO 1985;63:287–93.

Medrano GG, Hung A, Alvarado A, Li y O. Evaluacion una vacuna contra Corynebacterium pseudotubersulosis en ratones Albinos. Rev Inv Vet Peru 2003;14:61–7.

Myamura K, Tajiri E, Ito A, Murata R, Kono R. Micro cell culture method for determination of diphtheria toxin and antitoxin titres using VERO cells. II. Comparison with the rabbit skin method and practical application for seroepidemiological studies. J Biol Standard 1974;2:203–9.

Naumann P, Hagedorn HJ, Paatz R. Diphtherie – Immunität und ihre epidemiologische Bedeutung. Dtsch med Wschr 1983;108:1090–6.

NN. WHO, Diphtheria epidemic in Europe: Emergency and response. Report on a WHO Meeting in St. Petersburg,

Russia, 05.–07.07.1993. EUR/ICP/ EPI 038; 1993.

NN. Zur Diphtherie in Europa. Epidem Bull 1999;4:21–2.

NN. Ratgeber Infektionskrankheiten. 21. Folge. Diphtherie. Epidem Bull 2001;6:39–42.

Pappenheimer AM Jr. Diphtheria. In: Germanier R, ed. Bacterial vaccines. Orlando: Academic press; 1984:1–36.

Quast U, Thilo W, Fescharek R. Impfreaktionen – Bewertung und Differentialdiagnose. 2. Aufl. Stuttgart: Hippokrates-Verlag; 1997.

Ramon G. Sur le pouvoir floculant et sur les propriétés immunisantes d'une toxin diphterique rendue anatoxique (anatoxine). Compt rend Acad sci 1923;177:1338–40.

Rieger J, Kuhlmann D. Diphtherieimmunität der Bevölkerung in Deutschland. Ges Wes 1994;56:667–71.

Stratton KR, Howe CJ, Johnston RB Jr., eds. Adverse events associated with childhood vaccines. Washington DC: National Academy of Sciences; 1994.

Thilo W. Differentialdiagnose „Diphtherie" wieder aktuell? Pädiatr Prax 1996;51:103–12.

Wilson G, Smith G. Diphtheria and other diseases due to corynebacteria. In: Wilson GS, Miles AA, Parker MT, eds. Topley and Wilson's principles of bacteriology and immunity. Vol. 3. 7th ed. Baltimore: Williams and Wilkins; 1973:73–101.

22 Tetanusschutzimpfung

F. Hofmann

Zwar findet sich schon in den Schriften des Hippokrates eine Beschreibung des Wundstarrkrampfs, doch dauerte es bis zum Ende des 19. Jahrhunderts, bis die Mediziner genügend Fakten kannten, die Rückschlüsse auf Ätiologie und Pathogenese der Erkrankung ermöglichten. Ursache für diesen Umstand war die Tatsache, dass weder irgendeine Tierspezies noch der Mensch die Überträger sind, sondern der Kontakt mit dem Erreger in der Umwelt für die Infektion sorgt. 1884 erkannten Carle und Rattone (Carle et al. 1884) den Zusammenhang zwischen Wunde, Erreger und Nervensystem: Sie konnten im Tierversuch zeigen, dass der Inhalt der Pustel bei einem an Tetanus Verstorbenen, überimpft auf Kaninchen, die typischen Wundstarrkrampfsymptome am Nervensystem hervorrief und dass die Krankheit sich mit Hilfe von tierischem Nervengewebe auch bei den Versuchskaninchen weiter verbreiten ließ. Der Göttinger Mediziner Nicolaier postulierte 1884 erstmals die Existenz eines Toxins als Auslöser der klinischen Erscheinungen und Emil von Behring beschrieb in seiner berühmt gewordenen Publikation „Über das Zustandekommen der Diphtherieimmunität und Tetanusimmunität bei Thieren" (von Behring et al. 1890) das Toxin, die dagegen gerichteten Antikörper und sämtliche weiteren Details der Ätiologie und Pathogenese, über die sein Mitarbeiter Kitasato weitere Einzelheiten veröffentlichte (Kitasato 1889). Obwohl damit der Weg zur Impfstoffproduktion frei war und obwohl seit mehreren Jahrzehnten in allen Ländern der Erde die vorbeugende Vakzinegabe propagiert wird, stellt der Wundstarrkrampf noch immer eines der wichtigsten Probleme dar, denen sich die Weltgesundheitsorganisation (WHO) gegenübersieht.

Epidemiologie

Tetanuserreger sind weltweit verbreitet und kommen nach Erhebungen der WHO vor allem in geologischen Formationen vor, die durch Böden mit alkalischen pH-Werten gekennzeichnet sind (Bytchenko 1981). Sie finden sich aber nicht nur in der Erde, sondern auch in menschlichen und tierischen Exkrementen. Die lange Zeit verneinte Existenz einer natürlichen antitoxischen Immunität konnte durch Studien an nichtgeimpften Personen mittlerweile bestätigt werden (Dastur et al. 1981). 1998 kamen nach Schätzungen der WHO 410 000 Menschen an den Folgen des Tetanus zu Tode. 2 Jahre später waren es noch 309 000 Todesfälle (N.N. 1999, N.N. 2001). In Deutschland besteht keine Meldepflicht mehr; daher ist es schwierig, die genaue Tetanusinzidenz anzugeben. Ende der 90er-Jahre lag aber die Erkrankungshäufigkeit bei unter 15/Jahr, wobei vor allem Personen > 45 Jahre betroffen waren. Diese machten während der 90er-Jahre 43,4 % der Fälle, aber 95,2 % der Todesfälle an Tetanus aus. In Frankreich entfielen 48 der 57 Tetanusfälle in den Jahren 2000 und 2001 auf Personen > 70 Jahre.

Erreger

Der Erreger des Wundstarrkrampfs, *Clostridium tetani*, ist ein anaerobes, grampositives, Sporen bildendes Stäbchen. Gefährlich sind vor allem die Sporen, da sie in trockener Hitze erst durch mehrstündiges Erhitzen auf Temperaturen über 150 °C abgetötet werden können. Am leichtesten lassen sie sich durch Wasserstoffperoxid (6 %), Formalin (3 %) Phenol (5 %) oder Chloramin (1 %) vernichten (Einwirkungszeit 24 Stunden).

Pathogenese

Zur *Übertragung* kommt es durch Sporeninokulation im Rahmen von Bagatellverletzungen (z. B. Schürf-, Kratz- und Bisswunden, aber auch Verbrennungen). Unter anaeroben Bedingungen werden lokal Toxine (neurotoxisch wirkendes Tetanospasmin, hämolytisch wirkendes Tetanolysin) produziert, die entlang den Nervenbahnen zum Rückmark wandern und schließlich auch das Gehirn erreichen können. Die Inkubationszeit unterliegt großen Schwankungen, da sie von der Menge des inokulierten Materials und damit der Quantität des produzierten Toxins abhängig ist. 4–14 Tage sind die Regel, aber auch Inkubationszeiten von bis zu einem Monat wurden beobachtet. Als Faustregel gilt: Je größer die Toxinmenge und je kürzer damit die Inkubationszeit, desto höher die Letalität.

Die *Erkrankung* ist durch meist lang andauernde tonische, seltener klonische (typischer für Tollwut) Krämpfe und Hyperreflexie bei nur marginal erhöhten Temperaturen gekennzeichnet. Zu Beginn kommt es häufig zur Behinderung der Mundöffnung und eingeschränkter Kaufähigkeit beim Patienten. Typisch ist der weinerlich-grinsende Risus sardonicus („Sardisches Lächeln"). Schließlich kommt es zum Opisthotonus (Befall der Rücken- und Nackenmuskulatur mit Steifigkeit), zur Unfähigkeit der Mundöffnung, Schluckbeschwerden und zur Zwerchfell- und Glottislähmung. Die Letalität ist hoch, kann aber durch adäquate Intensivbehandlung auf Werte zwischen 10 und 20% gesenkt werden (Trujillo et al. 1980).

Bei Neugeborenen können sich in Abnabelungswunden bei mangelnder Hygiene Sporen festsetzen, die im Falle fehlender antitoxischer Immunität bei der Mutter zum Krankheitsbild des *Tetanus neonatorum* führen (Inkubationszeit 3–14 Tage, Extremwerte 1 Tag bis 1 Monat nach Geburt). Ohne Therapie verläuft die Krankheit in praktisch 100% der Fälle tödlich. Im Mittel kommt es nach Schätzungen der WHO bei ca. 80% der Betroffenen zum Tod (N.N. 1999).

Bei nicht (oder nicht vollständig) geimpften Patienten werden je nach Körpergewicht 250 I. E. Tetanusimmunglobulin (human) i. m. verabreicht – ein *Therapieregime*, das am 2. und 3. Tag wiederholt wird. In besonders schweren Fällen kann die Dosis auch auf bis zu 500 I. E. erhöht werden. Simultan wird die Schutzimpfung mit Tetanustoxoid (Ungeimpfte: 2-mali-

Tabelle 22.1 Tetanusimmunprophylaxe im Verletzungsfall

Vorgeschichte der Tetanus-Immunisierung (Anzahl der Impfungen)	Saubere, geringfügige Wunden		Alle anderen Wunden[1]	
	Td[2]	TIG[3]	Td[2]	TIG[3]
unbekannt	ja	nein	ja	ja
0–1	ja	nein	ja	ja
2	ja	nein	ja	nein[4]
3 oder mehr	nein[5]	nein	nein[6]	nein

[1] Tiefe und/oder verschmutzte (mit Staub, Erde, Speichel, Stuhl kontaminierte) Wunden, Verletzungen mit Gewebszertrümmerung und reduzierter Sauerstoffversorgung oder Eindringen von Fremdkörpern (z. B. Quetsch-, Riss-, Biss-, Stich-, Schusswunden)
- schwere Verbrennungen und Erfrierungen
- Gewebsnekrosen
- septische Aborte

[2] Kinder unter 6 Jahren, ältere Personen Td (d. h. Tetanus-Diphtherie-Impfstoff mit verringertem Diphtherietoxoidgehalt)

[3] TIG = Tetanusimmunglobulin, im Allgemeinen werden 250 IE verabreicht, die Dosis kann auf 500 IE erhöht werden; TIG wird simultan mit Td-Impfstoff angewendet

[4] ja, wenn die Verletzung länger als 24 Stunden zurückliegt.

[5] ja (1 Dosis), wenn seit der letzten Impfung mehr als 10 Jahre vergangen sind.

[6] ja (1 Dosis), wenn seit der letzten Impfung mehr als 5 Jahre vergangen sind.

ge Gabe innerhalb von 2 Wochen, 3. Dosis nach 6–12 Monaten) durchgeführt (partiell Geimpfte: Tab. 22.**1**). Gleichzeitig erfolgt die regelmäßige Wundtoilette in Kombination mit chirurgischen Maßnahmen wie vor allem Exzision nekrotisierender Gewebsbezirke. Zusätzlich muss die Einleitung einer antibiotischen Therapie mit Penicillin G oder Tetrazyklinen (zuvor Antibiogramm!) in Angriff genommen werden. (Cave: Die Chemotherapie hilft nur bei der Ausschaltung der vegetativen Formen von C. tetani, nicht jedoch bei der Bekämpfung der Toxin- oder Sporenwirkung!) Ergänzt wird die Behandlung durch die symptomatische Therapie der Muskelrelaxation, die Intensivtherapie, evtl. Tracheotomie und krankengymnastische Maßnahmen.

Impfung

Impfstoffe

Ähnlich wie bei der Diphtherievakzine handelt es sich auch beim Tetanusimpfstoff um eine Toxoidvakzine, die aus C.-tetani-Kulturen (ohne allergisierende Substanzen wie Pferdeeiweiß, Pepton oder Blutgruppensubstanzen) hergestellt wird: Dem Kulturfiltrat wird 40% Formaldehyd zugesetzt. Nach mehrwöchiger Inkubation bei ca. 37 °C wird die Reinigung des so entstandenen Rohtoxoids praktiziert. Der Zusatz von Konservierungsstoffen wie etwa Thiomersal wird heute bei den meisten Impfstoffen nicht mehr vorgenommen. Die Endprodukte enthalten dank der verschiedenen Reinigungsschritte nur noch Spuren von Formaldehyd. Als Adjuvans wird wegen der starken Wirkungssteigerung Aluminiumhydroxid (Adsorbatimpfstoff) zugesetzt – in Kombinationsimpfstoffen trifft man auch Aluminiumphosphat an. Aus diesem Grund sollte auch darauf geachtet werden, dass es während der Lagerung nicht zur Frosteinwirkung kommt; denn Aluminiumhydroxid ist ohnehin schwerlöslich und flockt bei zu tiefen Temperaturen aus. Als angemessene Lagertemperatur werden deshalb 2–8 °C angegeben.

Wirkung

Der offensichtlich hohe Wirkungsgrad der Tetanusschutzimpfung findet sein Korrelat in den nur vereinzelt auftretenden Tetanusfällen trotz vollständiger Impfung und im durchschlagenden Erfolg der pränatal durchgeführten Impfprogramme, die zu einer zuverlässigen Kontrolle des Tetanus neonatorum in den entwickelten Ländern geführt haben. Unterhalb des als schützend eingestuften Antitoxinspiegels im Serum von 0,1 IE/ml finden sich nur sehr wenige Impflinge, denen man jedoch durch eine weitere Injektion in der Regel zu einer Immunität im protektiven Bereich verhelfen kann. Im Hinblick auf die deshalb kaum bestehende Problematik der Non-/Lowresponse sind international auch keine großen Studien zu diesem Thema durchgeführt worden. Eine Münchner Untersuchung bei 137 Personen mit niedrigem bzw. fehlenden Tetanusschutz, in deren Rahmen mit 1-malig 5 IE Tetanustoxoid gebooster wurde, brachte nur bei einem über 40-Jährigen nicht den gewünschten Erfolg (> 1 IE/ml Serum innerhalb von 1–2 Wochen) (Pilars de Pilar 1985).

Nebenwirkungen

Die Nebenwirkungen der Tetanusimpfung (Stratton et al. 1994, Quast et al. 1997, Chen et al. 2000, Dittmann 2000, N.N. 2002) sind in den Jahrzehnten seit der Einführung der Vakzine genau studiert worden: Als Ausdruck der normalen Auseinandersetzung des Organismus mit dem Impfstoff kann es bei bis zu 20 % der Impflinge innerhalb von 3 Tagen nach der Impfung, selten auch länger anhaltend, an der Impfstelle zu folgenden Reaktionen kommen:

- Rötung,
- Schmerzhaftigkeit,
- Schwellung
- Gelegentlich Beteiligung der zugehörigen Lymphknoten.

Sehr selten bildet sich ein kleines Knötchen an der Einstichstelle. Allgemeinsymptome wie leichte bis mäßige Temperaturerhöhung, grippeähnliche Symptomatik oder Magen-Darm-Beschwerden sind sehr selten und treten meist nur bei überimpften Personen (s. o.) auf.

In Einzelfällen wurde über Glomerulonephritis, Thrombozytopenie und zentralnervöse Störungen berichtet, wobei ein ursächlicher Zusammenhang mit der Tetanusimpfung nicht hergestellt werden konnte.

Indikation und Kontraindikationen

Als Standardimpfung ist die Tetanusimpfung (s. u. „Impfschema“) allgemein bei allen Bevölkerungsgruppen sowohl prä- als auch postexpositio-

Tabelle 22.2 Tetanusdurchimpfungsraten bei Kindern und Jugendlichen in Deutschland 2002 (Dippelhofer et al. 2002)

Altersgruppe	Neue Bundesländer (%)	Alte Bundeländer (%)
2–6 Jahre	97	98
7–11 Jahre	97	94
12–17 Jahre	95	46

nell (im Verletzungsfall) indiziert (Tab. 22.**1**). Impfabstände zu anderen Immunisierungsmaßnahmen müssen nicht eingehalten werden. Auch die Schwangerschaft stellt keine Kontraindikation dar. Ebenso wenig sollte bei banalen Infekten/Erkrankungen auf eine Impfung verzichtet werden, wenn diese indiziert ist. Nur bei bedrohlichen Reaktionen nach vorausgegangener Impfung müssen Vorsichtsmaßnahmen ergriffen werden, die vom Einzelfall abhängig gemacht werden sollten (z. B. prävakzinale Antihistaminikagabe oder Glucocorticoidverabreichung).

Durchführung der Impfung

Die Tetanusschutzimpfung erfolgt nach den Impfkalendern in Deutschland, in Österreich und in der Schweiz 4-zeitig während der ersten beiden Lebensjahre. Boosterimpfungen sind mit 5–6 und 9–17 Jahren (Deutschland), im 7. und 14./15. Lebensjahr (Österreich) oder im Alter von 4–7 Jahren und 11–15 Jahren (Schweiz) vorgesehen. Danach wird alle 10 Jahre möglichst mit Td-Impfstoff aufgefrischt.

Bei Verdacht auf Überempfindlichkeit ist ein Allergietest (Hauttestung) angezeigt. Weiterhin sollte die Notwendigkeit der Impfung (Serumantitoxinbestimmung) überprüft werden. Zur Vermeidung von Zwischenfällen ist auch auf streng intramuskuläre Applikation zu achten. Fernerhin ist die Kontrolle der Impfdokumente vor der Impfung unerlässlich, da zumindest bei jüngeren Impflingen eher eine Über- denn eine Unterimmunisierung die Regel ist (z. B. durch häufige Impfungen bei der Bundeswehr).

Was die Durchimpfungsraten angeht, so zeigen sich schon bei Jugendlichen erste Lücken (Tab. 22.**2**). Am schlechtesten dürfte die Situation bei Senioren sein; denn fast alle Erkrankungen ereignen sich bei dieser Personengruppe.

Passive Immunisierung und Simultanprophylaxe

Bei Unverträglichkeit des Schutzimpfstoffs (was sehr selten vorkommen dürfte) und bei der Wundversorgung, wenn die Tetanusimpfung lang zurückliegt (hier dann Simultanimpfung kontralateral) werden 1-malig 250–500 I. E. Tetanusimmunglobulin verabreicht. Im Verletzungsfall wird nach Tab. 22.**2** vorgegangen.

Literatur

von Behring E, Kitasato S. Über das Zustandekommen der Diphtherie- und Tetanus-Immunität bei Thieren. Dtsch Med Wschr 1890;16:1113–4.

Bytchenko BD. Microbiolgy of Tetanus. In: Veronesi R, ed. Tetanus. Important New Concepts. Amsterdam: Excerpta Medica; 1981:28–39.

Carle A, Rattone G. Studio spetrimentale sull'etiologia del tetano. G Accad Med Torino 1884;32:174.

Chen RT, Mootrey G, De Stefano F. Safety of routine childhood vaccinations: An epidemiological review. Pediatr Drugs 2000;2:273–90.

Dastur FD, Awatramani VP, Dixit SK. Response to single dose of tetanus vaccine in subjects with naturally acquired tetanus antitoxin. Lancet II 1981;219–22.

Dittmann S. Vaccines. In: Dukes MNgG, Aronson JK, eds. Meyler's Side Effect of Drugs. Amsterdam: Elsevier; 2000: 1047–110.

Dippelhofer A, Meyer C, Kamtsiuris P, Rasch G, Reiter S, Bergmann EE. Erste Ergebnisse zum Impfstatus aus der Pilotphase des Kinder- und Jugendgesundheitssurveys. Bundesgesundheitsbl Gesundheitsforsch Gesundheitsschutz 2002;45:332–7.

Kitasato S. Über den Tetanusbacillus. Z Hyg 1889;7:225–34.

N.N. The World Health Report 1999. Geneva: WHO; 1999.

N.N. Zur Situation bei wichtigen Infektionskrankheiten. Teil 5: Impfpräventable Krankheiten. Tetanus. Epidem Bull 1999;19:140–1.

N.N. The World Health Report 2001. Geneva: WHO; 2001.

N.N. Fachinformationen der in Deutschland zugelassenen Präparate. Fach-Info. Fachinformationsverzeichnis Deutschland (einschließlich EU-Zulassungen). CD-Version. Ausgabe 2002/1. Frankfurt/Main: BPI Service GmbH; 2002.

Nicolaier A. Über infectiösen Tetanus. Dtsch Med Wschr 1884;10:842–4.

Pilars de Pilar CE. Schutzimpfung gegen Diphtherie und Tetanus. In: Spiess H, ed. Schutzimpfungen – Bericht von der Tagung des DGK in Verbindung mit der DVV. Marburg: Die Med Verlagsgesell; 1985.

Quast U, Thilo W, Fescharek R. Impfreaktionen – Bewertung und Differentialdiagnose. 2. Aufl. Stuttgart: Hippokrates-Verlag; 1997.

Stratton KR, Howe CJ, Johnston RB Jr, eds. Adverse events associated with childhood vaccines. Washington DC: National Academy of Sciences; 1994.

Trujillo MJ, Castillo A, Espana JV, et al. Tetanus in the adult: Intensive care and management experience with 233 cases. Crit Care Med 1980;8:419–23.

23 Pertussisschutzimpfung

U. Heininger

Erregereigenschaften und Krankheitsbilder

Keuchhusten (Pertussis) ist eine akute Infektionskrankheit, die durch ein gramnegatives Stäbchenbakterium hervorgerufen wird. Früher erkrankten überwiegend Säuglinge, Kleinkinder und Schulkinder, seit einiger Zeit wird die Erkrankung in zunehmendem Maße bei Jugendlichen und Erwachsenen diagnostiziert (Heininger 2003a).

Der Haupterreger des Keuchhustens ist *Bordetella pertussis* und wurde 1906 von Bordet und Gengou erstmals isoliert. Unter den humanpathogenen Spezies des Genus Bordetella spielt ferner *Bordetella parapertussis* eine bedeutsame Rolle und ist – mit erheblicher regionaler und zeitlicher Variabilität – für ca. 0,2–50 % der Keuchhustenfälle verantwortlich.

Andere Erreger wie z. B. Adenoviren oder *Mykoplasma pneumoniae* können keuchhustenähnliche Krankheitsbilder erzeugen (Wirsing von König et al. 1998).

Folgende, für die Impfprävention relevante Substanzen wurden bisher als Bestandteile bzw. Produkte des Keuchhustenbakteriums nachgewiesen und charakterisiert:

- Pertussistoxin (PT); Synonyma: Lymphocytosis promoting factor = LPF; Histaminsensitivierender Faktor = HSF,
- filamentöses Hämagglutinin (FHA),
- Agglutinogene (Fimbrien),
- Pertactin; Synonym: 69-KD-Protein.
- Ihre pathogenetische Wirkung sowie ihre Bedeutung für die Infektionsimmunität sind bis heute nicht vollständig geklärt, jedoch wird weiterhin dem PT eine besondere Rolle zuerkannt (Heininger 1996).
- Die Übertragung der Erreger erfolgt durch Tröpfcheninfektion von Mensch zu Mensch, die Inkubationszeit beträgt 7–14 Tage. Es folgt ein 1–2 Wochen dauerndes Prodromalstadium (*Stadium catarrhale*) mit Schnupfen, Husten und gering erhöhter Temperatur. In dieser Krankheitsphase besteht die höchste Kontagiosität. Danach treten die typischen Hustenattacken auf, die das *Stadium convulsivum* kennzeichnen, in dem oft das charakteristische Blutbild einer Leukozytose mit relati-

ver Lymphozytose nachweisbar ist. Dieses Stadium ist gekennzeichnet durch den starken, vorwiegend nächtlichen Stakkatohusten mit ziehender Inspiration, Schleimerbrechen und Hustenreprisen. Es dauert in der Regel einige Wochen, kann aber auch mehrere Monate anhalten. Im darauf folgenden Zeitraum von einigen Wochen werden die Hustenattacken seltener, uncharakteristischer und hören schließlich ganz auf (*Stadium decrementi*).

- Neben dem typischen Verlauf gibt es eine Vielzahl mitigierter Erkrankungsfälle, die klinisch (d. h. ohne mikrobiologische Diagnostik) oftmals nicht diagnostiziert werden. Auch können Säuglinge als erste Symptome eines schweren Keuchhustens letale oder beinahe letale Apnoen aufweisen, die zum plötzlichen Tod führen können (Heininger et al 1992). Ferner gibt es zahlreiche Keuchhustenverläufe ohne den charakteristischen Stakkatohusten bzw. das „typische" Blutbild. Grundsätzlich sollte man daher bei jedem Husten, der länger als 14 Tage andauert, differenzialdiagnostisch den Keuchhusten berücksichtigen (Cherry und Heininger 2004).
- Die möglichen Komplikationen einer Pertussiserkrankung und ihre Häufigkeit, beobachtet bei 3838 stationär behandelten Patienten in Deutschland vor Wiedereinführung der Pertussisimpfung, sind in Tab. 23.**1** wiedergegeben (Stehr und Lugauer 1999). Ein ähnliches Komplikationsspektrum wurde in späteren Erhebungen im Rahmen der „Erhebungseinheit für seltene pädiatrische Erkrankungen in Deutschland" (ESPED) gefunden (Juretzko et al. 2002).

Tabelle 23.1 Komplikationen bei 3838 stationär behandelten Patienten mit Pertussis aufgrund einer Erhebung an deutschen Kinderkliniken (nach Stehr und Lugauer 1999)

Komplikationen (ohne Bronchitis)	Absolute Patientenzahl	Relative Häufigkeit (%)
Pneumonie	834	21,7
Apnoen	295	7,7
kardiale Symptome	130	3,6
zerebrale Krämpfe	127	3,5
pathologisches EEG	78	2,1
Enzephalopathie	66	1,8
Beatmung	43	1,1
verstorben	7	0,18

Epidemiologie

Keuchhusten kommt das ganze Jahr vor, wobei Epidemien ca. alle 3–5 Jahre verzeichnet werden. Während vor Einführung einer wirksamen Impfung in Deutschland 1955 jährlich mehr als 20 000 Kinder starben, galt die Keuchhustenerkrankung Anfang der 70er-Jahre nahezu als besiegt. In der Literatur prononcierte Hinweise auf schwerwiegende, vermeintlich durch die Impfung ausgelöste Komplikationen führten zum Aussetzen der regulären Impfung in der damaligen Bundesrepublik Deutschland. Dies führte zu einer erneuten drastischen Zunahme des Keuchhustens, sodass im Jahre 1990 aufgrund regionaler Schätzungen die Inzidenz zwischen 100 und 180/100 000 betrug, während sie in den neuen Bundesländern – bei fortgeführter Impfung – bei 0,1 lag.

Ein besonders anschauliches Bild für den Einfluss der Keuchhustenimpfung auf die Keuchhustenmorbidität liefern Daten aus *Japan*. Wie Abb. 23.1 erkennen lässt, hatte Japan bei einer über 50%igen Durchimmunisierung mit der Ganzkeimvakzine eine niedrige Keuchhusteninzidenz

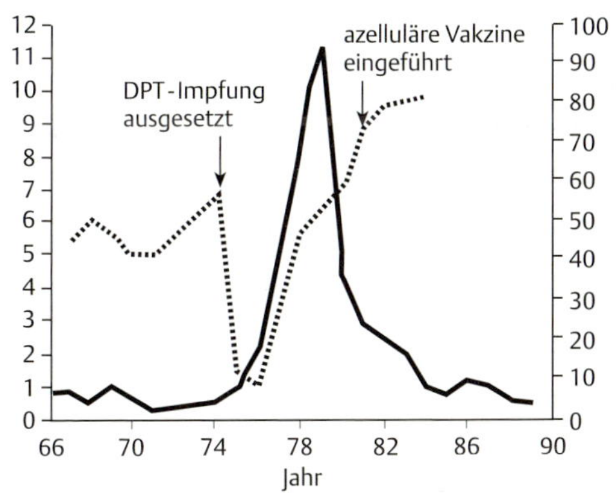

Abb. 23.**1** Zur Häufigkeit von Pertussis in Japan. Linke Ordinate: Zahl der Pertussiserkrankungen pro 100 000 Einwohner in Japan (durchgezogene Linie). Rechte Ordinate: Durchimpfungsrate (mindestens 3 Dosen) in Prozent (schraffierte Linie).

unter 1. 1974 kam es in zeitlichem Zusammenhang mit der DPT-Impfung bei 2 Kindern zum plötzlichen Kindstod (SIDS). Der Impfstoff wurde anfänglich dafür verantwortlich gemacht und die Impfung landesweit für 2 Jahre ausgesetzt. Eine Keuchhustenepidemie war die Folge. Die Impfung von Kindern über 2 Jahren wurde mit dem Ganzkeimimpfstoff schon bald wieder aufgenommen. Dies hatte den Erfolg, dass die Keuchhusteninzidenz bei diesen und älteren Kindern signifikant zurückging. Ab 1981 wurde der Ganzkeimimpfstoff durch azelluläre Keuchhustenvakzinen abgelöst, die seit 1988 auch an Säuglinge ab dem 3. Lebensmonat verabreicht werden. Mit zunehmender Durchimpfung der Bevölkerung erreichte die Keuchhusteninzidenz dann wieder einen Wert von unter 1 (Heininger 1996, Stehr und Lugauer 1999).

Auch in Deutschland wurde im Juli 1991 die Pertussisimpfung wieder in den regulären Impfplan für alle Kinder aufgenommen. Die wenige Jahre später folgende Einführung neuer, azellulärer Pertussisimpfstoffe hat zudem zur verbesserten Akzeptanz der Impfung beigetragen, die momentan im Säuglingsalter bei über 90% liegt. Infolgedessen war ein relativer und absoluter Rückgang der Erkrankungszahlen im frühen Kindesalter zu verzeichnen, wohingegen nun verstärkt Krankheitsfälle bei älteren Schulkindern und Jugendlichen (mit fehlender Immunisierung bzw. Auffrischimpfungen) und Erwachsenen registriert werden (Heininger 2003a).

Therapie

Da die Infektiosität des Keuchhustens im späten Inkubations- und katarrhalischen Stadium am höchsten ist, sollen wirksame Antibiotika, i. d. R. Makrolide, bei Keuchhustenverdacht so früh wie möglich verabreicht werden. Die Behandlungsdauer beträgt 14 Tage. Wird die antibiotische Therapie erst im Stadium convulsivum eingesetzt, so ist wegen der bereits vorhandenen tracheobronchialen Schleimhautnekrosen nur eine geringe Abkürzung des Krankheitsverlaufs möglich. Sie ist jedoch zur Verhinderung pulmonaler Komplikationen und zur Beseitigung der Ansteckungsfähigkeit in jedem Fall sinnvoll.

Allgemeine und Chemoprophylaxe

Als allgemeine Maßnahme ist die Isolierung der Erkrankten bis zum Abschluss der Chemotherapie zu empfehlen. Die Chemoprophylaxe mit einem wirksamen Antibiotikum (z. B. Erythromycin 50 mg/kg KG/Tag) über 14 Tage stellt eine sehr effektive und sichere Verhütungsmaßnahme dar, wenn sie innerhalb der ersten Tage nach Exposition erfolgt. Eine Kombination von Chemoprophylaxe und aktiver Schutzimpfung ist möglich und sinnvoll, da durch Antibiotika die Wirkung der Impfung nicht beeinflusst wird (Spiess 1964). Dieses Vorgehen ist bei exponierten Personen bis zum Alter von 18 Jahren ohne Impfschutz bzw. mit unzureichendem Impfschutz angezeigt (Heininger 2003b).

Impfung

Impfstoffe

Ganzkeimvakzine

Erste erfolgreiche Impfversuche gegen Pertussis wurden bereits in den 20er-Jahren des 20. Jahrhunderts durchgeführt.

Der Ganzkeimimpfstoff (Pw) enthält inaktivierte *Bordetella-pertussis-Bakterien*, die *in toto* geimpft werden, was diesem Impfstoff in Unterscheidung zu den u. g. azellulären Impfstoffen auch den Namen „Ganzkeimimpfstoff" gab. Ganzkeimimpfstoffe sind in Deutschland nicht mehr verfügbar.

Azelluläre Impfstoffe

Azelluläre Pertussisimpfstoffe (aP) bestehen nicht aus ganzen Zellen von *Bordetella pertussis*, sondern aus einzelnen Komponenten des Erregers, wie PT, FHA, Pertaktin und Agglutinogene (Tab. 23.2).

Durchführung

Alle Pertussisimpfstoffe werden streng intramuskulär injiziert. Die Ständige Impfkommission am Robert Koch-Institut (STIKO) empfiehlt die Grundimmunisierung aller Säuglinge mit 3 Dosen (DTPa) ab der vollendeten 8. Lebenswoche und die Gabe von Auffrischimpfungen im Alter von 11–14 Monaten und 9–17 Jahren (Robert Koch-Institut 2004). Zur Grundimmunisierung im Säuglingsalter sollte aus immunologischen Gründen vorzugsweise das gleiche Präparat verwendet werden.

Fehlende oder unvollständige Pertussisimmunisierungen sollten mit altersentsprechenden Kombinationsimpfstoffen bzw. mit dem monova-

Tab. 23.2 **Verfügbare DTPa-Impfstoffe in Deutschland**

Hersteller	Handelsname	Komponenten	PT	FHA	Gehalt an in μg Pertaktin	Agglutinogene
Sanofi Pasteur MSD	Pac Merieux	2	23,4	23,4	–	–
Sanofi Pasteur MSD	Pentavac bzw. Hexavac	2	25	25	–	–
Glaxo SmithKline	Infanrix (diverse Kombinationen)	3	25	35	8	–
Glaxo SmithKline	Boostrix	3	8	8	2,5	–
Sanofi Pasteur MSD	Repevax bzw. Covaxis	5	2,5	5	3	5[1]

[1] enthält Agglutinogene 2 und 3

lenten Pertussisimpfstoff nachgeholt bzw. vervollständigt werden. Generell gilt, dass es keine Altersbegrenzung für die Pertussisimpfung gibt. Die STIKO empfiehlt die Impfung als Einzeldosis auch für bestimmte Risikogruppen unabhängig von der Anzahl früherer Pertussisimpfungen und einer evtl. Pertussisanamnese, sofern diese länger als 10 Jahre zurück liegen. Für den Erwachsenen gelten die auf S. 211 genannten Indikationen (Robert Koch-Institut 2004).

Wirksamkeitsnachweis in prospektiven, vergleichenden Studien

Im Rahmen der Untersuchung der Wirksamkeit und Verträglichkeit von azellulären Pertussisimpfstoffen wurden in den 90er-Jahren 7 umfangreiche Studien mit mehr als 80 000 Kindern durchgeführt (Cherry 1997). Sie haben Modellcharakter und sollen daher im Folgenden diskutiert werden.

Diese Untersuchungen erlaubten:

- einen direkten Vergleich von Nebenwirkungsraten bei Impflingen nach Ganzkeimimpfstoffen, azellulären Impfstoffen und der Impfung ohne Pertussisanteil (Kontrollgruppe),
- den direkten Vergleich der Inzidenz von Pertussis nach Impfung mit Ganzkeimimpfstoffen bzw. azellulären Impfstoffen in Relation zur Inzidenz in der ungeimpften Gruppe nach DT-Impfung,
- ein Überblick über die verwendeten Vakzine und deren studienspezifische Wirksamkeiten ist in Tab. 23.**3** dargestellt.

Verträglichkeit

Lokale Reaktionen

Lokale Reaktionen, wie Rötung, Schwellung, Überwärmung und muskuläre Schmerzen an der Impfstelle, treten meist innerhalb der ersten 3 Tage nach der Impfung auf und sind selbstlimitierend. Sie wurden nach der Gabe von Ganzkeimvakzinen relativ häufig beobachtet, je nach verwendeter Vakzine und konsekutiver Impfdosis in einer Frequenz von 15–50 %. Demgegenüber liegt die Rate nach der Gabe von azellulären Kombinationsimpfstoffen (DTPa) mit 2–15 % in der Größenordnung, wie sie nach der Gabe einer alleinigen DT-Vakzine beobachtet wird. Die Rate an lokalen Reaktionen nimmt mit steigender Anzahl der Impfdosen und zunehmendem Alter geringfügig zu. Ausgeprägtere lokale Reaktionen (> 2 cm Durchmesser) kommen bei weniger als 1 % aller Impflinge vor. Bemerkenswert ist das gelegentliche Auftreten einer gelenkübergreifenden Schwellung im Bereich der Injektion nach 1–3 Tagen („whole limb swelling"), welche aber wenig beeinträchtigend und von kurzer Dauer ist. Lokale Nebenwirkungen sind keine Kontraindikation für weitere Impfungen mit dem gleichen Impfstoff.

Systemische Reaktionen

Als vorübergehende selbstlimitierende systemische Reaktionen sind bekannt:

- Fieber,
- schrilles Schreien,
- Unruhe oder Müdigkeit sowie Appetitlosigkeit.

Tabelle 23.3 Prospektive vergleichende Wirksamkeitsstudien azellulärer Pertussisvakzinen

Ort	Design	Impfstoffe	Azelluläre Pertussis-antigene (Hersteller)	Errechnete Wirksamkeit[1]	Anzahl der Studienkinder	Immunisierungs-schema[2]
Erlangen, Deutschland	doppelblind, randomisiert, offene DT-Gruppe	DTPa DTPw DT	PT, FHA, Pertaktin, Fim (Lederle)	83 % 93 %	4273 4259 1739	3/4,5/6/15–18
Göteburg, Schweden	doppelblind, randomisiert	DTPa DT	PT	71 %	1670 1665	3/5/12
Mainz, Deutschland	prospektive Haushaltskontaktstudie	DTPa DTPw	PT, FHA, Pertaktin (GSK)	88 % 97 %	22 503	3/4/5
München, Deutschland	Fall-Kontroll-Studie	DTPa DTPw DT	PT, FHA (Connaught)	80 %[3] 95 %[3]	12 710 3200 2100	2/4/6/15–25
Rom, Italien	doppelblind, randomisiert	DTPa DTPa DTPw DT	PT, FHA, Pertaktin (Connaught bzw. Chiron)	84 % 36 %	4481 4452 4348 1470	2/4/6
Senegal	doppelblind, randomisiert kombiniert mit Haushaltskontaktstudie	DTPa DTPw Merieux	PT, FHA, (Pasteur)	85 % 96 %	1847 1772	2/4/6
Stockholm, Schweden	doppelblind, randomisiert	DTPa DTPa DTPw DT	PT, FHA (GSK) bzw. PT, FHA, Pertaktin (Connaught)	58 % 85 % 48 %	2538 2551 2001 2538	2/4/6

[1] für Pertussisfälle entsprechend der WHO-Definition
[2] Alter in Monaten
[3] jeglicher Husten für wenigstens 21 Tage plus positive Kultur

Sie traten nach der Gabe von Ganzkeimvakzinen (DPT) mit 15–50% signifikant häufiger auf als nach DT allein. Im Gegensatz dazu tritt z. B. Fieber (≥ 38 °C) nach der Applikation von azellulären Impfstoffen (DTPa) in gleicher Häufigkeit auf wie nach der Gabe von DT-Impfstoffen ohne Pertussiskomponente (Heininger 1996).

Schwerwiegende systemische Reaktionen. Krampfanfälle innerhalb 72 h nach der Impfung mit Pertussisimpfstoffen (Ganzkeim und azellulär) traten in mehreren prospektiven Studien nicht häufiger auf als nach DT-Impfungen und entsprechen in etwa der natürlichen Erwartungswahrscheinlichkeit. Hypoton-hyporesponsive Episoden wurden seltener nach der Gabe azellulärer Impfstoffe als nach Ganzkeimimpfstoffen beschrieben und liegen geringfügig höher als nach der DT-Impfung. Hierbei handelt es sich um einen plötzlichen Zustand von Blässe, schlaffem Muskeltonus und fehlender Reaktion auf äußere Reize. Die Ätiologie ist unbekannt, bleibende Schäden sind nicht bekannt.

Der in den 70er-Jahren des 20. Jahrhunderts in der Literatur diskutierte Zusammenhang des plötzlichen Kindstodes mit der Pertussisimpfung konnte durch prospektive Untersuchungen eindeutig widerlegt werden (Heininger 1996).

Die früher nach Verwendung von Ganzkeimimpfstoffen gemeldeten Impfschäden betrafen zum größten Teil das zentrale Nervensystem. Es konnte aber gezeigt werden, dass den der Impfung angelasteten Symptomen andersartige Krankheiten zugrunde lagen, deren Erstmanifestation zeitgleich mit der Pertussisimpfung einherging (Stehr und Lugauer 1999).

Wirksamkeit

Ganzkeimimpfstoffe

Die Mehrheit der gut kontrollierten Studien für Ganzkeimimpfstoffe ergaben bei Säuglingen und Kleinkindern Schutzraten in der Größenordnung zwischen 80 und 95 % (Fine und Clarkson 1987). Gelegentlich sind überraschende Divergenzen beobachtet worden: So zeigte beispielsweise der in Studien in Schweden und Italien eingesetzte Impfstoff der Fa. Connaught aus bis heute unbekannten Gründen mit 48 % bzw. 36 % relativ niedrige Schutzraten.

Azelluläre Impfstoffe

Untersuchungen zur Immunogenität im Säuglings- und Kleinkindesalter zeigen in Abhängigkeit von den in den verschiedenen azellulären Pertussisvakzinen enthaltenen Antigenen eine erhebliche Variabilität (Edwards et al. 1995). Die Aussagekraft der durch die Vakzine hervorgerufenen spezifischen Serumantikörper ist jedoch begrenzt, da ein allgemein gültiges serologisches Korrelat für Schutz vor Krankheit oder Infektion bislang nicht ermittelt werden konnte und dafür vielmehr retro-, besser prospektive, Studien erforderlich sind. Aus den Infektionsraten geimpfter im Vergleich zu ungeimpften Personen lässt sich dann die Wirksamkeit der Vakzine berechnen.

Zwischen 1988 und 1996 wurde eine Reihe von prospektiven, umfangreichen Untersuchungen zur Wirksamkeit verschiedener azellulärer Vakzine (APV) im Vergleich zu konventionellen Ganzkeimpertussisvakzinen (GPV) vorwiegend im Säuglingsalter durchgeführt (Tabelle 23.3), darunter auch die heute gebräuchlichen Vakzinen. Sie sollen deshalb im Folgenden kurz zusammengefasst dargestellt werden (Heininger 2003b). Alle Angaben zur Wirksamkeit der Impfstoffe beziehen sich auf die WHO-Definition der Pertussis (mikrobiologisch gesicherte Pertussisinfektion von mindestens 3 Wochen Dauer mit anfallsartigem Husten, Einziehungen und Erbrechen).

In der Erlanger Studie (Stehr et al. 1998) erhielten ca. 10.500 Patienten doppelblind und randomisiert GPV oder APV (Antigene: PT, FHA, Pertaktin, Fimbrien-Typ 2); eine offene Kontrollgruppe erhielt nur DT. Es ergab sich nach 4 Impfdosen eine Wirksamkeit von 93 % (95 % Konfidenzintervall, CI: 89–96) für GPV und 83 % (95 % CI: 76–88) für APV.

Die entsprechenden Schutzraten in weiteren Wirksamkeitsstudien ergaben folgende Werte:

In der Stockholmer Studie (Gustafsson et al. 1996) zeigte eine experimentelle Zweikomponentenvakzine eine Schutzrate von 59 % (95 % CI: 51–66), die Mehrkomponentenvakzine dagegen von 85 % (95 % CI:81–89). Überraschenderweise ergab sich für GPV (vom US-Hersteller Connaught) nur eine Wirksamkeit von 48 % (95 % CI: 37–58).

In der italienischen Studie (Greco et al. 1996) betrug die Schutzrate für GPV nach 3 Impfdosen lediglich 36 % (95 % CI: 14–52), während die beiden azellulären Pertussisvakzinen (beide mit 3 Komponenten) jeweils eine Wirksamkeit von 84 % (95 % CI: 76–90) zeigten.

In der Senegal-Studie (Simondon et al 1997) ergab sich für Säuglinge, die 3-mal APV erhalten hatten, ein relatives Erkrankungsrisiko von 2,58 im Vergleich zu GPV, woraus sich – unter Einbeziehung eines DT-Kontrollkollektives – absolute Schutzraten von 85 % (95 % CI: 66–93) für APV und 96 % (95 % CI: 86–99) für GPV ergaben.

In der Münchener Studie (Liese et al. 1997) wurden die Impfungen offen nach Wunsch der Eltern durchgeführt. Die (in Bezug auf Pertussis) ungeimpften Säuglinge wurden als „Matched Controls“ rekrutiert. Nach 3 Impfdosen ergaben sich Schutzraten von 96 % (95 % CI: 87–99) für APV und von 97 % (95 % CI: 79–100) für GPV.

In der Mainzer Studie (Schmitt et al. 1996) wurde schließlich für eine Dreikomponenten-APV eine Wirksamkeit von 89% (95% CI: 77–95) errechnet und in der Göteburg-Studie zeigte nach 3 Impfungen im Alter von 3, 5 und 12 Monaten die geprüfte azelluläre Monokomponentenvakzine (PT als einziges Antigen von B. pertussis) eine Schutzrate von 71% (95% CI: 63–78).

Der Schutz nach kompletter Grundimmunisierung (3–4 Dosen) mit azellulären Impfstoffen hält nach bisherigen Kenntnissen mindestens 6–9 Jahre an (Lugauer et al. 2002).

Serologische Immunantwort

Die Bestimmung von spezifischen Antikörpern (ELISA) gegenüber den im Impfstoff enthaltenen Antigenen oder weniger spezifische Methoden (z. B. Mikroagglutinationstest) lassen lediglich qualitative Aussagen zur erfolgten Serokonversion im Vergleich eines Serumpaares zu. Ein Rückschluss von der Höhe des gemessenen Titers auf den Immunstatus bezüglich Schutz vor erneuter Erkrankung ist nicht sicher möglich.

Bordetella-parapertussis-Infektionen. Weder die Ganzkeimvakzinen noch azelluläre Vakzinen induzieren eine zuverlässige Immunität gegen Infektionen mit Bordetella parapertussis.

Indikationen

Generell ist die Pertussisimpfung für alle Säuglinge nach Vollendung des 2. Lebensmonats empfohlen. Das Impfschema besteht aus 5 Impfdosen in Kombination mit Diphtherie- und Tetanustoxoid, ggf. auch in erweiterten Kombinationen mit Poliomyelitis, Hepatitis B und Hib, wobei die ersten 3 Dosen im Abstand von jeweils mindestens 4 Wochen verabreicht werden, gefolgt von einer 4. Dosis frühestens 6 Monate nach der 3. Dosis. Eine 5. Pertussisimpfdosis wird in Deutschland im Alter von 9–17 Jahren empfohlen. Bei Kindern mit vorausgegangenen Impfungen gegen Tetanus und Diphtherie sollten unabhängig vom Alter Nachholimpfungen mit monovalenten Pertussisvakzinen durchgeführt werden.

Neben der Standardimpfung ist die Pertussisimpfung (Einzeldosis) auch für bestimmte Bevölkerungsgruppen mit erhöhtem Erkrankungs- bzw. Komplikationsrisiko gemäß STIKO empfohlen (Robert Koch-Institut 2004):

- Frauen mit Kinderwunsch präkonzeptionell; erfolgte die Impfung bei der Mutter nicht vor der Konzeption, sollte sie bevorzugt in den ersten Tagen nach der Geburt des Kindes erfolgen,
- bei anstehender Geburt besteht eine Impfindikation für enge Haushaltskontaktpersonen (Eltern) und Betreuer (z. B. Tagesmütter, Babysitter, ggf. Großeltern), die spätestens 4 Wochen vor Geburt des Kindes erfolgen sollte; auch bei Geschwistern soll ggf. der Pertussisimpfschutz aktualisiert werden,
- Personal in Einrichtungen der Pädiatrie, der Schwangerenbetreuung und der Geburtshilfe sowie in Gemeinschaftseinrichtungen für das Vorschulalter und Kinderheimen.

Kontraindikationen

Kontraindikationen liegen vor bei:

- akuten, behandlungsbedürftigen Erkrankungen,
- bekannten allergische Reaktionen auf Impfstoffbestandteile
- wenn der Impfling binnen 7 Tagen nach einer vorausgegangenen Pertussisimpfung an einer Enzephalopathie unklarer Ätiologie erkrankte.

Als relative Kontraindikationen, d. h. unter „Abwägung von Nutzen und Risiko“, gelten gemäß Fachinformationen der Impfstoffe:

- Fieber >40,5 °C ohne andere erkennbare Ursache binnen 48 Stunden nach Impfung,
- Kollaps oder schockähnlicher Zustand binnen 48 Stunden nach Impfung („Hypoton-hyporesponsive Episode“, HHE),
- anhaltendes Weinen oder Schreien über mehr als 3 Stunden binnen 48 Stunden nach Impfung,
- zerebraler Krampfanfall binnen 72 Stunden nach Impfung.

Sonstige Krampfanfälle in der Anamnese, Krampfleiden in der Familie und andere neurologische Erkrankungen, die mit Krampfanfällen einhergehen, gelten nicht als Kontraindikation. Da im zeitlichen Zusammenhang mit der Impfung jedoch eine spontane Verschlechterung des bestehenden Leidens oder eine Zunahme der Anfallshäufigkeit eintreten kann, sollte der impfende Arzt dies im Aufklärungsgespräch thematisieren.

Eine ausgeprägte lokale oder systemische Nebenwirkung wie z. B. Fieber nach einer Dosis einer Pertussisimpfung stellt ebenfalls *keine* Kontraindikation für weitere Impfdosen dar.

Keuchhusten und -impfung im Erwachsenenalter

Die bedeutsame Rolle von Erwachsenen in der Übertragung des Keuchhustens ist gut belegt. Bordetella-pertussis-Infektionen im Erwachsenenalter sind häufig (ca. 133/100 000/Jahr) und treten endemisch auf (Schmitt-Grohé et al, 1995). Auch ist die Immunität nach natürlicher Erkrankung wie nach Impfungen zeitlich limitiert. Endemische Bordetella-pertussis-Infektionen im Erwachsenenalter tragen zur anhaltenden Zirkulation von Bordetella pertussis in der Bevölkerung trotz mittlerweile hoher Impfraten im Säuglings- und Kleinkindesalter bei. Ohne Einbeziehung der Erwachsenen in das Standardimpfprogramm gegen Pertussis kann diese nicht wirksam kontrolliert werden.

Umfangreiche Erfahrungen liegen mittlerweile zur Verträglichkeit von azellulären Pertussisvakzinen – monovalent bzw. in Kombination mit Diphtherie- und Tetanustoxoid – bei Anwendung im Erwachsenenalter vor (Heininger 2003b). Es konnte gezeigt werden, dass die Impfung auch in dieser Altersgruppe sehr gut toleriert wird. Während bei Erwachsenen keine systemischen Reaktionen wie Fieber auftreten, ist die Rate an lokalen Reaktionen geringfügig höher als im Kindesalter. Diese leichten lokalen Reaktionen mit muskulärem Schmerz und Schwellung können auch zeitverzögert (ca. 1 Woche postvakzinal) auftreten.

Vergleichende Untersuchungen vorgeimpfter und nichtgeimpfter Erwachsener konnten auch zeigen, dass weder die Pertussisanamnese noch die vorbestehenden Antikörper die Verträglichkeit oder Immunogenität dieser Impfung beeinflussen (Stehr et al. 1995). Eine Bestimmung des Immunstatus vor der Impfung kann damit entfallen. Mit den azellulären Impfstoffen stehen heute geeignete Impfstoffe für Auffrischimpfungen im Erwachsenenalter in unterschiedlichen Kombinationen zur Verfügung.

Literatur

Cherry JD. Comparative efficacy of acellular pertussis vaccines: an analysis of recent trials. Pediatr Infect Dis J 1997;16:90–6.

Cherry JD, Heininger U. Pertussis and other Bordetella infections. In: Feigin RD, Cherry JD, eds. Textbook of Pediatric Infectious Diseases. 5th ed. Philadelphia: WB Saunders; 2004:1588–1608.

Edwards KM, Meade BD, Decker MD, et al. Comparison of 13 acellular pertussis vaccines: overview and serologic response. Pediatrics 1995;96:548–57.

Fine PEM, Clarkson JA. Reflections on the efficacy of pertussis vaccines. Rev Infect Dis 1997;9:866–83.

Greco D, Salmaso S, Mastrantonio P, et al. A controlled trial of two acellular vaccines and one whole-cell vaccine against pertussis. N Engl J Med 1996; 334:341–8.

Gustafsson L, Hallander HO, Olin P, Reizenstein E, Storsaeter J. A controlled trial of a two-component acellular, a five-component acellular and a whole-cell pertussis vaccine. N Engl J Med 1996;334:349–55.

Heininger U. Die Neubewertung von Pertussis und Parapertussis. Stuttgart: Georg Thieme Verlag; 1996.

Heininger U. Epidemiologie. In: Heininger U, ed. Pertussis bei Jugendlichen und Erwachsenen. Stuttgart: Thieme Verlag; 2003:24–34.

Heininger U. Prävention: Impfen und Chemoprophylaxe. In: Heininger U, ed. Pertussis bei Jugendlichen und Erwachsenen. Stuttgart: Thieme Verlag; 2003:52–85

Heininger U, Stehr K, Cherry JD. Serious pertussis overlooked in infants. Eur J Pediatr 1992;151:342–3.

Juretzko P, Kries von R, Hermann M, Wirsing von König CH, Weil J, Giani G. Effectiveness of acellular pertussis vaccine assessed by hospital-based active surveillance in Germany. Clin Infect Dis 2002;35:162–7.

Liese JG, Meschievitz CK, Harzer E, et al. Efficacy of a two-component acellular pertussis vaccine in infants. Pediatr Infect Dis J 1997;16:1038–44.

Lugauer S, Heininger U, Cherry JD, Stehr K. Long-term clinical effectiveness of an acellular pertussis component vaccine and a whole cell pertussis component vaccine. Eur J Pediatr 2002; 161:142–6.

Robert Koch-Institut. Impfempfehlungen der Ständigen Impfkommission (STIKO) am Robert Koch-Institut. Stand: Juli 2004. Epidem Bull 2004;30:235–50. http://www.rki.de/GESUND/IMPFEN/STIKO/STIKO.HTM

Schmitt HJ, Wirsing von König CH, Neiss A, et al. Efficacy of acellular pertussis vaccine in early childhood after household exposure. JAMA 1996;275: 37–41.

Schmitt-Grohé S, Cherry JD, Heininger U, Ueberall MA, Pineda E, Stehr K. Pertussis in German Adults. Clin Inf Dis 1995 21:860–6.

Simondon F, Preziosi MP, Yam A, et al. A randomized double-blind trial comparing a two-component acellular to a whole-cell pertussis vaccine in Senegal. Vaccine 1997;15:1606–12.

Spiess H. Chemoprophylaxe gegen Keuchhusten. Praxis 1964,53:1259–60.

Stehr K, Lugauer S. Pertussisschutzimpfung. In: Spiess H, ed. Impfkompendium. 5. Aufl. Stuttgart: Thieme Verlag; 1999:168–83.

Stehr K, Lugauer S, Heininger U, Uhlenbusch R, Cherry J D. Verträglichkeit und Immunogenität der Keuchhustenimpfung mit einem azellulären monovalenten 4-Komponenten-Impfstoff (Lederle/Takeda) bei 185 Erwachsenen. Pädiatr Grenzgeb 1995; 34:219–23.

Stehr K, Cherry JD, Heininger U, et al. A comparative efficacy trial in Germany in infants who received either the Lederle/Takeda acellular pertussis component DTP (DTaP) vaccine, the Lederle whole-cell component DTP vaccine or DT vaccine. Pediatrics 1998;101:1–11.

Trollfors B, Taranger J, Lagergard T, et al. A placebo-controlled trial of a pertussis-toxoid vaccine. N Engl J Med 1995; 333:1045–50.

Wirsing von König CH, Rott H, Bogaerts H, Schmitt HJ. A serologic study of organisms possibly associated with pertussis-like coughing. Pediatr Infect Dis J 1998;17:645–9.

24 Impfung gegen Haemophilus influenzae Typ b

U. Heininger

Erregereigenschaften und Krankheitsbilder

Haemophilus influenzae ist ein gramnegativer Kokkobazillus, der aufgrund unterschiedlicher emzymatischer Ausstattung und Fähigkeit in die Biotypen I–VIII unterschieden wird. Er bildet Kapselsubstanz, die nach unterschiedlichen Gehalten von Zuckern wie Glukose, Ribose bzw. Ribitol, Galaktose, Hexose, Hexosamine und N-Azetyl sowie Phosphat in die Typen a–f eingeteilt wird. Er ist aber auch ohne Kapsel existent. Kapselpolysaccharid ist der Virulenzfaktor (Kilian 1991).

Klinisch gesunde Kinder können manchmal mehrere Biotypen gleichzeitig beherbergen. *Haemophilus influenzae* besitzt die Fähigkeit, durch Aufnahme von fremder DNA aus lysierten Zellen zu transformieren. Dadurch können Stämme ohne Kapsel eine solche bilden und auch die Kapselsubstanz variieren. Dieses erklärt die vielgestaltigen Krankheitsbilder, die *Haemophilus influenzae* hervorruft.

Die häufigsten nichtinvasiven Erkrankungen betreffen die oberen und unteren Atemwege (z. B. Otitis media, Sinusitis, Pneumonie). Sie werden überwiegend von nichtbekapselten, bisweilen aber auch von bekapselten Haemophilus influenzae verursacht. Fast alle invasiven Erkrankungen beim Menschen werden durch den Typ Ib (Hib) hervorgerufen. Typ IV wird bei urogenitalen Infektionen isoliert. Die wichtigsten invasiven Erkrankungen sind:

- Meningitis (Letalität 5 %, Entwicklungsretardierung, Taubheit usw. 35 %),
- Epiglottitis (Letalität <5 %),
- Sepsis (ca. 10 % der Erkrankungen),
- Arthritis purulenta,
- Osteomyelitis,
- Perikarditis.

Meningitis und Epiglottitis sind von diesen die bedrohlichsten und häufigsten Krankheiten.

Die Hib-Meningitis zeichnet sich durch einen meist fulminanten Verlauf aus. Schon 12–24 h nach den ersten Symptomen (Reizbarkeit, Schläfrigkeit, Erbrechen) ist ein Anstieg des intrakraniellen Drucks mit Krämpfen, Bewusstlosigkeit und Atemstillstand zu erwarten. Hypothermie und Schock mit Verbrauchskoagulopathie ergänzen das Bild.

Das Vollbild der Epiglottitis entwickelt sich innerhalb von 2–24 h. 25–50% der Patienten zeigen kurzfristig katarrhalische Symptome. Schluckbeschwerden, inspiratorischer Stridor, Unruhe, Angst, tiefe, rauhe Stimme, rasch fortschreitende Schocksymptomatik mit Zyanose und meist hohes Fieber sind neben der typischen Körperhaltung (sitzend, den Kopf rekliniert) wichtige Symptome (Heininger et al. 1990).

Die meisten Todesfälle ereignen sich auf dem Weg zum Arzt oder in die Klinik, bevor die lebensrettende Intubation stattfinden kann. Der Transport sollte nur nach Intubation bzw. in Begleitung eines notfallerfahrenen Arztes erfolgen.

Epidemiologie

Der Anteil der durch Hib verursachten Meningitiden betrug in Deutschland vor der Einführung der Hib-Impfung etwa 50% (Stehr 1990). Das bevorzugte Erkrankungsalter waren die ersten Lebensjahre. 45–50% der Hib-Meningitiden ereigneten sich nach dem Verlust der maternalen Leihimmunität im 1. Lebensjahr (Gipfel: 6.–11. Monat), 25–30% im 2. Lebensjahr. Auf das Alter zwischen 2. und 5. Lebensjahr entfielen 25% der Hib-Meningitiden. Vereinzelt erkranken auch heute noch Säuglinge, Klein- und Schulkinder, Jugendliche, sowie – wenn auch selten – Erwachsene (Sarangi et al. 2000).

Im Rahmen einer ESPED-Erhebung in den Jahren 1992–1995, kurz nach der Einführung der Hib-Impfung, waren unter 310 dokumentierten systemischen *Haemophilus-influenzae*-Erkrankungen 199 Fälle von Meningitis und 56 Epiglottitiden (von Kries et al. 1997). Die absolute Fallzahl nahm von 71 Fällen in der 2. Jahreshälfte 1992 kontinuierlich auf 54 im Jahre 1995 ab. Dies entsprach einer Inzidenz von 1,1 (aller invasiver Hib-Erkrankungen) bzw. 0,7 (Meningitiden) pro 100 000 Kinder. Seitdem wurden jährlich nur noch weniger als 70 invasive *Hämophilus-influenzae*-Infektionen gemeldet (nicht alle typisiert), von denen meistens nicht oder unzureichend geimpfte Säuglinge und Kleinkinder betroffen waren (Schmitt et al. 2001).

Therapie und Prophylaxe

Antibiotika

Für die Meningitis wie für die Epiglottitis und die übrigen Hib-Erkrankungen ist die frühzeitige antibiotische Therapie von entscheidender Bedeutung. Cephalosporine der Gruppe 3, insbesondere Cefotaxim und Ceftriaxon, sind bei invasiven Infektionen Medikamente der 1. Wahl.

Chemoprophylaxe

Das Erkrankungsrisiko für ungeimpfte Säuglinge und Kleinkinder in der Umgebung eines Indexfalles ist ca. 600fach höher als in der übrigen Bevölkerung. Die meisten Sekundärinfektionen treten in der 1. Woche nach Krankheitsbeginn des Indexfalles auf. Deshalb ist in Familien und Wohngemeinschaften mit ungeimpften Kindern unter 4 Jahren eine Chemoprophylaxe mit Rifampicin (20 mg/kg KG/Tag über 4 Tage, maximal 600 mg/Tag) angezeigt (Glode et al. 1985). Erwachsene können alternativ eine Einzeldosis Ciprofloxacin (500 mg) erhalten. Kinder unter 1 Monat benötigen keine Chemoprophylaxe, da sie offenbar durch maternale Antikörper ausreichend geschützt sind. Bei Schwangeren sollte die Chemoprophylaxe einmalig mit 500 mg Ceftriaxon i. v. oder i. m. erfolgen (Tab. 24.**1**).

Tabelle 24.1 Chemoprophylaxe invasiver Hib-Infektionen (gemäss STIKO-Empfehlung)

Indikation	Dosierung
nach engem Kontakt zu einem Patienten mit invasiver Haemophilus-influenzae-b-Infektion wird eine Rifampicinprophylaxe empfohlen: • für alle Haushaltsmitglieder ab dem Alter von 1 Monat, wenn sich dort ein ungeimpftes oder unzureichend geimpftes Kind im Alter bis zu 4 Jahren oder eine Person mit einem relevanten Immundefekt befindet • für ungeimpfte exponierte Kinder bis zum Alter von 4 Jahren in Gemeinschaftseinrichtungen	*Neugeborene*: keine Prophylaxe erforderlich! *ab 1 Monat*: Rifampicin 20 mg/kg/Tag (maximal 600 mg) in 1 ED; Dauer: 4 Tage *Erwachsene*: Rifampicin 600 mg p. o. in 1 ED; Dauer: 4 Tage cave: Da bei Schwangeren die Gabe von Rifampicin und Gyrasehemmern kontraindiziert ist, kommt bei ihnen zur Prophylaxe ggf. Ceftriaxon in Frage!

Die Prophylaxe sollte zum frühestmöglichen Zeitpunkt, spätestens 7 Tage nach Beginn der Erkrankung des Primärfalles, begonnen werden.

Wichtig ist darüber hinaus die Information aller Kontaktpersonen über das erhöhte Krankheitsrisiko mit dem Hinweis, dass auch geringe Symptome eine sofortige ärztliche Behandlung erfordern.

Passive Immunisierung

Hierfür stehen keine wirksamen Präparate zur Verfügung.

Aktive Immunisierung

Impfstoffe

Das Kapselpolysaccharid von Hib ist ein T-zell-unabhängiges Antigen. Eine erfolgreiche Immunisierung gelingt erst nach dem 18. Lebensmonat, sodass die Gruppe der am meisten gefährdeten Kinder dadurch nicht ausreichend zu schützen ist. Eine aus gereinigtem Typ-b-Kapselpolysaccharid (PRP) bestehende Vakzine wurde erstmals 1985 in den USA zugelassen und für Kinder älter als 2 Jahre empfohlen. Durch Kombination des Kapselpolysaccharids (PRP) mit der Pertussis- bzw. der DPT-Vakzine wurde die Immunogenität zwar im Vergleich zur alleinigen Polysaccharidimpfung verbessert, war aber weiterhin nicht zufrieden stellend (Granoff und Munson 1986).

Antigenkopplung

Zurückgehend auf die Untersuchungen von Avery und Goebel in den 20er-Jahren gelang es, das Kapselpolysaccharid an T-Zell-aktivierende Proteinantigene zu koppeln (sog. „Konjugatimpfstoffe“). Diese Koppelung gelang mit Diphtherietoxoid (PRP-D), einer nichttoxischen Mutante (CRM197) des Diphtherietoxins (HbOC), Kapselproteinen von Neisseria meningitidis (PRP-OMP) und mit Tetanustoxoid (PRP-T) (Stehr 1990). Konjugatimpfstoffe können bereits ab dem Alter von 2 Monaten erfolgreich verabreicht werden. Heute werden nach dem Rückzug der Produkte zahlreicher Hersteller praktisch ausschließlich PRP-T-Konjugatimpfstoffe verwendet, die meistens in Kombinationsimpfstoffen mit anderen Standardimpfungen (z. B. Diphtherie, Tetanus, azelluläre Pertussis, inaktivierte Poliomyelitis und Hepatitis B) enthalten sind (Zepp et al. 2004). Monovalente Impfstoffe sind nur noch in wenigen Ländern erhältlich, da die empfohlenen Zeitpunkte der Hib-Impfung mit anderen Impfungen zusammentreffen (Impfkalender S. 81).

Nach Abschluss der vollständigen Grundimmunisierung mit 3 Dosen im ersten Lebensjahr besteht eine Schutzwirkung von über 95%, wobei Erfahrungen aus England zufolge der zuverlässige Schutz ohne Auffrischimpfung von kurzer Dauer ist (Trotter et al. 2003). In den meisten Ländern wird aber im 2. Lebensjahr eine Auffrischimpfung empfohlen. In Ländern, in denen die Hib-Impfung in größerem Umfang angewendet wurde, konnte die Häufigkeit invasiver Hib-Erkrankungen drastisch gesenkt werden (von Kries 1997).

Durchführung

Seit 1990 wird in Deutschland die generelle Impfung aller Säuglinge und Kleinkinder im Alter von 2 Monaten bis zu spätestens 5 Jahren öffentlich empfohlen (Robert Koch-Institut 2004). Das Impfschema umfasst 4 Dosen: 3 im ersten Lebensjahr und 1 im 2. Lebensjahr (Impfkalender S. 81). Falls notwendig, kann der Impfstoff während der Impfserie gewechselt werden, ohne dass Einbußen in der Immunogenität zu befürchten sind (Anderson et al. 1995).

Für Nachholimpfungen bei Kindern ab dem Alter von 1 Jahr ist eine Impfdosis ausreichend. Ab dem Alter von 5 Jahren ist nach heutigem Kenntnisstand keine Hib-Impfung mehr notwendig, da bis dahin auch Ungeimpfte durch natürlichen Erregerkontakt eine Immunität erworben haben. Inwieweit Personen mit anatomischer oder funktioneller Asplenie auch nach dem 5. Geburtstag von einer Hib-Impfung profitieren, ist unbekannt.

Die genaue Schutzdauer der Hib-Impfung ist unbekannt, jedoch sprechen bisherige Untersuchungen für eine anhaltende Immunität, die vermutlich durch Infektionen mit Hib und/oder kreuzreagierenden Bakterien aufrechterhalten wird (Makela et al. 2003).

Nebenwirkungen und Komplikationen

Die Hib-Vakzinen sind gut verträglich. Nur in 1–2% treten bei Verwendung von Einzelimpfstoffen lokale Rötungen und Schwellungen an der Impfstelle und selten Irritabilität, Apathie, Erbrechen und Fieber auf. Im

Rahmen von Kombinationsimpfungen trägt die Hib-Komponente offenbar nur wenig zur Reaktogenität bei. Komplikationen durch die Impfstoffe im Sinne schwerer Reaktionen oder bleibender Schäden wurden bisher nicht beobachtet.

Literatur

Anderson EL, Decker MD, Englund JA, et al. Interchangeability of conjugated Haemophilus influenzae type b vaccines in infants. JAMA 1995;273:849–53.

Avery OT, Goebel WF. Chemo-immunologicla studies on conjugated carbohydrate-proteins. II.immunologicla specificity of sugar-protein antigen. J Exp med 1929;50:533–50.

Glode MP, Daum RS, Boies EG, Ballard TL, Murray M, Granoff DM. Effect of rifampin chemoprophylaxis on carriage eradication and new acquisition of Haemophilus influenzae type b in contacts. Pediatrics 1985;76:537–42.

Granoff DM, Munson RS. Prospects of presention of Haemophilus influenzae type b disease by immunization. J Infect. Dis 1986;153:448–61.

Heininger U, Ries M, Deeg KH. Akute Epiglottitis: Epidemiologie, Symptome und Komplikationen. Kinderarzt 1990;21:355–8.

Kilian M. Haemophilus. In: Balows A, ed. Manual of Clinical Microbiology. 5. Aufl. Washiongton DC: American Society for Microbiology; 1991:463–70.

von Kries, R, Heinrich, B, Böhm, O, Windfuhr ,A, Helwig, H. Systemische Haemophilus-influenzae-Erkrankungen in Deutschland: 1992–1995 Monatsschr Kinderheilkd 1997;145:136–43.

Makela PH, Kayhty H, Leino T, et al. Long-term persistence of immunity after immunisation with Haemophilus influenzae type b conjugate vaccine. Vaccine 2003;22:287–92.

Robert Koch-Institut. Impfempfehlungen der Ständigen Impfkommission (STIKO) am Robert Koch-Institut. Stand: Juli 2004. Epidem Bull 2004;30:235–50. http://www.rki.de/GESUND/IMPFEN/STIKO/STIKO.HTM

Sarangi J, Cartwright K, Stuart J, Brookes S, Morris R, Slack M. Invasive Haemophilus influenzae disease in adults. Epidemiol Infect 2000;124:441–7.

Schmitt HJ, von Kries R, Hassenpflug B, et al. Haemophilus influenzae type b disease: impact and effectiveness of diphtheria-tetanus toxoids-acellular pertussis (-inactivated poliovirus)/H. influenzae type b combination vaccines. Pediatr Infect Dis J 2001;20: 767–74.

Stehr K. Haemophilus influenzae Typ B, Erkrankung und Prophylaxe. Monatsschr Kinderheilkd 1990;138:240–3.

Trotter CL, Ramsay ME, Slack MP. Rising incidence of Haemophilus influenzae type b disease in England and Wales indicates a need for a second catch-up vaccination campaign. Commun Dis Public Health 2003;6:55–8.

Zepp F, Knuf M, Heininger U, et al. Safety, reactogenicity and immunogenicity of a combined hexavalent tetanus, diphtheria, acellular pertussis, hepatitis B, inactivated poliovirus vaccine and Haemophilus influenzae type b conjugate vaccine, for primary immunization of infants. Vaccine 2004;22 2226–33.

25 Poliomyelitisschutzimpfung

G. Rasch

Erreger

Poliomyelitisviren sind kleine, sphärische, unbehüllte RNA-Viren, die dem Genus Enterovirus und der Familie der Picornaviridae zugehörig sind. Basierend auf serologischer Typisierung werden 3 Typen von Polioviren unterschieden (1, 2, 3). Polioviren sind wie alle anderen Enteroviren als Voraussetzung für die Magen-Darm-Passage bei niedrigem pH-Wert (pH < 3) stabil und gegen eine Vielzahl proteolytischer Enzyme resistent. Wegen der fehlenden Lipidhülle ist das Virus resistent gegen lipidlösliche Mittel (Äther, Chloroform, Detergenzien).

Epidemiologie

Das Poliovirus wird hauptsächlich fäkal-oral übertragen. Schon kurz nach Infektionsbeginn kommt es zu massiver Virusreproduktion in den Darmepithelien, so dass 10^6–10^9 infektiöse Viren pro Gramm Stuhl ausgeschieden werden können. Wegen der primären Virusvermehrung in den Rachenepithelien kann das Virus kurz nach Infektion auch aerogen übertragen werden. Der aerogene Übertragungsmechanismus ist allerdings weniger effektiv als der fäkal-orale. Schlechte hygienische Verhältnisse begünstigen die Ausbreitung von Polioinfektionen auf fäkal-oralem Weg, deshalb ist das Übertragungsrisiko in bestimmten Entwicklungsländern mit hoher Bevölkerungsdichte besonders hoch. Bei intensiver Durchseuchung sind Polioviren (Wildviren bzw. attenuierte Impfviren) auch im Abwasser und ggf. Trinkwasser nachweisbar. Dies begünstigt ebenfalls die Übertragung. Das einzige Erregerreservoir für Polioviren ist der Mensch, weshalb bei dieser Krankheit eine Eliminierung und sogar die Eradikation möglich und in weiten Teilen der Welt schon jetzt erreicht ist.

Klinisches Krankheitsbild

Die Mehrzahl der Infektionen (> 95 %) verlaufen asymptomatisch unter Ausbildung von neutralisierenden Antikörpern (stille Feiung). Manifeste Krankheitsverläufe können verschiedener Art sein.

Abortive Poliomyelitis. Nach einer Inkubationsperiode von etwa 6–9 Tagen kommt es bei 4–8 % der Infizierten nur zu kurzzeitigen unspezifischen Symptomen wie Fieber, Übelkeit, Diarrhoe, Halsschmerzen, Myalgien und Kopfschmerzen.

Infiziert das Poliovirus Zellen des ZNS, kommt es zu einer nichtparalytischen (1–2 %) oder zu einer paralytischen (0,1–1 %) Poliomyelitis:

Nichtparalytische Poliomyelitis (aseptische Meningitis). Etwa 3–7 Tage nach der abortiven Poliomyelitis kommt es zu Fieber, Nackensteifigkeit, Rückenschmerzen und Muskelspasmen. Im Liquor finden sich eine lymphozytäre Pleozytose, normale Glucosespiegel und normale oder etwas erhöhte Proteinspiegel.

Paralytische Poliomyelitis. Nach einem oder mehreren Tagen kommt es bei diesen Patienten *neben schweren Rücken-, Nacken- und Muskelschmerzen* zur schnellen oder schrittweisen Entwicklung von zumeist asymmetrischen, schlaffen Paresen der Extremitäten, aber ggf. auch der Bauch-, Thorax- oder Augenmuskeln. Eine *bulbäre Form* tritt seltener auf, hat aber wegen der Schädigung von zerebralen bzw. vegetativen Nervenzentren eine schlechte Prognose. Die Atemlähmung war vor der Einführung der „Eisernen Lunge“ und nachfolgend modernerer Beatmungsmöglichkeiten stets tödlich.

Therapie

Da eine spezifische Therapie mit antiviralen Substanzen nicht verfügbar ist, erfolgt die Behandlung symptomatisch. Im Anschluss an die akute Behandlung sind meist längere physiotherapeutische und orthopädische Nachbehandlungen erforderlich.

Postpoliosyndrom. Jahre oder Jahrzehnte nach der Polioerkrankung kann es zu einem erneuten Auftreten von Paralysen mit Muskelschwund kommen. Man nimmt an, dass es infolge einer chronischen Überlastung und nachfolgenden Degeneration der ursprünglich nicht durch die Krankheit geschädigten Motoneurone zu dieser chronischprogredient verlaufenden Muskelschwäche kommt. Für eine persistierende Poliovirusinfektion gibt es beim Postpoliosyndrom keine gesicherten Hinweise.

Labordiagnostik

Zum Nachweis von Polioviren eignen sich am besten Stuhlproben, Rachenabstriche oder Rachenspülwasser und bei ZNS-Manifestation auch Liquor. Aus dem Stuhl gelingt die Erregerisolierung in den ersten 14 Tagen der Erkrankung zu 80%. Zur Virusisolierung werden permanente Monolayer-Zellkulturen verwendet. Methode der Wahl ist die Virusidentifizierung mittels Neutralisationstest (NT) mit Antiseren bekannter Spezifität. Die Differenzierung zwischen Wildtyp- und Impfstämmen erfolgt durch eine intratypische Differenzierung mit antigenen (z. B. ELISA) und molekularen Methoden (PCR, Sequenzierung).

Zum ggf. serologischen Nachweis einer frischen Poliovirusinfektion ist die Untersuchung eines Serumpaares (mindestens 4facher Titeranstieg im Neutralisationstest bei 2 Seren, die im Abstand von 7–14 Tagen gewonnen sind) notwendig.

Meldepflicht

Bei jedem klinischen Verdachtsfall einer Poliomyelitis sowie bei jeder nicht traumatisch bedingten akuten schlaffen Parese (AFP) eines Kindes im Alter unter 15 Jahren, sind neben der *Meldung an das zuständige Gesundheitsamt* (Meldepflicht nach IfSG § 6) umgehend auch 2 Proben an ein für die Enterovirusdiagnostik geeignetes Labor einzusenden, um die Verdachtsdiagnose der Poliomyelitis zu bestätigen oder auszuschließen. Der Nachweis eines Poliovirus ist nach § 7 des IfSG ebenfalls meldepflichtig. AFP-Fälle bei Kindern bis zum 15. Lebensjahr sind zusätzlich an das Landesgesundheitsamt in Hannover zu melden (Telefon: 0511/45050), da dort in Zusammenarbeit mit dem Nationalen Referenzzentrum für Poliomyelitis und Enteroviren am RKI das zur Bestätigung der Poliofreiheit gegenüber der WHO notwendige *AFP-Monitoring* für Deutschland durchgeführt wird.

Wirkung der Impfung

Vor Einführung der Impfung war die Verbreitung der Polioviren auch in Mitteleuropa so ausgeprägt, dass der Kontakt mit dem Erreger meist schon im Kindesalter eintrat und Jugendliche und Erwachsene in der Regel bereits durchseucht und damit immun waren. Die Durchseuchung erfolgte in typischen saisonalen Wellen mit dem Gipfel im Spätsommer und Herbst.

Nach der Entwicklung des inaktivierten Polioimpfstoffs (IPV) in den USA durch Salk und dessen breite Anwendung seit 1955 in verschiedenen Ländern, später des von Sabin entwickelten attenuierten Lebendimpfstoffes (orale Poliomyelitisvakzine, OPV) und dessen zunehmendem Einsatz seit Beginn der 60er-Jahre, gingen die Erkrankungsraten an paralytischer Poliomyelitis drastisch zurück. Dazu trug bei, dass OPV fäkal-oral auch auf ungeimpfte enge Kontaktpersonen, insbesondere Eltern und Geschwister des Impflings, übertragen wurde und so eine Durchseuchung mit dem Impfvirus auch bei primär ungeimpften Personen zur Erhöhung der Populationsimmunität beitrug. Nur wenige Länder (z. B. Finnland, Schweden, die Niederlande und Island) verwendeten weiterhin erfolgreich den Totimpfstoff.

In der DDR und in Berlin war 1960 und in der Bundesrepublik 1962 mit der breiten Anwendung der OPV begonnen worden, sodass in der DDR bereits 1962 die letzte endemische Poliomyelitis diagnostiziert wurde. Danach kam es nur noch zu einzelnen Erkrankungen an Impfpolio (VAPP) bei Impflingen bzw. deren Kontaktpersonen. Im Bundesgebiet ging, durch geringere Impfbeteiligung und intensiveren Ferntourismus und die umfangreichere Immigration aus Ländern mit endemischen Poliovorkommen, die Zahl der Polioerkrankungen etwas langsamer zurück (Weise und Pöhn 1984).

Nebenwirkungen der Impfungen gegen Poliomyelitis

Die Impfung mit inaktivierter Poliovakzine ist gut verträglich. Über schwere Nebenwirkungen oder Impfschäden nach IPV-Impfung wurde bisher nicht berichtet.

Nebenwirkungen und Komplikationen durch OPV-Impfungen wurden bereits nach der Einführung der „Schluckimpfung" als vakzineassozierte paralytische Poliomyelitis (VAPP) beobachtet. Diese spezielle Impfkomplikation war jedoch sehr selten (< 1 pro mehrere Millionen Impfungen). Sie wurde und wird deshalb in den endemischen bzw. kürzlich noch endemischen Ländern weiterhin akzeptiert, da die Impfung mit OPV wesentlich leichter – auch von Laien – verabreicht werden kann. Sie ist zudem wesentlich billiger als IPV, da sie erheblich weniger Impfvirus benötigt, einen wirksamen lokalen Immunschutz erzeugt und in der Lage ist, die Zirkulation der Poliowildviren zu unterbrechen. In vielen entwickelten Industrieländern mit erreichter Eliminierung der Poliomyelitis wurde in den 90er-Jahren des 20. Jahrhunderts die Impfung mit OPV zu Gunsten der Anwendung des in den 70er-Jahren weiterentwickelten, verbesserten Totimpfstoffs (eIPV mit „enhanced potency) eingestellt, um auch die seltenen Einzelfälle von VAPP zu vermeiden.

Globales Eradikationsprogramm

Im Jahre 1988 initiierte die WHO auf der Basis des erfolgreichen Einsatzes der oralen Poliovakzine (OPV) das Globale Poliomyelitiseradikationsprogramm, das ursprünglich die Eradikation der Poliomyelitis bis zum Jahre 2000 zum Ziel hatte. Diese globale Initiative wurde international akzeptiert und hat – *obwohl das Erreichen des Ziels mehrfach verschoben werden musste* – zu beachtlichen Erfolgen geführt. Der gesamte amerikanische Kontinent ist seit 1994 und der westpazifische Raum seit dem Jahr 2000 poliofrei. In der WHO-Region Europa wurden letztmalig 1998 in der Türkei 26 endemische Polioerkrankungen gemeldet, seit 1999 sind dort keine autochthonen Polioerkrankungen mehr bekannt geworden. Im Juni 2002 konnte deshalb auch die Europäische Region von der WHO als poliofrei zertifiziert werden. Die Poliomyelitis ist nach den Pocken die 2. Infektionskrankheit, bei der eine weltweite Eradikation weiterhin angestrebt wird (s. o.).

Aktuelle Situation weltweit

Endemische Erkrankungen durch Poliowildviren betrafen im Jahr 2003 nur noch wenige Länder in *Afrika* (Ägypten, Nigeria und Niger) sowie in *Asien* (Indien, Pakistan und Afghanistan). Nach der Einstellung der Impfprogramme in Kano, Nigeria im Jahr 2003 aufgrund von religiös bzw. politisch begründeten Gerüchten über negative Folgen der Polioimpfung kam es dort zu einer Polioepidemie. In 12 weiteren afrikanischen Ländern, in denen die Polio z. T. bereits seit mehreren Jahren nicht mehr vorgekommen war, kam es ausgehend von Nigeria zu Importerkrankungen. In 4 dieser Länder (Burkina Faso, Elfenbeinküste, Tschad, Sudan) kam es nach den Importfällen zu weiteren Kontakterkrankungen, sodass diese als Länder mit *erneuter Transmission* eingestuft werden müssen.

Ausgehend vom Sudan kam es im November 2004 zu einem Importfall in Saudiarabien. Da die politischen Bedingungen im Sudan – vor allem im Gebiet Darfur – Massenimpfungen erheblich behindern, muss die Situation dort als besonders kritisch eingestuft werden. Im Jahr 2004 sind dort > 100 Erkrankungen erfasst worden. Wenn man berücksichtigt, dass auf eine erkannte paralytische Poliomyelitis 100–200 asymptomatische oder oligosymptomatische Infektionen kommen, dann wird das erhebliche Ausbreitungsrisiko in weitere Länder Afrikas und des vorderen Orients deutlich.

Auch nach der Wiederaufnahme der Impfaktionen in Nigeria und trotz der Reaktivierung der Impfprogramme in anderen afrikanischen Ländern ist noch nicht klar, ob die Poliomyelitis in Afrika im Jahr 2005 erfolgreich unter Kontrolle gebracht werden kann. Vor der Einreise in die noch endemischen Länder sowie weitere gefährdete Länder Afrikas ist deshalb der Impfschutz unbedingt zu aktualisieren.

In *Deutschland* liegt die Antikörperprävalenz in der Bevölkerung bei über 90 % und damit auf einem ausreichend hohen Niveau. Nur beim Typ 3 unterschreitet die Immunität bei älteren Erwachsenen diesen Wert geringfügig (Daten des Bundesgesundheitssurvey 1998). Für Erwachsene ist die Auffrischimpfung gegen Polio vor einer Reise in ein Endemiegebiet deshalb besonders wichtig, wenn die letzte Polioimpfung mehr als 10 Jahre zurück liegt.

Entsprechend den seit 1998 aus den Einschulungsuntersuchungen der Bundesländer vorliegenden Daten erreichte die Impfrate bei den Kindern stets Werte von über 95 %. Damit liegen die erreichten Impfraten nur geringfügig unter dem bei Diphtherie und Tetanus erreichten Niveau.

Die Impfimmunität für die Bevölkerung muss zumindest solange aufrechterhalten werden, bis die weltweite Eradikation der Polio von der WHO bestätigt wurde. Selbst wenn es durch globale Anstrengungen gelingt, im Jahr 2005 die Poliowildviruszirkulation sowohl in Asien als auch in Afrika endgültig zu stoppen, kann erst 3 Jahre später die weltweite Eradikation deklariert werden.

Aufgaben nach Erreichen der weltweiten Eradikation

Nach Bestätigung der Eradikation durch die WHO müssen die Impfungen mit OPV möglichst gleichzeitig in allen Länder gestoppt werden, damit die Gefahr der Zirkulation revertierter oder rekombinierter Impfviren (cVDPV) in Bevölkerungen mit sinkender Impfimmunität minimiert und damit ein Anstieg von Erkrankung an VAPP verhindert wird. Beispiele für eine solche Entwicklung gab es bereits in mehreren Ländern, z. B. im Jahr 2000 auf der Insel Hispaniola (Haiti und Dominikanische Republik) mit 21 bestätigten Fällen sowie 2001 auf den Philippinen (3 Fälle) und auf Madagaskar (5 Fälle). Stets handelte es sich dabei um Länder, in denen die Zahl der Impfungen mit OPV bei den Kleinkindern nach bestätigter Eliminierung der Polio deutlich zurückgegangen war, weil spezielle nationale Impfkampagnen unterlassen oder seltener durchgeführt wurden. Da in Ländern mit alleiniger Anwendung von IPV – z. B. in Deutschland – das Risiko einer Zirkulation von VDPV-Stämmen nicht existiert bzw. minimal ist, hat der Zeitpunkt eines Stopps der Impfung in diesen Ländern keine so große Bedeutung. Weltweit muss bis dahin jedoch geklärt werden welche Vorräte an Impfstoff („Stockpiling" von OPV) und in welcher Zusammensetzung (monovalent und/oder trivalent) zentral oder regional bevorratet werden sollen. Entscheidend ist dabei auch die sichere Lagerung bzw. Vernichtung (Containment) der Poliowildviren und später auch der Impfviren, wobei erschwerend hinzukommt, dass IPV gegenwärtig aus inaktivierten Wildviren hergestellt wird und man diese deshalb gegenwärtig nicht nur nicht vernichten kann, sondern sogar in großen Mengen laufend produziert. Allerdings laufen Untersuchungen zur möglichen Produktion von IPV auf der Basis von Impfviren, womit das Problem des Containment der Wildviren entschärft werden könnte. Auch die Verfügbarkeit von IPV als Ersatz für OPV wäre damit für weitere Länder erleichtert (WER 2004).

Aktuelle Impfempfehlungen in Deutschland

Als Polioimpfstoff für die Routineimpfung wird in der Bundesrepublik Deutschland seit 1998 nur noch die inaktivierte Poliovakzine (IPV) empfohlen, ein zu injizierender Impfstoff, der sicher wirksam ist und keine VAPP verursachen kann. Auch Personen mit Immunschwäche können deshalb mit IPV geimpft werden. Außer einer akuten behandlungsbedürftigen Erkrankung oder eine Allergie gegen Impfstoffbestandteile gibt es keine spezifischen *Kontraindikationen* gegen diesen Impfstoff. Bei gegebener dringender Impfindikation (z.B. Kontakt zu einem an Polio Erkrankten (s.u.) können auch Schwangere mit diesem Impfstoff geimpft werden.

Die *Grundimmunisierung* beginnt entsprechend dem Impfkalender der STIKO für Säuglinge, Kinder und Jugendliche im Alter von 2 Monaten und umfasst je nach verwendetem Polioimpfstoff 2 Impfungen im Abstand von 8 Wochen im 1. (IPV-Virelon) bzw. 2 Impfungen im 1. und 1 weitere Dosis im 2. Lebensjahr. Bei der heute üblichen Verwendung von Kombinationsimpfstoffen mit IPV-Anteil dagegen 3 Dosen im 1. und 1 weitere zu Beginn des 2. Lebensjahres. Für Kinder und Jugendliche im Alter von 9–17 Jahren wird eine Auffrischimpfung mit einem IPV-haltigen Impfstoff empfohlen (STIKO 2004) (Kap. 9).

Indikationen der Polioimpfung bei Erwachsenen. Erwachsene mit ≥ 4 dokumentierten OPV- bzw. IPV-Impfungen im Kindes- und Jugendalter bzw. nach einer Grundimmunisierung im Erwachsenenalter (2 bzw. 3 Dosen je nach Impfstoff) gelten als vollständig immunisiert. Ungeimpfte Personen erhalten IPV entsprechend den Angaben des Herstellers. Ausstehende Impfungen der Grundimmunisierung werden mit IPV nachgeholt (Kap. 10).

Eine routinemäßige Auffrischung wird nach dem vollendeten 18. Lebensjahr nicht mehr empfohlen.

Dringend indiziert ist der Polioimpfschutz für Angehörige folgender Gruppen (durch Auffrischung der Polioimpfimmunität durch IPV, falls die letzte Impfstoffgabe länger als 10 Jahre zurückliegt, ggf. Grundimmunisierung oder Ergänzung fehlender Impfungen):

- Reisende in Regionen mit Infektionsrisiko (s.o.; die aktuelle epidemiologische Situation ist zu beachten, insbesondere die Meldungen der WHO),
- Aussiedler, Flüchtlinge und Asylbewerber, die in Gemeinschaftsunterkünften leben, bei der Einreise aus Gebieten mit Poliorisiko,
- Personal der o.g. Einrichtungen,
- medizinisches Personal, das engen Kontakt zu Erkrankten haben kann,
- Personal in Laboratorien mit Poliomyelitisexpositionsrisiko.

Beim Auftreten einer Poliomyelitiserkrankung sollen alle Kontaktpersonen unabhängig vom Impfstatus ohne Zeitverzug eine Auffrischimpfung mit IPV erhalten.

OPV darf als Lebendimpfstoff mit VAPP-Risiko nur noch zur Abriegelung von erkannten Polioausbrüchen nach ausdrücklicher Anordnung durch die Gesundheitsbehörden angewandt werden. Auch dabei sind die spezifischen Kontraindikationen für diesen Impfstoff zu beachten: Immundefizienz, HIV-Infektion und Kontaktpersonen zu solchen Personen.

Literatur

Pöhn HP, Rasch G. Statistik meldepflichtiger, übertragbarer Krankheiten. BGA-Schriften. München: MMV Medizin Verlag; 1993:93.

Rasch G, Schreier E, Kiehl W, Kurth R. Die weltweite Eradikation der Poliomyelitis; Weekly epidemiological record 79. No. 32, 45. Wien Klin Wochenschr 2001;113:839–45.

RKI-Ratgeber Infektionskrankheiten – Merkblätter für Ärzte. Poliomyelitis. Erstveröffentlichung Epidemioogisches Bulletin Nr. 27/2000. Aktualisierte Fassung unter www. rki.de.

STIKO. Mitteilungen der Ständigen Impfkommission (STIKO) am Robert Koch-Institut. Empfehlungen der Ständigen Impfkommission (STIKO) am Robert Koch-Institut. Stand: Juli 2004. Epidem Bull 2004;30;235–50.

Weise HJ, Pöhn HP. Epidemiologie der Poliomyelitis. MMW 1984;126:269–74.

WER 2004;79:289–91. OUTBREAK NEWS Global Polio Eradication Initiative.

WER 2004;79:401–407. OUTBREAK NEWS Conclusions and recommendations of the Ad Hoc Advisory Committee on Poliomyelitis Eradication; Geneva, 21–22. September 2004.

WER 2005;80:13–14. Recommendations from the Strategic Advisory Group of Experts to the Department of Immunization, Vaccines and Biologicals; Synchronous global cessation of OPV use after global polio eradication.

26 Masernschutzimpfung

H. W. Kreth

Masern (Morbilli) sind eine hochinfektiöse, akute, fieberhafte Erkrankung, die durch respiratorische Symptome, Konjunktivitis, ein makulopapulöses (morbilliformes) Exanthem sowie durch ein Enanthem (Koplik-Flecken) gekennzeichnet ist. Aufgrund der hohen Komplikationsrate sind Masern eine der gefährlichsten Kinderkrankheiten. Außer der aktiven und passiven Immunisierung gibt es keine Schutzmöglichkeiten und zudem keine kausale Therapie.

Epidemiologie

Das Masernvirus ist ein umhülltes, einzelsträngiges RNA-Virus aus der Familie der Paramyxoviren im Genus Morbillivirus. Es gibt nur einen Serotyp, aber mehrere Genotypen (Bellini und Rota 1998). Das Virus ist lympho- und neurotrop und besitzt einen ausgeprägten immunsuppressiven Effekt.

Der Mensch ist der einzige Wirt. Die Übertragung erfolgt durch direkten Kontakt über Tröpfchen, in seltenen Fällen aerogen durch Luftzug über weitere Entfernung. Die Eintrittspforten des Virus sind der Nasen-Rachen-Raum oder die Konjunktiven. Nach initialer Virusvermehrung im oberen Respirationstrakt kommt es 2–4 Tage post infectionem zur primären Virämie. Dadurch wird das Virus in entferntere lymphatische Organe abgesiedelt, wie Tonsillen, Thymus, Milz, Knochenmark, Lymphknoten, Peyer-Plaques u. a., wo eine massive Virusvermehrung stattfindet. Ca. 7 Tage p. i. erfolgt von hier aus die sekundäre Virämie mit Virusaussaat in Schleimhäute, Haut und kleine Gefäße. Das Masernvirus hat die Fähigkeit, Zellen zu fusionieren, wodurch mehrkernige Riesenzellen (Synzytien) mit häufig > 100 Kernen auftreten.

Die Inkubationszeit (Intervall zwischen Exposition und Auftreten der Prodromi) beträgt 8–12 Tage, das Intervall zwischen Exposition und Auftreten des Exanthems im Durchschnitt 14 Tage. Die Infizierten sind 3–5 Tage vor Ausbruch des Exanthems bis 4 Tage danach infektiös. Überstehen der Erkrankung hinterlässt eine lebenslange Immunität. Die passive Immunität bei Säuglingen seropositiver Mütter hält etwa 6 Monaten lang an.

Masern sind weltweit verbreitet und verlaufen besonders schwer in Entwicklungsländern bei unterernährten Kindern. Durch konsequente Impfprogramme konnten Masern in einigen Industrieländern fast vollständig eliminiert werden (z. B. in Nord- und Südamerika, England, Schweden und Finnland). Aufgrund mangelnder Durchimpfungsraten treten Masern in Deutschland noch immer in größeren Epidemien auf, zuletzt 1996 mit schätzungsweise 30 000–100 000 Erkrankungen und mindestens 10 Todesfällen. Seitdem traten zahlreiche regional begrenzte Ausbrüche auf, wie z. B. Anfang 2002 in Coburg.

Klinik

Die Prodromalphase der Masern ist durch Fieber, Husten, Schnupfen, Konjunktivitis (häufig verbunden mit Lichtscheu) und dem Auftreten von Koplik-Flecken gekennzeichnet. Fieber und respiratorische Symptome bestehen bis zum Beginn des Exanthems und klingen danach innerhalb von 1–2 Tagen ab. Das makulopapulöse Exanthem beginnt hinter den Ohren und im Gesicht und breitet sich weiter zentrifugal über den ganzen übrigen Körper bis zu den Füßen aus. Nach dem 3. Exanthemtag folgt bei unkomplizierten Verläufen rasche Entfieberung und Abblassen des Exanthems. Meist besteht eine generalisierte Lymphadenopathie mit Beteiligung der hilären, paratrachealen und mesenterialen Lymphknoten. Bei etwa 50 % der Masernkranken lassen sich – auch ohne jede neurologische Symptomatik – während der akuten Krankheitsphase EEG-Veränderungen nachweisen.

Während der Prodromalsymptome kommt es zu einer Herabsetzung der zellvermittelten Überempfindlichkeiten gegen zahlreiche Hauttestantigene (sog. „Recall"-Antigene, z. B. Tuberkulin). Diese wenige Tage vor und nach Beginn des Exanthems am stärksten ausgebildete Unterdrückung der Überempfindlichkeitsreaktion bildet sich innerhalb von 4–6 Wochen zurück.

Seit dem 01.01.2001 sind der Verdacht auf Masern, die Erkrankung und der Tod sowie der Erregernachweis gemäß Infektionsschutzgesetz meldepflichtig.

Besondere Verlaufsformen und Komplikationen

Mitigierte Masern. Sie treten bei jungen Säuglingen auf, die noch maternale Antikörper besitzen und auch bei Kindern nach Gabe von Immunglobulinen.

Atypische Masern. Sie werden heutzutage nur noch bei Erwachsenen beobachtet, die in ihrer Kindheit mit Maserntotimpfstoffen immunisiert wurden. Charakteristisch sind sehr hohes Fieber, ein distal an den Extremitäten beginnendes und sich nach zentripetal ausbreitendes Exanthem und hartnäckige pneumonische Infiltrate.

Bakterielle Sekundärinfektionen. Bei etwa 15 % der Masernkranken wird der Verlauf durch Bronchitis, Bronchopneumonie oder Otitis media als Folge einer Besiedlung mit Bakterien (Streptokokken der Gruppe A, Haemophilus influenzae, Pneumokokken u. a.) kompliziert.

„Weiße Masern“. Bei Patienten mit schweren T-Zell-Defekten kann das Exanthem völlig fehlen. Es entwickelt sich eine Riesenzellpneumonie, die fast immer zum Tode führt.

Akute Masernenzephalitis. Bei etwa einem von 1000–2000 Masernkranken tritt eine Enzephalitis auf, deren Häufigkeit mit steigendem Lebensalter der Erkrankten zunimmt. Die klinischen Symptome der Enzephalitis machen sich meist zwischen dem 6. und 15. Tag nach Beginn des Exanthems unter erneutem Fieberanstieg bemerkbar. Die Masernenzephalitis ist mit einer Letalität von 15 % belastet; etwa 25 % der Überlebenden zeigen Dauerschäden. Bei Kindern mit schwerer Immuninsuffizienz (z. B. bei onkologischen Patienten unter zytostatischer Therapie) kann in sehr seltenen Fällen eine weitere akute progressive Enzephalitis auftreten, die meist tödlich verläuft (engl. measles inclusion body encephalitis, MIBE).

Subakute sklerosierende Panenzephalitis (SSPE). Es handelt sich um eine persistierende Masernvirusinfektion des ZNS, die sich erst nach einer Latenz von 5–10 Jahren klinisch manifestiert und meistens innerhalb von 3–5 Jahren nach Krankheitsbeginn zum Tode führt (Weißbrich et al. 2003). Die Krankheit verläuft in 3 Stadien (Verhaltensauffälligkeiten und Nachlassen intellektueller Leistungen; Myoklonien und zerebrale Anfälle; Dezerebrationsstarre). Im EEG finden sich charakteristische, periodische, hochvoltige Slow-wave-Komplexe („Radermecker-Komplexe“). Im Blut und Liquor lassen sich massiv erhöhte Antikörpertiter von IgG-Typ gegen Masernvirus nachweisen. Die Erkrankung ist selten. In England und Wales wurde für den Zeitraum 1970–1989 eine Inzidenz von 4 Fällen pro 100 000 masernkranke Kinder berechnet (Miller et al. 1992).

Diagnose

Im Rahmen einer Epidemie wird die Diagnose meist klinisch gestellt. Bei Einzelerkrankungen sollte die Diagnose serologisch bestätigt werden. Das masernspezifische IgM ist i. d. R. bereits nach den ersten 3 Exanthemtagen mittels Enzymimmunoassay (ELISA) nachweisbar. Bei trotz Impfung von an Masern Erkrankten ist nur ein 4facher Titeranstieg im IgG-ELISA oder im Hämagglutinationshemmtest (HHT) diagnosesichernd (bei Geimpften findet sich oft keine IgM-Antwort).

In fraglichen Fällen, z. B. bei immunsupprimierten Patienten oder bei Verdacht auf Riesenzellpneumonie, ist zur Diagnosestellung der Virusdirektnachweis (RT-PCR oder Virusisolierung) aus Lymphozyten, bronchoalveolärer Lavage, Urin, Liquor oder Hirnbiopsie erforderlich.

Mittels RT-PCR und nachfolgender Nukleotidsequenzanalyse ist auch die intratypische Differenzierung der Masernviren möglich. Dadurch kann auch zwischen Impf- und Wildvirus unterschieden werden.

Passive Immunisierung

Bei abwehrgeschwächten Patienten und chronisch kranken Kindern ist die Prophylaxe auch mit humanen Immunglobulinen möglich. Durch Verabreichung von 0,25 ml/kg KG Standard-IgG i. m. oder 1 ml/kg KG eines intravenös zu verabreichenden normalen Immunglobulins (IVIG) innerhalb von 2–3 Tagen nach Kontakt kann die Erkrankung mit relativ hoher Wahrscheinlichkeit verhindert werden. Bei späterer Gabe bis zum 6. Tag ist noch Mitigierung der Erkrankung möglich. Die Dosis ist bei hochgradig Gefährdeten evtl. zu verdoppeln. Spezielle Masernimmunglobuline zur passiven Immunisierung stehen z. Z. nicht mehr zur Verfügung.

Nach passiver Immunisierung muss – in Abhängigkeit von der verabreichten IgG-Dosis – ein Abstand von 5–6 Monaten zu Lebendimpfungen eingehalten werden. Eventuell ist der Impferfolg serologisch zu überprüfen.

Zu beachten ist, dass die passive Immunisierung zur Verlängerung der Inkubationszeit führen kann.

Aktive Immunisierung

Nahziel der WHO in Europa ist die Eliminierung von einheimischen Masern bis zum Jahr 2007. Dieses Ziel wird höchstwahrscheinlich nicht erreicht. Fernziel ist die globale Eradikation der Erkrankung innerhalb der nächsten 15 Jahre. Da es sich bei Masern um eine hoch kontagiöse Erkrankung handelt, ist eine lückenlose ≥ 95 %ige Immunisierung aller Jahrgänge erforderlich. Mit einem 2-Dosen-Impfschema lässt sich die Populationsimmunität durch Reduktion von Nonrespondern optimieren.

Impfstoffe

Zur aktiven Masernschutzimpfung stehen Lebendimpfstoffe aus attenuierten, vermehrungsfähigen Masernviren (Stamm More attenuated Enders oder Stamm Schwarz) zur Verfügung, die in Hühnerfibroblasten angezüchtet wurden.

Masernimpfstoffe sind entweder als Einzelimpfstoff oder als Kombinationsimpfstoffe (Mumps-Masern-Impfstoff, Mumps-Masern-Röteln-Impfstoff) erhältlich.

Das Impfvirus ist nur gelegentlich im Rachen der Geimpften nachweisbar. Eine Übertragung des Impfvirus auf Kontaktpersonen findet nicht statt. Geimpfte stellen deshalb für hochgradig immundefiziente Patienten keine Gefahr dar.

Durchführung

Die Impfstoffe werden in lyophilisierter Form in den Handel gebracht und müssen unmittelbar vor der Injektion mit dem jeweils beigefügten Lösungsmittel resuspendiert werden. Masernimpfstoffe sind temperatur- und lichtempfindlich (Transport in lückenloser Kühlkette, resuspendierte Vakzine vor Licht schützen und möglichst sofort applizieren). Nach Angaben des Herstellers wird der Impfstoff entweder i. m. oder s. c. injiziert.

Gleichzeitig mit der Masern- bzw. MMR-Kombinationsimpfung können andere Lebendimpfstoffe (z. B. Varizellenimpfstoff) verabreicht werden. Bei nichtgleichzeitiger Applikation sollte ein Mindestabstand von 4 Wochen eingehalten werden. Ein Zeitabstand zwischen der Masern- bzw. MMR-Impfung und Impfungen mit Totimpfstoffen ist nicht erforderlich.

Wirksamkeit

Der Impfstoff erzeugt neutralisierende Antikörper und eine spezifische T-Zell-Immunität. Die Serokonversionsrate nach einer Impfdosis beträgt etwa 95 %. Es ist anzunehmen, dass auch die Schutzrate entsprechend hoch ist. Primäres Impfversagen ist u. a. auf die Nichteinhaltung der Kühlkette beim Transport und der Lagerung des Impfstoffs, auf die Nichteinhaltung der erforderlichen Zeitabstände zu vorausgegangenen Immunglobulingaben oder Bluttransfusionen, auf interkurrente Infekte oder auf immunologische Besonderheiten beim Impfling zurückzuführen. Die 2. Impfung dient nicht der Boosterung! Dadurch sollen Impflücken geschlossen und Impfversager ausgeglichen werden. Ob der Impfschutz nach 2 Impfungen lebenslang anhält, ist z. Z. nicht genau bekannt.

Nebenwirkungen

Der Masern- bzw. MMR-Kombinationsimpfstoff ist im Allgemeinen gut verträglich (Peltola und Heinonen 1986). Schwerwiegende allergische Reaktionen treten extrem selten auf. 5–15 % der Impflinge entwickeln ab dem 6. Tag p. i. Fieber ≤ 39,4 °C, das etwa 1–2 Tage (gelegentlich bis zu 5 Tagen) anhält. Bei etwa 3–5 % der Impflinge werden „Impfmasern" mit einem flüchtigen Exanthem, das zwischen dem 9. und 12. Tag p. i. einsetzt, beobachtet. Fieberhafte Erkrankungen vor dem 5. Tag p. i. sind keine Impffolge! Eine Thrombozytopenie wird bei ca. 1 : 30 000 Impflingen beobachtet. Eine vorübergehende Arthralgie/Arthritis bei älteren weiblichen Impflingen nach MMR-Impfung ist mit großer Sicherheit auf die Röteln-, eine Parotitis (sehr selten) auf die Mumpskomponente zurückzuführen. Ob das Masernimpfvirus innerhalb von 4 Wochen p. i. eine Enzephalopathie/Enzephalitis auslösen kann, ist wissenschaftlich umstritten (Stratton et al. 1994). Neueren Untersuchungen zufolge besteht kein Zusammenhang zwischen MMR-Impfung und bleibenden zentralnervösen Krankheiten. Ebenso wenig besteht ein kausaler Zusammenhang zwischen dem Masernimpfvirus und der SSPE. Im Gegenteil: Die Masernimpfung schützt vor dem Auftreten einer SSPE! Es besteht auch kein Zusammenhang zwischen Masernimpfung und entzündlichen Darmerkrankungen und Autismus.

Wie nach natürlichen Masern kann es auch nach der Masernimpfung zu einer vorübergehenden Herabsetzung der Überempfindlichkeit der Haut gegen verschiedene sog. Recall-Antigene kommen (z. B. Tuberkulin). Zur Vermeidung falsch-negativer Reaktionen sollte deshalb ein Tuberkulintest frühestens 6 Wochen nach einer Masernimpfung durchgeführt werden. Die gleichzeitige Durchführung von Tuberkulintest und Masernimpfung mindert den Impferfolg offenbar nicht.

Indikation

Alle Kinder mit Ausnahme von Patienten mit schweren Störungen der T-Zell-Immunität sollen 2-mal gegen Masern geimpft werden, vorzugsweise mit MMR-Kombinationsimpfstoff. Da die im 1. Lebensjahr noch vorhandenen maternalen Antikörper das Impfvirus neutralisieren würden, wird die 1. Impfung z. Z. erst ab dem Alter von 11 Monaten empfohlen. Die 2. Impfung soll im Alter von 15–23 Monaten erfolgen (frühestens 4 Wochen nach der 1. Impfung).

Auch seronegative Erwachsene können bedenkenlos geimpft werden. Für die Wiederimpfung gibt es keine obere Altersbegrenzung.

Kontraindikation

Es gibt sehr wenige echte, aber eine Vielzahl von Vorurteilen und falschen Kontraindikationen (Nanan und Kreth 1999).

Folgende Kontraindikationen müssen beachtet werden:

- akute, mit hohem Fieber einhergehende, behandlungsbedürftige Erkrankungen (banale respiratorische Infekte stellen keine Kontraindikation dar!),
- bekannte schwere allergische Reaktionen auf Bestandteile des Impfstoffs (z. B. Gelatine, Neomycin),
- auch Patienten mit Hühnerweißallergie vertragen in den allermeisten Fällen den MMR-Impfstoff komplikationslos (James et al. 1995). Vorsicht ist nur dann geboten, wenn in der Vorgeschichte des Patienten nach Genuss von Hühnereiweiß IgE-vermittelte Sofortreaktionen auftraten (anaphylaktische Reaktionen, Urtikaria, Bronchospasmus). Hierzu wird auf Kap. 6 verwiesen.
- Schwangere sollten nicht mit Masern- bzw. MMR-Impfstoff geimpft werden, da theoretisch ein Infektionsrisiko für den Fetus besteht. Für diese Möglichkeit gibt es jedoch bisher keine Beweise. Der Impfarzt sollte aus dem gleichen Grund darauf hinweisen, dass eine Frau 4 Wochen p. i. nicht schwanger werden sollte (ACPI 2001),

- angeborene und erworbene Immundefekte (immunsuppressive/zytostatische Therapie, Aids). Ausnahmen in Kap. 7. Im Falle eine Masernexposition ist eine passive Immunisierung indiziert,
- kürzliche Gabe von Blutprodukten, wie z.B. Immunglobulinen, hier sollte die Masernimpfung erst nach einem zeitlichen Intervall von 5–7–9 Monaten, je nach verabreichter IgG-Menge, durchgeführt werden.

Bei Patienten mit einer früher durchgemachten idiopathischen thrombozytopenischen Purpura (ITP) kann durch die Masern- bzw. MMR-Kombinationsimpfung evtl. ein Rezidiv ausgelöst werden. Hier sollte eine sorgfältige Nutzen-Risiko-Abwägung erfolgen.

Postexpositionelle Impfung

Bei immungesunden Kindern kann der Ausbruch der Wildmasern durch den Lebendimpfstoff wirksam unterdrückt werden, wenn dieser innerhalb der ersten 3 Tage nach Exposition verabreicht wird. Hierbei muss berücksichtigt werden, dass ein Infizierter, d. h. die Infektionsquelle, bereits 3–5 Tage vor Einsetzung des Exanthems Masernviren ausscheidet und damit für seine Umgebung infektiös ist. Die postexpositionelle Impfung ist somit mit einer Unsicherheit belastet, da der Expositionstermin häufig nicht angegeben werden kann.

Treten Masern in Kindergärten, Schulen, Kinderkrankenhäusern usw. auf, sollte eine aktive Masernimpfung aller unzureichend geimpften (< 2 Dosen) immungesunden Kindern erfolgen (Riegelungsimpfung).

Literatur

Bellini WJ, Rota PA. Genetic-diversity of wild-type measles viruses: implications for global measles elimination programs. Emerg Infect Dis 1998;4: 29–35.

Gericke E, Tischer A. Masernimpfung in Deutschland: Das Ziel ist die Elimination in Europa. Monatsschr Kinderheilkd 2000;148:623–33.

James JM, Burks AW, Roberson PK. Safe administration of the measles vaccine to children allergic to egg. New Engl J Med 1995;332:1262–6.

Miller C, Farrington CP, Marbert K. The epidemiology of subacute sclerosing panencephalitis in England and Wales 1970–1989. Int J Epidem 1992; 21:998–1006.

Nanan R, Kreth HW. Hindernisse bei der Durchsetzung der Masernimpfung. Kinderärztl Prax 1999;Sonderheft 2: 33–5.

Peltola M, Heinonen OP. Frequency of the adverse reactions to measles-mumps-rubella vaccine. Lancet 1986; i:939–42.

Revised ACP recommendation for avoiding pregnancy after receiving a rubella-containing vaccine. MMWR 2001;50:1117.

Stratton KR, Howe CJ, Johnston RB. Adverse events associated with childhood vaccines. Washington DC: Nat Acad Press; 1994.

Weissbrich B, Schneider-Schaulies J, ter Meulen V. Measles and its neurological complications. In: Nath A, Berger JR, eds. Clinical Neurovirology. New York: Marcel Dekker; 2003:401–30.

27 Rötelnschutzimpfung

H. W. Kreth

Röteln (Rubella) sind eine meist leicht verlaufende, akute, fieberhafte Erkrankung, die durch ein makulopapulöses Exanthem und eine Lymphadenopathie gekennzeichnet ist. Erkrankt eine Frau während der Schwangerschaft an Röteln, so besteht die Gefahr, dass das Kind intrauterin infiziert wird. Die Folgen für das Kind sind Fehlbildungen und persistierende Entzündungsreaktionen (konnatale Röteln, Rötelnembryopathie).

Epidemiologie

Das Rötelnvirus ist ein umhülltes, einzelsträngiges RNA-Virus aus der Familie der Togaviridae im Genus Rubivirus. Das Virus ist lymphotrop, mitunter neurotrop und nur geringfügig oder gar nicht zytopathogen. Im Gegensatz zu Masern kommt es nach Röteln zu keiner vorübergehenden Immunsuppression.

Der Mensch ist das einzige Erregerreservoir. Die Übertragung erfolgt durch Tröpfchen oder direkten Kontakt. Die Eintrittspforte des Virus ist der obere Respirationstrakt. Nach initialer Virusvermehrung in der Mukosa kommt es lymphogen zur Infektion der zervikalen und okzipitalen Lymphknoten. Infektiöses Virus kann frühestens 7–9 Tage post infectionem im Blut und Nasopharyngealsekret nachgewiesen werden. Die Patienten sind bereits 7 Tage vor Auftreten des Exanthems bis 5–7 Tage danach infektiös. Der genaue Zeitpunkt der Infektion ist daher bei Rötelnkontaktpersonen oft schwer bestimmbar. Die Inkubationszeit (Intervall zwischen Exposition und Exanthembeginn) beträgt in der Regel 14–21 Tage. Röteln hinterlassen eine lebenslange Immunität. Reinfektionen sind selten (Rate < 5 %).

In der Vorimpfära besaßen in Deutschland etwa 10–15 % der jungen Frauen keine Antikörper gegen das Rötelnvirus. Aktuell sind in Deutschland ca. 3 % der Frauen im gebärfähigen Alter seronegativ (Tischer und Gericke 2000). Durch mangelhafte Durchimpfung bestehen jedoch erhebliche Immunitätslücken im Kleinkindesalter und bei männlichen Jugendlichen und jungen Erwachsenen. Röteln kommen daher weiterhin endemisch auf niedrigem Niveau vor, auch konnatale Röteln. Schätzungsweise treten in Deutschland noch ca. 50 Rötelnembryopathien pro Jahr auf.

Klinik

Postnatale Röteln

Postnatale Röteln sind eine milde, gutartig verlaufende Krankheit, auch bei Patienten unter immunsuppressiver oder zytostatischer Therapie. Das hellrosa gefärbte, kleinfleckige Exanthem beginnt hinter den Ohren, breitet sich rasch über den übrigen Körper aus und blasst innerhalb von 3 Tage sehr schnell ab. Charakteristisch ist die symmetrische Schwellung der nuchalen und zervikalen Lymphknoten. Verläufe ohne Exanthem, aber mit leichtem Fieber und Lymphadenopathie sind möglich. In 30–50% der Fälle verläuft die Infektion sogar klinisch stumm. Patienten mit asymptomatischer Rötelninfektion sind jedoch kontagiös!

Komplikationen: Bei bis zu 50% der älteren Mädchen und jungen Frauen tritt eine transiente Polyarthralgie/Poylarthritis auf. Ob sich daraus gelegentlich eine chronische Polyarthritis entwickeln kann, ist Gegenstand der Diskussion. Seltene Komplikationen sind eine meist gutartig verlaufende Enzephalitis (ca. 1:10000) und eine thrombozytopenische Purpura (ca. 1:3500). Todesfälle nach postnatalen Röteln kommen praktisch nicht vor.

Pränatale Infektion

Wird eine nichtimmune Schwangere mit Rötelnvirus infiziert, so kann das Virus – nach Besiedlung der Plazenta – auf den Embryo übergehen. Die virusbedingten Fehlbildungen sind durch Mitosehemmung und Apoptose zu erklären (Banatvala und Brown 2004). Das Ausmaß der zu erwartenden Entwicklungsstörungen hängt vom Zeitpunkt der Infektion ab (besonders hohes Risiko von bis zu 65–85% bei Erkrankung der Mutter zwischen der 1. und 11. Schwangerschaftswoche, danach Absinken auf ca. 5% im 4. Schwangerschaftsmonat). Röteln bis zu 10 Tage nach der letzten Regel bedeuten kein Risiko.

Ein Teil der Kinder wird so schwer geschädigt, dass es zum Spontanabort kommt. Typisch ist die intrauterine Wachstumsverzögerung bei den Überlebenden. Die Häufigkeit der wichtigsten Symptome bei Rötelnembryopathie zeigte Tab. 27.**1**.

Tabelle 27.1 Häufigkeit wichtiger Symptome (in %) bei konnatal erworbenen Röteln (Rötelnembryopathie) (nach Cherry 2004)

intrauterine Dystrophie	50–85
Gedeihstörung	10
Katarakt	35
Retinopathie	35
Mikrophthalmie	5
Taubheit	80–90
psychomotorische Retardierung	10–20
Meningoenzephalitis	10–20
Verhaltensauffälligkeiten	10–20
offener Ductus arteriosus	30
Pulmonalstenose	25
Hepatitis	5–10
Hepatosplenomegalie	10–20
thrombozytopenische Purpura	5–10

Spätfolgen nach konnatalen Röteln, die sich erst in der Adoleszenz oder im Erwachsenenalter manifestieren, sind Diabetes mellitus Typ I (in ca. 20 %), Immunthyreopathien und (sehr selten) die progressive Rubellapanenzephalitis.

Neugeborene mit konnatelen Röteln sind hochkontagiös! Die Kontagiosität nimmt während des 1. Lebensjahres ab, nach dem 8. Lebensmonat ist nur noch selten eine Virusausscheidung nachweisbar.

Diagnose

Wegen der Ähnlichkeit mit anderen viralen und nichtviralen Exanthemen ist die klinische Diagnose der postnatalen Röteln unzuverlässig. Die Infektion muss daher serologisch abgesichert werden. Beweisend sind ein

4-facher Titeranstieg (aus 2 Serumproben) oder der Nachweis von röteln-spezifischem IgM. Zum Nachweis virusspezifischer Antikörper stehen unterschiedliche Methoden zur Verfügung (Hämagglutinationshemmtest [HHT], Enzymimmunassay [ELISA], Hämolyse-in-Gel-Test [HiG] und der Plaqueneutralisationstest [PNT] zur Prüfung grenzwertiger Befunde).

Rötelnspezifische IgM-Antikörper persistieren i. d. R. über 8–12 Wochen; bei Einsatz hochempfindlicher Testmethoden sind spezifische IgM-Antikörper mitunter länger (bis zu 1 Jahr) nachweisbar. Um zwischen einer primären und der (seltenen) Reinfektion bei Schwangeren zu entscheiden, stehen spezielle Tests zur Verfügung, z. B. die Bestimmung der Avidität der IgG1-Antikörper (Thomas et al. 1993).

Bei Kindern mit konnatalen Röteln lassen sich in den ersten 3 Lebensmonaten in fast 100 % spezifische IgM-Antikörper nachweisen. Diese Antikörper verschwinden jedoch mit zunehmendem Lebensalter und sind nach 18 Monaten nur noch in seltenen Fällen vorhanden.

Die Isolierung der Viren aus Nasen- und Rachenabstrichen, Liquor, Urin oder Lymphozyten ist sehr aufwendig und wird nur bei besonderer Fragestellung (pränatale Diagnostik, Virusausscheidung bei Kindern mit Rötelnembryopathie u. a.) eingesetzt. Anstelle der klassischen Virusisolierung erfolgt heutzutage in zunehmendem Maße der Nachweis der Virus-RNA mit Hilfe der RT-PCR.

Impfung

Das Ziel der Rötelnschutzimpfung ist die Ausrottung der Rötelnembryopathie. Die gegenwärtige Strategie besteht in der mindestens 90–95 %igen Durchimmunisierung aller Jahrgänge beiderlei Geschlechts, um die Zirkulation des Wildvirus zu unterbrechen und Herdimmunität zu erzeugen.

Impfstoff

Der Impfstoff enthält vermehrungsfähige, abgeschwächte Rötelnviren (Stamm Wistar RA 27/3), die auf menschlichen diploiden Zellen gezüchtet wurden. Einzel- und Kombinationsimpfstoffe mit Masern und Mumps (MMR) stehen zur Verfügung. Nach der Impfung wird das Impfvirus für kurze Zeit im Rachen ausgeschieden. Eine Übertragung von Impfviren auf

Kontaktpersonen wurde aber bisher nicht festgestellt. Nach Impfung mit den RA 27/3-Impfviren treten auch sekretorische IgA-Antikörper im Rachensekret auf, sodass die Impflinge zusätzlich gegen Reinfektionen geschützt sind.

Durchführung

Der Impfstoff wird in lyophilisierter Form in den Handel gebracht und sollte bei 2–8 °C gelagert werden. Resuspendierte Impfstoffe sind innerhalb von 8 Stunden (zwischenzeitliche Lagerung bei 2–8 °C vorausgesetzt) zu verwenden. Der Impfstoff wird subkutan oder intramuskulär verabreicht.

Der Rötelnimpfstoff (bzw. MMR-Kombinationsimpfstoff) kann gleichzeitig mit anderen Lebendimpfstoffen verabreicht werden. Abstände zu Impfungen mit Totimpfstoffen sind nicht erforderlich. Werden die Impfungen nicht gleichzeitig verabreicht, so ist zwischen der Röteln- bzw. MMR-Impfung und weiteren Impfungen mit vermehrungsfähigen, abgeschwächten Erregern (z. B. Varizellen, Gelbfieber) ein Mindestabstand von 1 Monat (nach Gelbfieberimpfung 2 Wochen) einzuhalten. Der Impferfolg kann 8–10 Wochen nach der Impfung durch den Nachweis von Rötelnantikörpern kontrolliert werden. Eine derartige Erfolgskontrolle ist v. a. nach der Impfung von Frauen im gebärfähigen Alter angezeigt.

Wirksamkeit

Die Impfung erzeugt neutralisierende Antikörper. (Die T-Zell-spezifischen Immunreaktionen sind bisher nicht hinreichend untersucht.) Mehr als 95 % der Impflinge, die älter als 11 Monate sind, bilden Antikörper gegen Rötelnvirus. Alle bisherigen Verlaufsbeobachtungen bei Impflingen über einen Zeitraum von bis zu 30 Jahren sprechen für eine lang andauernde Immunität nach Verabreichung von 2 Impfdosen (Banatvala und Brown 2004).

Nebenwirkungen und Komplikationen

Der Impfstoff ist i. d. R. sehr gut verträglich. Gelegentlich treten ein leichtes Fieber, Lymphknotenschwellungen und leichte Impfröteln auf. Auch postvakzinale Thrombozytopenien werden beobachtet (ca. 1:30 000). Bei etwa 25 % postpubertärer Impflinge, v. a. jungen Frauen, kommt es in der 2.–3. Woche nach Impfung zu vorübergehenden Arthralgien und Arthritiden, die über 3 Wochen andauern können (Howson et al. 1991).

Indikation

Die Rötelnschutzimpfung, vorzugsweise mit dem Kombinationsimpfstoff MMR, wird von der STIKO für alle Kinder (Jungen und Mädchen) empfohlen (1. Impfung ab dem Alter von 11 Monaten, 2. Impfung im Alter von 15–23 Monaten, frühestens 4 Wochen nach der 1. Impfung).

Wenn 2 Impfungen im Kleinkindesalter erfolgten, ist eine zusätzliche Impfung bei Mädchen nicht mehr notwendig.

Weiterhin wird die Rötelnschutzimpfung, vorzugsweise mit MMR-Impfstoff, für folgende medizinische und berufliche Indikationen empfohlen:

- ungeimpfte oder 1-mal geimpfte Kinder mit Kontakt zu Rötelnkranken; möglichst innerhalb von 3 Tagen nach Exposition,
- seronegative Frauen mit Kinderwunsch (die zu impfende Frau muss darüber informiert werden, dass sie in den nächsten 28 Tagen nach Impfung nicht schwanger werden darf) (ACIP 2001), mit nachfolgender Kontrolle der Impferfolgs,
- ungeimpfte bzw. empfängliche Personen in Einrichtungen der Pädiatrie, der Geburtshilfe oder der Schwangerschaftsbetreuung sowie in Gemeinschaftseinrichtungen für das Vorschulalter und in Kinderheimen.

Kontraindikationen

- Überempfindlichkeit gegen Neomycin und Gelatine,
- akute behandlungsbedürftige, fieberhafte Erkrankungen,
- Schwangerschaft (obwohl bislang in keinem Fall eine Rötelnembryopathie durch das Impfvirus beobachtet wurde, sollte aus Sicherheitsgründen nicht während einer Schwangerschaft geimpft werden [ACIP 2001]. Eine akzidentelle Rötelnimpfung kurz vor oder in der Frühgravidität ist keine Indikation zur Interruptio!),
- angeborene oder erworbene Immundefizienz (Ausnahmen im Kap. 7),
- Verabreichung von Blutprodukten (z. B. Erythrozytenkonzentrat, Immunglobuline) innerhalb der letzten 3 Monate. Dieser Zeitabstand

braucht bei einer evtl. Anti-D-Prophylase nicht eingehalten werden. Bei diesen Impflingen sollte jedoch eine Erfolgskontrolle 8–10 Wochen nach Impfung erfolgen.

In Einzelfällen wurde eine Virusausscheidung in der Muttermilch bei geimpften Müttern nachgewiesen. Eine Übertragung auf den Säugling tritt offenbar sehr selten auf und ist ohne Risiko. Stillen ist deshalb keine Kontraindikation gegen eine Impfung der Mutter im Wochenbett.

Verhalten bei Exposition schwangerer Frauen

Die Immunität einer Schwangeren gegen Röteln gilt nur dann als gesichert, wenn sie durch eine geeignete Labormethode nachgewiesen wurde und dokumentiert ist. Nach den in Deutschland gültigen Mutterschaftsrichtlinien ist für den Nachweis von Rötelnantikörpern der Hämagglutinationshemmtest (HHT) vorgeschrieben. Ein Titer von ≥ 1:32 im HHT zeigt Immunität an.

Nach Exposition einer nichtimmunen Schwangeren oder einer Schwangeren mit ungeklärtem Immunstatus gegenüber Röteln ist umgehend eine Blutprobe zu entnehmen und die Bestimmung der Rötelnantikörper vorzunehmen. Lassen sich innerhalb eines Zeitraums von 11 Tagen nach dem erwiesenen Rötelnkontakt Antikörper gegen Rötelnvirus nachweisen, so können weitere Untersuchungen unterbleiben. Lassen sich dagegen keine Antikörper nachweisen oder ist der Zeitpunkt des Rötelnkontakts unklar, so sind umgehend weitere Untersuchungen erforderlich (u. a. Kontrolle des Antikörpertiters in einer 2. Serumprobe und Test auf IgM-Antikörper gegen Rötelnvirus).

Rötelnimmunglobulin (Dosierung 0,3 ml/kg KG i. m., mindestens 15 ml) innerhalb von 5 Tagen nach Exposition injiziert, kann die Infektion nichtimmuner Schwangeren verhindern oder modifizieren. Häufig wird hierdurch nur die Ausbildung klinischer Symptome verhütet, nicht jedoch die Infektion. Da pränatale Infektionen aber nach inapparenter Rötelninfektion der Mutter auftreten können, kann die Verabreichung von Rötelnimmunglobulin nicht als Routinemaßnahme empfohlen werden. Sie bleibt Ausnahmefällen vorbehalten (z. B. bei Ablehnung eines Schwangerschaftsabbruchs).

Rötelnimmunglobulin zur passiven Prophylaxe wird in Deutschland nicht mehr hergestellt, kann über Auslandsapotheke bezogen und eigenverantwortlich injiziert werden.

Literatur

Banatvala JE, Brown DWG. Rubella. Lancet 2004;366:1127–37.

Cherry JD. Rubella virus. In: Feigin RD, Cherry JD, Demmler GJ, Kaplan SL, eds. Textbook of Pediatric Infectious Diseases. 5. Aufl. Philadelphia: Saunders; 2004.

Howson CP, Howe CJ, Fineberg HV. Adverse effects of pertussis and rubella vaccines. Washington DC: Nat Acad Press; 1991.

Revised ACIP recommendation for avoiding pregnancy after receiving a rubella-containing vaccine. MMWR 2001;50:1117.

Thomas HI, Morgan-Capner P, Cradock-Watson JE, Enders G, Best JM, O'Shea S. Slow maturation of IgG1 avidity and persistence of specific IgM in congenital rubella: implications for diagnosis and immunopathology. J Med Virol 1993;41:196–200.

Tischer A, Gericke E. Rötelnsituation in Deutschland. Ergebnisse der seroepidemiologischen Überwachung von 1990 bis 1998. Bundesgesundheitsbl Gesundheitsforsch Gesundheitsschutz 2000;43:940–9.

28 Mumpsschutzimpfung

U. Heininger

Epidemiologie

Mumps (*Parotitis epidemica*) ist eine akute virusbedingte Infektionskrankheit des Menschen, die durch eine nichteitrige Schwellung der Glandula parotis und der submandibulären bzw. sublingualen Speicheldrüsen gekennzeichnet ist. Besonders im Kindesalter ist Mumps häufig von einer Meningoenzephalitis, weniger häufig von Gastroenteritis, Oophoritis, Orchitis, Mastitis, Pankreatitis, Taubheit, hämolytischer Anämie, subakuter Thyreoiditis, Nephritis und Arthritis begleitet. Es handelt sich dabei um eine generalisierte Infektion, wobei in der Regel das Virus aus den erkrankten Organen isoliert werden kann.

Der Erreger ist ein Virus mit 150–250 nm Durchmesser aus der Gruppe der *Paramyxoviren*. Man kennt einen humanpathogenen Serotyp, jedoch sind auf molekularer Ebene verschiedene Genotypen charakterisiert worden, die nicht immer Kreuzimmunität induzieren (Bonhoeffer et al. 2003).

Die Erkrankung wurde bereits 400 v.Chr. durch die Beschreibung einer Epidemie auf der Insel Thasos durch Hippokrates bekannt. Dabei wurde schon auf die Orchitis als Komplikation hingewiesen, während Hamilton 1790 die Mitbeteiligung des Zentralnervensystems erkannte (Stehr 1999).

Das Virus wird durch Tröpcheninfektion von Mensch zu Mensch und durch Schmierinfektion auf kurze Distanz übertragen. Eintrittspforten sind die Schleimhaut im Nasen-Rachen-Raum und die Konjunktiven. Die Inkubationszeit beträgt im Mittel 18 (12–35) Tage.

Mumps ist global verbreitet und zeigt keine eindeutige Saisonalität. In der Prävakzineära trat Mumps gehäuft in den Winter- und Frühjahrsmonaten auf. Alle 3–4 Jahre sind in nichtgeimpften Bevölkerungen epidemische Häufungen zu erwarten. Die Durchseuchungskurve der Parotitis epidemica läuft parallel zu Masern und Röteln (Tab. 28.**1**). In ungeimpften Populationen haben bis zum 6. Lebensjahr nur etwa 10 % der Kinder anamnestisch Mumps durchgemacht, wohingegen 34 % der Kinder in diesem Alter bereits Antikörper als Ausdruck der überstandenen Infektion aufweisen. Bis zum 15. Lebensjahr ereignen sich etwa 90 % der natürlichen Mumpsinfektionen. Davon verlaufen mindestens 50–60 % klinisch inapparent.

Tabelle 28.1 Vergleich von Anamnese und serologischer Kontrolle der Antikörper gegen Masern, Mumps und Röteln bei Kindern im Alter von 1–6 Jahren (Stehr 1975)

	n	Masern	Mumps	Röteln
anamnestische Angaben	2050	26 %	10 %	7,2 %
Seropositivität	110	32 %	34 %	35 %

Maternale Mumpsantikörper passieren die Plazenta, sodass Erkrankungen im 1. Lebensjahr sehr selten sind und auch die aktive Immunisierung in den ersten 6 Lebensmonaten keinen sicheren Impfschutz vermittelt (Leineweber et al. 2004).

Klinik

Das Prodromalstadium dauert mehrere Tage und ist meist durch uncharakteristische Symptome gekennzeichnet (z. B. Mattigkeit, Unlust, Kopf-Hals-Nacken-Ohren-Schmerzen, subfebrile Temperaturen). Erstes charakteristisches Symptom ist die initial einseitige, bald danach meist beidseitige Schwellung der Ohrspeicheldrüse. Bei 10–15 % der Erkrankungen wird eine symptomatische Beteiligung der Glandula submandibularis, bei 7–8 % auch eine Pankreatitis beobachtet. Mit Krankheitsbeginn steigt das Fieber bei ⅔ der Erkrankten während 3–4 Tagen auf 39–40 °C an, wobei bei prädisponierten Patienten Fieberkrämpfe ausgelöst werden können.

Das Blutbild zeigt eine Leukopenie mit relativer Lympho- bzw. Monozytose oder auch Eosinophilie. Häufigste Begleitsymptome sind Erbrechen, Bauchschmerzen und Kopfschmerzen.

Komplikationen

Meningoenzephalitis

Die wichtigsten Komplikationen sind Meningitis bzw. Meningoenzephalitis (meist zwischen dem 3. und 7. Tag nach Beginn der Parotisschwellung) und Orchitis. Todesfälle sind selten.

Eine Meningitis wird klinisch in etwa 5% der Fälle beobachtet, wobei oligo- oder asymptomatische Manifestationen mit Liquorpleozytose deutlich häufiger sind. Gelegentlich können bereits vor Auftreten der Parotitis Zeichen der Meningoenzephalitis erkennbar sein. Mit Dauerschäden ist bei ZNS-Beteiligung in 5% zu rechnen (Stehr et al. 1975). Häufigster und wichtigster Dauerschaden ist die meist einseitige Beeinträchtigung des Hörvermögens bis hin zur Taubheit.

Die Orchitis ist bei Mumps vor der Pubertät selten, in und nach der Pubertät dagegen mit 20–30% häufig. In seltenen Fällen ist mit Infertilität zu rechnen (Jalal et al. 2004). Bei Mädchen und Frauen treten wesentlich seltener (ca. 4%) eine Oophoritis bzw. eine Entzündung der Bartholin-Drüsen auf.

Diagnose

Sie kann in der Praxis im Allgemeinen klinisch gestellt werden, wenn auch differenzialdiagnostisch andere glandotrope Viren (wie z.B. EBV) ähnliche Krankheitsbilder hervorrufen können.

Der Virusnachweis gelingt bis zu 3 Tage nach Krankheitsbeginn am besten aus Speichel, Rachenspülwasser oder Liquor durch Anzüchtung oder PCR. In der serologischen Diagnostik (v. a. IgM-Antikörpernachweis) haben sich Enzymimmunoassays bewährt, in Zweifelsfällen kann der Neutralisationstest als Goldstandard herangezogen werden. Über die Antikörperkinetik nach natürlicher Mumpsinfektion informiert Abb. 28.**1** (Doerr 1983).

Prophylaxe

Die Expositionsprophylaxe ist wenig praktikabel, da das Virus bereits 3 Tage vor der Parotitis ausgeschieden wird und mehr als die Hälfte der Erkrankungen klinisch inapparent verlaufen. Eine passive Immunisierung hat keinen sicheren Effekt.

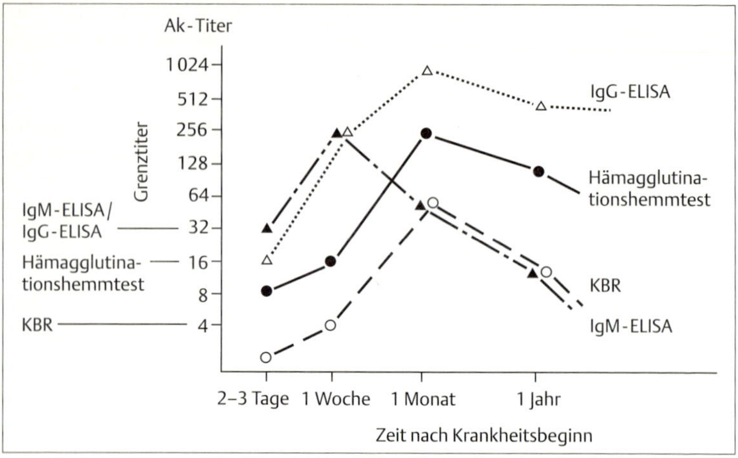

Abb. 28.**1** Antikörperkinetik bei verschiedenen Testmethoden nach akuter Mumpsinfektion (aus Doerr 1983).

Aktive Immunisierung

Impfstoffe

Historische Daten für die Mumpsschutzimpfung (nach Stehr 1999):

- 1934 Entdeckung der Virusätiologie des Mumps durch Johnson und Goodpasture,
- 1945 erste Impfversuche gegen Mumps mit attenuierter Lebendvakzine durch Enders und Habel,
- 1961 Entwicklung einer attenuierten Mumpsvakzine durch Smorodintsev (ehem. UdSSR),
- 1965 Entwicklung einer praktisch apathogenen stabilen Mumpslebendvakzine durch Hilleman (USA),
- 1971 Lizensierung des Impfstoffs in der Bundesrepublik.

Hilleman entwickelte 1965 in den USA eine praktisch apathogene Mumpslebendvakzine, wobei er den Impfstamm von seiner erkrankten Tochter namens „Jeryl Lynn“ isolierte. Diese Vakzine wurde 1969 in Deutschland zugelassen. Der Jeryl-Lynn-B-Stamm wird auf Hühnerembryonengewebekultur gezüchtet. Daneben sind ein Derivat dieses Impfstamms und andere Stämme in Gebrauch.

Kombinationsimpfstoffe

Kombinationsimpfstoffe von attenuierten Mumps-, Masern- und Rötelnviren (MMR) haben sich allgemein bewährt. Ihre Verträglichkeit und Wirksamkeit ist in mehreren Großversuchen bewiesen (Wellington und Goa 2003, Jefferson et al. 2003). Man erreicht damit gleich gute Impfresultate wie mit den Monovakzinen. Nach stattgehabter Exposition kann möglicherweise binnen 48–72 Stunden mit der aktiven Mumpsimpfung noch ein Schutzeffekt erzielt werden. Bei unbeabsichtigter Impfung in der späteren Inkubationszeit sowie bei Impfung von Personen, die bereits eine Mumpsimmunität besitzen (nach natürlicher Mumpsinfektion oder Impfung), sind keine negativen Wirkungen zu erwarten. Günstigenfalls erreicht man eine Auffrischung der Immunität, andernfalls läuft die Mumpsinfektion unbeeinflusst ab.

Wirksamkeit

Feldstudien, die mit dem Jeryl-Lynn-Stamm 1965 in den USA begonnen wurden und in denen Antikörpertiter nach Impfung und nach natürlicher Infektion über 7 Jahre verfolgt wurden, zeigten, dass unmittelbar nach der Impfung deutlich niedrigere Antikörpertiter vorhanden sind als bei natürlicher Infektion (Hilleman et al. 1967). Nach 90 Monaten hatten aber beide Gruppen annähernd gleich hohe Titer. Untersuchungen aus Deutschland bestätigten diese Befunde (Stehr 1976). Die klinische Wirksamkeit der Impfung liegt in der Größenordnung von 85–95 %. Epidemiologisch ist der Rückgang der Mumpsfälle nach Einführung der Impfung in den USA sehr eindrucksvoll (Abb. 28.**2**). Die Mumpsmeningoenzephalitis, die vor Einführung der Impfung in den Jahren 1970–1980 in Deutschland die absolut häufigste Form der aseptischen Meningitis darstellte, ist seitdem fast vollständig verschwunden. Auch in den USA ging zwischen 1967 und 1982 die Mumpsenzephalitis von jährlich 849 auf 7 Fälle zurück.

Die Dauer der Wirksamkeit ist nicht bekannt, jedoch kann man nach allen bisher vorliegenden Erfahrungen davon ausgehen, dass die Impfung einen Langzeitschutz verleiht.

In Deutschland wurde mit den Masern-Mumps-Röteln- sowie Masern-Mumps-Kombinationsimpfungen 1973 begonnen (Stehr et al. 1975). Allerdings wurden nur geringe (bis 25 %) Durchimpfungsraten erreicht, bis die Kostenübernahme für alle empfohlenen Impfungen durch die Krankenkassen ab 1980 erfolgte. Seitdem ist die Durchimpfungsrate mit ca. 90 % (1.Dosis) bzw. 50 % (2. Dosis) jedoch immer noch unzureichend.

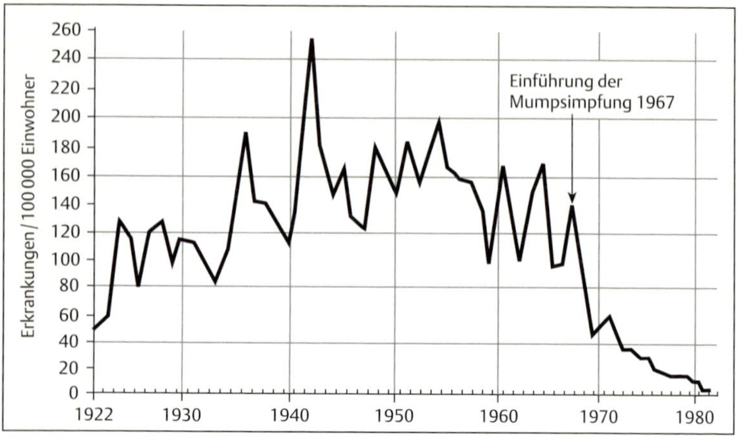

Abb. 28.**2** Häufigkeit von Mumpserkrankungen pro 100.000 Einwohner in den USA zwischen 1922 und 1982 (Stehr 1999).

Nebenwirkungen

Lokale Nebenwirkungen sind sowohl bei der monovalenten (nicht mehr verfügbar) wie auch bei der MMR-Kombinationsvakzine in geringem Maße (ca. 5 %) zu erwarten. Es besteht keine Kontagiosität der Geimpften. Kurz andauerndes Fieber kann auftreten (ca. 10–15 %), meist in der 2. Woche nach der Impfung, wobei auch gelegentlich Fieberkrämpfe ausgelöst werden können, die aber nicht mit einem erhöhten Epilepsierisiko verknüpft sind (Vestergaard et al. 2004). In seltenen Fällen ist mit verkürzter Inkubationszeit eine mumpsähnliche Erkrankung beobachtet worden.

Die früher diskutierte Auslösung eines Diabetes mellitus durch Mumpsimpfung konnte zweifelsfrei widerlegt werden (Hviid et al. 2004).

Indikationen

Die Mumpsimpfung wird in Kombination mit der Masern- und Rötelnimpfung als MMR-Impfung für alle Kinder ab dem Alter von 11 Monaten empfohlen. Da die Serokonversionsrate nach der 1. Impfdosis weniger als 100 % beträgt (ca. 92–96 % für die Mumpskomponente), wird eine Wiederholungsimpfung empfohlen. Diese sollte zur Schließung der Impflücken bereits im Alter von 15–23 Monaten erfolgen, mit einem Mindestabstand von 4 Wochen zur 1. Dosis. Nachholimpfungen für bislang unvollständig geimpfte Personen sind ebenfalls empfohlen. Das gilt auch für Jugendliche und Erwachsene, insbesondere für ungeimpfte bzw. empfängliche Personen in Einrichtungen der Pädiatrie, in Gemeinschaftseinrichtungen für das Vorschulalter und in Kinderheimen (Robert Koch-Institut 2004). Die Mumpsanamnese sollte dabei unberücksichtigt bleiben, da sie unzuverlässig ist.

Zeitabstand zu anderen Impfungen

Mumpsimpfstoff kann gleichzeitig mit anderen Lebendimpfstoffen wie z. B. Masern, Röteln und Varizellen verabreicht werden oder aber frühestens 4 Wochen später. Ein Zeitabstand zu Impfungen mit inaktivierten Erregern, Toxoiden oder deren Kombinationen ist dagegen nicht erforderlich (S. 114).

Kontraindikationen

Hierzu gehören

- alle akuten Erkrankungen (ausgenommen banale Infektionen, DAKJ 2004),
- angeborene und erworbene Immundefizienzen,
- allergische Reaktionen auf Impfstoffbestandteile,
- Schwangerschaft.

Bei Überempfindlichkeit gegen Hühnereiweiß sind hyperergische Reaktionen auf Mumpsimpfstoffe möglich, da diese auf Hühnerfibroblasten gezüchtet sind. Untersuchungen haben aber gezeigt, dass die MMR-Impfung – von sehr seltenen Ausnahmen abgesehen – auch von Patienten mit Hühnereiweißallergie komplikationslos vertragen wird (Patja et al. 2001). Dies ist dadurch verständlich, dass sich die Hühnereiweißallergie in erster Linie gegen das Ovalbumin des Hühnereis richtet, welches keine Antigenähnlichkeit zu Hühnerfibroblasten zeigt. Vorsicht ist jedoch geboten, wenn der Impfling in der Anamnese allergische Sofortreaktionen (d. h. anaphylaktische Reaktionen wie z. B. Urtikaria, Bronchospasmus u. a.) nach Genuss von Hühnereiweiß aufweist. Hier sollte aus Sicherheitsgründen die Impfung unterbleiben (s. Kap. 6).

Literatur

Bonhoeffer J, Schaad UB, Heininger U. Symptomatic mumps virus infection despite preexisting specific IgG serum antibodies (abstract). Swiss Med Wkly 2003;133:R19.

Deutsche Akademie für Kinderheilkunde und Jugendmedizin, Kommission für Infektionskrankheiten und Impfungen (Mitglieder: Bartmann P, Heininger U, Huppertz HI, Kinet M, Korenke G Ch, Schick KH). Banale Infektionen – keine Kontraindikation für Impfungen (Kommission für Infektionskrankheiten und Impffragen der DAKJ). Monatschr Kinderheilkd 2004; 152:221–2.

Doerr HW. Röteln, Masern, Mumps. Münch Med Wschr 1983;125:1059–60.

Hilleman MR, Weibel RE, Buynak EB, Stokes J, Whitman J. Live, attenuated mumps-virus vaccine. New Engl J Med 1967; 276:252–8.

Hviid A, Stellfeld M, Wohlfahrt J, Melbye M. Childhood vaccination and type 1 diabetes. N Engl J Med 2004;350: 1398–404.

Jalal H, Bahadur G, Knowles W, Jin L, Brink N. Mumps epididymo-orchitis with prolonged detection of virus in semen and the development of antisperm antibodies. J Med Virol 2004; 73:147–50.

Jefferson T, Price D, Demicheli V, Bianco E. European Research Program for Improved Vaccine Safety Surveillance (EUSAFEVAC) Project. Unintended events following immunization with MMR: a systematic review. Vaccine 2003;21:3954–60.

Leineweber B, Grote V, Schaad UB, Heininger U. Transplacentally acquired immunoglobulin G antibodies against measles, mumps, rubella and varicella-zoster virus in preterm and full term newborns. Pediatr Infect Dis J 2004;23:361–3.

Patja A, Makinen-Kiljunen S, Davidkin I, Paunio M, Peltola H. Allergic reactions to measles-mumps-rubella vaccination. Pediatrics 2001;107:E27.

Robert Koch-Institut. Impfempfehlungen der Ständigen Impfkommission (STIKO) am Robert Koch-Institut. Stand: Juli 2004. Epidem Bull 2004;30:235–50. http://www.rki.de/GESUND/IMPFEN/STIKO/STIKO.HTM

Stehr K, Epp C, Spiess H. Erste Ergebnisse mit einer kombinierten Lebendimpfung gegen Masern, Mumps und Röteln. Monatsschr Kinderheilkd 1975; 123:410–2.

Stehr K. Mumps. Therapiewoche 1976; 26:7954–65.

Stehr K. Mumpsschutzimpfung. In: Spiess H, ed. Impfkompendium. 5. Aufl. Stuttgart: Thieme-Verlag; 1999: 226–35.

Vestergaard M, Hviid A, Madsen KM, et al. MMR vaccination and febrile seizures: evaluation of susceptible subgroups and long-term prognosis. JAMA 2004;292:351–7.

Wellington K, Goa KL. Measles, mumps, rubella vaccine: a review of its use in the prevention of measles, mumps and rubella. Drugs 2003;63:2107–26.

29 Schutzimpfung gegen Hepatitis A und B

W. Jilg

Einleitung

5 primär hepatotrope Viren sind heute bekannt: die Erreger der *Hepatitis A, B, C, D* oder *Delta*, und *E* (Tab. 29.**1**). Die Hepatitiden C und E wurden bis zur Entdeckung ihrer Erreger als parenteral (Hepatitis C) bzw. fäkal-oral (Hepatitis E) übertragene Hepatitis Nicht-A-Nicht-B (NANB) bezeichnet.

Alle 5 Hepatitisviren führen während der akuten Infektion zu ähnlichen Krankheitserscheinungen: Nach einem mehrere Tage dauernden Prodromalstadium, das durch unspezifische Symptome, wie allgemeines Krankheitsgefühl, Müdigkeit, Abgeschlagenheit, Appetitlosigkeit und gelegentlich Fieber gekennzeichnet ist, kommt es zum Ausbruch des ikterischen Stadiums mit Ikterus, dunklem Urin, Entfärbung des Stuhls und Schmerzen im rechten Oberbauch. Die Beschwerden klingen im Allgemeinen innerhalb von 3–5 Wochen ab und die Erkrankung heilt in den meisten Fällen folgenlos aus. Dieser typischen Verlaufsform stehen anikterische oder klinisch vollkommen inapparente Infektionen gegenüber, die bei den einzelnen Hepatitisformen unterschiedlich häufig auftreten. Komplikationen sind fulminante Verläufe, die in 0,1–1 % aller Fälle vorkommen, sowie der Übergang in eine chronische Infektion, der nach Hepatitis B, C und Delta in unterschiedlicher Häufigkeit beobachtet wird. Chronische Hepatitis-B- und -C-Infektionen gehen in ca. 20 % in eine Leberzirrhose über und sind an der Entstehung eines primären hepatozellulären Karzinoms beteiligt.

Die Differenzierung der einzelnen Hepatitisformen ist nur mit Hilfe serologischer oder molekularbiologischer Untersuchungen möglich. Kommerzielle Tests zur Bestimmung aller Hepatitistypen sind heute verfügbar.

Die therapeutischen Möglichkeiten wurden in den letzten Jahren deutlich verbessert. Zur Behandlung der chronischen Hepatitis B werden Interferon α; oder die Nukleosidanaloga Lamivudin oder Adefovir eingesetzt. In knapp der Hälfte aller Fälle kommt es unter dieser Therapie zu klinischer Besserung und Serokonversion. Die chronische Hepatitis C wird mit Interferon α; und Ribavirin behandelt, wobei je nach Genotyp in 50–90 % eine Heilung erzielt werden kann.

Tabelle 29.1 Eigenschaften der verschiedenen Erreger der Virushepatitis

	Hepatitis-A-Virus	**Hepatitis-B-Virus**	**Hepatitis-C-Virus**	**Hepatitis-D-Virus**	**Hepatitis-E-Virus**
Virusfamilie	Picornaviridae	Hepadnaviridae	Flaviviridae	keine bekannt, Genus Deltavirus	Hepeviridae
Struktur des Virions • Kapsidform • Hülle • Durchmesser (nm)	 • kubisch • nein • 28	 • kubisch • ja • 42	 • ? • ja • 60–80	 • ? • ja • 36	 • kubisch • nein • 30
Genom	Einzelstrang-RNA	Doppelstrang-DNA (partiell)	Einzelstrang-RNA	Einzelstrang-RNA	Einzelstrang-RNA
Übertragungsweg	fäkal-oral	parenteral	parenteral	parenteral	fäkal-oral
Inkubationszeit	2–6 Wochen	2–6 Monate	2–8 Wochen	3–7 Wochen	2–9 Wochen
chronische Infektionen	nein	ja	ja	ja	nein
Immunprophylaxe • passiv • aktiv	 • ja • ja	 • ja • ja	 • nein • nein	 • wie Hepatitis B • wie Hepatitis B	 • nein • nein

Immunprophylaktische Maßnahmen stehen für die Hepatitis A und B zur Verfügung. Neben Immunglobulinpräparaten zur passiven Immunisierung sind aktive Impfstoffe gegen Hepatitis A und B erhältlich.

Hepatitis A

Epidemiologie

Das *Hepatitis-A-Virus* (HAV) wird fäkal-oral übertragen, meist durch Schmierinfektion von Person zu Person, aber auch durch fäkal kontaminiertes Trinkwasser oder kontaminierte Lebensmittel. Das Auftreten der Hepatitis A ist daher eng an die vorherrschenden hygienischen Verhältnisse geknüpft. Eine sehr hohe Hepatitis-A-Durchseuchung findet sich demzufolge in allen Entwicklungsländern und praktisch im gesamten tropischen und subtropischen Raum. In den Industrienationen Nord- und Westeuropas sowie den USA hat dagegen die Frequenz der Hepatitis A in den letzten Jahrzehnten deutlich abgenommen. Weniger als 10% der unter 30 Jahre alten Personen weisen in diesen Ländern Antikörper gegen Hepatitis-A-Virus (Anti-HAV) auf, wohingegen die Durchseuchung der über 40-Jährigen 50–80% beträgt.

Die Zahl der in Deutschland jährlich gemeldeten Hepatitis-A-Fälle liegt bei 1000–2000, wobei die Dunkelziffer aufgrund unterlassener Meldungen sehr hoch sein dürfte. Fast die Hälfte aller Infektionen ist im Ausland erworben und betrifft jüngere Jahrgänge. Eingeschleppte Hepatitis-A-Infektionen führen immer wieder zu kleinen, lokal begrenzten Ausbrüchen (Robert Koch-Institut 2004).

Klinik

Die klinische Manifestation einer Hepatitis-A-Infektion ist altersabhängig. Bei über 90% aller Kinder unter 5 Jahren verläuft die Infektion klinisch inapparent, dagegen entwickeln 50–75% aller infizierten Erwachsenen eine ikterische Erkrankung. Chronische Verlaufsformen wurden nie beobachtet. In etwa 10% aller Fälle kann es zu protrahierten Verläufen kommen, die bis zu 9 Monate andauern können. Fulminante Infektionen sind insgesamt sehr selten (< 0,1%). Vermehrt finden sie sich bei älteren Patienten, bei denen ihre Häufigkeit bis auf über 2% ansteigen kann (Hadler 1991).

Die Diagnose einer akuten Hepatitis A erfolgt durch die Bestimmung der spezifischen, gegen HAV gerichteten Antikörper der Klasse IgM (Anti-HAV-IgM). Sie sind bereits zu Krankheitsbeginn nachweisbar und verschwinden in der Regel innerhalb von 8–12 Wochen wieder. IgG-Antikörper persistieren dagegen lebenslang und sind für die Immunität gegen Hepatitis A verantwortlich.

Expositionsprophylaxe

Die Gefahr einer Hepatitis-A-Infektion kann durch hygienische Maßnahmen stark reduziert werden. Neben der persönlichen Hygiene empfiehlt sich beim Aufenthalt in tropischen und subtropischen Gebieten ein Verhalten, das auch für die Verhütung anderer viraler und bakterieller Darminfektionen wichtig ist: Vermeidung aller rohen Speisen, ausschließlich Trinken von abgekochtem Wasser, Verzicht auf Eis oder Eiswürfel, Genuss nur von geschältem Obst.

Passive Immunisierung

Durch die rechtzeitige prophylaktische Gabe von normalem Immunglobulin (Standardimmunglobulin) zur i. m.-Injektion lässt sich das Auftreten einer Hepatitis A sicher verhindern (Grady 1984). Das in Deutschland zugelassene derartige Immunglobulinpräparat (Beriglobin) enthält 100 IE/ml an spezifischen, gegen Hepatitis-A-Virus gerichteten Antikörpern (Anti-HAV).

Eine *Präexpositionsprophylaxe* wird mit Standardimmunglobulin in einer Dosierung von 0,02–0,06 ml (entsprechend ca. 2–6 IE) pro kg KG durchgeführt. Sie hat allerdings durch die Einführung eines aktiven Impfstoffs (s. u.) weitestgehend an Bedeutung eingebüßt. Dagegen kann die Verwendung von Immunglobulin post expositionem durchaus noch angezeigt sein. Bis zu 10 Tagen nach Exposition bzw. mutmaßlicher Infektion ist eine Immunglobulingabe sinnvoll. Die Schutzrate beträgt innerhalb dieses Zeitraums 80–90 %, wobei die Wirkung um so ausgeprägter ist, je früher die Injektion erfolgt.

Die postexpositionelle Verwendung von Immunglobulin – heute in der Regel in Kombination mit dem aktiven Impfstoff, s. u. – kann indiziert sein bei allen Personen, die innerhalb der letzten 10–14 Tage sehr engen Kontakt mit einem an Hepatitis A Erkrankten hatten oder in der gleichen Wohngemeinschaft leben.

Aktive Immunisierung

Impfstoffe

Derzeit sind Impfstoffe von 4 Herstellern in Deutschland und den meisten europäischen Ländern zugelassen. In allen Fällen handelt es sich um formalininaktivierte Totimpfstoffe.

Zu ihrer Herstellung werden Hepatitis-A-Virusstämme verwendet, die durch mehrere Zellkulturpassagen bereits attenuiert und an ein Wachstum in menschlichen, diploiden Fibroblasten adaptiert wurden. In diesen Zellen wird das Virus gezüchtet, durch Aufbrechen der Zellen freigesetzt und in mehreren Stufen von Verunreinigungen befreit. Das gereinigte Virus wird mit Formalin inaktiviert und mit Adjuvans versetzt. 3 der verfügbaren Impfstoffe enthalten Aluminiumhydroxid (Flehmig et al. 1989; André et al. 1990; Lewis et al. 1991); der 4. Impfstoff besteht aus inaktiviertem Hepatitis-A-Virus, das an sog. Virosomen gebunden ist. Virosomen sind sphärische Lipidpartikel, die das Hämagglutinin des Influenzavirus enthalten (Ambrosch et al. 1997). Wie alle adjuvantierten Impfstoffe wird auch der Hepatitis-A-Impfstoff i. m. in den M. deltoideus injiziert. Eine subkutane Gabe ist, etwa bei Gerinnungsstörungen, möglich, führt aber zu stärkeren lokalen Reaktionen.

Wirksamkeit

Hepatitis-A-Impfstoffe erwiesen sich als hoch immunogen und effektiv. In Doppelblindstudien wurde in den geimpften Kollektiven das Auftreten einer Hepatitis A in 95–100 % verhindert (Werzberger et al. 1992; Innis et al. 1994). Der Einsatz der Vakzine für Riegelungsimpfungen konnte Ausbrüche erfolgreich eindämmen (D'Argenio et al. 2003).

Verträglichkeit

Der Hepatitis-A-Impfstoff gehört zu den am besten verträglichen Impfstoffen. Bei etwa 4 % der Impflinge kann es innerhalb von 1–3 Tagen zu Rötung, Schwellung und Schmerzen an der Impfstelle kommen; Allgemeinreaktionen wie leichte bis mäßige Temperaturerhöhung, Frösteln, Kopf- und Gliederschmerzen oder Müdigkeit sowie Leibschmerzen und Störungen des Magen-Darm-Traktes kommen bei 1–10 % der Geimpften vor. Echte Komplikationen wie allergische Hautreaktionen oder ein Erythema multiforme wurden nur sehr selten beobachtet (STIKO 2004).

Durchführung

Das Impfschema für den 1992 eingeführten Impfstoff sah 2 Impfungen in 4-wöchigem Abstand sowie eine Auffrischimpfung nach 6–12 Monaten vor. Die heute erhältlichen monovalenten Hepatitis-A-Impfstoffe enthalten die doppelte Impfstoffmenge und brauchen nur noch 2-mal appliziert zu werden, initial und nach 6–12 Monaten. Die Impfstoffe sind auch in pädiatrischer Formulierung (0,5 ml mit 50% Antigengehalt im Vergleich zur Formulierung für Erwachsene) erhältlich für Kinder im Alter von 12 Monaten bis 17 Jahre (VAQTA K pro infantibus) bzw. bis 14 Jahre (Havrix Kinder). Ab dem Alter von 18 bzw. 15 Jahren sind die entsprechenden Erwachsenenpräparate (1,0 ml Impfdosis) zu verwenden. Auch bei Kindern besteht das Impfschema aus 2 Immunisierungen im Abstand von 6–12 Monaten.

Nach der 1. Impfung weisen fast 100% der Impflinge unter 40 Jahren spezifische Antikörper (Anti-HAV) im schützenden Bereich auf; die Schutzgrenze wird bei einer Anti-HAV-Konzentration von 10–20 IE/l angenommen. Die Serokonversionsraten nach der 2. Impfung lagen in allen kontrollierten Studien auch bei älteren Impflingen bei >99%.

Schutzdauer

Durch die Auffrischimpfung wird der Anti-HAV-Spiegel um einen Faktor von 10–50 erhöht und damit ein Impfschutz verliehen, der nach vorläufigen Berechnungen für 20 Jahre und mehr anhalten dürfte (Van Herck und Van Damme 2001). Möglicherweise bleibt ein Schutz vor Erkrankung sogar lebenslang bestehen (Van Damme et al. 2003).Bei der Mehrzahl der Impflinge lassen sich bereits nach 8–10 Tagen Antikörper nachweisen. In Tierversuchen konnte gezeigt werden, dass die aktive Impfung auch post expositionem wirksam ist (Robertson et al. 1994). Der Erfolg der Impfung bei Riegelungsimpfungen in Ausbruchssituationen scheint dies zu bestätigen; allerdings ist nicht klar, wie lange nach Exposition eine aktive Impfung noch erfolgreich ist (Saliocca et al. 1999). Deshalb erscheint der zusätzliche Einsatz von Immunglobulin zur Postexpositionsprophylaxe in bestimmten Fällen nach wie vor gerechtfertigt (s.o). Aufgrund der hohen Immunogenität des Impfstoffs und der vergleichsweise langen Inkubationszeit der Hepatitis A lässt sich aber für den präexpositionellen Einsatz der Schluss ziehen, dass auch eine kurz vor einer Exposition verabreichte Impfung schützt. Für die Reisemedizin bedeutet das, dass eine unmittelbar vor Reiseantritt applizierte Impfung für eine begrenzte Zeit einen verlässlichen Schutz vor Infektion bietet; eine Immunglobulingabe erübrigt sich in diesem Fall.

Kombinationsimpfstoffe

Neben der monovalenten Hepatitis-A-Vakzine ist auch ein Kombinationsimpfstoff verfügbar, der neben der Hepatitis-A-Komponente auch den Hepatitis-B-Impfstoff enthält. Die Menge an Hepatitis-A-Impfstoff ist hier allerdings nur halb so hoch wie in dem monovalenten Präparat (s. u.), daher sind für einen ausreichenden Schutz vor Hepatitis A initial 2 Impfungen in 4-wöchigem Abstand notwendig. Für Kinder im Alter von 1–15 Jahren enthält der Impfstoff 10 µg HBsAg und 360 ELISA-Einheiten Hepatitis-A-Virus (Twinrix Kinder), für Jugendliche ab dem Alter von 16 Jahren und Erwachsene die doppelte Antigenmenge (Twinrix Erwachsene). Letzterer Impfstoff ist auch für ein 4-Dosen-Impfschema zugelassen (0–7–21 Tage und 12 Monate).

Seit kurzem gibt es auch eine Kombination der Hepatitis-A-Vakzine mit einem Impfstoff gegen Typhus, der das Vi-Kapselpolysaccharid von Salmonella typhi enthält. Die Menge an Hepatitis-A-Antigen entspricht hier der des monovalenten Impfstoffs. Dieses in erster Linie in der Reisemedizin eingesetzte Präparat führt nach 1-maliger Gabe zu einem begrenzten Schutz gegen Hepatitis A und Typhus. Die 2. Hepatitis-A-Impfung erfolgt nach 6–12 Monaten. Zur Aufrechterhaltung eines Schutzes vor Typhus muss alle 3 Jahre mit einem monovalenten Typhusimpfstoff nachgeimpft werden.

Testung auf Anti-HAV vor und nach der Impfung

Aus medizinischer Sicht ist eine Untersuchung auf Anti-HAV vor einer geplanten Hepatitis-A-Impfung nicht nötig. Auch bereits Immune können ohne Schaden geimpft werden, allerdings ist die Impfung in diesen Fällen nutzlos. Aus Kostengründen empfiehlt sich eine Vortestung aber bei den Impflingen, bei denen die Wahrscheinlichkeit einer bereits durchgemachten Hepatitis-A-Infektion groß ist, also bei Menschen mit einer Hepatitis in der Anamnese, bei Personen, die aus Endemiegebieten stammen und bei allen, die vor 1950 geboren wurden (im Jahr 1992 betrug die Durchseuchung der über 40-Jährigen in Deutschland 50–80 %). Aufgrund der ausgezeichneten Immunogenität des Impfstoffs erscheint eine obligate Anti-HAV-Bestimmung nach der Impfung zur Kontrolle des Impferfolges nicht notwendig. Indiziert kann sie allerdings in den Fällen sein, in denen mit einer reduzierten Immunantwort gerechnet werden muss, also z. B. bei alten Menschen sowie Immunsupprimierten.

Indikationen

Hauptindikation für eine Hepatitis-A-Impfung ist für Bewohner der Industrienationen West- und Nordeuropas und der USA ein Aufenthalt in einem Gebiet mit hoher Hepatitis-A-Durchseuchung (Tropen, Subtropen; alle Entwicklungsländer). Daneben sollten Angehörige bestimmter Gruppen geimpft werden, die ebenfalls einem erhöhten Hepatitis-A-Risiko unterliegen. Dazu gehören medizinisches Personal auf Infektionsstationen, in pädiatrischen Abteilungen, Betreuer in Kinderkrippen und Kindertagesstätten, Laborpersonal und Personal und Patienten in psychiatrischen Einrichtungen oder vergleichbaren Fürsorgeeinrichtungen für Zerebralgeschädigte oder Verhaltensgestörte, wobei in allen Fällen wohl der Kontakt mit Stuhl das Hauptrisiko darstellen dürfte. Eine weitere berufsbedingte Risikogruppe stellen aus nahe liegenden Gründen Kanalisationsarbeiter dar, die eine im Vergleich zur Allgemeinbevölkerung über 4-mal höhere Durchseuchung aufweisen. Ferner ist die Impfung für Patienten ab dem Alter von 1 Jahr empfohlen, die an einer chronischen Leberkrankheit (einschließlich chronischer Krankheiten mit Leberbeteiligung) leiden und keine HAV-Antikörper besitzen.

HAV-Infektionen treten gehäuft bei Drogenabhängigen auf, bei denen die Infektion auch parenteral übertragen werden kann; Hauptursache für die erhöhte Hepatitis-A-Inzidenz dürften aber die schlechten hygienischen Verhältnisse sein, unter denen viele dieser Menschen leben. Ebenfalls einer erhöhten Hepatitis-A-Gefährdung unterliegen homosexuell aktive Männer. Mehrfach traten Hepatitis-A-Infektionen auch bei Hämophilen auf, die durch kontaminierte Blutprodukte ausgelöst worden waren. Daher werden auch diese Personenkreise in die Impfempfehlungen einbezogen.

Für Kontaktpersonen von an Hepatitis A Erkrankten ist eine Postexpositionsprophylaxe angezeigt. Bei sehr engem Kontakt (in einer Wohngemeinschaft), der möglicherweise schon bis zu 10 Tagen zurückliegt oder über bis zu 10 Tagen geht, ist eine aktiv-passive Simultanprophylaxe (s. o.) zu erwägen. Bei kleineren oder größeren Ausbrüchen, etwa durch kontaminierte Lebensmittel, kommt eine passive Prophylaxe in der Regel zu spät; hier kann aber eine großzügige und rasch durchgeführte aktive Impfung die Entstehung von Sekundärfällen und damit eine weitere Ausbreitung der Erkrankung verhindern.

Hepatitis B

Epidemiologie

Das *Hepatitis-B-Virus* (HBV) wird ausschließlich parenteral durch direkte Inokulation von Blut oder mit Blut kontaminierten Körperflüssigkeiten oder durch Aufbringen dieser Materialien auf Schleimhäute oder verletzte Hautstellen übertragen. Wichtige Übertragungswege sind neben Verletzungen mit blutkontaminierten spitzen und scharfen Gegenständen vor allem Sexualkontakte sowie die Infektion des Neugeborenen während der Geburt durch die infizierte Mutter. Einmal in die Blutbahn gelangt, infiziert das Virus auf dem Blutweg wahrscheinlich direkt die Leberzellen.

Die Hepatitis B gehört weltweit gesehen zu den wichtigsten Infektionskrankheiten. Über 300 Millionen Menschen sind chronische Virusträger, über 1 Million sterben jährlich an den Folgen ihrer chronischen Infektion wie Leberzirrhose und hepatozellulärem Karzinom. Hauptverbreitungsgebiete sind Südostasien sowie Zentral- und Südafrika, wo 5–10 %, in einzelnen Regionen bis zu 20 % der Bevölkerung Virusträger sind. In den Industrienationen West- und Nordeuropas, in Australien und den USA liegt die Trägerrate unter 1 %. Hier tritt allerdings die Hepatitis B gehäuft in bestimmten Bevölkerungsgruppen auf, deren Angehörige aufgrund ihrer Beschäftigung bzw. ihres Lebensstils einem erhöhten Infektionsrisiko unterliegen.

Dazu gehören:

- medizinisches und zahnmedizinisches Personal,
- bestimmte Patientengruppen, wie Dialysepatienten und Hämophile,
- Patienten in psychiatrischen Anstalten,
- Personen mit engem Kontakt zu chronischen Hepatitis-B-Virus-Trägern,
- männliche Homosexuelle,
- Drogenabhängige,
- Prostituierte.

Dennoch betrifft auch in den Niedrigendemieländern die Mehrzahl der Infektionen die „normale" Bevölkerung, bei der die Hepatitis B vorwiegend sexuell übertragen wird; so dürften über die Hälfte der ca. 15 000 jährlichen Neuinfektionen in Deutschland Menschen betreffen, die keiner der typischen Risikogruppen angehören (Robert Koch-Institut 2003).

Klinik

Der klinische Verlauf einer manifesten Hepatitis B im akuten Stadium unterscheidet sich nicht wesentlich von dem anderer Virushepatitiden. Anikterische oder gänzlich inapparente Verläufe sind häufig und machen etwa 60–70 % aller Infektionen aus. Zu fulminanten Hepatitiden kommt es bei 0,5–1 % aller Infizierten. Hauptgefahr einer Hepatitis B ist der Übergang in eine chronische Verlaufsform, die gleichermaßen nach ikterischen wie nach inapparenten akuten Infektionen eintreten kann und deren Häufigkeit altersabhängig ist. Neugeborene entwickeln in etwa 90% chronische Infektionen, Kinder im Alter von 1–5 Jahren in etwa 40%, während bei älteren Kindern und Erwachsenen 5–10% aller HBV-Infektionen in eine chronische Form übergehen.

Chronische Verläufe treten darüber hinaus wesentlich häufiger bei Menschen mit Störungen des Immunsystems auf, etwa bei iatrogener Immunsuppression, angeborenen Immundefekten und Aids.

Das klinische Spektrum der chronischen Hepatitis-B-Infektion reicht vom asymptomatischen, scheinbar lebergesunden HBsAg-Träger mit nur minimaler Leberschädigung bis zum Patienten mit schwerer chronischer Hepatitis, die progredient verläuft und häufig mit einer Zirrhose endet. Darüber hinaus weisen chronische HBV-Träger ein mehr als 100fach höheres Risiko auf, an einem primären hepatozellulären Karzinom zu erkranken.

Für die laborchemische Diagnose einer Hepatitis-B-Infektion stehen Nachweisverfahren für verschiedene virusspezifische Proteine bzw. für Antikörper gegen diese Strukturen sowie für die virale DNA zur Verfügung, die in der Regel die sichere Identifizierung einer akuten, chronischen oder abgelaufenen Hepatitis B erlauben.

Expositionsprophylaxe

Eine konsequente Expositionsprophylaxe (Testung aller Blutspender auf HBsAg, weitestgehender Einsatz von Einmalartikeln, Verwendung leistungsfähiger Inaktivierungsverfahren bei der Herstellung von Gerinnungspräparaten und anderen Blutprodukten, Verwendung von Kondomen) ermöglichte es in der Vergangenheit, die Frequenz der nosokomialen Hepatitis B beachtlich zu senken. Der deutliche Rückgang der Hepatitis-B-Inzidenz in einigen Ländern Europas in der ersten Hälfte der 80er-Jahre lässt sich mit den verstärkten Vorsorgemaßnahmen zur Verhütung einer HIV-Übertragung erklären. Dennoch reichen alle diese Maßnahmen nicht aus, um die Hepatitis B gänzlich zum Verschwinden zu bringen. Der Einsatz immunprophylaktischer Maßnahmen ist deshalb unumgänglich.

Passive Immunisierung

Zur passiven Immunprophylaxe der Hepatitis B steht spezifisches *Hepatitis-B-Immunglobulin* (HBIg) zur Verfügung. Neben einem i. m. zu verabreichenden Präparat mit einem Anti-HBs-Gehalt von 200 IE/ml ist auch ein Präparat zur i. v.-Applikation mit 50 IE/ml im Handel.

Die präexpositionelle Gabe von HBIg an besonders gefährdete Personen ist heute durch die aktive Immunisierung weitestgehend ersetzt worden.

Eine *Postexpositionsprophylaxe* mit HBIg ist einmal bei Menschen ohne Immunschutz nach Kontakt mit HBV-haltigem infektiösem Material (Blut, bluthaltige Sekrete) indiziert, zum zweiten bei Neugeborenen HBV-infizierter Mütter. Nach *HBV-Exposition* ist beim Menschen ohne durch Impfung oder natürliche Infektion erworbene Immunität eine passive Immunisierung indiziert, in der Regel in Verbindung mit einer aktiven Impfung (passiv-aktive Simultanprophylaxe, s. u.). Die Gabe von HBIg muss dabei so früh wie möglich erfolgen, möglichst innerhalb von 4, höchstens von 48 h; die Wirkung späterer Gaben ist fraglich. Die Dosierung der i. m. zu applizierenden Präparate beträgt 0,06 ml (entsprechend 12 IE Anti-HBs) pro kg KG (beim Erwachsenen üblicherweise eine Ampulle zu 5 ml). Eine intravenöse Gabe des entsprechenden Präparates hat den Vorteil der sofortigen Verfügbarkeit des Immunglobulins im Blut und kann daher besonders bei verspäteter Gabe sinnvoll sein (Dosierung 0,12–0,20 ml, entsprechend 6–10 IE Anti-HBs pro kg KG).

Das *Infektionsrisiko Neugeborener HBsAg-positiver Mütter* beträgt bis zu 90%. Die sofort nach der Geburt durchgeführte Immunglobulingabe kann in Verbindung mit der aktiven Impfung (passiv-aktive Immunisierung, s. u.) die Häufigkeit der in der Regel perinatal übertragenen Infektion um etwa 90% senken. Die Simultanimpfung sollte noch im Kreißsaal vorgenommen werden; zur passiven Immunisierung werden 1 ml eines i. m. zu applizierenden Präparates oder 2 ml der i. v. verabreichbaren HBIg-Präparation verwendet. Die bei alleiniger HBIg-Gabe empfohlene 2. Injektion nach etwa 3 Monaten erübrigt sich bei Durchführung der Simultanprophylaxe und Fortführung der aktiven Immunisierung nach 1 und 6 Monaten.

Eine spezifische Indikation der i. v. zu applizierenden HBIg-Präparation liegt in der Prophylaxe der endogenen Reinfektion nach Lebertransplantation bei HBsAg-positiven Patienten, bei denen größere Mengen HBIg über lange Zeit benötigt werden (Roche et al. 2003).

Aktive Immunisierung

Impfstoffe

Alle Impfstoffe gegen Hepatitis B enthalten HBsAg, das Oberflächenprotein des HBV. Es liegt in Form sphärischer Partikel vor, der auch im Blut chronischer Träger vorkommenden sog. 22nm-Partikel. Während für die Impfstoffe der 1. Generation das HBsAg aus dem Plasma chronischer Virusträger gewonnen wird, enthalten die Impfstoffe der 2. Generation in gentechnisch veränderten Hefezellen produzierte HBsAg-Partikel; sie enthalten im Gegensatz zu den Partikeln aus Plasma nur unglykosiliertes HBsAg. Beide Impfstoffe haben sich als gleichermaßen immunogen, wirksam und gut verträglich erwiesen. Neben dem Impfstoff für Erwachsene sind auch Kinderdosen mit dem halben Impfstoffgehalt verfügbar; ein Hersteller bietet einen Impfstoff mit der 4fachen Dosierung für Dialysepatienten bzw. Immunsupprimierte an.

Die Hepatitis-B-Vakzine ist auch Bestandteil mehrerer *Kombinationsimpfstoffe*. So ist eine Kombination des Hepatitis-B- mit dem Hepatitis-A-Impfstoff erhältlich; die Anwendung ist die gleiche wie für alle anderen Hepatitis-B-Impfstoffe; neben der Erwachsenendosis gibt es eine Kinderdosis mit jeweils der halben Menge Impfstoff (s. o.).

Für die Impfung von Säuglingen und Kleinkindern ist eine Kombination mit allen anderen, im 1. Lebensjahr empfohlenen Impfungen verfügbar; neben der Hepatitis-B-Komponente (in halber Dosierung) enthält die Kombination die Impfstoffe gegen Tetanus, Diphtherie, Pertussis, Haemophilus influenzae Typ b (Hib) sowie Poliomyelitis.

Durchführung

Die Grundimmunisierung mit der monovalenten Hepatitis-B-Vakzine umfasst 3 Injektionen, 2 in 4-wöchigem Abstand, die 3. nach 6 Monaten. Der Impfstoff wird i. m. in den M. deltoideus, bei Säuglingen den M. vastus lateralis, appliziert (Injektionen in den M. glutaeus führen zu deutlich schlechterer Immunantwort [Centers for Disease Control 1985]). Eine subkutane Anwendung (bei Blutungsneigung, z. B. Hämophilie oder Antikoagulanzientherapie) ist möglich, hat aber etwas stärker ausgeprägte lokale Reaktionen zur Folge.

Die Impfung von Säuglingen mit dem Sechsfachimpfstoff erfolgt üblicherweise im Alter von 2, 3, und 4 Monaten; eine 4. Impfung erhalten die Kinder mit 11–14 Monaten.

Wirksamkeit

Die Wirksamkeit des Hepatitis-B-Impfstoffs wurde in mehreren kontrollierten Studien in Gruppen mit hohem Hepatitis-B-Risiko, wie homosexuellen Männern, medizinischem Personal, Kindern in Hochendemiegebieten und Neugeborenen chronisch infizierter Mütter analysiert (Mahoney and Kane 1999). Ein Schutz vor Hepatitis B wurde in 85–95 % aller Geimpften erreicht, wobei nahezu alle geschützt waren, die auf die Impfung mit Anti-HBs-Konzentrationen über 10 IU/l angesprochen hatten. Die Serokonversionsraten wurden in einer Metaanalyse von 181 Impfstudien mit insgesamt 32 904 Teilnehmern untersucht. Erwachsene über 19 Jahren zeigten eine mittlere Serokonversionsrate von 94,7 %, Kinder und Jugendliche sprachen zu 98,7 % auf die Impfung an und bei Säuglingen kam es in 94,2 % zu einem Impferfolg (Coates et al. 2001).Der Impferfolg wird von Alter, Geschlecht und Immunstatus des Impflings sowie von genetischen Faktoren beeinflusst. Mit zunehmendem Alter nehmen Serokonversionsraten und maximal erreichbare Anti-HBs-Spiegel ab; so finden sich bei über 50-Jährigen Serokonversionsraten von teilweise unter 70 % (Averhoff et al. 1998). Frauen zeigen meist eine etwas bessere Immunantwort als Männer. Personen mit Störungen des Immunsystems (Patienten unter immunsuppressiver oder zytostatischer Therapie, Dialysepatienten) sprechen verständlicherweise schlecht auf die Impfung an. In diesen Fällen ist eine Dosiserhöhung indiziert (doppelte Dosis bzw. Verwendung eines speziell für Dialysepatienten höher dosierten Impfstoffs).

Verträglichkeit

Die Verträglichkeit des Hepatitis-B-Impfstoffs ist sehr gut. Gelegentlich kommt es zu Rötung, Schwellung oder leichtem Schmerz an der Injektionsstelle. Allgemeinreaktionen wie leichte bis mäßige Temperaturerhöhung, Frösteln, Kopf- und Gliederschmerzen oder Müdigkeit sind selten. In Einzelfällen wird über anaphylaktische und allergische Reaktionen berichtet, die sich als Vaskulitis, Urtikaria oder Blutdruckabfall äußern; als Auslöser kommt u. U. Thiomersal in Frage, das in einigen Impfstoffen als Konservierungsmittel enthalten ist. Schwerere Nebenwirkungen, die in einem eindeutigen Zusammenhang mit der Impfung stehen, wurden bisher nicht beobachtet (STIKO 2004).

Eigentliche *Kontraindikationen* gegen die Hepatitis-B-Impfung gibt es nicht. *Schwangere* können ohne Gefahr für das Kind geimpft werden (Ayoola und Johnson 1987).

Testung vor und nach der Impfung

Bei besonders stark exponierten Personen (medizinisches und zahnmedizinisches Personal) sollte der Impferfolg 4 Wochen nach der 3. Impfung durch eine quantitative Anti-HBs-Bestimmung kontrolliert werden. Eine Testung vor der Impfung ist nicht notwendig; bei Impflingen, die längere Zeit einem erhöhten Hepatitis-B-Risiko ausgesetzt waren, kann eine Bestimmung von Antikörpern gegen das Core-Antigen des Hepatitis-B-Virus (Anti-HBc) aus Kostengründen sinnvoll sein, um einen bereits erfolgten Kontakt mit dem Virus ausschließen zu können. Anti-HBc-Negative müssen geimpft werden, bei positivem Ausfall des Tests ist eine Impfung nicht notwendig.

Passiv-aktive Immunisierung

In Fällen, in denen ein sofortiger Schutz notwendig ist, kann die aktive Impfung mit der Gabe von Hepatitis-B-Immunglobulin (HBIg) kombiniert werden. Indiziert ist diese passiv-aktive Immunisierung in der Postexpositionssituation bei Nichtimmunen, die Kontakt mit HBV-kontaminiertem Material hatten (Nadelstichverletzung, Schleimhautkontakt), sowie bei Neugeborenen infizierter Mütter. Gleichzeitig mit der Gabe von HBIg (s. o.) wird die 1. Impfstoffdosis appliziert.

Dauer des Impfschutzes

Der Schutz vor Infektion ist an das Vorhandensein von Anti-HBs in Konzentrationen über 10 IE/l gebunden. Die Schutzdauer entspricht damit der Zeit, während der eine Anti-HBs-Konzentration von > 10 IE/l vorhanden ist. Sie ist von der maximalen Antikörperkonzentration abhängig, die etwa 4 Wochen nach der letzten Injektion erreicht wird. Da die Kinetik, mit der Anti-HBs abnimmt, bei allen Impflingen gleich ist, ermöglicht eine quantitative Anti-HBs-Bestimmung nach der Grundimmunisierung eine Abschätzung der Dauer dieses Schutzes (Jilg und Deinhardt 1988).

Langzeituntersuchungen an Geimpften zeigten, dass bei Personen, die auf die Grundimmunisierung gut angesprochen hatten, auch über das Vorhandensein messbarer Antikörper hinaus ein Schutz vor einer klinisch manifesten Erkrankung bestand. Kommt es nach dem Verschwinden von Anti-HBs zu einer Infektion, führt das durch die Impfung induzierte immunologische Gedächtnis zu einer sehr raschen Immunantwort (Abb. 29.**1**), die die Ausbreitung des Virus in der Leber begrenzt und die Infektion beendet, ehe klinisch fassbare Symptome auftreten. Die Dauer dieses

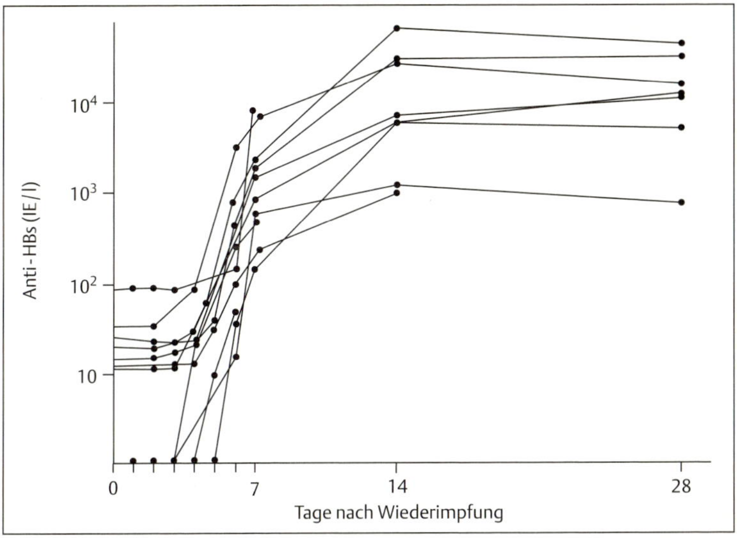

Abb. 29.1 Booster-Effekt nach zusätzlicher Impfstoffinjektion als Zeichen des immunologischen Gedächtnisses bei erfolgreich gegen Hepatitis B geimpften Personen. Eine Wiederimpfung wurde durchgeführt, wenn der Anti-HBs-Spiegel auf Werte zwischen 0 und 90 IE/l abgesunken war. Nach der Booster-Injektion wurde der Anti-HBs-Spiegel täglich bis Tag 7 sowie an Tag 14 und 28 kontrolliert (Jilg et al. 1988).

Schutzes vor Erkrankung beträgt bei einmal erfolgreich Geimpften über 10 Jahre; möglicherweise besteht bei ihnen sogar ein lebenslanger Schutz (Anonymous 2000).

Wiederimpfung

Ob eine Wiederimpfung bei einmal erfolgreich Geimpften notwendig ist, ist nicht bewiesen und wird gegenwärtig noch kontrovers diskutiert (Anonymous 2000). Die STIKO sieht in Deutschland für Menschen mit hohem Infektionsrisiko (z. B. bei medizinischem und zahnmedizinischem Personal) eine Wiederimpfung nach 10 Jahren vor. Bei diesem Personenkreis sollte auch, wie oben angeführt, der Impferfolg 4 Wochen nach der letzten Impfung kontrolliert werden: Bei Anti-HBs-Werten <100 IE/l sollte sofort wieder geimpft werden, bei Anti-HBs-Werten ≥100 IE/l ist eine Auffrischimpfung nach 10 Jahren ausreichend.

„Nonresponder" und „Hyporesponder"

Auch unter gesunden, immunologisch unauffälligen Personen sprechen etwa 5 % nicht auf die Hepatitis-B-Impfung an („Nonresponder", Anti-HBs < 10 IE/l). Neben genetischen Faktoren, Übergewicht und starkem Nikotinkonsum spielt das Alter dabei die größte Rolle (Averhoff et al. 1998). In diesen Fällen sind weitere Impfungen angezeigt, die in einem Mindestabstand von etwa 3 Monaten durchgeführt werden sollten. 50–75 % der Non- oder Hyporesponder sprechen auf bis zu 3 zusätzliche Impfungen an (Jilg et al. 1990; Clemens et al. 1997).

Indikationen und Impfstrategien

Auch in Ländern mit niedriger Hepatitis-B-Inzidenz wie Deutschland ist die Hepatitis B nur durch eine generelle Impfung zu eliminieren (Jilg 1996). Der Hauptgrund dafür liegt in der Tatsache, dass nur ein kleinerer Teil der Infektionen innerhalb der klassischen Risikogruppen stattfindet. Der Hauptteil trifft die „normale" Bevölkerung, wobei Sexualkontakte den wichtigsten Übertragungsweg darstellen; über die Hälfte aller Neuinfektionen werden auf diese Weise erworben (Robert Koch-Institut 2003). Daher wird in Deutschland seit 1995 die Impfung für alle Säuglinge und Kleinkinder ab dem Alter von 2 Monaten empfohlen. Monovalente Vakzinen werden im Alter von 2, 4 und 11–13 Monaten verabreicht, die heute fast ausschließlich verwendeten Sechsfachkombinationen müssen wegen der Pertussiskomponente 4-mal appliziert werden (mit 2, 3, 4 und 11–14 Monaten). Solange, bis die ersten als Säuglinge geimpften Jahrgänge das Jugendlichenalter erreicht haben, müssen auch alle 12–15-Jährigen in die Impfung einbezogen werden. Selbstverständlich muss auch die Impfung von Personen mit erhöhtem Risiko (Tab. 29.**2**) beibehalten werden.

Immunprophylaxe der Hepatitis D, C und E

Hepatitis D (Delta)

Das *Hepatitis-Delta-Virus* (HDV) bedarf als inkomplettes Virus zur Infektion der Mithilfe des Hepatitis-B-Virus und löst nur zusammen mit diesem Erreger Infektionen aus, daher schützt die Impfung gegen Hepatitis B auch gegen eine Hepatitis-Delta-Infektion.

Tabelle 29.2 Gruppen mit hohem Hepatitis-B-Risiko, deren Angehörige gegen Hepatitis B geimpft werden sollten (in Anlehnung an die Impfempfehlungen der STIKO 2004)

Hepatitis-B-gefährdete Personen im Gesundheitsdienst
- einschließlich Auszubildender, Studenten, Reinigungspersonal, Mitarbeiter von Rettungsdiensten, Ersthelfer.

Bestimmte Patienten
- mit häufiger Übertragung von Blut oder Blutbestandteilen (z. B. Hämophile),
- Dialysepatienten, Patienten mit chronischen Nierenkrankheiten,
- Patienten vor ausgedehnten chirurgischen Eingriffen.

Personen mit Kontakt zu HBsAg-Trägern
- in der Familie oder Wohngemeinschaft,
- in Gemeinschaftseinrichtungen (Kindergärten, Kinderheime, Schulklassen),
- Patienten in psychiatrischen Einrichtungen,
- Bewohner von Fürsorgeeinrichtungen für Zerebralgeschädigte oder Verhaltensgestörte,
- Personen in Behindertenwerkstätten,
- Sexualpartner von HBsAg-Trägern.

Besondere Risikogruppen
- homosexuell aktive Männer, Prostituierte,
- Drogenabhängige, länger einsitzende Strafgefangene.

Reisende in Regionen mit hoher Hepatitis-B-Prävalenz
- bei längerem Aufenthalt,
- bei zu erwartenden engen Kontakten zur einheimischen Bevölkerung.

Hepatitis C

Aufgrund der genetischen Heterogenität des *Hepatitis-C-Virus* und seiner Oberflächenproteine scheiterten bislang alle Versuche, einen wirksamen prophylaktischen Impfstoff zu entwickeln. Mit verschiedenen experimentellen Impfstoffen, die aus den gentechnisch hergestellten Oberflächenproteinen E1/E2 des Virus bestanden oder als DNA-Vakzinen die für diese Proteine kodierenden Genabschnitte enthielten, gelang es allenfalls, einen Schutz vor einer nachfolgenden Infektion mit niedrigen Dosen des homologen Virus zu erzielen. Immunität gegenüber höheren Virusdosen oder eine Infektion mit anderen Virusstämmen konnte nicht erreicht werden, allerdings wurde das Risiko einer persistierenden Infektion reduziert (Koff 2003). Möglicherweise muss man sich mit einem Impfstoff zufrieden geben, der wenigstens den Übergang in eine chronische Infektion verhindert; allerdings ist auch mit einer solchen Vakzine in absehbarer Zeit nicht zu rechnen.

Hepatitis E

Trotz der Existenz mehrerer Genotypen des *Hepatitis-E-Virus* besteht offensichtlich eine serologische Kreuzreaktivität zwischen den verschiedenen Virustypen. Damit erscheint die Aussicht auf einen Impfstoff gegen diesen Erreger durchaus realistisch. Eine experimentelle Vakzine auf der Basis des rekombinant hergestellten Kapsidproteins des Virus konnte Cynomolgus-Affen vor einer Infektion schützen. Ein derartiger aluminiumhydroxidadsorbierter Impfstoff wurde bereits erfolgreich in Phase-I-Studien am Menschen getestet und erwies sich als gut verträglich und immunogen – nach 3 Dosen des Impfstoffs hatten alle 44 Teilnehmer der Studie Anti-HEV-Antikörper entwickelt. Feldstudien zur Untersuchung der Wirksamkeit dieses Impfstoffs sind in Vorbereitung (Emerson and Purcell 2001).

Literatur

Ambrosch F, Wiedermann G, Jonas S, Althaus B, Finkel B, Gluck R, Herzog C. Immunogenicity and protectivity of a new liposomal hepatitis A vaccine. Vaccine 1997;15:1209–13.

André FE., Hepburn A, D'Hondt E. Inactivated candidate vaccines for hepatitis A. In: Melnick JL, ed. Prog. Med. Virol. Vol 37. Basel: Karger; 1990:72–95.

Anonymous. Are booster immunisations needed for lifelong hepatitis B immunity? European Consensus Group on Hepatitis B Immunity. Lancet 2000; 355:561–5.

Averhoff F, Mahoney F, Coleman P, Schatz G, Hurwitz E, Margolis H. Immunogenicity of hepatitis B vaccines. Implications for persons at occupational risk of hepatitis B virus infection. Am J Prev Med 1998;15:1–8.

Ayoola EA, Johnson AOK. Hepatitis B vaccine in pregnancy: immunogenicity, safety and transfer of antibodies to infants. Int J Gynaecol Obstet 1987;25: 297–301.

Clemens R, Sänger R, Kruppenbacher J, et al. Booster immunization of low- and non-responders after a standard three dose hepatitis B vaccine schedule – results of a postmarketing surveillance. Vaccine 1997;15:349–52.

Coates T, Wilson R, Patrick G, Andre F, Watson V. Hepatitis B vaccines: assessment of the seroprotective efficacy of two recombinant DNA vaccines. Clin Ther 2001;23:392–403.

Van Damme P, Banatvala J, Fay O, et al. International Consensus Group on Hepatitis A Virus Immunity. Hepatitis A booster vaccination: is there a need? Lancet 2003;362:1065–71.

D'Argenio P, Adamo B, Cirrincione R, Gallo G. The role of vacine in controlling hepatitis A epidemics. Vaccine 2003; 21:2246–9.

Emerson SU, Purcell RH. Recombinant vaccines for hepatitis E. Trends Mol Med 2001;7:462–6.

Flehmig B, Heinricy U, Pfisterer M. Immunogenicity of a killed hepatitis A vaccine in seronegative volunteers. Lancet I 1989:1039–41.

Grady GF. Prevention of hepatitis by passive immunization. In: Deinhardt F, Deinhardt J, eds. Viral hepatitis: laboratory and clinical science. New York: Dekker; 1984:241.

Hadler SC. Global impact of hepatitis A virus infection changing patterns 1990. In: Hollinger FB, Lemon SM, Margolis HM, eds. Viral Hepatitis and Liver Disease. Baltimore: Williams and Wilkins; 1991:14–20.

Van Herck K, Van Damme P. Inactivated hepatitis A vaccine-induced antibodies: follow-up and estimates of long-term persistence. J Med Virol 2001; 63:1–7.

Innis B, Snithbhan R, Kunasol P, et al. Protection against hepatitis A by an inactivated vaccine. JAMA 1994;271: 1328–34.

Jilg W, Schmidt M, Deinhardt F. Impfversagen nach Hepatitis B-Impfung: Effekt zusätzlicher Impfungen. Dtsch Med Wschr 1990;115:1545–8.

Jilg W, Deinhardt F. Schutzimpfung gegen Hepatitis B. Dtsch Ärztebl 1988; 85:1099–105.

Jilg W, Schmidt M, Deinhardt F. Immune response to hepatitis B revaccination. J Med Virol 1988;24:377–84.

Jilg W. Gründe für eine generelle Impfung gegen Hepatitis B. Dtsch Ärztebl 1996;93A:3122–6.

Koff R. Hepatitis vaccines: recent advances. Int J Parasit 2003;33:517–23.

Lewis JA, Armstrong ME, Larson VM, et al. Use of a live, attenuated hepatitis A vaccine to prepare a highly purified, formalin-inactivated hepatitis A vaccine. In: Hollinger FB, Lemon SM, Margolis HM, eds. Viral Hepatitis and Liver Disease. Baltimore: Williams and Wilkins; 1991:76–8.

Robert Koch-Institut. Erkrankungen an Hepatitis A und Hepatitis E in den Jahren 2001–2003. Epid Bull 2004;33: 269–72.

Robert Koch-Institut: Zur Situation wichtiger Infektionskrankheiten in Deutschland. Virushepatitis B und C im Jahr 2003. Epid Bull 2004;37:307–13.

Robertson BH, D'Hondt EH, Spelbring J, Tian H, Krawczynski K, Margolis HS. Effect of postexposure vaccination in a chimpanzee model of hepatitis A virus infection. J Med Virol 1994;43: 249–51.

Roche B, Samuel D. Liver transplantation for hepatitis B virus-related liver disease:indications,prevention of recurrence and results. J Hepatol 2003; 39(Suppl. I):181–9.

Sagliocca L, Amoroso P, Stroffolini T, et al. Efficacy of hepatitis A vaccine in prevention of secondary hepatitis A infection: a randomised trial. Lancet 1999;353:1136–9.

STIKO. Mitteilungen der Ständigen Impfkommission (STIKO) am Robert Koch-Institut: Hinweis für Ärzte zum Aufklärungsbedarf bei Schutzimpfungen. Stand: Januar 2004. Epid Bull 2004;6:33–52.

Werzberger A, Mensch B, Kuter B, et al. Protective efficacy of a single dose of a formalin-inactivated, alum adjuvanted hepatitis A vaccine in healthy children. N Engl J Med 1992;327:453–7.

30 Influenza(„Grippe")schutzimpfung

U. Heininger

Erregereigenschaften

Grippeviren gehören zur Familie der *Orthomyxoviridae* und haben eine sphärische Gestalt mit einem Durchmesser von 90–120 nm. Sie bestehen aus dem zentralen Innenkörper, der von einer Lipoidmembranhülle umschlossen wird, die auf ihrer Innenseite durch eine Eiweißschicht aus dem Matrixprotein verstärkt ist. Die Oberfläche der Membran ist mit 2–300 Strukturelementen besetzt, die aus Glykoproteinen bestehen. Etwa 90% hiervon sind stäbchenförmig und werden als *Hämagglutinin* bezeichnet. Dieses hat die Fähigkeit, an neuraminsäurehaltige Rezeptoren auf dem Mukosaepithel zu adhärieren und so die Infektion dieser Zellen einzuleiten. Entsprechende Rezeptoren befinden sich auch auf der Oberfläche von Erythrozyten, sodass durch das Virus eine Hämagglutination ausgelöst werden kann. Die Hämagglutinine sind Schlüsselantigene für die Immunabwehr gegen Grippeviren, da die gegen sie gerichteten Antikörper das Virus neutralisieren können. Das 2. wichtige Strukturelement an der Virusoberfläche hat eine pilzförmige Gestalt und ist ein Enzym, die Neuraminidase. Sie vermittelt die Freisetzung neugebildeter Viren aus der infizierten Zelle. Antikörper gegen sie sind ebenfalls protektiv. Sie hemmen die Virusfreisetzung und tragen so zu einer Begrenzung der Kontagiosität bei.

Der Innenkörper des Virus ist ein helikales Kapsid, das meist aus 8 negativsträngigen RNA-Segmenten besteht, die vom Nukleoprotein eingehüllt sind. Zusätzlich enthält das Nukleokapsid noch 3 weitere Proteine in geringer Menge, die P-Proteine PB1, PB2 und PA (Murphy und Webster 1990).

Durch grundsätzliche Unterschiede in der Antigenstruktur der Nukleoproteine werden die Influenzavirustypen A, B und C voneinander abgegrenzt. Die Viren des Typs C unterscheiden sich weiterhin von denen der Typen A und B dadurch, dass sie keine reguläre Neuraminidase, sondern eine Acetylesterase als rezeptorzerstörendes Enzym besitzen und dass ihr Genom aus 7 statt 8 RNA-Segmenten besteht.

Epidemiologie

Der Virustyp A (teilweise auch B) verursacht alljährliche Epidemien, während Virustyp C für lokal begrenzte Krankheitsausbrüche verantwortlich ist. Jede Grippeepidemie führt zu einem deutlichen Anstieg der Todesfälle in der Bevölkerung, der die Werte des Jahresdurchschnitts weit überschreitet (sog. Übersterblichkeit oder Exzessmortalität). Ferner kommt es durch den erhöhten Krankenstand zu Produktivitätseinbußen.

Die Viren vom Typ A lassen sich in zahlreiche Subtypen einteilen, die sich in der Antigenstruktur ihres Hämagglutinins (H) und ihrer Neuraminidase (N) unterscheiden. Während eine große Vielfalt von Subtypen bei Tieren, vor allem Geflügel und Vögeln, vorkommt, sind beim Menschen bisher vorwiegend die Subtypen H1N1, H2N2, H3N2 und in jüngster Zeit vereinzelt von Geflügel auf den Menschen übertragene hoch pathogene H5N1 und andere seltene Subtypen („Vogelgrippe") beobachtet worden (Olshaker 2003).

Eine Besonderheit des Virustyps A, und in etwas geringerem Maße des Typs B, besteht darin, dass die in der menschlichen Population zirkulierenden Stämme häufig Punktmutationen ihrer Oberflächenproteine Hämagglutinin und Neuraminidase entwickeln. Dieser Antigendrift ist für die alljährlich wiederkehrenden Influenzaepidemien verantwortlich. Dies ist dadurch erklärt, dass neue Epidemiestämme im Vergleich zu ihrem unmittelbaren Vorgänger Veränderungen in 1–2 der insgesamt 4–5 protektiven Epitope aufweisen. Das bedeutet, dass die gegen den vorangegangenen Stamm gerichtete natürliche oder durch Impfung induzierte Immunität gegenüber dem neuen Stamm nur noch teilweise schützt. Die Entwicklung der Driftvarianten wird von der WHO weltweit systematisch in Referenzlaboratorien erfasst. Auf der Basis neuer Stämme mit epidemischem Potenzial werden regelmäßig geeignete Isolate für die Impfstoffproduktion (und die Herstellung aktueller Diagnostika) empfohlen (Hilleman 2002).

Eine andere Art von Antigenveränderungen stellt der *Antigenshift* dar, wobei Genrekombination von Influenzaviren humanen und tierischen Ursprungs zu einem völlig neuen Virussubtyp A führen können (Webster et al. 1973). Typischerweise geschieht dies in Asien, wo die Lebensumstände eine Koinfektion von Schweinen mit Influenzaviren humanen bzw. aviären Ursprungs begünstigen. Die so neu entstandenen Virussubtypen können dann vom Schwein auf den Menschen übertragen werden. Da die gesamte Bevölkerung über keinerlei Immunschutz gegenüber dem neuen Virussubtyp verfügt, kann dieses Ereignis zu einer bedrohlichen

Pandemie führen (Glezen 1996). Die bislang schwerste Pandemie war die sog. „spanische Grippe“ im Winter 1918/19 mit insgesamt etwa 20 Mio. Todesopfern, verursacht durch ein neues, hoch pathogenes H1N1-Virus. Weitere Pandemien durch neue Virussubtypen A wurden 1957 (H2N2), 1968 (H3N2) und 1977 (H1N1) ausgelöst.

Die Namensgebung für einzelne Influenzavirusstämme folgt einer standardisierten Terminologie durch Nennung des Typs, des Ortes oder Landes der Isolierung, der Nummer des Isolates, des Isolierungsjahres und der Hämagglutinin- und Neuraminidasesubtypen. So ist einer der aktuellen Impfstofftypen beispielsweise:

- A/Fujian/411/02 (H3N2).

Dabei handelt es sich um ein Influenza-A-Virus, welches 2002 in Fujian (China) isoliert wurde (Isolat Nummer 411) und zum Subtyp H3N2 gehört.

Übertragung

Die Influenzaviren werden vorwiegend durch Tröpfcheninfektion von Mensch zu Mensch übertragen. Ferner existiert ein großes Reservoir von Influenza-A-Viren vor allem bei Geflügel, Schweinen, und anderen Haustieren, die gelegentlich auf Menschen übertragen werden (Heininger 2003a).

In der nördlichen Hemisphäre treten Influenzaepidemien in der Regel im Winterhalbjahr zwischen Dezember und April, in der südlichen Hemisphäre dagegen zwischen Juni und September auf. Sie verlaufen meist stürmisch mit einem steilen Anstieg der Krankheitsfälle innerhalb von 2–3 Wochen und enden in umschriebenen Gebieten meist nach etwa 2 Monaten. Typischerweise sind zu Beginn der Epidemie zunächst Klein- und Schulkinder in Gemeinschaftseinrichtungen betroffen, ehe sie auf die restliche Bevölkerung übergreift. Während kleinere Grippeepidemien jährlich beobachtet werden, kommt es zu größeren Epidemien durch Serotypen A etwa alle 1–3 Jahre und durch Serotypen B alle 3–6 Jahre. Oftmals zirkulieren verschiedene Serotypen gleichzeitig in der Bevölkerung.

Pathogenese

Nach der Aufnahme des Virus über die Schleimhaut des Nasen-Rachen-Raums kommt es primär zur Vermehrung des Erregers in den Epithelzellen der Atemwege. Die Virusreplikation führt zum Absterben der infizierten Zellen mit entzündlich-ödematöser Schwellung, Hyperämie, Hämorrhagien und flächenhaften Nekrosen. Die dadurch reduzierte lokale Abwehrfähigkeit kann bei gleichzeitiger Besiedelung des Nasopharynx mit Pneumokokken, Staphylokokken, Haemophilus influenzae u.a. pathogenen Erregern zu Sekundärinfektionen führen (Murphy und Webster 1990).

Krankheitsbilder

Die Krankheit beginnt nach einer Inkubationszeit von 2–3 Tagen plötzlich mit Fieber, starkem Krankheitsgefühl, Kopf- und Gliederschmerzen, Abgeschlagenheit und Symptomen einer Pharyngitis, Laryngitis, Tracheitis, Bronchitis, und Otitis (Couch 2000). Als Zeichen der Tracheitis wird vielfach ein retrosternaler Schmerz beim Husten angegeben. Häufig ist eine Beeinträchtigung der Kreislauffunktion mit arterieller Hypotonie und relativer Bradykardie erkennbar. Auch eine hämorrhagische Diathese (Nasenbluten, blutiger Auswurf) ist typisch. Bei Neugeborenen und jungen Säuglingen sind sepsisähnliche Verläufe bekannt. Ferner können v.a. bei Kleinkindern Zeichen einer Gastroenteritis – mit oder ohne respiratorische Symptome – im Vordergrund stehen (Price et al. 1976).

Die Mehrzahl der Krankheitsfälle verläuft ohne Komplikationen und die Beschwerden klingen nach 7–14 Tagen ab.

Komplikationen

Die häufigsten Komplikation der Influenza sind bakterielle Sekundärinfektionen (Otitis media, Pneumonie, Sinusitis), die in bis zu einem Drittel aller Fälle in Erscheinung treten. Ferner sind bei älteren Säuglingen und Kleinkindern zerebrale Fieberkrämpfe sowie Bronchiolitis oder Laryngotracheitis (sog. „Pseudokrupp“) häufige Komplikationen (Neuzil et al. 2002, Peltola et al. 2003). Bei älteren Kindern, Jugendlichen und Erwachsenen kann eine akute Myositis (meistens der Unterschenkelmuskulatur) zu starken Schmerzen und passager zu einer verminderten Gehfähigkeit führen (Agyeman et al. 2004). Seltene, aber bedrohliche Komplikationen sind der perakute Verlauf mit Herz-Kreislauf-Versagen, Myokarditis, Enzephalitis und Reye-Syndrom (letzteres vorwiegend bei gleichzeitiger Gabe von Acetylsalicylsäure, was deshalb vermieden werden sollte).

Bei 5–10% der Grippepatienten im Erwachsenenalter sind infektiös-toxische Schädigungen am Herz-Kreislauf-System mit Herzrhythmusstörungen und Hypotonie zu beobachten. Bei Patienten mit kardiovaskulären Grundkrankheiten kann die zusätzliche Belastung durch die Grippe letal enden.

Besonders für nicht geimpfte, gefährdete Personen kommt die Postexpositionsprophylaxe mit Neuraminidaseinhibitoren Oseltamivir (USA) oder Zanamivir (Schweiz) in Frage.

Impfung

Die natürliche Infektion mit dem Influenzavirus führt zu einer anhaltenden typenspezifischen Immunität, d. h. gegenüber dem gleichen oder einem nur geringfügig mutierten, ähnlichen Virus. So konnte nachgewiesen werden, dass nur wenige Personen, die während der H3N2-Epidemie 1968 erkrankt waren, bei den nachfolgenden Grippeepidemien 1972 und 1974 erneut erkrankten. Auch bei der A/Victoria-Epidemie 1975 befanden sich unter den Erkrankten nur 4%, die bereits 1974 und nur 8%, die 1972 schon einmal an Grippe vom Subtyp H3N2 erkrankt waren (Couch et al. 1986). Noch deutlicher wird das Prinzip der typenspezifischen Immunität dadurch belegt, dass beim Wiederauftreten des Grippesubtyps H1N1 im Jahre 1977 die Personen, die diesem Virus bereits vor 1957 ausgesetzt waren, über einen relativ guten Schutz verfügten. Bei ihnen traten Erkrankungen mit einer 10fach geringeren Frequenz auf als bei später geborenen Personen.

Die Mechanismen, die den natürlichen Schutz bewirken, sollten möglichst auch durch Impfungen aktiviert werden. Die primäre spezifische Abwehr erfolgt durch Antikörper der Klasse IgA, die in der Schleimhaut gebildet und sezerniert werden. Sie führen über eine Bindung an das Hämagglutinin zur Virusneutralisation. Überwinden die Viren die Mukosabarriere, so kommt es zur Infektion von Zellen, deren Destruktion und zu entzündlichen Reaktionen. In dieser Phase werden neutralisierende Antikörper der Klassen IgM und IgG aus dem zirkulierenden Blut wirksam und können zur Begrenzung des Infektionsherdes auf der Schleimhaut beitragen. Ein Serumantikörpertiter von mindestens 1:40 im Hämagglutinationshemmtest korreliert mit Schutz.

Antikörper gegen die Neuraminidase schützen dadurch, dass sie die Virusfreisetzung verzögern. Zelluläre Immunreaktionen, die gegen Virusantigene gerichtet sind, welche auf der Oberfläche infizierter Zellen exprimiert werden, tragen ebenfalls zum Immunschutz bei. Daran sind sowohl antikörperabhängige zytotoxische Reaktionen (ADCC) als auch antikörperunabhängige Reaktionen durch zytotoxische T-Zellen beteiligt. Sie richten sich auch gegen Teile des Nukleoproteins (Gotch et al. 1987). Schließlich hat die spezifische Aktivierung von regulatorisch aktiven T-Helferzellen durch die Virusantigene eine große Bedeutung. Es kommt dadurch neben der Freisetzung von B- und T-Zell-Wachstums- und Reifungsfaktoren insbesondere auch zur Produktion von Gamma-Interferon mit unmittelbar antiviraler Wirkung und einer Reihe anderer protektiver Effekte, wie z. B. der Aktivierung von Makrophagen (Mock et al. 1987).

Im Vergleich zu diesen nach Influenzainfektionen zu beobachtenden Schutzeffekten sind die durch die verfügbaren Totimpfstoffe erzielbaren Effekte hinsichtlich Dauer und Belastbarkeit deutlich schwächer, wohingegen der in den USA entwickelte attenuierte Intranasalimpfstoff auch CD8- und zytotoxische Lymphozyten potent stimuliert (Gorse et al. 2004).

Impfstoffe

Gegenwärtig wird die Grippeprophylaxe vorzugsweise mit inaktivierten Impfstoffen durchgeführt. Zur Verfügung stehen:

- Ganzzellvakzinen: Sie enthalten komplette, durch Formalin inaktivierte Viren, die an Aluminiumverbindungen als Adjuvanzien adsorbiert sind,
- Spaltvakzinen, bei denen durch Detergenzienbehandlung die Lipidhülle des Virus aufgelöst und die antigenen Oberflächenglykoproteine freigesetzt werden. Sie enthalten neben den Antigenen der Virusoberfläche, wie Hämagglutinin und Neuraminidase, auch noch Anteile des Virusinnenkörpers, sind aber frei von Lipoidbestandteilen,
- Subunitvakzinen: Sie bestehen ausschließlich aus den antigenetisch bedeutsamen Virushüllproteinen Hämagglutinin und Neuraminidase,
- virosomaler Impfstoff: Er enthält Hämagglutinin und Neuraminidase, welche auf Lecithinkügelchen („Virosomen") exprimiert werden (Herzog et al. 2002).

Für Personen mit eingeschränkter Immunkompetenz (z. B. Alter > 65 Jahre) steht darüber hinaus ein Influenzaimpfstoff mit einem neuen Adjuvanz (MF59) zur Verfügung, dessen Immunogenität im Vergleich zu den herkömmlichen Influenzaimpfstoffen optimiert wurde.

Diese verschiedenen Präparate werden von den Impfstoffproduzenten in hoher Qualität angeboten. Sie enthalten in der Regel 15 µg Hämagglutinin der jeweils aktuellen, von der WHO empfohlenen Grippestämme der Subtypen H1N1, H3N2 und des Typ B. Der Reinheitsgrad ist mit maximal 25 µg Proteinstickstoff pro Stamm und Dosis sehr hoch, wobei gewährleistet werden soll, dass eine Impfstoffdosis weniger als 0,5 µg Eialbumin enthält. Früher waren die Grippeimpfstoffe stets Adsorbatimpfstoffe, bei denen die Antigene an Aluminiumoxid oder Aluminiumhydroxid gebunden waren. Heute bevorzugt man Fluidimpfstoffe ohne die Aluminiumkomponente, um die Belastung des Impflings mit diesem nichtresorbierbaren Material möglichst gering zu halten.

Die heute verfügbare Technologie zur Gewinnung von Grippeimpfstoffen hoher Reinheit basiert auf modernen Verfahren der Ultrazentrifugation und chromatographischen Reinigungsoperationen in Verbindung mit automatisierten Techniken zur Beimpfung bebrüteter Hühnereier und Ernte der virushaltigen Kulturflüssigkeiten.

Eine andere Möglichkeit der Grippeprophylaxe bietet ein attenuierter Lebendimpfstoff. Er aktiviert das volle Spektrum an Immunmechanismen, die auch bei der natürlichen Infektion angeregt werden. Das Prinzip des Impfstoffs besteht darin, dass attenuierte Donorstämme die jeweils aktuell empfohlenen Hämagglutinin- und Neuraminidasetypen exprimieren. Die rekombinierten Impfviren sind kälteadaptiert, d. h. sie können bei 35 °C (Temperatur in der Nase) gut replizieren, nicht aber in den tiefen Atemwegen (37 °C). Der „Cold-adapted-Influenza-Virus-trivalente“-(CAIV-T-)Impfstoff ist in den USA für gesunde Personen im Alter von 5–49 Jahren zugelassen. Gegenwärtig werden Studien durchgeführt mit dem Ziel, Sicherheit, Verträglichkeit und Effektivität auch bei jüngeren Kindern (ab 6 Monaten) und älteren Personen mit und ohne zugrunde liegenden Risikofaktoren nachzuweisen (Fleming et al. 2004).

Durchführung

Die Impfung sollte vorzugsweise in den Monaten September–November durchgeführt werden. Dabei erhalten Kinder ab 3 Jahren und Erwachsene eine Injektion von 0,5 ml Impfstoff i. m., Kinder im Alter von 6 Monaten bis 3 Jahren erhalten die halbe Dosis. „Kinder“ (in den Fachinformationen nicht präzise definiert), die erstmals in ihrem Leben gegen Influenza geimpft werden, sollen 2 Impfdosen in der angegeben Menge im Abstand von 4 Wochen erhalten. Bei gegebener Indikation bzw. auf eigenen Wunsch ist die Grippeimpfung jährlich zu wiederholen.

Wirksamkeit

Die Wirksamkeit der inaktivierten Grippeimpfstoffe ist durch zahlreiche Studien gut belegt. Die mit ihnen erreichbaren Schutzraten gegenüber jeglicher Influenza liegen bei jüngeren Personen bei ca. 70–90%, bei älteren Personen eher tiefer. Personen, die trotz Impfung erkrankten, weisen im Vergleich zu Ungeimpften ein mitigiertes Krankheitsbild auf. Gegenüber schweren Verlaufsformen mit Hospitalisierung beträgt die Schutzrate 90% und mehr. Auch gegenüber tödlich verlaufenden Grippeerkrankungen bei Risikopersonen werden hohe Schutzraten von ca. 90% erreicht (Nicholson et al. 2003). Zur Optimierung des Schutzes kann z. B. bei Hochrisikopatienten in Ergänzung der Impfung der Einsatz von Virostatika, insbesondere von Neuraminidasehemmern, erwogen werden (Heininger 2003a).

Neben Schutz vor Influenza lässt sich durch die Impfung auch der Verbrauch an Antibiotika bei Kindern im Vergleich zu Ungeimpften um ca. 30% reduzieren, was in erster Linie auf die Verhütung von sekundären bakteriellen Infektionen – v. a. akute Otitis media – zurückzuführen ist (Belshe et al. 1998).

Nebenwirkungen und Komplikationen

Die Verträglichkeit der Grippeimpfstoffe ist im Allgemeinen gut. Bei etwa 10% der Impflinge sind lokale Beschwerden wie z. B. Hautrötung oder Verhärtung an der Injektionsstelle für 1–2 Tage möglich. Ebenso kann es zu einer vorübergehenden leichten Temperaturerhöhung und anderen unspezifischen systemischen Nebenwirkungen kommen. Schwere Nebenwirkungen, wie z. B. das Guillain-Barré-Syndrom, sind kasuistisch beschrieben worden, wobei aber ein kausaler Zusammenhang zur vorausgegangenen Influenzaimpfung nicht bewiesen ist. In Kanada wurde kürzlich als spezifische Nebenwirkung der Influenzaimpfung das sog. „okulorespiratorische Syndrom" beschrieben. Es ist durch eine bilaterale Konjunktivitis, Gesichtsödem und respiratorische Symptome gekennzeichnet (DeSerres et al. 2003) und scheint mit einem bestimmten, bei uns nicht verfügbaren Produkt assoziiert zu sein.

Bei Hühnereiweißallergie ist die Grippeimpfung kontraindiziert. In der Schwangerschaft dürfen die Influenzatotimpfstoffe grundsätzlich angewendet werden, wobei aber (in erster Linie aus forensischen Gründen) die Impfung im 1. Trimenon vermieden werden sollte.

Indikationen

Das Hauptziel bei der Anwendung der Influenzaimpfstoffe ist die Reduktion der grippebedingten Todesfälle und der anderen schwer verlaufenden Erkrankungsfälle. Ferner sind Personen zu schützen, die aufgrund enger Kontakte die Infektion auf gefährdeten Patienten übertragen können, sowie Personen mit im Vergleich zur Allgemeinpopulation erhöhtem Expositionsrisiko.

Gegenwärtig empfiehlt die Ständige Impfkommission (STIKO) die Influenzaschutzimpfung für folgende Personen (Robert Koch-Institut 2004):

- Alter über 60 Jahre;
- Kinder, Jugendliche und Erwachsene mit erhöhter gesundheitlicher Gefährdung infolge eines Grundleidens – wie z. B. chronische Krankheiten der Atmungsorgane (inkl. Asthma und COPD), chronische Herz-Kreislauf-, Leber- und Nierenkrankheiten, Diabetes und andere Stoffwechselkrankheiten, Multiple Sklerose mit durch Infektionen getriggertem Verlauf, Personen mit angeborenen oder erworbenen Immundefekten mit T- und/oder B-zellulärer Restfunktion, HIV-Infektion sowie Bewohner von Alters- oder Pflegeheimen,
- Personen mit erhöhter Gefährdung, z. B. medizinisches Personal, Personen in Einrichtungen mit umfangreichem Publikumsverkehr sowie Personen, die als mögliche Infektionsquelle für von ihnen betreute ungeimpfte Risikopersonen fungieren können,
- wenn eine intensive Epidemie aufgrund von Erfahrungen in anderen Ländern droht oder nach deutlicher Antigendrift bzw. einer Antigenshift zu erwarten ist und der Impfstoff die neue Variante enthält.

Die Indikationsliste zeigt in verschiedenen Ländern Europas eine erhebliche Variabilität (Tab. 30.**1**), was ein indirekter Beleg für die unsichere Definition von Risikokollektiven ist. Es verwundert daher nicht, dass die Umsetzung der Impfempfehlungen bislang allgemein nur unzureichend gelingt. Verstärkte Aufklärungsmaßnahmen sind notwendig, um die Impfhindernisse gerade auch bei Personen im Gesundheitswesen zu überwinden (Heininger et al. 2003b).

Tabelle 30.1 Indikationen für die Influenzaimpfung bei Kindern und Jugendlichen in ausgewählten europäischen Ländern (modifiziert nach Heininger 2003a)

Land	Chronische kardiovaskuläre Krankheiten	Chronische respiratorische Krankheiten	Diabetes mellitus	Chronische renale Krankheiten	Immun-supprimierte Patienten	Langzeit Acetylsalicylat-Behandlung
Belgien	ja	ja	ja	ja	ja	ja
Dänemark	nein	ja	nein	nein	nein	nein
Deutschland	ja	ja	ja	ja	ja	nein
Estland	–	–	–	–	–	–
Finnland	ja	ja	ja	ja	ja	ja
Frankreich	ja	ja	ja	ja	ja	ja
Griechenland	ja	ja	ja	ja	ja	ja
Irland	ja	ja	ja	ja	ja	ja
Island	–	–	–	–	–	–
Italien	ja	ja	ja	ja	ja	ja
Lettland	–	–	–	–	–	–
Litauen	–	–	–	–	–	–

Tabelle 30.1 Fortsetzung

Land	Chronische kardiovaskuläre Krankheiten	Chronische respiratorische Krankheiten	Diabetes mellitus	Chronische renale Krankheiten	Immun-supprimierte Patienten	Langzeit Acetylsalicylat-Behandlung
Niederlande	ja	ja	ja	ja	ja	ja
Norwegen	ja	ja	nein	nein	ja	nein
Österreich	ja	ja	ja	ja	ja	nein
Portugal	ja	ja	ja	ja	ja	ja
Russland	ja	ja	ja	ja	ja	ja
Schweden	ja	ja	ja	ja	ja	nein
Schweiz	ja	ja	ja	ja	ja	ja
Slowenien	ja	ja	ja	ja	ja	nein
Spanien	ja	ja	ja	ja	ja	ja
Tschechische Republik	–	–	–	–	–	–
Ungarn	–	–	–	–	–	–
Vereinigtes Königreich	ja	ja	ja	ja	ja	nein

Literatur

Agyeman P, Duppenthaler A, Heininger U, Aebi C. Influenza-associated myositis in children. Infection 2004;32: 199–203.

Belshe RB, Mendelman PM, Treanor J, et al. The efficacy of live attenuated, cold-adapted, trivalent, intranasal influenza virus vaccine in children. N Engl J Med 1998;338:1405–12.

Couch RB, Kasel JA, Glezen WP, et al. Influenza: its control in persons and populations. J Infect Dis 1986;153: 431–40.

Couch RB. Prevention and treatment of influenza. N Engl J Med 2000;343: 1778–87.

De Serres G, Grenier JL, Toth E, et al. The clinical spectrum of the oculo-respiratory syndrome after influenza vaccination. Vaccine 2003;21:2354–61.

Fleming D, Corvari P, Wahn U, et al. Comparison of efficacy and safety of a trivalent, live attenuated, intranasal influenza vaccine (CAIV-T) with trivalent, inactivated, intramuscular influenza vaccine (TIV) in children and adolescents aged 6 to <18 years with asthma (Abstract). San Francisco: Pediatric Academic Societies Meeting; 01.–04.05.2004.

Glezen WP. Emerging infections: pandemic influenza. Epidemiol Rev 1996; 18:64–76.

Gorse GJ, O'Connor TZ, Newman FK, et al. Immunity to influenza in older adults with chronic obstructive pulmonary disease. J Infect Dis 2004;190:11–9.

Gotch F, McMichael A, Smith G, Moss B. Identification of viral molecules recognized by influenza-specific human cytotoxic T lymphocytes. J Exp Med 1987;165:408–16.

Heininger U. An update on the prevention of influenza in children and adolescents. Eur J Pediatr 2003a;162: 828–36.

Heininger U, Bächler M, Schaad UB. Attitudes of pediatricians regarding influenza self-immunization: a survey in a Swiss university children's hospital. Pediatr Infect Dis J 2003b;22:391–4.

Herzog C, Metcalfe IC, Schaad UB. Virosome influenza vaccine in children. Vaccine 2002;20(Suppl 5):B24–8.

Hilleman MR. Realities and enigmas of human viral influenza: pathogenesis, epidemiology and control. Vaccine 2002;20:3068–87.

Mock DJ, Domurat F, Roberts NJ Jr, Walsh EE, Licht MR, Keng P. Macrophages are required for influenza virus infection of human lymphocytes. J Clin Invest 1987;79:620–4.

Murphy BR, Webster RG. Orthomyxoviruses. In: Fields BN, ed. Virology. 2nd ed. New York: Raven Press; 1990: 1091–151.

Neuzil KM, Zhu Y, Griffin MR, et al. Burden of interpandemic influenza in children younger than 5 years: a 25-year prospective study. J Infect Dis 2002;185:147–52.

Nicholson KG, Wood JM, Zambon M. Influenza. Lancet 2003;362:1733–45.

Olshaker JS. Influenza. Emerg Med Clin North Am 2003;21:353–61.

Peltola V, Ziegler T, Ruuskanen O. Influenza A and B virus infections in children. Clin Infect Dis 2003;36:299–305.

Price DA, Postlethwaite RJ, Longson M. Influenzavirus A2 infections presenting with febril convulsions and gastrointestinal symptoms in young children. Clin Pediatr 1976;15:361–7.

Robert Koch-Institut. Impfempfehlungen der Ständigen Impfkommission (STIKO) am Robert Koch-Institut. Stand: Juli 2004. Epidem Bull 2004;30:235–50. http://www.rki.de/GESUND/IMPFEN/STIKO/STIKO.HTM

Webster RG, Campbell CH, Granoff . The „in vivo" production of „new" influenza viruses. 3. Isolation of recombinant influenza viruses under simulated conditions of natural transmission. Virology 1973;51:149–62.

31 Frühsommermeningoenzephalitis (FSME)

M. Roggendorf u. R. Kaiser

Der Erreger der Frühsommermeningoenzephalitis (FSME) oder im Englischen „Tick-Borne Encephalitis (TBE)" genannt, ist ein neurotropes RNA-Virus aus der Familie der Flaviviridae, dessen natürliches Reservoir vorwiegend kleine Nager und Wildtiere sind. Mit Ihnen bleiben die Naturherde relativ begrenzt. Derzeit sind 3 (europäischer, sibirischer, fernöstlicher) Subtypen bekannt (Heinz 1999). Nach der Infektion mit einem Subtyp besteht eine lebenslange Immunität auch gegenüber den beiden anderen Subtypen.

Überträger der Erkrankungen sind die Zecken *Ixodes ricinus* (Gemeiner Holzbock, europäischer Typ) und *Ixodes persulcatus* (fernöstlicher und sibirischer Typ). Da sich die Viren überwiegend im Speichel der Zecken befinden, erfolgt die Erregerübertragung sehr früh, d. h. noch vor dem Beginn der eigentlichen Blutmahlzeit der Zecke. Die während der virämischen Phase von Mäusen blutsaugenden Zecken bleiben wahrscheinlich lebenslang Virusträger. Der Anteil infizierter Zecken in Endemiegebieten variiert je nach Entwicklungsstadium der Zecken und Jahreszeit zwischen 0,1 % und 5 % (Süss 1999) und in Abhängigkeit vom Sammelmodus (gesogene versus ungesogene Zecken) zwischen 0,38 und 9,3 % (Süss 2004).

Epidemiologie

Die FSME wird in weiten Teilen Europas bis in die östlichen Teile der GUS-Staaten beobachtet. In süd- und westeuropäischen Ländern wie Griechenland, Italien und Frankreich sind Infektionen sehr selten und haben keine Bedeutung für prophylaktische Maßnahmen. Die Hochrisikogebiete für FSME liegen vor allem im osteuropäischen Raum, dort werden aufgrund der mangelnden FSME-Impfung mehrere 1000 Infektionen pro Jahr beobachtet. Dagegen ist durch hohe Impfungsraten in einigen Hochendemiegebieten, z. B. Österreich, die Zahl der neu aufgetretenen Infektionen stark zurück gegangen, das hohe Risiko der Infektion bleibt allerdings weiter bestehen. In Deutschland wurde die höchste Durchseuchung (5 %) in einigen Teilen Niederbayerns beobachtet (Roggendorf 1995). Für Impfempfehlungen wurden für Deutschland Risikogebiete definiert:

- Landkreise mit 5 autochthonen FSME-Erkrankungen in einer 5-Jahres-Periode oder mit mindestens 2 autochthonen FSME-Erkrankungen innerhalb eines Jahres als *Risikogebiete*,
- Landkreise mit mindestens 25 FSME-Erkrankungen in einer 5-Jahres-Periode als *Hochrisikogebiete* (Kaiser 1998).

Abb. 31.**1** zeigt die Risikogebiete in Europa, Abb. 31.**2** die in Deutschland, Stand Juli 2004 (www.rki.de/INFEKT/EPIBULL/2004/). Seit 1978 werden systematisch alle FSME-Fälle gesammelt (Roggendorf 1989). Allein zwischen 1993 und 2003 erkrankten in Deutschland mehr als 1900 Patienten an FSME. ⅔ der Erkrankungen traten zwischen Juni und August auf, nur etwa 60–70 % der Patienten erinnerten sich an einen Zeckenstich (Roggendorf 1995, Kaiser 1999).

Klinischer Verlauf

In ca. 70 % der Fälle verläuft die FSME mit Fieberphasen. Nach einer Inkubationszeit von durchschnittlich 10 Tagen (4–28 Tage) kommt es zunächst zu einer wenige Tage dauernden Prodromalphase mit allgemeinem Krankheitsgefühl, Kopfschmerzen, Fieber und manchmal auch Bauchschmerzen. Im Labor zeigt sich gelegentlich eine Leuko- und Thrombozytopenie, Serologie und Liquor sind zu dieser Zeit meist noch nicht diagnoseweisend. Nach vorübergehender Besserung dieser Beschwerden markiert ein erneuter Fieberanstieg wenige Tage später den Beginn der 2. Krankheitsphase. Diese manifestiert sich in ca. 50 % als isolierte Hirnhautentzündung (Meningitis), in ca. 40 % als Hirnentzündung (Meningoenzephalitis) und in ca. 10 % als Rückenmarksentzündung (Meningoenzephalomyelitis) (Kaiser 1999).

Die klinische Symptomatik bei der *meningitischen* Verlaufsform der FSME unterscheidet sich nicht wesentlich von anderen viralen Meningitiden, das Allgemeinbefinden ist häufig jedoch stark beeinträchtigt. Im Vordergrund stehen Kopfschmerzen, Fieber und Müdigkeit. Die *Meningoenzephalitis* manifestiert sich am häufigsten mit Bewusstseinsstörungen, Koordinationsstörungen sowie mit Lähmungen von Extremitäten und Hirnnerven. Die *Meningoenzephalomyelitis* manifestiert sich primär im Bereich der Vorderhörner und geht daher immer mit schlaffen Lähmungen der Extremitätenmuskulatur bzw. der kaudalen Hirnnerven einher. Entsprechend finden sich Schluck- und Sprechstörungen, Lähmungen der Gesichts- und Halsmuskulatur sowie Atemlähmungen.

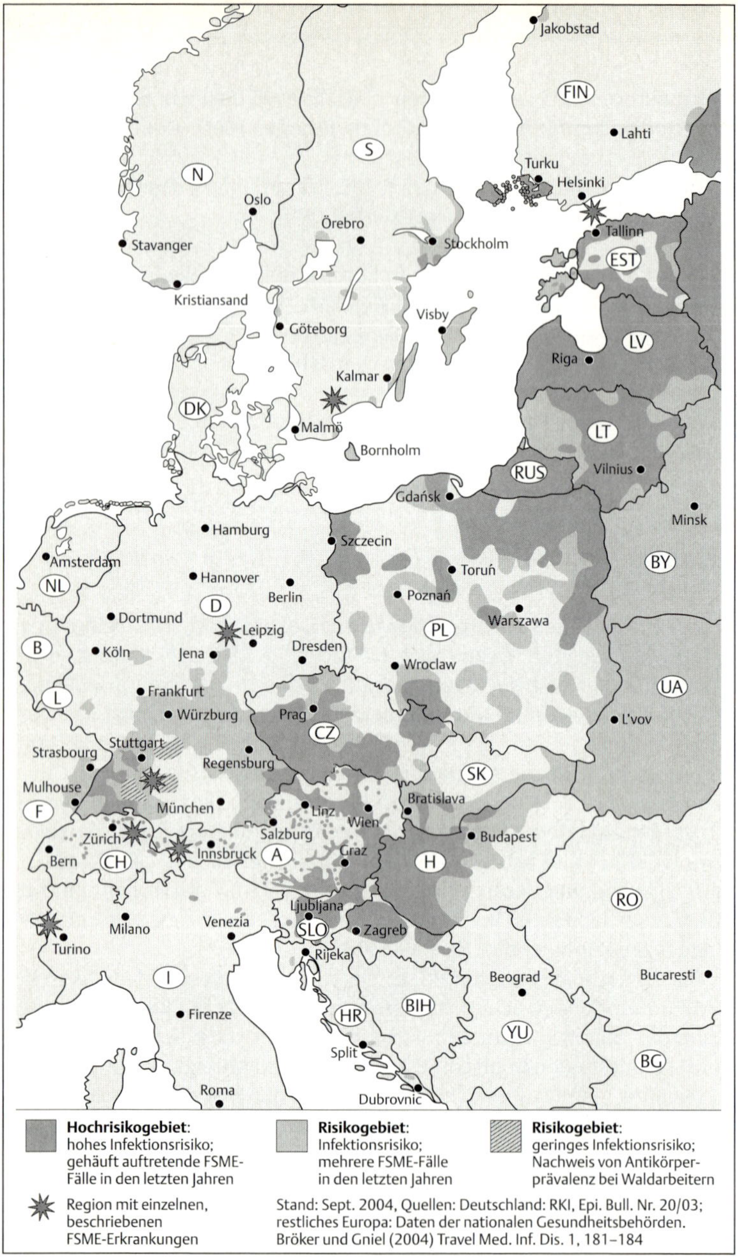

Abb. 31.**1** Risikogebiete für FSME in Europa.

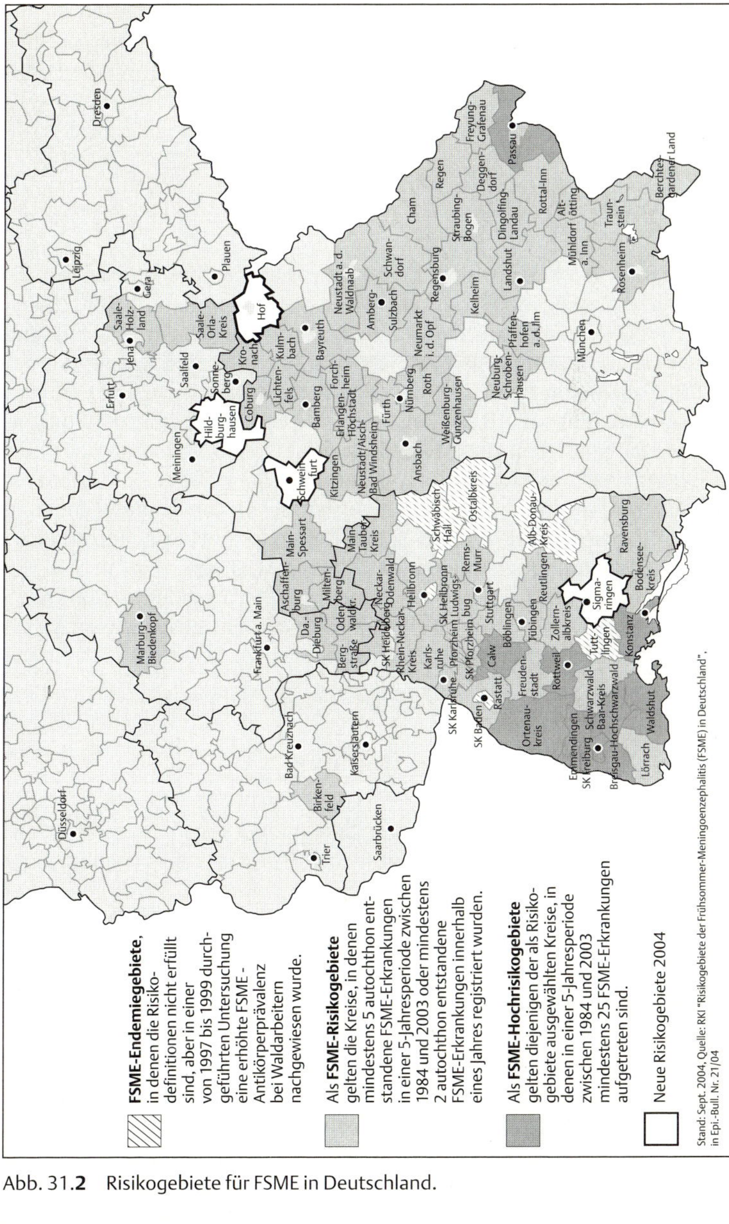

Abb. 31.**2** Risikogebiete für FSME in Deutschland.

Die Auswertung der Krankheitsverläufe von über 1000 Patienten mit einer FSME, die sich zwischen 1994 und 2003 in Baden-Württemberg infiziert hatten, zeigt eine signifikante Zunahme der schweren Verläufe mit steigendem Lebensalter.

Diagnostik

Die Diagnose der FSME basiert auf der Anamnese (Aufenthalt in einem Risikogebiet, Zeckenstich), der neurologischen Symptomatik mit meist zweigipfliger Fieberphase, den entzündlichen Veränderungen in Blut und Liquor und dem Nachweis FSME-spezifischer IgM- und IgG-Antikörper im Blut (Holzmann 2003). Die meisten Patienten weisen im Blut eine Leukozytose mit mehr als 10 000 Zellen/µl, eine Beschleunigung der Blutsenkungsgeschwindigkeit über 10 mm in der ersten Stunde und/oder eine Erhöhung des C-reaktiven Proteins auf. Im Liquor findet sich stets eine Zellzahlerhöhung mit anfänglichem Vorherrschen von Granulozyten und fakultativ eine Störung der Blut-Liquor-Schranke sowie eine intrathekale Synthese von Immunglobulinen der Klassen M, A und G. Im Verlauf der Erkrankung lassen sich praktisch immer im Gehirn gebildete FSME-Antikörper nachweisen (Kaiser u. Holzmann 2000). Der Nachweis viraler RNA mit der PCR gelingt nur in < 10 % der Fälle.

Verlauf, Komplikationen, Therapie

Für die FSME existiert keine kausale Therapie. Eine generelle Fiebersenkung wird nicht empfohlen, erfolgt jedoch meist im Zusammenhang mit der Behandlung der Kopfschmerzen.

Bei etwa 20–30 % der Patienten sind längerfristige Rehabilitationsmaßnahmen erforderlich. Die Prognose der meningitischen Verlaufsform ist günstig, sie heilt in der Regel folgenlos aus. Patienten mit einer Meningoenzephalitis leiden häufig unter mehrere Wochen anhaltenden neurasthenischen Beschwerden (Kopfschmerzen, vermehrte Müdigkeit, verminderte Belastbarkeit, emotionale Labilität). Bei einem Teil der Patienten bestehen außerdem vorübergehend Störungen der Konzentrations- und Gedächtnisleistungen, Koordinationsstörungen und gelegentlich auch Hörstörungen sowie Anfälle. Die Lähmungen bei der Meningoenzephalomyelitis bilden sich oft erst über einen langen Zeitraum (Jahre) und dann auch nur unvollständig zurück. Atemlähmungen, die länger als 3 Monate bestehen, haben ein hohes Risiko für eine Persistenz (Gunther 1997, Haglund 1996, Kaiser et al. 1997, Kaiser 1999, Lammli 2000).

Die Prognose der FSME bei Kindern ist unter Berücksichtigung der eigenen Erhebungen und der in den letzten 30 Jahren publizierten Daten deutlich günstiger zu beurteilen. Über anhaltende neurologische Defizite (epileptische Anfälle, Paresen, Ataxie, Lernbehinderung, Verhaltensauffälligkeiten) wurde nur bei 22 von insgesamt 1000 publizierten Kindern (2 %) berichtet (Kaiser 1996, Cizman 1999, Leznicar 2003).

Die Letalität der FSME liegt – bezogen auf alle Verlaufsformen – bei 1 %, die Letalität der Myelitis allein ist 10-mal höher.

Prophylaxe

Aktive Immunisierung

Impfstoffe

In Deutschland zugelassene Präparate:

- Encepur Kinder (ab vollendetem 1. bis zum vollendeten 12. Lebensjahr),
- Encepur Erwachsene (ab vollendetem 12. Lebensjahr),
- FSME-IMMUN Junior (ab vollendetem 1. bis zum vollendeten 16. Lebensjahr),
- FSME-IMMUN Erwachsene (ab vollendetem 16. Lebensjahr).

Die Impfstoffe enthalten eine Suspension von inaktivierten FSME-Viren, die auf Hühnerembryonalzellen vermehrt worden waren. Die unterschiedliche Zusammensetzung der Impfstoffe ist in Tab. 31.**1** dargestellt.

Durchführung

Die Durchführung der Impfung erfolgt durch 2 i. m. Injektionen im Abstand von 2 Wochen bis 3 Monaten und eine 3. Impfung 9–12 Monate später. Der frühestmögliche Impfschutz ist 14 Tage nach der 2. Impfung gegeben. Die komplette Grundimmunisierung schützt für die Dauer von mindestens 3 Jahren. Auffrischimpfungen werden alle 3 Jahre empfohlen. Da es sich um die Injektion eines Totimpfstoffs handelt, sind Abstände zu anderen Impfungen nicht vorgeschrieben und die Impfung kann auch während der Schwangerschaft durchgeführt werden. Bei sehr kurzfristig geplanten Reisen in einem Risikogebiet kann ausnahmsweise auch ein „Schnellimmunisierungsschema“ mit Injektionen an den Tagen 0–7–21 (Encepur) angewandt werden (Harabacz 1992) bzw. Tag 0 bis Tag 14 bei FSME-IMMUN Junior bzw. Tag 0 bis Tag 21 bei FSME-IMMUN Erwachsene. Die Sicherung des Langzeitschutzes für mindestens 3 Jahre erfolgt dann bei FSME-IMMUN durch eine 3. Teilimpfung 9–12 Monate nach der 2. Teilimpfung bzw. bei Encepur eine 4. Impfung nach 12–18 Monaten.

Wirksamkeit

Der Impfschutz wird – gemessen an der Antikörperkonversion – von den Herstellern 14 Tage nach der 2. Teilimpfung mit 95 % und nach der 3. Impfung mit über 99 % angegeben. Die aktive Immunisierung gegen FSME schützt vor Erkrankungen durch alle 3 Subtypen.

Nebenwirkungen

Allgemeine Reaktionen treten in der Regel nur nach der ersten Impfung auf und wurden von den bisher verwendeten Vakzinechargen unterschiedlich häufig hervorgerufen. Sie bestehen in Fieber-, Kreuz-, Gliederschmerzen, Abgeschlagenheit und gelegentlich auch Übelkeit. Früher häufig diskutierte Nebenwirkungen in Form von Enzephalitiden und Meningitiden konnten nicht bestätigt werden. In seltenen Fällen können Neuritiden oder Neuralgien nach FSME-Impfung auftreten (Gold 1992). Neuere Untersuchungen zu Nebenwirkungen mit den zurzeit auf dem Markt befindlichen Impfstoffen wurden an größeren Kollektiven untersucht. Insgesamt wurden 3559 Kinder im Alter zwischen 1 und 11 Jahren sowie 2239 Jugendliche und Erwachsene ab einem Alter von 12 Jahren in Studien mit Encepur Kinder und Encepur Erwachsene (Chiron Behring) untersucht. Nach der 1. Impfung wurde innerhalb von 3 Tagen bei Klein-

Tabelle 31.1 Zusammensetzung der Impfstoffe

	FSME-IMMUN Kinder/ Erwachsene	Encepur Kinder/ Erwachsene
Volumen	0,25 ml/0,5 ml	0,25 ml/0,5 ml
inaktiviertes Virus	1,2 µg/2,4 µg	0,75 µg/1,5 µg
Adjuvans	Aluminiumhydroxid 0,5/ 1,0 mg	Aluminiumhydroxid 0,5/ 1,0 mg
Stabilisator	Humanalbumin	Zucker

kindern zwischen 1 und 2 Jahren in 15 %, bei Kindern zwischen 3 und 11 Jahren in 5 % und bei über 12-Jährigen in weniger als 1 % Fieber über 38 °C gemessen. Systemische Impfreaktionen wie Unwohlsein, Glieder- und Muskelschmerzen sowie Kopfschmerzen und Übelkeit traten bei Kindern zwischen 3 und 11 Jahren seltener auf als bei über 12-Jährigen (Zent 2004).

Von 1899 Kindern und Jugendlichen im Alter zwischen 0,5 und 12 Jahren, die mit FSME-IMMUN Junior (Baxter) (½ Erwachsenen-Dosis) im Rahmen einer Studie geimpft worden waren, zeigten ähnliche Fieberreaktionen. Insgesamt reagierten 20,4 % nach der 1. Impfung mit leichtem bis moderatem Fieber (Pavlova 2003). Von 405 Probanden im Alter zwischen 16 und 65 Jahren, die mit FSME-IMMUN Erwachsene (Baxter) geimpft worden waren, entwickelten nur 0,7 % nach der ersten Impfung Fieber < 40 °C, nach der 2. und 3. Impfung trat bei keinem Probanden impfbedingtes Fieber auf. Andere Nebenwirkungen waren in ihrer Ausprägung jeweils mild. Lokale Nebenwirkungen wie Rötung und Druckgefühl wurden vor allem nach der ersten Impfung angegeben (Ehrlich 2003).

Impfindikation

Gemäß der ständigen Impfkommission (STIKO) gelten für die FSME-Impfung folgende Empfehlungen:

- Reiseimpfung für Aufenthalte in FSME-Risikogebieten außerhalb Deutschlands,
- Indikationsimpfung für Personen in Deutschland, die sich in FSME-Risikogebieten aufhalten oder für Personen, die durch FSME beruflich gefährdet sind (z. B. Forstarbeiter, Exponierte in der Landwirtschaft in Endemiegebieten, exponiertes Laborpersonal).

Kontraindikationen

Bei akut fieberhaften Infekten darf die FSME Impfung nicht verabreicht werden. Bekannte Allergien gegen Bestandteile des Impfstoffs, z. B. Hühnereiweiß, stellen eine relative Kontraindikation dar.

Immunisierung nach einem Zeckenstich in einem FSME-Risikogebiet

Die *passive Impfung*, d. h. die postexpositionelle Injektion von spezifischem Immunglobulin, ist mangels Verfügbarkeit nicht mehr möglich.

Eine aktive Immunisierung direkt nach einem Zeckenstich in einem Risikogebiet kann mangels klinischer, epidemiologischer und experimenteller Daten nicht generell empfohlen werden.

Unter der Vorstellung, dass die große Menge inaktiver FSME-Viren bei der aktiven Impfung eine schnellere Immunantwort hervorruft und damit zumindest teilweise die Vermehrung der beim Zeckenstich erworbene Viren bremst, könnte einer aktiven Impfung Sinn verleihen. Da die FSME-Virusinfektion jedoch zu schweren gesundheitlichen Schäden führen kann, sollte die Möglichkeit einer postexpositonellen aktiven Impfung mit dem Betroffenen diskutiert werden.

Literatur

Cizman M, Rakar R, Zakotnik B, Pokorn M, Arnez M. Severe forms of tick-borne encephalitis in children. Wien Klin Wochenschr 1999;111:484–7.

Demicheli V, Graves P, Pratt M, Jefferson T. Vaccines for preventing tick-borne encephalitis. Cochrane Database Syst Rev 2000;65:CD000977.

Ehrlich HJ, Pavlova BG, Fritsch S, et al. Randomized, phase II dose-finding studies of a modified tick-borne encephalitis vaccine: evaluation of safety and immunogenicity. Vaccine 2003;22:217-223.

Gold R, Wiethölter H, Rihs I, Löwer I, Kappos L. Frühsommer-Meningoenzephalitis-Impfung. Indikationen und kritische Beurteilung der Impfkomplikationen. DMW 1992;117:112–6.

Gunther G, Haglund M, Lindquist L, Forsgren M, Skoldenberg B. Tick-bone encephalitis in Sweden in relation to aseptic meningo-encephalitis of other etiology: a prospective study of clinical course and outcome. J Neurol 1997;244:230–8.

Haglund M, Forsgren M, Lindh G, Lindquist L. A 10-year follow-up study of tick-borne encephalitis in the Stockholm area and a review of the literature: need for a vaccination strategy. Scand J Infect Dis 1996;28:217–24.

Harabacz I, Bock H, Jungst C, Klockmann U, Praus M, Weber R. A randomized phase II study of a new tick-borne encephalitis vaccine using three different doses and two immunization regimens. Vaccine 1992;10:145–50.

Heinz FX. Tick-borne encephalitis virus: advances in molecular biology and vaccination strategy in the next century. Zentralbl Bakteriol 1999;289: 506–10.

Holzmann H. Diagnosis of tick-borne encephalitis. Vaccine 2003;21(Suppl. 1): S36–S40.

Kaiser R. Die FSME in Südwestdeutschland unter besonderer Berücksichtigung der Verläufe im Kindesalter. Hautnah Pädiatrie 1996;3:186–92.

Kaiser R, Vollmer H, Schmidtke K, Rauer S, Berger W, Gores D. Follow-up and prognosis of early summer meningoencephalitis. Nervenarzt 1997;68: 324–30.

Kaiser R. Frühsommermeningoenzephalitis und Lyme-Borreliose – Prävention vor und nach Zeckenstich. DMW 1998;123:847–53.

Kaiser R. The clinical and epidemiological profile of tick-borne encephalitis in southern Germany 1994–98: a prospective study of 656 patients. Brain 1999;122:2067–78.

Kaiser R, Holzmann H. Laboratory findings in tick-borne encephalitis – correlation with clinical outcome. Infection 2000;28:78–84.

Lammli B, Muller A, Ballmer PE. [Late sequelae of early summer meningoencephalitis]. Schweiz Med Wochenschr 2000;130:909–15.

Lesnicar G, Poljak M, Seme K, Lesnicar J. Pediatric tick-borne encephalitis in 371 cases from an endemic region in Slovenia, 1959 to 2000. Pediatr Infect Dis J 2003;22:612–7.

Pavlova BG, Loew-Baselli A, Fritsch S, et al. Tolerability of modified tick-borne encephalitis vaccine FSME-IMMUN „NEW" in children: results of post-marketing surveillance. Vaccine 2003;21:742–5.

Roggendorf M, Lenz P, Kaiser R, Jäger G. Epidemiologische Situation der FSME in Bayern und Baden-Württemberg. In: Süss J, ed. „FSME und Lyme-Borreliose". 3. Potsdamer Symposium 11. März 1995. Weller-Verlag; 1995:7–19.

Roggendorf M, Neumann-Haefelin D, Ackermann R. Prophylaxe der Frühsommer-Meningoenzephalitis. Dt Ärzteblatt 1989;86:A1991–8.

Süss J, Schrader C, Abel U, Voigt W P, Schosser R. Annual and seasonal variation of tick-borne encephalitis virus (TBEV) prevalence in ticks in selected hot spot areas in Germany using a nRT-PCR: results from 1997 and 1998. Zentralblatt fur Bakteriologie 1999; 289:564–78.

Zent O, Banzhoff A, Hilbert AK, Meriste S, Sluzewski W, Wittermann C. Safety, immunogenicity and tolerability of a new pediatric tick-borne encephalitis (TBE) vaccine, free of protein-derived stabilizer. Vaccine 2003;21:3584–92.

Zent O, Wittermann C, Banzhoff A, Plentz A, Jilg W. [New TBE vaccine formulations–free of proteineous stabilizer and preservatives. Overview of clinical studies and first year post-marketing experience]. MMW Fortschr Med 2004;146:43.

32 Varizellenschutzimpfung

H. W. Kreth

Epidemiologie

Windpocken (Varizellen) sind die klinische Manifestation der Erstinfektion mit dem Varicella-Zoster-Virus (VZV). Es handelt sich um eine hoch kontagiöse Krankheit mit einem hohen Manifestationsindex. Subklinische Infektionen kommen in weniger als 5 % vor. Der Erreger, das Varicella-Zoster-Virus, ist ein DNA-Virus aus der Gruppe der Herpesviren. Es ist bisher nur ein Serotyp bekannt.

Die Übertragung geschieht hauptsächlich durch direkten (und längeren) Kontakt mit Varizellen- oder Zostereffloreszenzen. Eine Besonderheit der Windpocken ist die fliegende Infektion durch Aerosole, was virologisch bisher nicht befriedigend zu erklären ist, denn das Virus ist sehr labil und wird leicht durch Licht und Wärme inaktiviert. Auch beim lokalisierten Zoster ist in seltenen Fällen eine aerogene Übertragung über weite Distanz möglich.

Die Inkubationszeit beträgt in der Regel 14–16, in Ausnahmefällen 11–28 Tage. Die Infektiosität beginnt beim immunologisch Gesunden 1–2 Tage vor Ausbruch des Exanthems und erlischt etwa mit dem 5. Exanthemtag. Sie ist jedoch bei Patienten mit angeborenen oder erworbenen Störungen der zellulären Immunität verlängert. So kann es z. B. bei Patienten mit Aids zu chronischen und rekurrierenden VZV-Infektionen kommen.

Die Erkrankung beginnt im frühen Kleinkindesalter und zeigt einen steilen Anstieg im Alter von 4–5 Jahren. Die Durchseuchung im Alter von 10–11 Jahren beträgt bereits > 90 %. Bei Jugendlichen und Erwachsenen bis 40 Jahren bestehen dennoch Immunitätslücken von bis zu 5 %. Erst ab dem 40. Lebensjahr ist die Durchseuchung abgeschlossen (Wutzler et al. 2002).

Klinik

Die Eintrittspforten des Virus sind die Konjunktiven und der obere Respirationstrakt. Hier findet die initiale Virusvermehrung statt, was nach 4–6

Tagen zur primären Virämie führt. Nach extensiverer Virusvermehrung in den inneren Organen, wie z. B. in Leber und Milz, kommt es dann am 12. Tag zur sekundären Virämie mit viraler Aussaat in Haut- und Schleimhäute.

Das Exanthem besteht anfangs aus kleinen stecknadelkopf- bis linsengroßen roten Flecken, die sich in wenigen Stunden über Papeln, wasserklaren Bläschen, gelblichen Pusteln und Krusten weiterentwickeln, bis sie bei unkompliziertem Verlauf narbenlos unter Hinterlassung eines kleinen hellen Flecks abheilen. Da innerhalb von 4–5 Tagen mehrere Nachschübe von Effloreszenzen erfolgen, findet man stets verschiedene Stadien des Exanthems gleichzeitig nebeneinander (Bild des „Sternenhimmels"). Die behaarte Kopfhaut ist stets mit befallen.

Nach Abklingen der akuten Erkrankung persistiert das Virus regelmäßig latent in den sensorischen Ganglien. Reaktivierung des Virus bei Nachlassen der T-Zell-spezifischen Immunität (im höheren Alter, unter immunsuppressiver Therapie, bei Malignomen) führt zum Zoster.

Komplikationen

Varizellen sind keineswegs eine harmlose Erkrankung. Die Komplikationen variieren von leicht bis schwer. Die exakten Komplikations- und Hospitalisierungsraten sind für Deutschland zurzeit nicht genau bekannt, werden aber gegenwärtig in einer prospektiven Studie erhoben. Todesfälle kommen jährlich vor.

Folgende Komplikationen werden beobachtet:

Haut. Die häufigste Komplikation der Varizellen sind bakterielle Sekundärinfektionen der Haut, v. a. mit Streptococcus pyogenes und Staphylococcus aureus. Gelegentlich kann sich aus den lokalisierten Infektionen (Impetigo contagiosa, Abszess, Phlegmone) eine nekrotisierende Fasziitis, eine Pyomyositis, Sepsis, Arthritis, Osteomyelitis oder Meningitis entwickeln.

ZNS. Schwerwiegender sind zentralnervöse Komplikationen. Das Risiko, an einer Zerebellitis zu erkranken, beträgt ca. 1:4000. Diese sehr eindrucksvolle, mit Ataxie, Tremor und Nystagmus einhergehende Erkrankung heilt in den meisten Fällen folgenlos aus. Dagegen hat die viel seltenere Varizellenenzephalitis (Risiko ca. 1:35 000), die sich mit zerebralen Krampfanfällen, Bewusstseinsstörungen und Lähmungen manifestiert, eine schlechtere Prognose. In letzter Zeit wurden auch zerebrovaskuläre Komplikationen in Form von akut einsetzenden Hemiplegien nach Varizellen beschrieben (Häusler et al. 2004). Ob auch bei uns pathogenetische Zusammenhänge zwischen Varizellen und Salicylaten einerseits und dem Reye-Syndrom andererseits bestehen, ist bisher nicht gesichert.

Weitere Komplikationen. Weitere Komplikationen im Kindesalter sind Otitis media et externa, Pneumonien (viral, bakteriell), seltener Hämorrhagien (postinfektiöse thrombozytopenische Purpura, Purpura fulminans) und andere virale Organmanifestationen (Myokarditis, Arthritis, Hepatitis, Glomerulonephritis).

Gefährdete Personengruppen. Dazu gehören seronegative junge Erwachsene, junge Säuglinge VZV-seronegativer Mütter, ungeborene Kinder und Patienten mit angeborenen oder erworbenen zellulären Immundefekten.

Erwachsene. Im Gegensatz zu Komplikationen im Kindesalter treten sie bei jungen Erwachsenen häufiger auf. An erster Stelle steht hier die Varizellenpneumonie (Risiko ca. 1:400, v. a. bei Rauchern). Auch die Letalität nimmt zu.

Schwangere. Treten Varizellen bei einer Schwangeren auf, so ergeben sich – je nach dem Zeitpunkt der Infektion – 2 vorgeburtliche Risiken für das Kind. Erkrankt die werdende Mutter in den ersten beiden Schwangerschaftsdritteln, in der Regel zwischen der 8. und 21. SSW, kann eine teratogene Schädigung auftreten (fetales Varizellensyndrom, Varizellenembryofetopathie). Die häufigsten Krankheitszeichen und Symptome sind Hautdefekte (Narben), Skeletthypoplasien, Augenaffektionen (Chorioretinitis, Katarakt, Mikrophthalmus, Anisochorie) und ZNS-Anomalien (kortikale Atrophie, Hydrozephalus, Kleinhirnhypoplasie). Das Risiko einer Schädigung beträgt 1–2 % (Enders et al. 1994). Die Häufigkeit der stillen Infektion ist dagegen nicht bekannt.

Das 2. vorgeburtliche Risiko besteht dann, wenn die werdende Mutter 5 Tage vor bis 2 Tage nach der Geburt an floriden Windpocken erkrankt. In diesem Fall wird das Kind diaplazentar infiziert, es erhält aber keine schützenden IgG-Antikörper von der Mutter. Dadurch kann es beim Neugeborenen zu schwerstverlaufenden „neonatalen Varizellen“ mit lebensbedrohlichen Organmanifestationen und einer Letalität bis zu 35 % kommen (Sauerbrei und Wutzler 2001).

Werden Varizellen dagegen exogen während der Neonatalzeit erworben, so ergibt sich keine besondere Gefährdung des jungen Säuglings, wenn die Mutter früher Windpocken hatte.

Abwehrgeschwächte Patienten. Sie stellen die größte Gruppe der Gefährdeten dar (Kinder mit angeborenen T-Zell-Defekten, Kinder und Erwachsene mit onkologischen Erkrankungen, HIV-Infizierte, Stammzell-

oder Organtransplantierte und Patienten mit Autoimmunopathien und chronisch-entzündlichen Erkrankungen).

Passive Immunisierung

Immunglobulin und Durchführung

Varicella-Zoster-Immunglobulin (VZIg) wird als Plasma von gesunden Blutspendern gewonnen, die einen hohen VZV-Antikörpertiter infolge einer ausgeheilten Varizelleninfektion besitzen. Zur passiven Immunisierung stehen folgende Präparate zur Verfügung:

- ein i. v. zu verabreichendes Präparat (Varitect), das als 5%ige Lösung vorliegt und auf einen Antikörpergehalt von mindestens 25 IE/ml eingestellt ist; die Dosierung ist 1,0 ml/kg KG. Das Präparat wird als Kurzinfusion über 60 Minuten verabreicht,
- ein nur i. m. zu injizierendes Präparat (Varicellon) als 10–17%ige Lösung, eingestellt auf einen Antikörpergehalt von 100 IE/ml; die Dosierung ist 0,2 (–0,5) ml/kg KG.

Wirksamkeit

Die Schutzwirkung von VZIg ist durch mehrere Studien erwiesen. Die Schutzrate bei immunsupprimierten Kindern beträgt ca. 90 %. Wichtige Voraussetzung ist allerdings die rechtzeitige Gabe des Präparates innerhalb der ersten 3–4 Tage nach stattgefundener Exposition, d. h. vor Auftreten der primären Virämie. Kommt es dennoch zu Durchbrüchen, was nach einer intensiven Exposition möglich ist, so verläuft die Erkrankung in der Regel mild.

Nach Gabe von VZIg sind stationäre Patienten bis zum 28. Tag nach Beginn der Exposition zu isolieren. Die Dauer der Schutzwirkung nach passiver Immunisierung ist weniger gut bekannt; diese dürfte jedoch mindestens 14 Tage, maximal 28 Tage anhalten.

Die Gabe von VZIg erfolgt in der Regel i. m. Das i. v. zu verabreichende Präparat ist immer vorzuziehen, wenn eine hämorrhagische Diathese vorliegt (z. B. Thrombozytopenie bei Leukämie) oder wenn es bei besonders hoher Gefährdung notwendig ist, sofort hohe Antikörperspiegel im Blut aufzubauen.

Nebenwirkungen

Die Verträglichkeit von VZIg ist im Allgemeinen gut. Nur gelegentlich kann es – wie bei allen anderen Immunglobulinpräparaten auch – zu Unverträglichkeitserscheinungen mit Rückenschmerzen, Hautausschlag, Tachykardie, Blutdruckabfall, Atemnot und zum anaphylaktischen Schock kommen.

Indikationen

Varicella-Zoster-Immunglobulin ist teuer, deshalb ist eine strenge Indikationsstellung erforderlich! Ein Zoster ist z. B. viel weniger infektiös. Eine vorherige Überprüfung des serologischen Immunstatus bei negativer Windpockenanamnese ist meistens nicht sinnvoll, da das Ergebnis zu lange auf sich warten lässt. Man verschenkt dadurch kostbare Zeit! Risikogruppen, für die die passive Immunisierung mit VZIg nach Exposition in Frage kommen, sind:

- empfängliche, abwehrgeschwächte Kinder, Jugendliche und evtl. auch Erwachsene (z. B. mit angeborenen Immundefekten, HIV/Aids, unter Steroidtherapie, Bestrahlung oder Zytostatika),
- schwangere Frauen mit negativer Varizellenanamnese bis zum 5. Schwangerschaftsmonat (ob allerdings durch rechtzeitige Gabe von VZIg die vertikale Transmission des Virus und damit ein fetales Varizellensyndrom verhindert werden kann, ist bisher nicht erwiesen),
- neugeborene Kinder, deren Mütter 5 Tage vor bis 2 Tage nach Geburt an Varizellen erkrankten (erkrankt die Mutter kurz vor dem Zeitpunkt der Geburt, kann man auch versuchen, die Geburt um einige Tage hinauszuzögern),
- Frühgeborene > 28.–37. Gestationswoche bei negativer VZV-Anamnese der Mutter,
- Frühgeborene ≤ 28. Gestationswoche unabhängig von der VZV-Anamnese der Mutter.

Die Prophylaxe einer exponierten Person ist grundsätzlich auch mit Aciclovir möglich (Dosierung: 4 × 10 (–20) mg/kg KG/Tag p. o. oder 3 × 15 mg/kg KG/Tag i. v. über 5–7 Tage). Bei Beginn der virustatischen Prophylaxe in der 2. Woche nach Inkubation scheint die Effektivität höher zu sein als bei einem Beginn in den ersten Tagen nach Exposition (Suga et al. 1993).

Aktive Immunisierung

Impfstoff

Das besondere am Varizellenimpfstoff ist, dass er primär für abwehrgeschwächte Patienten entwickelt wurde, und zwar für Kinder mit Leukämie in kompletter klinischer Remission. Das Impfvirus geht auf ein Wildvirus zurück, das 1970 von dem Japanischen Virologen Takahashi aus Bläscheninhalt von einem 3-jährigen Jungen mit dem Familiennamen Oka angezüchtet wurde. Die Attenuierung dieses Isolats wurde durch multiple Zellkulturpassagen mit einem Wechsel der Spezies von humanen embryonalen Lungenfibroblasten auf Meerschweinchenfibroblasten erreicht. Die in Deutschland zugelassenen Impfstoffe (Varilrix, Varivax) enthalten abgeschwächte Varizellaviren (Stamm OKA), die in humanen diploiden Zellkulturen vermehrt wurden. Die Impfstoffe unterscheiden sich nicht in ihrer Wirksamkeit und Sicherheit. Die Unterscheidung zwischen dem Impfstamm und VZV-Wildviren ist molekulargenetisch möglich (Sauerbrei und Wutzler 2004). Ein MMR-VZV-Kombinationsimpfstoff ist in Entwicklung.

Durchführung

Der lyophilisierte Impfstoff wird bei Kühlschranktemperatur (+2–+8 °C) aufbewahrt und ist 2 Jahre haltbar. Der Impfstoff wird s.c. appliziert. Gleichzeitige Applikation mit anderen Impfstoffen ist möglich, z.B. gleichzeitige kontralaterale Injektion zusammen mit dem MMR-Impfstoff. Wenn die Varizellenimpfung nicht zeitgleich mit der Impfung gegen Masern-Mumps-Röteln erfolgt, ist ein Abstand von mindestens 4 Wochen einzuhalten. Auch deshalb ist die Einführung einer MMR-VZV-Kombinationsvakzine wünschenswert.

Verträglichkeit und Wirksamkeit

Der Impfstoff erzeugt sowohl eine humorale als auch eine zelluläre Immunität. Letztere erscheint für den Schutzeffekt am wichtigsten zu sein.

Die Verträglichkeit des Impfstoffs ist bei gesunden Kindern, Jugendlichen und jungen Erwachsenen sehr gut. Die häufigsten Nebenwirkungen sind Schmerz, Rötung und Schwellung an der Impfstelle. Bei 3–5 % der geimpften Kindern entwickeln sich an der Impfstelle 2–6 Wochen nach der Impfung varizellenartige, am häufigsten makulopapulöse, seltener vesikuläre Hauterscheinungen (im Durchschnitt 5 Läsionen). Varizellenartige Exantheme, die innerhalb der ersten 2 Wochen nach Impfung auftreten, sind meistens auf eine Wildvirusinfektion zurückzuführen. Die Serokonversionsrate bei gesunden Kindern betrug in verschiedenen Studien >95% mit einer Persistenz spezifischer Antikörper über den gesamten Beobachtungszeitraum. Nach Fallkontrollstudien ist die Varizellenschutzimpfung auch sehr gut wirksam. Die Impfung schützt über 95% der Geimpften vor schweren Varizellen. Milde verlaufende Durchbruchserkrankungen mit in der Regel weniger als 50 Effloreszenzen kommen jährlich bei 1–4% der Geimpften vor, insbesondere nach massiver Exposition im Haushalt. Oft sind die Symptome einer Durchbruchserkrankung so schwach ausgebildet, dass die Erkrankung nicht als Varizellen erkannt wird.

Nach bisher vorliegenden Daten scheinen Serokonversionsrate, Dauer der Antikörperpersistenz und Schutzeffekt bei älteren Jugendlichen und jungen Erwachsenen etwas geringer zu sein als bei Kindern. Deshalb werden für Jugendliche (ab 13 Jahren) und Erwachsene 2 Impfungen im Abstand von 4–8 Wochen empfohlen.

Der Impfstoff ist bei immunsupprimierten Kindern stärker reaktogen. In einer Kohortenstudie von Kindern mit Leukämie in vollständiger klinischer Remission und unter Erhaltungstherapie wurde nach Impfung in ca. 40% makulopapulöse oder papulovesikulöse Exantheme mit Fieber und Virusausscheidung beobachtet. Serokonversion, Schutzeffekt und Schutzdauer waren deutlich geringer als bei immunologisch Gesunden, sodass mehrfache Impfungen erforderlich waren (Gershon et al. 1996).

Da von Patienten mit Zoster in seltenen Fällen OKA-Impfviren isoliert wurden, ist davon auszugehen, dass die attenuierten Viren auch zu einer latenten Infektion der Neurone in den Dorsalganglien führen. Ob das immer der Fall ist, ist noch unklar. Das OKA-Impfvirus verursacht signifikant seltener einen Zoster als das Wildtypvirus. Die Zosterinzidenz ist etwa 5fach niedriger als nach natürlichen Windpocken.

Übertragung von Impfviren

Bei immungesunden Impflingen treten keine Virämie und keine Virusausscheidung über den Oropharynx auf. Die Übertragung des Vakzinevirus von immungesunden Impflingen auf empfängliche Kontaktpersonen kommt sehr selten vor (einzelne Fälle auf mehr als 40 Millionen Impfdosen beschrieben). Sie ist nur möglich, wenn der Impfling ein bläschenartiges Exanthem entwickelt. In diesen Fällen verläuft die Infektion bei der immungesunden Kontaktperson mild oder subklinisch. Gefährdet sind nur immundefiziente Kontaktpersonen, da bei ihnen Impfvarizellen schwer verlaufen können.

Indikationen

Im Juli 2004 wurde die Varizellenimpfung von der STIKO *als Standardimpfung* für alle Kinder und Jugendliche in den Impfkalender aufgenommen (STIKO 2004). Die Impfung ist vorzugsweise im Alter von 11–14 Monaten, am besten gleichzeitig mit der 1. oder 2. MMR-Impfung durchzuführen. Die STIKO empfiehlt, auch ältere Kinder und Jugendliche ohne Varizellenanamnese zu impfen. Die *Nachholimpfungen* sollten jederzeit, spätestens im Alter von 9–17 Jahren erfolgen.

Impfstoffdosen. Kinder vor dem vollendeten 13. Lebensjahr erhalten 1 Dosis, Kinder ab 13 Jahren, Jugendliche und Erwachsene erhalten 2 Dosen.

Weiterhin wird die Varizellenimpfung für folgende *medizinische* und *berufliche* Indikationen empfohlen:

- seronegative Frauen mit Kinderwunsch (bei der Impfung ist eine Antikonzeption über 3 Monaten erforderlich),
- seronegative Patienten vor geplanter immunsuppressiver Therapie oder Organtransplantation,
- seronegative Patienten mit onkologischen Erkrankungen (z. B. Leukämie) nach Beendigung der zytostatischen Therapie,
- empfängliche Patienten mit schwerer Neurodermitis („empfängliche Personen" bedeutet anamnestisch keine Windpocken, keine Impfungen und bei serologischer Testung kein Nachweis spezifischer Antikörper),
- empfängliche Kontaktpersonen zu den oben Genannten,
- seronegatives Personal im Gesundheitsdienst, besonders in der Pädiatrie, Onkologie, Gynäkologie/Geburtshilfe, Intensivmedizin, Betreuung von Immundefizienten,
- seronegatives Personal bei Neueinstellung in Gemeinschaftseinrichtungen für das Vorschulalter.

Kontraindikationen

- Personen mit bekannter Überempfindlichkeit gegen Bestandteile der Impfstoffe (Varilrix: Famycetin; Varivax: Gelatine, Neomycin),

- Personen mit akuten, insbesondere mit Fieber (> 38,5 °C) einhergehenden Infektionen,
- Kinder, Jugendliche und Erwachsene mit Immundefekten und unter immunsuppressiver Therapie (Kap. 7). Im Einzelfall ist immer eine sorgfältige Nutzen-Risiko-Abwägung erforderlich,
- Patienten mit symptomatischer HIV-Infektion (Kap. 7),
- schwangere Frauen,
- stillende Mütter, weil keine entsprechenden Daten vorliegen und Neugeborene seronegativer Mütter sich theoretisch mit dem Impfvirus infizieren könnten,
- Personen, die Blutprodukte (v. a. Immunglobuline) während der zurückliegenden 5 Monate erhielten.

Eine Varizellenimpfung führt zu keiner Verschlechterung des Krankheitsverlaufs einer atopischen Dermatitis (Neurodermitis). Die Impfung ist genauso gut immunogen und wirksam wie bei Nichtatopikern.

Postexpositionsimpfung

Über die Inkubationsimpfung liegen nur relativ wenige Daten vor (Kap. 11). Eine Wirksamkeit der Impfung kann nur erwartet werden, wenn sie innerhalb von 3 Tagen nach Auftreten des Exanthems beim Indexfall bzw. 5 Tage nach Kontakt mit dem Indexfall erfolgt (Watson et al. 2000). Zu beachten ist, dass die postexpositionelle Impfung nicht in jedem Fall die Varizellen verhindert. Die Wirksamkeit beträgt ca. 90 % (s. auch S. 109).

Literatur

Begründung der STIKO für allgemeine Varizellenimpfung: http://rki.de/GESUND/IMPFEN/STIKO/VARIZELLEN.PDF

Enders G, Miller E, Cradock-Watson J, Bolley I, Ridehalgh M. Consequences of varicella and herpes zoster in pregnancy: prospective study of 1739 cases. Lancet 1994;343:1548–51.

Gershon AA, LaRussa P, Steinberg S. The varicella vaccine. Clinical trials in immunocompromised individuals. Infect Dis Clin North Am 1996;10:583–94.

Häusler M, Scheithauer S, Ramaekers VT, Kleines M. Neurologische Komplikationen der Varizellen.

Kinderärztl Praxis 2004;(Sonderheft „Impfen"):22–7.

Impfempfehlungen der Ständigen Impfkommission (STIKO) am Robert Koch-Institut. Epid Bull 2004:236–50.

Nguven HQ, Jumaan AO, Seward JF. Decline in mortality due to varicella after implementation of varicella vaccination in the United States. N Engl J Med 2005;352:450–8.

Sauerbrei A, Wutzler P. Neonatal Varicella. J Perinatol 2001;21:545–9.

Sauerbrei A, Wutzler P, eds. Varicella-Zoster-Virus-Infektionen: Aktuelle Prophylaxe und Therapie. Bremen: UNI-MED-Verlag AG; 2004.

Suga S, Koshikawa T, Ozak T, Asamo Y. Effect of oral acyclovir against primary and secondary viraemia in incubation period of varicella. Arch Dis Child 1993;69:639–43.

Watson B, Seward J, Yang A, et al. Postexposive effectiveness of varicella vaccine. Pediatrics 2000;105:84–8.

Wutzler P, Färber I, Wagenpfeil S, Bisanz H, Tischer A. Seroprevalence of varicella-zoster-virus in the German population. Vaccine 2002;20:121–4.

33 Tollwutschutzimpfung

W. Jilg

Epidemiologie

Das *Tollwut*- oder *Lyssavirus* gehört zur Familie der Rhabdoviridae. Es handelt sich um ein negativsträngiges RNA-Virus mit einer geschossförmigen Gestalt, die mit einem abgerundeten und einem glatten Ende an eine Pistolenkugel erinnert. Die RNA ist spiralförmig angeordnet und von einem helikalen Nukleokapsid umschlossen. Sein Hauptbestandteil ist das N-Protein (Nukleoprotein). Das G-Protein vermittelt die Anheftung des Virus an die Wirtszelle; es ist das entscheidende protektive Antigen, gegen welches neutralisierende Antikörper gebildet werden. Das N-Protein ist ein weiteres protektives Antigen. Es kann zelluläre Abwehrmechanismen auslösen.

Aufgrund der Lipidhülle ist das Virus sehr empfindlich gegenüber Detergenzien (Seife, quarternäre Ammoniumbasen) und Alkoholen. Es ist wenig unweltresistent und wird durch UV-Licht, Sonnenlicht und Austrocknung rasch inaktiviert.

Die Variabilität des G-Proteins bedingt die Existenz verschiedener Serotypen innerhalb des Genus Lyssavirus. Neben dem weltweit verbreiteten Tollwutvirus gibt es noch 6 weitere Virustypen und einige nichtklassifizierte Virusstämme. Sie werden als tollwutähnliche Viren bezeichnet. Prototypstämme sind das Lagos-Bat-Virus, das Mokolavirus, das Duvenhagevirus und die European-Bat-Lyssaviren (EBL) Typ 1 und 2, die bei Fledermäusen in Afrika bzw. in Europa vorkommen und gelegentlich auch beim Menschen tollwutähnliche Krankheitsbilder verursachen können. Auch in Australien, das bisher als tollwutfrei galt, konnten kürzlich von fruchtfressenden Fledermäusen Lyssaviren isoliert werden. In einem Fall (Pteroid Bat) entwickelte sich eine tödliche Erkrankung beim Menschen (Bleck und Rupprecht 2005; Messenger et al. 2002).

Übertragung

In der überwiegenden Zahl der Fälle wird das Virus durch den Biss eines infizierten Tieres, welches den Erreger mit dem Speichel ausscheidet, auf ein anderes Tier oder den Menschen übertragen. Es genügt auch bereits der Kontakt mit dem infizierten Speichel oder mit Gegenständen, die mit Virus kontaminiert sind. Voraussetzung ist jedoch eine frische, noch nicht epithelisierte Verletzung der Haut. Auch ein Belecken offener Wunden oder Abschürfungen kann zur Übertragung führen. Durch die unverletzte Haut kann das Virus nicht aufgenommen werden, über Schleimhäute dagegen ist dies möglich.

Bei Hunden und Katzen, den häufigsten Überträgern des Virus auf den Menschen, sowie bei Wildtieren ist der Speichel 10–14 Tage vor deren Tod virushaltig. Nach einem entsprechenden verdächtigen Tierkontakt können daher bereits eingeleitete Impfmaßnahmen wieder abgebrochen werden, *wenn das Tier 10–14 Tage beobachtet* werden kann und überlebt, da es in diesem Fall *mit Sicherheit nicht mit dem Virus infiziert* ist.

Eine besondere, aber sehr seltene Form der Übertragung ist die Transplantation. In mehreren Fällen ist von Verstorbenen, die eine unerkannte Tollwutinfektion hatten, die Infektion auf den Empfänger übertragen worden; Quelle der Infektion war in 8 Fällen ein Korneatransplantat, in 3 weiteren Fällen Leber und Nieren eines Spenders (CDC 2004a).

Hauptüberträger der Tollwut

Alle Säugetiere können an Tollwut erkranken. Die Empfänglichkeit der einzelnen Arten ist aber unterschiedlich; so gehört der Mensch wie alle Primaten zu den nur mäßig empfänglichen Spezies. In Entwicklungsländern der Tropen und Subtropen sind vor allem *streunende Hunde die Hauptüberträger*, während in den Industrienationen die Tollwut der Haustiere – vor allem Hunde und Katzen – nur noch selten vorkommt. Hier sind es Wildtiere, in Europa in erster Linie der Fuchs, die das Reservoir für den Erreger bilden. In Nordamerika sind auch Waschbären, Stinktiere und Kojoten von der Tollwut betroffen.

Neben dieser sog. terrestrischen Tollwut gewinnt die *Tollwut der Fledermäuse* zunehmend an Bedeutung. Dabei spielen sowohl blutsaugende, sog. Vampirfledermäuse, als auch insektenfressende Fledermäuse eine Rolle. Die blutsaugenden Fledermäuse stellen in Mittel- und Südamerika eine Gefahr für Haustiere (Rind) und den Menschen dar. In Südamerika gehen dadurch jährlich etwa 1 Mio. Rinder zugrunde. Insektenfressende Fledermäuse wurden in mehreren Ländern Amerikas, Afrikas, Europas und Asiens als infiziert gefunden. Sie führen zu vereinzelten Übertragungen auf den Menschen und haben wahrscheinlich als permanentes Reservoir für das Virus eine Bedeutung. Für Überraschung sorgte der Nachweis von Lyssaviren in fruchtfressenden Fledermäusen in Australien.

In Nord- und Südamerika übertragen Fledermäuse Viren vom Serotyp 1 („klassisches" Tollwutvirus), während bei den europäischen Fledermäusen bislang nur Lyssaviren der Serotypen 5 und 6 (Europäische Fledermauslyssaviren 1 und 2, EBLV1 und 2) gefunden wurden. Die ebenfalls in Fledermäusen entdeckten Typen 2, 3 und 4 konnten nur in Afrika nachgewiesen werden (Bleck und Rupprecht 2005; Messenger et al. 2002).

Die Tollwut kommt nahezu weltweit vor; nur wenige Länder gelten gegenwärtig als tollwutfrei, wie z. B. die britischen Inseln, Norwegen, Schweden, Island, Malta, Australien und Japan. Das gilt allerdings nur für das „klassische" Tollwutvirus vom Serotyp 1; sowohl in England als auch in Australien wurden vereinzelt die Serotypen 6 (EBLV2) bzw. 7 in Fledermäusen gefunden.

Tollwut des Menschen

In den entwickelten Industrieländern mit der konsequenten Impfung der Hunde und der postexpositionellen Impfung betroffener Personen ist die Tollwut des Menschen selten geworden. So ging mit der generellen Impfung der Hunde in den USA die Zahl der Erkrankungen des Menschen von 43 im Jahre 1945 auf gegenwärtig etwa 1–2 Fälle pro Jahr zurück. Die Zahl der Tollwutfälle bei Hunden wurde durch die Impfung von ca. 10 000 Fällen/Jahr auf ca. 100/Jahr reduziert. Eine ähnliche Entwicklung wurde in Europa gesehen (Warrell und Warrell 1991). Die Fälle von verdächtigen Tierkontakten, die zur postexpositionellen Prophylaxe führten, sind jedoch nach wie vor hoch. In den USA werden jedes Jahr 15 000–40 000 postexpositionelle Impfungen durchgeführt (Rupprecht und Gibbons 2004). Nach Berichten der WHO 2002 unterziehen sich weltweit mehr als 10 Millionen Menschen einer Tollwutimpfung.

Trotzdem sind Tollwutfälle beim Menschen häufig, vor allem in den Ländern Asiens sowie Mittel- und Südamerikas. Allein in Indien werden jedes Jahr 30 000 Tollwuttodesfälle registriert. Die WHO schätzt die Zahl der jährlich weltweit auftretenden Tollwuterkrankungen auf ca. 50 000 (WHO 2002). Tatsächlich dürften es aber deutlich mehr Erkrankungen sein; realistische Schätzungen gehen von wenigstens 100 000 Fällen pro Jahr aus (Bleck und Rupprecht 2005).

Pathogenese

Nach dem Eindringen des Errregers in das Gewebe kann er sich lokal in der quer gestreiften Muskulatur vermehren und bleibt dort mitunter über Wochen nachweisbar. Sobald das Virus Kontakt zu den neuromuskulären oder neurotendinalen Spindeln oder zu den motorischen Endplatten bekommt, tritt es in die peripheren Nervenenden ein. Es wandert dann im Axoplasma zum Rückenmark. Dort angelangt, erreicht es innerhalb von Stunden das Gehirn. Bei Aufnahme des Virus über Aerosol nehmen die Endigungen des N. olfactorius das Virus auf und ermöglichen einen direkten und schnellen Transport zum Hirn. Dort breitet es sich über die synaptischen Verbindungen rasch aus. Die infizierten neuronalen Zellen bilden reichlich fluoreszenzserologisch nachweisbare Virusantigene sowie eosinophile zytoplasmatische Einschlusskörperchen, die Negri-Körperchen. Der Virusbefall führt zu einer Dysfunktion der Neuronen und zu einer Enzephalitis. Eine weitere Folge ist die zentrifugale Ausbreitung des Virus auf dem axoplasmatischen Wege in Fasern des motorischen, sensiblen und autonomen Nervensystems. Am schnellsten und stärksten werden die Endbereiche dieser Nerven in den Speicheldrüsen, der Mund- und Nasenhöhle sowie des gesamten Kopf- und Nackenbereiches befallen. Das Virus vermehrt sich dann in den Azinarzellen der Speicheldrüsen und in den Zellen des Kornealepithels.

Klinik

Die Inkubationszeit variiert bei der Tollwut zwischen weniger als 10 Tagen und länger als 1 Jahr. In etwa 25 % der Fälle ist sie kürzer als 30 Tage, in ca. 50 % beträgt sie 31–90 Tage. Die Dauer der Inkubationszeit wird von der Entfernung der Inokulationsstelle zum ZNS, der inokulierten Virusmenge, die mit der Größe der Wundfläche korreliert, und von der Innervation des betroffenen Gewebes beeinflusst.

Nach einem kurzen *Prodromalstadium* mit lokalen Symptomen im Bereich der Inokulationsstelle (Parästhesien) und uncharakteristischen Krankheitszeichen (Fieber, Kopfschmerz, Erbrechen) entwickelt sich das *akute Krankheitsbild*, das als „wilde“ Wut oder „stille“ Wut ablaufen kann.

Die „wilde“ oder „rasende“ Wut ist durch generalisierte Krämpfe, Muskelspasmen im Bereich von Pharynx und Larynx bzw. der Atemmuskulatur gekennzeichnet. Diese können durch den Schluckakt, die optische oder akustische Wahrnehmung von Wasser (Hydrophobie) oder durch Zugluft (Aerophobie) ausgelöst werden. Wenn der Tod nicht während eines Krampfanfalles eintritt, kommt es antefinal zu Lähmungen und Koma.

In etwa 20 % der Fälle entwickelt sich primär die „stille“ Wut, die durch aufsteigende Lähmungen gekennzeichnet ist.

Die *klinisch manifeste Tollwut* endet praktisch immer tödlich. In der Weltliteratur sind bisher nur 5 Fälle einer überstandenen Erkrankung dokumentiert (CDC 2004b); in allen Fällen hatte eine – allerdings inkomplette – Postexpositionsprophylaxe stattgefunden. Kürzlich wurde erstmals über den Fall eines 15-jährigen Mädchens berichtet, das trotz Fehlens jeder Art von Postexpositionsprophylaxe nach einem Fledermausbiss eine bereits manifeste Tollwuterkrankung durch eine Kombinationstherapie aus Anästhetika und Virostatika überlebte (CDC 2004b).

Auch bei menschlichen Erkrankungsfällen wird während der Krankheitsdauer reichlich Tollwutvirus mit dem Speichel ausgeschieden, sodass vom Pflegepersonal adäquate Schutzmaßnahmen ergriffen werden müssen (Gesichtsmaske, Handschuhe, Kittelwechsel, Impfung).

Differenzialdiagnostische Probleme können bei unklarer Anamnese, insbesondere bei der paralytischen Form der Tollwut, auftreten, sodass schon wiederholt unerkannte Tollwutanfälle auf Intensivstationen behandelt worden sind. Eine schnelle Klärung ist durch die Untersuchung von Bioptaten aus der Nackenhaut mittels Immunfluoreszenz oder durch den Nachweis der Virusnukleinsäure in Speichel und Liquor durch PCR möglich.

Die klinischen Zeichen der *Tollwut beim Tier* äußern sich in Wesensveränderungen, Unruhe, unprovoziertem Beißen oder Schnappen, unsicherem Gang oder Krämpfen. Es kann sich eine Neigung zum Herumstreunen und zum Verschlingen unverdaulicher Gegenstände entwickeln. Befallene Wildtiere verlieren die Scheu vor dem Menschen, werden angriffslustig und gehen später nach Auftreten von Ataxie und Paralysen zugrunde.

Prophylaxe

Die Erfahrungen in den USA und den westeuropäischen Ländern zeigen, dass die Tollwut des Menschen sehr wirksam durch die *generelle Impfung der als Haustiere gehaltenen Hunde und Katzen* zurückgedrängt werden kann.

Die *Elimination der Wildtiertollwut* scheint mit Hilfe von *Lebendimpfstoffen* in größeren Regionen annähernd möglich zu sein. Der attenuierte Tollwutimpfstoff befindet sich hierbei in Kunststoffkapseln, die im Inneren von Fraßködern verborgen sind. Diese Impfstoffköder werden weiträumig in den von Füchsen besiedelten Gebieten ausgelegt bzw. von Flugzeugen abgeworfen. Die bisherigen Erfahrungen mit dieser Methode in den USA und Europa sind sehr ermutigend. Leider ist der für Füchse entwickelte Impfstoff bei Hunden, Waschbären und Stinktieren unbefriedigend wirksam, sodass weitere Entwicklungen notwendig sind.

Besonders die Eindämmung der Tollwut in Asien, Afrika, Mittel- und Südamerika erfordert einen entsprechenden Lebendimpfstoff, mit dem auch die streunenden Hunde erreicht werden können. Das bisher propagierte Verfahren der Vernichtung dieser Tiere hat sich als unwirksam erwiesen. Zur Einschränkung der Verluste durch die Fledermaustollwut werden in Südamerika Rinder gegen Tollwut geimpft.

Impfung

Impfstoffe

Die Tollwutschutzimpfung wurde 1885 von Pasteur in Paris eingeführt. Der damals eingesetzte Impfstoff war eine Lebendvakzine, die durch Kaninchenpassagen gewonnen worden war (virus fixe). Zum Einsatz kamen Suspensionen von getrocknetem Rückenmark infizierter Kaninchen. Später wurden die Impfstoffe durch Extraktion aus infiziertem Schafshirn und Phenolbehandlung nach Fermi und Semple hergestellt. Bei der bis in die 70er-Jahre in Deutschland und in manchen Entwicklungsländern noch heute verwendeten Vakzine nach Hempt wurde im Produktionsprozess zusätzlich eine Ätherextraktion durchgeführt.

Diese verschiedenen Impfstoffvarianten waren zwar wirksam, riefen aber nicht selten schwere, immunologisch bedingte Komplikationen hervor. Grund war ihr Gehalt an Hirnbestandteilen, insbesondere an basischem Myelinprotein („myelin basic protein"). Sie gelten daher heute als obsolet, sind aber zum Teil noch in Asien, Afrika und Südamerika im Einsatz.

Einen entscheidenden Fortschritt brachte die Entwicklung eines gereinigten Impfstoffs auf der Basis von humanen diploiden Zellkulturen (*HDC-Impfstoff*). Das Virus wird dazu auf humanen Fibroblasten, den auch zur Herstellung anderer Impfstoffe verwendeten MRC-5-Zellen, gezüchtet. Der das Virus enthaltende Zellkulturüberstand wird konzentriert und das Virus mittels β-Propiolacton inaktiviert. Diese inaktivierte Vakzine ist frei von jeglichen enzephalitogenen Komponenten und kann daher mit *großzügiger Indikationsstellung* eingesetzt werden. Vergleichbare Zellkulturimpfstoffe werden durch Züchtung der Viren auf Hühnerembryofibroblasten (PCECV, „purified chick embryo cell culture vaccine") oder Verozellen, einer Zelllinie aus Nierenzellen grüner Meerkatzen, (PVCV, „purified vero cell culture vaccine") hergestellt. Sie sind von vergleichbarer Immunogenität, aber deutlich billiger als die auf humanen Zellen produzierten Impfstoffe (Plotkin et al. 1999).

Wirksamkeit

Die immunogene Wirkung dieser Zellkulturimpfstoffe ist hervorragend und 10–30-mal stärker als die der Hempt-Vakzine. Bereits 7–14 Tage nach Beginn der Immunisierung lassen sich neutralisierende Antikörper nachweisen, die nach 2–4 Wochen hohe Titer erreichen und über einen Zeitraum von ca. 3 Jahren vorhanden sind (Plotkin et al. 1999; Thraenhart 2002).

Verträglichkeit

Die Zellkulturimpfstoffe sind gut verträglich. Innerhalb von 1–3 Tagen kann es an der Impfstelle zu Rötung, Schwellung und leichten Schmerzen kommen, gelegentlich auch verbunden mit Schwellung zugehöriger Lymphknoten. Selten sind Allgemeinsymptome wie leichte bis mäßige Temperaturerhöhung, grippeähnliche Symptomatik, Magen-Darm-Beschwerden oder Arthralgien. Als sehr seltene Komplikationen wurden Reaktionen im Sinne einer Serumkrankheit und allergische Sofortreaktionen beschrieben (STIKO 2004). Die gefährlichen neuroparalytischen Komplikationen der Nervengewebeimpfstoffe sind bei den Zellkulturvakzinen ausgeschlossen. Sie können auch Kindern und Schwangeren (Chutivongse et al. 1995) verabreicht werden (s. Kap. 6 u. 15).

Präexpositionelle Tollwutprophylaxe

Eine präexpositionelle Tollwutprophylaxe ist angezeigt für alle Personen, für die ein hohes permanentes Expositionsrisiko besteht:

- Tierärzte,
- Jäger,
- Forstpersonal,
- Personen, die in Gebieten mit Wildtiertollwut mit Tieren umgehen,
- Menschen, die Kontakt zu Fledermäusen haben,
- Personal in Laboratorien, in denen mit Tollwutviren gearbeitet wird.

Wichtig ist die Impfung auch für bestimmte Reisende; indiziert ist eine prophylaktische Impfung für länger dauernde oder häufigere Reisen in Gebiete mit hoher Tollwutinzidenz sowie für Reisen in tollwutgefährdete Länder, in denen nur ungenügende postexpositionelle Behandlungsmöglichkeiten bestehen. Hierbei wird jeweils eine Impfdosis an den Tagen 0, 7 und 21 (oder 28) i. m. in den M. deltoideus verabreicht. Personen mit sehr hohem Tollwutrisiko, z. B. bei Umgang mit vermehrungsfähigem Virus, sollten in regelmäßigen Abständen (alle 6–12 Monate) auf das Vorliegen von neutralisierenden Antikörpern getestet werden. Eine Auffrischimpfung sollte appliziert werden, wenn der Antikörpertiter unter den Wert von 0,5 IU/l abgesunken ist. Für alle anderen, etwa Reisende, die häufig Gebiete mit hoher Tollwutinzidenz besuchen, empfiehlt sich eine Auffrischimpfung nach einem Jahr und dann in 5-Jahres-Abständen (WHO 2002; Thraenhart 2002; www.who.int 2004) Dabei sollte aber immer berücksichtigt werden, dass auch nach korrekt durchgeführter prophylaktischer Impfung im Falle eines Viruskontaktes die Gabe von 2 (bzw. 3, je nach Hersteller) Dosen Impfstoff sofort und 3 Tage später (s. u.) notwendig ist.

Postexpositionelle Tollwutimpfung

Die *Behandlung* nach einer möglichen Inokulation des Virus ist eine therapeutische Maßnahme und besteht aus der unmittelbaren Wundbehandlung, die den Erreger möglichst direkt eliminieren soll und aus der gleichzeitigen Gabe von Impfstoff und Tollwutimmunglobulin (Simultanimpfung). Einzelheiten sind in Tab. 33.**1** (Indikation) und Tab. 33.**2** (Durchführung) zusammengestellt.

Das sofortige gründliche Auswaschen der Wunde ist besonders wichtig und kann die Tollwutgefahr um 90 % reduzieren (Bleck und Rupprecht 2005)! Das Tollwutimmunglobulin wird im Gegensatz zu früheren Empfehlungen heute soweit wie möglich in und um die Wunde instilliert. Die Dosis darf nicht erhöht werden, da sonst der Erfolg der aktiven Impfung beeinträchtigt werden könnte. Nach einer früher erfolgten kompletten

Tabelle 33.1 Indikationen für die postexpositionelle Tollwutimmunprophylaxe (STIKO 2004b)

Grad der Exposition	Art der Exposition		Immunprophylaxe (Beipackzettel beachten)
	durch ein tollwutverdächtiges oder tollwütiges Wild- oder Haustier	durch einen Tollwutimpfstoffköder	
I	Berühren/Füttern von Tieren, Belecken der intakten Haut	Berühren von Impfstoffködern bei intakter Haut	keine Impfung
II	Knabbern an der unbedeckten Haut, oberflächliche, nichtblutende Kratzer durch ein Tier, Belecken der nichtintakten Haut	Kontakt mit der Impfflüssigkeit eines beschädigten Impfstoffköders mit nichtintakter Haut	aktive Impfung: je eine Dosis Tollwutimpfstoff an den Tagen 0, 3, 7, 14, 28
III	jegliche Bissverletzung oder Kratzwunden, Kontamination von Schleimhäuten mit Speichel (z. B. Lecken, Spritzer)	Kontamination von Schleimhäuten und frischen Hautverletzungen mit der Impfflüssigkeit eines beschädigten Impfstoffköders	aktiv-passive Immunprophylaxe: je eine Dosis Tollwutimpfstoff an den Tagen 0, 3, 7, 14, 28 einmalig simultan mit der 1. Impfung passive Immunisierung mit Tollwutimmunglobulin (20 IE/kg KG)

Impfung (mit wenigstens 3 Dosen) wird auch im Expositionsfall kein Immunglobulin mehr gegeben!

Die aktive Impfung wird nach dem sog. Essen-Schema durchgeführt und besteht in der Gabe von 1-ml-Dosen der Vakzine an den Tagen 0, 3, 7, 14 und 28. Die früher empfohlene Impfung an Tag 90 hat sich als nicht notwendig herausgestellt (Thraenhart 2002).

Eine Simultanprophylaxe muss sobald wie möglich durchgeführt werden. Wurde sie initial versäumt, sollte sie aber unabhängig vom Zeitraum zwischen Exposition und 1. Impfung auch später noch eingeleitet werden, wenn eine Exposition der Kategorie III vorliegt.

Tabelle 33.2 Durchführung der postexpositionellen Tollwutimmunprophylaxe

• Möglicherweise kontaminierte Körperstellen und alle Wunden unverzüglich und großzügig mit Seife oder Detergenzien reinigen, mit Wasser gründlich spülen und mit 70%igem Alkohol oder einem Jodpräparat behandeln; dies gilt auch bei einer Kontamination mit Impfflüssigkeit eines Impfstoffköders. Wunden möglichst nicht primär nähen!
• Bei Exposition einer bisher nichtgeimpften Person oder einer Person mit unvollständiger Impfung oder Impfung mit in der EU nichtzugelassenen Impfstoffen: – bei Expositionsgrad II: je eine Dosis Tollwutimpfstoff an den Tagen 0, 3, 7, 14, 28 i. m. in den M. deltoideus (bei Kleinkindern M. vastus lateralis), – bei Expositionsgrad III: je eine Dosis Tollwutimpfstoff an den Tagen 0, 3, 7, 14, 28 i. m. in den M. deltoideus (bei Kleinkindern M. vastus lateralis) *und* Tollwut-Immunglobulin (20 I. E./kg KG) gleichzeitig mit der 1. Impfstoffgabe: soviel Immunglobulin wie möglich in und um die Wunde instillieren, den Rest kontralateral zum Impfstoff in den Gesäßmuskel injizieren.
• Bei Exposition einer Person, die bereits vorher vollständig mit Tollwutzellkulturimpfstoffen geimpft wurde: – je eine Impfung an den Tagen 0 und 3.
• Bei gegebener Indikation ist die Immunprophylaxe unverzüglich durchzuführen; kein Abwarten bis zur Klärung des Infektionsverdachts beim Tier. Wird der Tollwutverdacht beim Tier durch tierärztliche Untersuchung entkräftet, kann die Immunprophylaxe abgebrochen oder als präexpositionelle Impfung weitergeführt werden.
• Zu beachten ist die Überprüfung der Tetanusimpfdokumentation; bei Notwendigkeit gleichzeitige Tetanusimmunprophylaxe durchführen. **Anmerkung**: Die oben aufgeführten Empfehlungen entsprechen der aktuellen Stellungnahme der WHO zur Tollwutimpfung (WHO 2002; http://www.who.int/rabies/human/post_exp_prophylaxis/en/). Die Angaben der Hersteller weichen davon zum Teil etwas ab: So wird eine Auffrischimpfung nach der initialen Gabe von 3 Dosen von einem Hersteller alternativ alle 2–5 Jahre empfohlen. Für die Postexpositionsprophylaxe bei vollständig (mit 3 Dosen Impfstoff) immunisierten Personen sieht ein Hersteller alternativ die Gabe von 5 Dosen (an Tag 0, 3, 7, 14, 28) vor, wenn die letzte Impfstoffgabe länger als 2 Jahre zurückliegt; ein anderer Hersteller empfiehlt: • wenn die letzte Impfung weniger als 1 Jahr zurückliegt, je eine Impfung an den Tagen 0 und 3; • wenn die letzte Impfung 1–5 Jahre zurückliegt, je eine Impfung an den Tagen 0, 3 und 7; • wenn die letzte Impfung mehr als 5 Jahre zurückliegt, vollständige Immunprophylaxe entsprechend dem Grad der Exposition.

Literatur

Bleck TP, Rupprecht CE. Rhabdoviruses. In: Mandell GL, Bennett JE, Dolin R, eds. Principles and Practice of Infectious Diseases. 6th ed. Philadelphia: Elsevier Churchill Livingstone; 2005: 2047–56.

CDC. Update: investigation of rabies infections in organ donor and transplant recipients – Alabama, Arkansas, Oklahoma, and Texas, 2004. Morbid Mortal Wkly Report 2004a;53:586–9.

CDC. Recovery of a patient from clinical rabies – Wisconsin, 2004. Morbid Mortal Wkly Report 2004b;53:1171–3.

Chutivongse S, Wilde H, Benjavongkulchai M, Chomchey P, Punthawong S. Postexposure rabies vaccination during pregnancy: effect on 202 women and their infants. Clin Infect Dis 1995;20:818–20.

http://www.who.int/rabies/human/post_exp_prophylaxis/en/

Messenger SL, Smith JS, Rupprecht CE. Emerging epidemiology of bat-associated cryptic cases of rabies in humans in the United States. Clin Infect Dis 2002;35:738–47.

Plotkin SA, Rupprecht CE, Koprowski H. Rabies Vaccine. In: Plotkin SA, Orenstein WA, eds. Vaccines. 3rd ed. Philadelphia: Saunders; 1999:743–66.

STIKO. Mitteilungen der Ständigen Impfkommission (STIKO) am Robert Koch-Institut. Hinweis für Ärzte zum Aufklärungsbedarf bei Schutzimpfungen. Stand: Januar 2004. Epid Bull 2004a; 6:33–52.

STIKO. Mitteilungen der Ständigen Impfkommission (STIKO) am Robert Koch-Institut. Empfehlungen der Ständigen Impfkommission (STIKO) am Robert Koch-Institut. Stand: Juli 2004. Epid Bull 2004b;30:235–50.

Thraenhart O. Rhabdoviren: Tollwutviren. In: Doer HW, Gerlich WH, eds. Medizinische Virologie. Stuttgart: Thieme; 2002:330–42.

World Health Organization. Rabies vaccines. WHO position paper. Wkly Epidemiol Rec 2002;77:109–19.

34 Gelbfieberschutzimpfung

W. Jilg

Epidemiologie

Der *Erreger* des Gelbfiebers ist ein Mitglied der Gattung Flavivirus aus der Familie der Flaviviridae. Er ist damit eng verwandt mit dem Denguevirus, dem Erreger der Japanischen Enzephalitis, dem Westnilvirus und dem Erreger der Frühsommermeningoenzephalitis. Wie diese wird das Gelbfiebervirus durch infizierte Stechmücken übertragen. Typische Vektoren sind *Aedes aegypti* und verwandte Arten.

Epidemiologisch werden das urbane und das sylvatische Gelbfieber unterschieden. Beim *urbanen Gelbfieber* werden Viren durch Aedes aegypti von Mensch zu Mensch übertragen. Voraussetzungen hierfür sind, dass sich in einer Population ständig Menschen befinden, die eine Gelbfiebervirämie durchmachen und gleichzeitig in den entsprechenden Wohngebieten Aedes aegypti existiert. Durch umfangreiche Impfprogramme und gezielte Bekämpfung der übertragenden Stechmücken konnte das urbane Gelbfieber in Südamerika stark zurückgedrängt werden, ist aber gegenwärtig wieder auf dem Vormarsch. Die zunehmende Resistenz der Vektoren gegen Insektizide sowie die weniger konsequente Durchführung von gezielten Impfaktionen erhöhen das Risiko des Aufflammens der urbanen Form des Gelbfiebers durch Wiedereinschleppung des Virus in von Gelbfieber einstmals frei gewordene Gebiete. Problematisch ist die Situation vor allem in Afrika, wo immer wieder kleinere und größere Gelbfieberepidemien auftreten.

Unverändert bedeutsam und durch Impfaktionen nicht direkt zu beeinflussen ist die *sylvatische Form* des Gelbfiebers. Bei dieser Form ist nicht der Mensch, sondern sind Tiere des Urwaldes, vor allem Affen und Halbaffen, das Virusreservoir. Hier sind neben Aedes aegypti vor allem Stechmücken des Regenwaldes, wie z. B. *Aedes africanus* und *Haemogogus-Arten*, die Vektoren, die das Virus auf den Menschen übertragen.

Prävalenz und Inzidenz

Als Gelbfieberendemiegebiete gelten Länder Afrikas zwischen dem 15. nördlichen und dem 10. südlichen Breitengrad sowie die nördlichen Teile Südamerikas einschließlich des Amazonasbeckens (Abb. 34.**1**, 34.**2**). Bemerkenswert ist, dass Gelbfieber bisher niemals in asiatischen Ländern

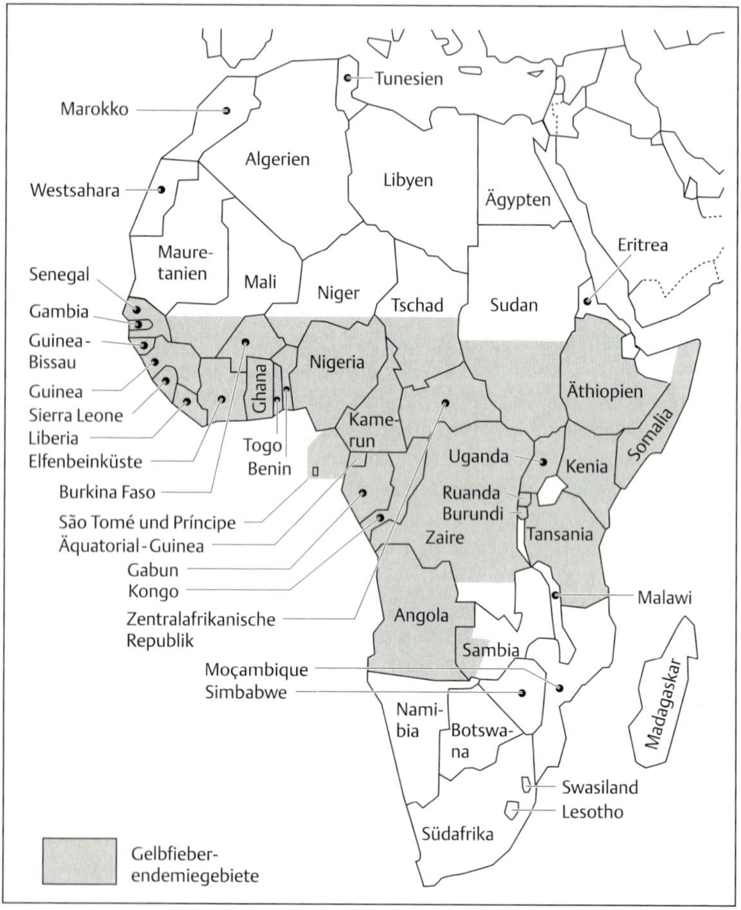

Abb. 34.**1** Verbreitung des Gelbfiebers in Afrika.

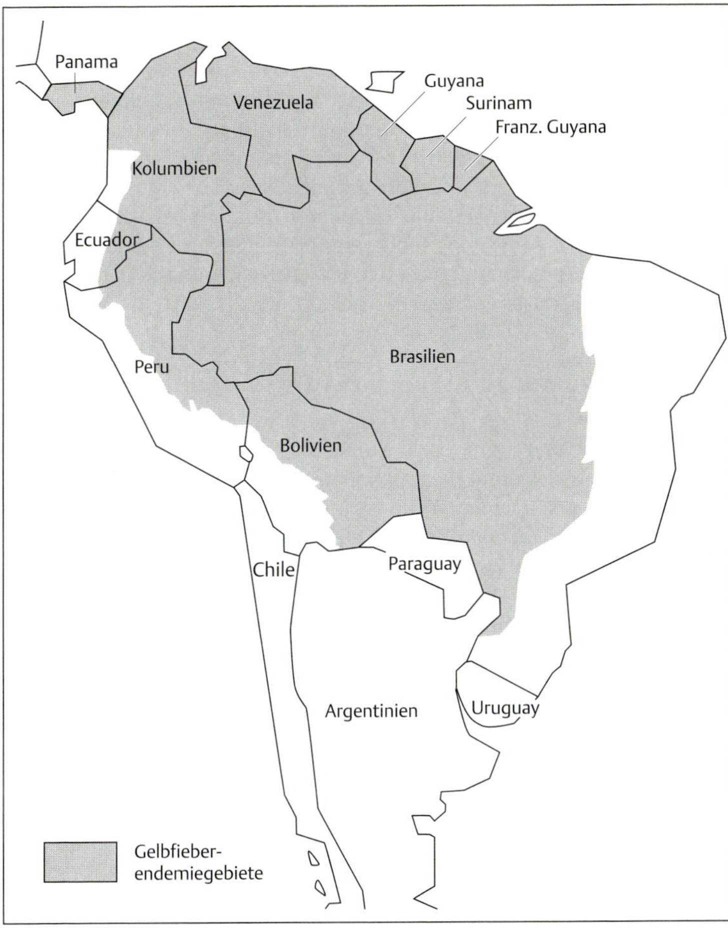

Abb. 34.**2** Verbreitung des Gelbfiebers in Südamerika.

gefunden wurde, obwohl Aedes aegypti speziell in Südostasien weit verbreitet ist.

Nach Schätzungen der WHO verursacht Gelbfieber jährlich ca. 200 000 Erkrankungen und etwa 30 000 Todesfälle, die Mehrzahl davon in Afrika. 33 afrikanische Länder gehören gegenwärtig zu den *Gelbfieberrisikogebieten*. In Südamerika ist Gelbfieber derzeit in 10 Ländern endemisch; Bolivien, Brasilien, Kolumbien, Ecuador, Peru und Venezuela gehören dort zu den Ländern mit dem höchsten Risiko.

Das Risiko einer Gelbfieberinfektion für Touristen ist verhältnismäßig gering, darf aber angesichts der Schwere der Infektionskrankheit auf keinen Fall vernachlässigt werden. So erkrankten in den letzten 30 Jahren zwar nur 9 Tropenreisende aus Industrienationen an Gelbfieber, aber 7 von ihnen verstarben! Das Gelbfieberinfektionsrisiko ist in Afrika am höchsten. Man schätzt, dass in Gegenden mit Gelbfieberaktivität die Wahrscheinlichkeit für eine nichtgeimpfte Person, an Gelbfieber zu erkranken bzw. zu sterben, bei einem 14-tägigen Aufenthalt bei 1 : 267 bzw. 1 : 1333 liegt (Monath und Cetron 2002).

Klinik

Wie andere Flavivirusinfektionen können Gelbfieberinfektionen in ihrem Schweregrad stark schwanken, vom harmlosen grippalen Infekt bis zum hämorrhagischen Fieber mit einer Letalität von 50 %. Zwischen 5 % und 50 % aller Infektionen verlaufen darüber hinaus klinisch inapparent. Im typischen Fall beginnt die Erkrankung nach einer Inkubationszeit von 3–6 Tagen abrupt mit hohem Fieber, Kopf- und Gliederschmerzen, Schwindel, Erbrechen und ausgeprägtem Krankheitsgefühl. Bereits früh besteht eine Leukopenie. Ein Fieberabfall nach wenigen Tagen kann die Erkrankung beenden, aber in einigen Fällen tritt nach einem fieberfreien Intervall von einigen Stunden oder Tagen die Phase des Organbefalls ein mit erneutem Fieberanstieg, Kopfschmerzen, schweren allgemeinen Krankheitserscheinungen und Somnolenz. Dominiert wird das Krankheitsbild nun von einer ikterischen Hepatitis und einer hämorrhagischen Diathese mit Haut- und Schleimhautblutungen. Eine Albuminurie weist auf die gleichzeitige Nierenschädigung hin.

Infizierte sind in den ersten 3–5 Tagen ihrer Erkrankung virämisch. Während dieses Zeitraums können sich Stechmücken an ihnen infizieren und die Infektion weiterverbreiten.

Die Gelbfieberinfektion hinterlässt eine lang dauernde, vermutlich lebenslange Immunität. Kinder immuner Mütter sind wahrscheinlich in den ersten 6 Lebensmonaten durch transplazentar übertragene Antikörper gegen eine Gelbfiebervirusinfektion geschützt.

Prophylaxe

Die *Expositionsprophylaxe* besteht in Maßnahmen zum Schutz vor Mückenstichen. Aedes aegypti und andere Vektoren, die Gelbfieber übertragen können, sind tagaktiv. Tragen langärmliger Oberbekleidung und langer Hosen, Aufbringen von Repellents auf exponierte Hautpartien und Imprägnierung von Kleidungsstücken mit Repellents und Insektiziden können das Risiko einer Gelbfieberinfektion (und anderer von Stechmücken übertragener Krankheiten) deutlich verringern. Nur die Gelbfieberimpfung gewährleistet aber einen zuverlässigen Schutz vor einer Gelbfieberinfektion.

Impfung

Impfstoff

Zur Impfung wird der attenuierte Stamm 17D als Lebendimpfstoff benutzt. Dieser Virusstamm wurde von Theiler 1937 entwickelt und wird seitdem erfolgreich eingesetzt. Seit den 50er-Jahren des vorigen Jahrhunderts wird der Impfstoff von WHO-lizenzierten Herstellern in Hühnerembryonen nach strikt einzuhaltenden Richtlinien der WHO hergestellt (WHO 1998).

Der lyophilisierte Impfstoff soll bei +2–+8 °C gelagert werden; nach dem Auflösen muss er sofort verwendet werden. Der Impfstoff ist in Deutschland zur Verwendung ab dem vollendeten 6. Lebensmonat zugelassen.

Autorisierte Gelbfieberimpfstellen

Der Impfstoff wird nur an staatlich anerkannte, bei der WHO registrierte Gelbfieberimpfstellen abgegeben. Entsprechend den Bestimmungen der Internationalen Gesundheitsvorschriften dürfen nur diese autorisierte Institutionen bzw. Impfärzte die Gelbfieberimpfung durchführen. Die Adresse deutscher Gelbfieberimpfstellen sind z. B. beim Gesundheitsamt oder über die Deutsche Tropenmedizinische Gesellschaft (DTG) zu erhalten (www.dtg.mwn.de/impfen/gfimpfst/gf.htm).

Durchführung

Der Impfstoff wird in 0,5 ml des beigegebenen Lösungsmittels aufgelöst und muss sofort verbraucht werden. Der Impfstoff wird s. c. oder i. m. injiziert. Die Impfdosis ist für alle Altersstufen gleich. Die Impfung muss im Internationalen Impfausweis dokumentiert werden.

Die Gelbfieberimpfung kann am gleichen Tage wie die Impfung mit Totimpfstoffen (z. B. Hepatitis A, Tetanus usw.) oder anderen Lebendimpfungen erfolgen. Ist eine gleichzeitige Impfung nicht möglich, sollte zu anderen Lebendimpfstoffen (z. B. gegen Masern, Mumps, Röteln und Varizellen) ein Abstand von mindestens 4 Wochen eingehalten werden.

Die Gabe von humanen Immunglobulinpräparaten kann die Vermehrung des Impfvirus unterdrücken, wenn diese Präparate das Gelbfiebervirus neutralisierende Antikörper enthalten und damit den Impfschutz in Frage stellen. Deshalb sollte die Impfung nicht durchgeführt werden, wenn Immunglobuline innerhalb der letzten 3 Monate verabreicht wurden. Nach der Impfung dürfen Immunglobulinpräparate frühestens nach 14 Tagen gegeben werden.

Verhalten nach der Impfung

Es sind keine besonderen Verhaltensweisen zu beachten, allerdings sollten außergewöhnliche körperliche Belastungen in den ersten 10 Tagen nach der Impfung vermieden werden.

Wirksamkeit

Der Gelbfieberimpfstoff hat sich als sehr wirksam erwiesen. Schützende Antikörperspiegel werden von 90 % aller Geimpften innerhalb von 10 Tagen erreicht; nach 30 Tagen beträgt die Schutzrate 99 %. In den meisten Fällen hält die Schutzwirkung für 30–35 Jahre an (WHO 2003). Die internationalen Gesundheitsvorschriften verlangen aber aus Sicherheitsgründen eine Wiederimpfung alle 10 Jahre. Der Beginn des Impfschutzes ist durch diese Vorschriften auf den 10. Tag nach der Impfung festgelegt.

Nebenwirkungen und Komplikationen

Mit dem Impfvirus 17D wurden in mehr als 50 Jahren viele 100 Millionen von Impfungen durchgeführt. In der Regel wird die Impfung völlig symptomlos vertragen. Gelegentlich kann es innerhalb von 1–3 Tagen nach der Injektion an der Impfstelle zu Rötung, Schmerzhaftigkeit und Schwellung kommen, auch verbunden mit Beteiligung der zugehörigen Lymphknoten. Selten treten nach 4–7 Tagen grippeähnliche Symptome wie leichtes Fieber, Frösteln sowie Kopf- und Gliederschmerzen (im Sinne einer Impfkrankheit) auf. Lokal- wie Allgemeinreaktionen sind in der Regel vorübergehender Natur und klingen rasch und folgenlos ab (STIKO 2004).

3 Formen von *Komplikationen* sind nach Gelbfieberimpfung beschrieben worden:

- allergische Reaktionen aufgrund einer Hühnereiweißallergie des Impflings,
- Enzephalitiden,
- gelbfieberähnliche Erkrankungen mit multiplen Organschäden.

Herstellungsbedingt enthält der Impfstoff Hühnereiweiß; in den sehr seltenen Fällen von Hühnereiweißallergie darf daher nicht geimpft werden.

Seit 1946 wurden 26 Fälle von nachgewiesenermaßen oder sehr wahrscheinlich durch die Impfung verursachten Enzephalitiden beschrieben, die Mehrzahl davon bei Säuglingen unter 6 Monaten. Schließlich wurde seit 1996 über 12 Fälle von schwer und sogar tödlich verlaufenden Erkrankungen mit multiplen Organschäden berichtet. Ein Kausalzusammenhang mit der Impfung muss in diesen Fällen angenommen werden, der zugrunde liegende Pathomechanismus ist allerdings noch unklar. Am ehesten wird eine atypische Reaktion des Impflings vermutet, die bei Menschen über 60 Jahren häufiger vorzukommen scheint (WHO 2003, STIKO 2004).

Angesichts der großen Zahl der bisher durchgeführten Impfungen scheint ein Auftreten der genannten Komplikationen aber extrem selten zu sein. Bei Aufenthalt in einem Gelbfiebergebiet ist das Risiko eines Ungeimpften durch eine natürliche Erkrankung ungleich größer als das Risiko der Impfung. Die Indikation zur Impfung sollte aber unter Berücksichtigung der Notwendigkeit eines Schutzes und des individuellen Risikos streng gestellt werden, insbesondere bei Säuglingen und älteren Menschen.

Indikationen und Kontraindikationen

Die Indikation für die Gelbfieberschutzimpfung ergibt sich aus der epidemiologischen Situation im Zielland. Allen Personen, die in Gelbfieberendemiegebiete reisen, ist eine Schutzimpfung dringend anzuraten. Die Impfung ist spätestens 10 Tage vor Reisebeginn durchzuführen! Darüber hinaus verlangen zahlreiche gelbfieberfreie, aber gelbfiebergefährdete Länder – auch in Asien – von Personen, die aus Endemiegebieten einreisen, einen gültigen Nachweis der Gelbfieberschutzimpfung. Das gilt auch für nur kurzfristige Zwischenaufenthalte z. B. auf Flughäfen. Auf diese Weise soll verhindert werden, dass evtl. über einen virämischen Patienten das Gelbfiebervirus in Stechmücken gelangt und so in die Region eingeschleppt wird. Über die Endemiegebiete und die von verschiedenen Ländern bei der Einreise geforderten Impfzertifikate gibt die jährlich von der WHO veröffentlichte Broschüre „International Travel and Health – Vaccination Requirements and Health Advice" Auskunft (erhältlich auch online unter www.who.int/ith/).

Nicht geimpft werden sollten Menschen mit akute Infektionskrankheiten sowie Immunsupprimierte. Zum Vorgehen bei Allergie gegen Hühnereiweiß s. Kapitel 6.

Wie andere Lebendimpfstoffe auch sollte der Gelbfieberimpfstoff nicht in der Schwangerschaft angewandt werden. Allerdings sind fruchtschädigende Wirkungen des Impfstoffs bisher nicht bekannt geworden, sodass bei wirklich unaufschiebbaren Reisen in Gebiete mit hohem Gelbfieberrisiko eine Impfung einer Schwangeren durchgeführt werden kann.

Ist eine Impfung in jeglicher Form ärztlich kontraindiziert, kann versucht werden, durch Vorlage einer entsprechenden Bescheinigung (in englischer Sprache) *Befreiung von der Impfpflicht* zu erlangen. Der Reisende muss aber darauf hingewiesen werden, dass Länder mit Impfpflicht zur Anerkennung dieses Zeugnisses nicht verpflichtet sind. Ist eine *Impfbefreiung* erforderlich, so kann folgender Text gewählt werden:

Exemption-Certificate:
I certify that Mr./Mrs./Miss
born
resident
is suffering from
On medical reasons, a vaccination against Yellow Fever is therefore not possible.

Diese Bescheinigung sollte den Stempel einer autorisierten Impfstelle tragen.

Literatur

CDC. Yellow fever vaccine recommendations of the Advisory Committee on Immunization Practices (ACIP), 2002. Morbid Mortal Wkly Rep 2002;51 (RR17):1–10.

Internationale Gesundheitsvorschriften vom 25. Juli 1969 in der Fassung vom 17. März 1982, BGBl II: 1982;287.

MonathTP, Cetron MS. Prevention of yellow fever in persons travelling to the tropics. J Infect. Dis 2002;34:1369–78.

STIKO. Mitteilungen der Ständigen Impfkommission (STIKO) am Robert Koch-Institut: Hinweis für Ärzte zum Aufklärungsbedarf bei Schutzimpfungen/ Stand: Januar 2004. Epi Bull 2004;6: 33–52.

WHO. Yellow fever vaccine. Wkl epidem record 2003;78:349–59.

WHO: Expert Committee on Biological Standardization. 46th Report. WHO Tech Rep Ser 1998;872i–vii:1–90.

35 Schutzimpfung gegen invasive Meningokokkeninfektionen

U. Heininger

Epidemiologie

Die Meningokokkenmeningitis ist eine bakterielle Entzündung der Hirnhäute (Pia und Arachnoidea) im Bereich von Großhirn, Hirnbasis und Rückenmark. Weitere durch Meningokokken hervorgerufene Krankheitserscheinungen reichen von einer leichten Pharyngitis bis zum schwersten septischen Schock mit tödlichem Ausgang (Waterhouse-Friderichsen-Syndrom). Dazwischen liegen verschiedenste lokale und systemische klinische Manifestationen wie z. B. Arthritis, Myokarditis, Endophthalmitis und Pneumonien. Die häufigste Form ist die eitrige Meningitis. Auch foudroyant verlaufende septische Erkrankungen ohne Beteiligung der Meningen kommen vor.

Erreger ist *Neisseria meningitidis*, ein gramnegatives, bekapseltes, in Diplokokkenform erscheinendes und in entzündlichem Material meist intrazellulär liegendes Bakterium. Es wurden bis heute 13 serologisch unterscheidbare Gruppen gefunden: A, B, C, D, H, I, K, L, X, Y, Z, 29E und W135. Innerhalb einer Serogruppe besteht eine gewisse Kreuzimmunität, nicht hingegen zwischen verschiedenen Serogruppen. Membranproteine (sog. Porine) der äußeren Zellwand erlauben eine weitergehende Differenzierung in Serotypen und Serosubtypen (z. B. C: 2a: P1.2), mit unterschiedlichen Virulenzeigenschaften. So ist z. B. die Zunahme von Infektionen durch die Serogruppe C in den vergangenen Jahren auf einen besonders virulenten Klon, den elektrophoretischen Typ vom Sequenztyp-(ST-)11-Komplex zurückzuführen.

In Deutschland liegt die Inzidenz der invasiven Meningokokkeninfektionen relativ konstant bei ca. 1 Erkrankung pro 100 000 Einwohner (Übersicht bei Heininger 2002). Die altersspezifische Inzidenzrate ist bei den Säuglingen und Kleinkindern sowie Adoleszenten am höchsten. Im Säuglingsalter überwiegen Infektionen durch Meningokokken der Gruppe B, während bei älteren Kindern, Jugendlichen und Erwachsenen überwiegend Infektionen durch Gruppe-C-Meningokokken auftreten. Die Letalität liegt insgesamt bei etwa 8 %. Unter den im Nationalen Referenzzentrum im Jahr 2002 typisierten Isolaten gehörten 62 % zur Serogruppe

B und 32% zur Serogruppe C. Die übrigen Stämme verteilten sich auf die restlichen Serogruppen bzw. waren nicht typisierbar. Auch in 2003 gehörten 30% der typisierten Stämme zur Serogruppe C (www.meningococcus.de).

In Europa ist seit etwa 1995 eine Zunahme des Anteils an Gruppe-C-Infektionen zu verzeichnen, jedoch mit erheblicher regionaler Variabilität (Conolly und Noah 1999). Außerhalb Deutschlands tritt die Meningitis epidemica vor allem in Afrika im sog. Meningitisgürtel zwischen Sahara und Äquatorialwäldern (Sudan, Nigeria, Senegal und Ghana) auf. Diese Epidemien werden vorwiegend durch Serogruppe A verursacht und ereignen sich vor allem am Ende der Trockenperiode (März–April). Darüber hinaus werden bei Mekkapilgern, zunehmend aber auch im Rahmen von Ausbrüchen in Afrika, vor allem Infektionen der Gruppe W135 beobachtet.

Im gemäßigten Klima kommen epidemische Häufungen vor allem im späten Winter und Frühjahr vor. Sowohl in Afrika wie auch im gemäßigten Klima sind dies die Zeiten der niedrigsten Luftfeuchtigkeit. Die Vorschädigung der Schleimhäute durch Austrocknung könnte daher ein wichtiger Faktor für eine invasive Infektion sein.

Krankheitsverdacht, Erkrankung und Tod an Meningokokkenmeningitis oder -sepsis sind laut § 6 Infektionsschutzgesetz in Deutschland namentlich meldepflichtig.

Übertragung

Erregerreservoir ist der Mensch. Die zunächst asymptomatische Besiedlung des oberen Respirationstrakts ist Ausgangspunkt für eine Infektion. Die Übertragung erfolgt von Mensch zu Mensch durch Tröpfcheninfektion bzw. durch engen Kontakt, besonders in beengten Wohnverhältnissen, Kasernen und anderen Massenunterkünften, aber auch in Schulen und Kindergärten. Charakteristisch ist, dass zwar viele Personen infiziert werden, dabei aber nur wenige manifest erkranken. Die symptomlosen Träger, die den Erreger im Nasopharynx beherbergen, sind das epidemische Bindeglied zwischen den Erkrankten. Die Infektion kann im Sinne einer „stillen Feiung" zur Immunität führen, wobei der Schutz vor invasiver Infektion mit der Höhe bakterizider Serumantikörper korreliert (Burrage et al. 2002).

Pathogenese

Eintrittspforte für die Meningokokken ist die Schleimhaut des Nasopharynx. Von dort gelangen die Erreger entweder mit dem Lymphstrom in den Perineuralraum oder auf dem Blutweg in den Liquorraum. Die Inkubationszeit beträgt 1–10 Tage, meist aber weniger als 4 Tage.

Klinik

Die Krankheit beginnt mit plötzlich einsetzendem Fieber, starkem Kopfweh, Meningismus, schmerzhafter Nackensteifigkeit, Übelkeit, Erbrechen und bei ca. der Hälfte der Patienten mit Hautmanifestationen, meist Petechien. Bei foudroyantem Verlauf kommt es zum Auftreten einer Purpura mit Ekchymosen oder großflächigen Sugillationen, disseminierter intravasaler Gerinnung, Schock, bisweilen Koma und Tod innerhalb weniger Stunden trotz adäquater antibiotischer Behandlung. Die Letalität invasiver Meningokokkeninfektionen beträgt ca. 8–10%, wobei sie einem europäischen Netzwerk zufolge bei Gruppe-C-Infektionen und im Säuglingsalter bei ca. 16% liegt (www.euibis.org). Invasive Meningokokkeninfektionen können durch Arthritis, Myokarditis, Perikarditis, Endophthalmitis oder eine Pneumonie kompliziert sein. Andere weniger häufige Manifestationen einer Meningokokkeninfektion sind eine primäre Pneumonie, eine Bakteriämie, Konjunktivitis oder eine chronische Meningokokkämie.

Folgende Kriterien sind mit einer besonders ungünstigen Prognose behaftet (Riordan et al. 2002):

- Auftreten von Petechien, Ekchymosen oder Sugillationen weniger als 12 h vor der stationären Aufnahme,
- arterielle Hypotonie, Schock,
- fehlende meningeale Beteiligung,
- Leukozytenzahl im peripheren Blut < 10 000/mm^3,
- Thrombozytopenie.

Therapie

Medikament der ersten Wahl zur Behandlung invasiver Meningokokkeninfektionen ist weiterhin Penicillin G 250 000–500 000 IE/kg KG/Tag in 4–6 Dosen. Alternativ kann ein Cephalosporin der Gruppe 3 (z. B. Cefotaxim oder Ceftriaxon) verwendet werden. Als ergänzende Therapie kann bei Fällen mit meningitischem Verlauf die Verabreichung von Dexamethason (0,8 mg/kg KG in 2 Dosen für 2 Tage) erwogen werden (Schroten et al. 2003).

Prophylaxe

Zur Prophylaxe invasiver Meningokokkeninfektionen bieten sich grundsätzlich folgende Möglichkeiten an:

- *Sorgfältige Beobachtung* exponierter Personen in Haushalt, Kinderkrippe, Schule, Kasernen. Bei Entwicklung eines fieberhaften Infekts sollte prompt eine antimikrobielle Therapie wie bei invasiver Meningokokkeninfektion begonnen werden. Diese Form ist aber als alleinige Maßnahme ungeeignet, da bei fulminantem Krankheitsbeginn die Behandlung unter Umständen zu spät einsetzt.
- *Chemoprophylaxe*. Für die Chemoprophylaxe, die möglichst innerhalb von 24 h beginnen sollte, stehen verschiedene Antibiotika zur Verfügung. Medikament der ersten Wahl ist Rifampicin, welches in 4 Dosen im Abstand von jeweils 12 Stunden p. o. verabreicht wird. Die Dosierung beträgt jeweils 10 mg/kg KG (maximale Einzeldosis 600 mg), bei Säuglingen im 1. Lebensmonat beträgt sie 5 mg/kg KG pro Gabe (Schroten et al. 2003). Rifampicin führt zu einer Rosafärbung von Urin und anderen Körperflüssigkeiten und ist bei schwangeren Frauen kontraindiziert. Alternativ, z. B. bei Kontaktlinsenträgern oder bei Schwangeren, kann Ceftriaxon als Einzeldosis zu 125 mg (bis zum Alter von 12 Jahren) bzw. 250 mg (ab dem 12. Geburtstag) i. m. oder i. v. appliziert werden. Bei Erwachsenen kann auch Ciprofloxacin als 1-malige Gabe p. o. (500 mg) verwendet werden. Der Indexpatient selbst sollte im Falle einer Therapie mit Penicillin ebenfalls vor Entlassung aus der Klinik eine Chemoprophylaxe erhalten, da Penicillin die Meningokokken nicht aus dem Nasopharynx eliminieren kann. Die Effektivität der Chemoprophylaxe beträgt für Rifampicin ca. 70–90 %, für Ceftriaxon 97 % und für Ciprofloxacin ca. 95 % (Schwartz et al. 1988).

Die Durchführung der Chemoprophylaxe ist für alle Personen sinnvoll, die binnen 10 Tagen vor Ausbruch der Krankheit engen Kontakt mit dem Patienten hatten. Für medizinisches Personal ist eine routinemäßige Chemoprophylaxe nicht notwendig, ausgenommen bei intensivem Kontakt mit infektiösen Tröpfchen des Patienten (z.B. nach Mund-zu-Mund-Beatmung, Erbrechen des Patienten, Intubation, Absaugen vor Beginn einer wirksamen antibiotischen Behandlung). Kulturen des Rachens sind bezüglich der Entscheidung zur Durchführung einer Chemoprophylaxe nicht hilfreich.

- *Immunprophylaxe.* Eine Meningokokkenimpfung kann zusätzlich zur Chemoprophylaxe eingesetzt werden, sofern die Infektion des Primärerkrankten durch einen impfpräventablen Stamm hervorgerufen wurde, da Fälle auch noch mehrere Wochen nach Manifestation beim Indexfall auftreten können.

Isolierung

Seuchenhygienische Vorschriften gelten für Erkrankte und ansteckungsverdächtige Personen: Der Besuch von Gemeinschaftseinrichtungen ist bis zum Ende der Kontagiosität untersagt (§ 34 Infektionsschutzgesetz). Bei adäquater antimikrobieller Behandlung werden die Erreger innerhalb von 24 h aus dem Nasen-Rachen-Raum eliminiert.

Impfung

Die aktive Immunisierung stellt die zuverlässigste langfristige Präventivmaßnahme invasiver Meningokokkeninfektionen dar. Gegen Infektionen durch B-Meningokokken steht derzeit noch keine Vakzine mit zuverlässiger und ausreichend breiter Schutzwirkung zur Verfügung.

Ein neuer Konjugatimpfstoff, der die Polysaccharide der Serogruppen A, C, W135 und Y enthält, soll in den USA im Laufe des Jahres 2005 zugelassen werden. Er ist für die dortigen epidemiologischen Gegebenheiten geeignet, verspricht aber auch für Reisende in Endemiegebiete einen besseren Schutz als die herkömmlichen 4-valenten Polysaccharidimpfstoffe.

Polysaccharidimpfstoffe

Sie enthalten gereinigte, gruppenspezifische Kapselpolysaccharide, welche den wesentlichen Virulenzfaktor der Meningokokken darstellen. Polysaccharidimpfstoffe wurden in den 60er-Jahren des 20. Jahrhunderts entwickelt und stehen gegen die Serogruppen A und C sowie Y und W135 zur Verfügung. Immunogenitätsstudien hatten gezeigt, dass das Polysaccharid der Gruppe A nach 1-maliger Gabe bereits im Säuglingsalter IgG-Antikörper induzieren kann (Peltola et al. 1977). Auch zeigt sich nach weiteren Impfdosen nach dem 1. Geburtstag ein Boostereffekt, der allerdings nur gering ausgeprägt und zeitlich sehr begrenzt ist, sodass bereits nach etwa 1 Jahr die Serumantikörper wieder das prävakzinale Ausgangsniveau erreicht haben. Dies gilt sowohl für Antikörper im ELISA, als auch für funktionelle, bakterizide Antikörper, welche die Fähigkeit zur Bakteriolyse besitzen.

Im Gegensatz zum Polysaccharid der Gruppe A sind die Polysaccharide der Gruppen C, W135 und Y in den ersten beiden Lebensjahren nicht in der Lage, das T-Zell-Immunsystem ausreichend zu stimulieren. Dadurch findet der „switch" von akuten IgM- zu persistierenden IgG-produzierenden B-Lymphozyten wie auch die Bildung von Gedächtniszellen nicht statt. Ferner wurde bei Impfung mit Polysaccharid der Gruppe C vor dem Alter von 2 Jahren eine anhaltende, den Boostereffekt inhibierende Immuntoleranz festgestellt. Die Impfung mit den heute verfügbaren PS-Impfstoffen gegen Meningokokken (A und C bzw. A, C, Y und W135) ist in der Regel erst ab dem Alter von 24 Monaten empfohlen.

Die Anwendung der Polysaccharidimpfstoffe (Mencevax ACWY bzw. Meningokokkenimpfstoff A+C) erfolgt in einer Einzeldosis (0,5 ml s.c.). Bei anhaltender Expositionsgefahr kann nach 3–5 Jahren eine Wiederimpfung erwogen werden, deren Effektivität jedoch wenig belegt ist.

Konjugatimpfstoffe

Nach dem gleichen Prinzip wie bei den bewährten Konjugatimpfstoffen gegen *Haemophilus influenzae* Typ b ist es gelungen, Kapselpolysaccharide von Meningokokken (zunächst der Gruppe C, neuerdings auch A, W135 und Y) an Proteine zu konjugieren, um somit eine T-Zell-abhängige Immunantwort zu erzielen. Dadurch ist es möglich, bereits junge Säuglinge erfolgreich zu impfen. In einer britischen Studie erhielten 114 Säuglinge 3 Dosen eines Gruppe-C-Konjugatimpfstoffs im Alter von 2, 3 und 4 Monaten. Bereits nach der 1. Dosis fanden sich bei 68 % der geimpften

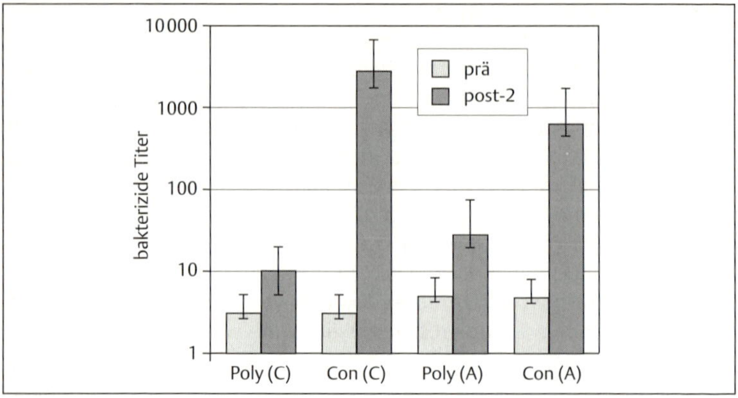

Abb. 35.**1** Meningokokkenkonjugatvakzine: Immunogenität im Vergleich zu Polysaccharidimpfstoff nach 2 Dosen im Alter von 18–24 Monaten (modifiziert nach JAMA 1996;275:1499).

Säuglinge im Serum bakterizide Antikörper (> 1:8). Nach der 2. und 3. Dosis waren sie bei 98 % bzw. 100 % der Impflinge nachweisbar (Richmond et al. 1999). In einer vergleichenden Studie, bei der 90 Kinder im Alter von 18–24 Monaten mit 2 Dosen eines Gruppe-A+C-Polysaccharidimpfstoffs bzw. eines Gruppe-A+C-Konjugatimpfstoffs geimpft wurden, zeigte sich die signifikant überlegene Immunogenität des Konjugatimpfstoffs mit ca. 50–100fach höheren Antikörperwerten als nach Impfung mit dem Polysaccharidimpfstoff (Lieberman et al. 1996) (Abb. 35.**1**).

Derzeit sind in Deutschland 3 Meningokokken-Gruppe-C-Konjugatimpfstoffe verfügbar, wobei als Trägerprotein das avirulente Diphtherietoxoid CRM197 (Meningitec und Menjugate) bzw. Tetanustoxoid (NeisVac-C) fungieren. Das Impfschema umfasst im Säuglingsalter, ab dem Alter von 2 Monaten, 3 Dosen im Abstand von jeweils mindestens 1 Monat. NeisVac-C ist für ein 2-Dosen-Impfschema zugelassen. Eine Auffrischimpfung im 2. Lebensjahr wird bislang nicht empfohlen, könnte sich aber zukünftig als sinnvoll erweisen, da erste Beobachtungen aus Großbritannien einen raschen Verlust des Impfschutzes bei im Säuglingsalter geimpften Kleinkindern anzeigen (Trotter et al. 2004).

Ab dem Alter von 1 Jahr genügt bei bislang Ungeimpften 1 Impfdosis eines Konjugatimpfstoffs; die Anwendung ist ohne Altersbegrenzung nach oben möglich.

Wirksamkeit

Die Wirksamkeit der Polysaccharidimpfung ist altersabhängig. Bei Massenimpfungen anlässlich eines Meningokokkenausbruchs in Quebec, Kanada wurde für Gruppe-C-Infektionen für Kinder im Alter von 2–9 Jahren eine Wirksamkeit von 41 % ermittelt, im Alter von 10–14 Jahren betrug sie 75 % und im Alter von 15–20 Jahren 83 % (de Wals et al. 2001). Auch die Wirksamkeit des Polysaccharidimpfstoffs der Gruppe A ist gut belegt. In einer finnischen Studie erkrankte nach 1-maliger Impfung im Alter von 3 Monaten bis 5 Jahren keines von 49 295 Kindern im Nachbeobachtungszeitraum von einem Jahr. Im Gegensatz dazu erkrankten in den Kontrollgruppen (ungeimpft bzw. mit *Haemophilus influenzae*-Typ-b-Polysaccharid) 13 von 31 906 bzw. 6 von 48 977 gleichaltrigen Kindern an einer invasiven Infektion durch Meningokokken der Gruppe A (Peltola et al. 1977). Zur Wirksamkeit der Polysaccharidimpfstoffe gegen Infektionen durch die Serogruppen Y und W135 liegen keine Studien vor.

Angaben zur Wirksamkeit von Meningokokken-Gruppe-C-Konjugatimpfstoffen liegen vor allem aus Großbritannien vor. Dort wurde auf Druck durch die Öffentlichkeit die Impfung 1999 generell auf der Grundlage von Immunogenitäts- und Verträglichkeitsdaten eingeführt, ohne dass zuvor ein formaler Wirksamkeitsnachweis erfolgte. Zunächst wurden Jugendliche im Alter von 15–17 Jahren geimpft, anschließend Säuglinge im Alter von 2, 3 und 4 Monaten und zuletzt folgten Nachholimpfungen bei Kindern im Alter von 1–18 Jahren. Diese Maßnahmen führten zu einem raschen und eindrucksvollen Rückgang der invasiven Gruppe-C-Infektionen, ohne dass es kompensatorisch zu einer Zunahme an Infektionen durch die übrigen Serogruppen kam. Die exakte Erfassung der Infektionen erlaubte die Berechnung der Schutzwirkung der Impfungen in Fall-Kontrollstudien. Man ermittelte bei Kindern im Alter von 1–2 Jahren eine Wirksamkeit von 92 %, bei Jugendlichen im Alter von 15–17 Jahren betrug sie 97 % (Ramsay et al. 2001).

Während die Impfung mit Polysaccharidimpfstoffen keinen Einfluss auf den Trägerstatus der entsprechenden Meningokokkenserogruppen im Nasen-Rachen-Raum hat, führt die Impfung mit Konjugatimpfstoffen zu einer signifikanten Reduktion von Trägern. Dies ist die Begründung für den ausgeprägten Kollektivschutz, der nach Einführung der generellen Impfung gegen Gruppe-C-Meningokokken in Großbritannien beobachtet wurde (Ramsay et al. 2003).

Nebenwirkungen

Die Verträglichkeit der Polysaccharid- wie auch der Konjugatimpfstoffe ist gut. Nebenwirkungen wie z.B. lokale Reaktionen, Fieber und andere unspezifische systemische Nebenwirkungen treten nicht häufiger auf als nach Standardimpfungen mit Totimpfstoffen.

Indikationen

Die STIKO empfiehlt die Impfung gegen Meningokokkeninfektionen für gesundheitlich Gefährdete, nämlich Personen mit angeborenen oder erworbenen Immundefekten mit T- und/oder B-zellulärer Restfunktion, insbesondere Komplement-/Properdindefekte, Hypogammaglobulinämie und Personen mit Asplenie (Robert Koch-Institut 2004).

Bei Kindern unter 2 Jahren soll ein konjugierter Meningokokken-Gruppe-C-Impfstoff verwendet werden, wobei der Impfschutz nach dem vollendeten 2. Lebensjahr (im Abstand von 6–12 Monaten zur letzten Konjugatimpfung) durch einen 4-valenten Polysaccharidimpfstoff ergänzt wird. Bei Personen, die erstmals nach dem vollendeten 2. Lebensjahr die Impfindikation erfüllen, wird eine Impfung mit konjugiertem Impfstoff empfohlen, gefolgt von einer Impfung mit 4-valentem PS-Impfstoff im Abstand von 6 Monaten.

Im Rahmen eines beruflich bedingt erhöhten Infektionsrisikos wird gefährdetem Laborpersonal (d. h. bei Arbeiten mit dem Risiko der Entstehung eines *N.-meningitidis*-Aerosols!) die Impfung ebenfalls empfohlen (Konjugat-, gefolgt von Polysaccharidimpfung). Bei früher bereits mit Polysaccharidimpfstoff geimpften Personen wird von der STIKO auch die Nachimpfung mit dem Konjugatimpfstoff nach 6 Monaten als sinnvoll erachtet.

Ferner sollen Schüler bzw. Studenten vor Langzeitaufenthalten in Ländern mit empfohlener allgemeiner Impfung für Jugendliche oder selektiver Impfung für Schüler bzw. Studenten gegen Mneingokokkeninfektionen geimpft werden. Die Wahl des Impfstoffes sollte entsprechend den Empfehlungen der Zielländer erfolgen.

Schließlich wird Reisenden in epidemische bzw. hyperendemische Länder, besonders bei engem Kontakt zur einheimischen Bevölkerung, sowie Entwicklungshelfern die Impfung empfohlen; dies gilt laut STIKO auch für Aufenthalte in Regionen mit Krankheitsausbrüchen und einer Impfempfehlung für die dort einheimische Bevölkerung.

Literatur

Burrage M, Robinson A, Borrow R, et al. Effect of vaccination with carrier protein on response to meningococcal C conjugate vaccines and value of different immunoassays as predictors of protection. Infect Immun 2002;70: 4946–54.

Connolly M, Noah N. Is group C meningococcal disease increasing in Europe? A report of surveillance of meningococcal infection in Europe 1993–6. Epidemiol Infect 1999;122:41–4.

De Wals P, De Serres G, Niyonsenga T. Effectiveness of a mass immunization campaign against serogroup C meningococcal disease in Quebec. JAMA 2001;285:177–81.

Heininger U. Prävention von invasiven Meningokokkeninfektionen. Monatsschr Kinderheilkd 2002;150:1005–15.

Lieberman JM, Chiu SS, Wong VK, et al. Safety and immunogenicity of a serogroups A/C Neisseria meningitidis oligosaccharide-protein conjugate vaccine in young children. A randomized controlled trial. JAMA 1996; 275:1499–1503.

Peltola H, Makela H, Kayhty H, et al. Clinical efficacy of meningococcus group A capsular polysaccharide vaccine in children three months to five years of age. N Engl J Med 1977;297:686–91.

Ramsay ME, Andrews N, Kaczmarski EB, Miller E. Efficacy of meningococcal serogroup C conjugate vaccine in teenagers and toddlers in England. Lancet 2001;357:195–6.

Ramsay ME, Andrews NJ, Trotter CL, Kaczmarski EB, Miller E. Herd immunity from meningococcal serogroup C conjugate vaccination in England: database analysis. BMJ 2003;326:365–6.

Richmond P, Borrow R, Miller E, et al. Meningococcal serogroup C conjugate vaccine is immunogenic in infancy and primes for memory. J Infect Dis 1999;179:1569–72.

Riordan FA, Marzouk O, Thomson AP, Sills JA, Hart CA. Prospective validation of the Glasgow Meningococcal Septicaemia Prognostic Score. Comparison with other scoring methods. Eur J Pediatr 2002;161:531–7.

Robert Koch-Institut. Impfempfehlungen der Ständigen Impfkommission (STIKO) am Robert Koch-Institut. Stand: Juli 2004. Epidem Bull 2004; 30:235–50. http://www.rki.de/GESUND/IMPFEN/STIKO/STIKO.HTM

Schroten H, Adam R, Erhard I, et al. Meningokokkeninfektionen. In: Scholz H, Belohradsky B, Heininger U, Kreth W, Roos R, eds. Deutsche Gesellschaft für Pädiatrische Infektiologie: Handbuch Infektionen bei Kindern und Jugendlichen. 4. Aufl. München: Futuramed Verlag; 2003:499–505.

Schwartz B, Al-Tobaiqi A, Al-Ruwais A, et al. Comparative efficacy of ceftriaxone and rifampicin in eradicating pharyngeal carriage of group A Neisseria meningitidis. Lancet 1988;1 (8597):1239–42.

Trotter CL, Andrews NJ, Kaczmarski EB, Miller E, Ramsay ME. Effectiveness of meningococcal serogroup C conjugate vaccine 4 years after introduction. Lancet 2004;364:365–7.

Welsch JA, Moe GR, Rossi R, Adu-Bobie J, Rappuoli R, Granoff DM. Antibody to genome-derived neisserial antigen 2132, a Neisseria meningitidis candidate vaccine, confers protection against bacteremia in the absence of complement-mediated bactericidal activity. J Infect Dis 2003;188:1730–40.

36 Pneumokokkenschutzimpfung

U. Heininger

Epidemiologie

Pneumokokken (*Streptococcus pneumoniae*) gehören zum Genus Streptococcus. Sie haben eine charakteristische Morphologie (ovoide bis lanzettförmige Diplokokken), sind grampositiv und von einer Kapsel umgeben. Die Kapsel enthält Polysaccharide, deren unterschiedliche Antigeneigenschaften eine Differenzierung in verschiedene Serotypen erlaubt. Bisher kennt man gemäß dem dänischen Klassifizierungssystem ca. 90 Serotypen. Partiell kreuzreagierende Serotypen werden in Serogruppen zusammengefasst (z. B. 6A und 6B, 19A und 19F).

Die Inzidenz invasiver Pneumokokkeninfektionen ist stark altersabhängig und weist Gipfel in den ersten beiden Lebensjahren sowie bei älteren Personen auf, wobei im Kindesalter die höchste Inzidenz mit 19,5/100 000 (davon eitrige Meningitis: 8,1/100 000) bei Kindern bis zum Alter von 2 Jahren zu verzeichnen ist, gefolgt von den 3–5-Jährigen mit Inzidenzen von 4,3 bzw. 1,4 (DAKJ 2002). Auch die Serotypenverteilung ist altersabhängig, wie eine Studie der „Erhebungseinheit für seltene pädiatrische Erkrankungen in Deutschland" (ESPED) zeigt (Tab. 36.**1**). Für den Zeitraum der Jahre 1997–1999 ergab sich, dass die Mehrheit der Serotypen, die für invasive Pneumokokkeninfektionen bei Kindern bis zum Alter von 16 Jahren verantwortlich sind, in den verfügbaren Impfstoffen enthalten sind (von Kries et al. 2000a).

Übertragung

Erregerreservoir ist der Mensch. Die zunächst asymptomatische Besiedlung des oberen Respirationstrakts ist Ausgangspunkt für eine mögliche spätere Infektion. Die Übertragung erfolgt von Mensch zu Mensch durch Tröpfcheninfektion bzw. durch engen Kontakt. Charakteristisch ist, dass zwar wie bei Meningokokkeninfektionen viele Personen infiziert werden, dabei aber nur wenige manifest erkranken. Wir konnten in einer Untersuchung in Erlangen zeigen, dass die Besiedelungsrate mit Pneumokokken im 1. Lebensjahr 20 % beträgt, im 2. Lebensjahr auf 40 % ansteigt und

Tabelle 36.1 Serotypenverteilung von 470 invasiven Pneumokokkeninfektionen bei Kindern unter 16 Jahren (ESPED Erhebung, 1997–1999)

	< 3 Monate		3–6 Monate		6–24 Monate		2–5 Jahre		5–16 Jahre		Total	
	n	%	n	%	n	%	n	%	n	%	n	%
Typ 14	**0**	**0,0**	**5**	**13,2**	**64**	**28,3**	**18**	**19,6**	**7**	**8,1**	**94**	**19,9**
Typ 18C	**1**	**3,3**	**2**	**5,3**	**20**	**8,8**	**11**	**12,0**	**5**	**5,8**	**39**	**8,2**
Typ 1	*5*	*16,7*	*1*	*2,6*	*5*	*2,2*	*4*	*4,3*	*21*	*24,4*	*36*	*7,6*
Typ 23F	**1**	**3,3**	**4**	**10,5**	**19**	**8,4**	**9**	**9,8**	**1**	**1,2**	**34**	**7,2**
Typ 6B	**0**	**0,0**	**3**	**7,9**	**16**	**7,1**	**7**	**7,6**	**3**	**3,5**	**29**	**6,1**
Typ 19F	**1**	**3,3**	**2**	**5,3**	**17**	**7,5**	**6**	**6,5**	**3**	**3,5**	**29**	**6,1**
Typ 4	**1**	**3,3**	**2**	**5,3**	**10**	**4,4**	**9**	**9,8**	**4**	**4,7**	**26**	**5,5**
Typ 19A	2	6,7	2	5,3	16	7,1	1	1,1	2	2,3	23	4,9
Typ 9V	**2**	**6,7**	**4**	**10,5**	**8**	**3,5**	**4**	**4,3**	**4**	**4,7**	**22**	**4,7**
Typ 7F	6	20,0	1	2,6	8	3,5	3	3,3	3	3,5	21	4,4
Typ 6A	0	0,0	0	0,0	11	4,9	3	3,3	3	3,5	17	3,6
Typ 3	4	13,3	4	10,5	4	1,8	1	1,1	2	2,3	16*	3,4
Typ 5	*2*	*6,7*	*2*	*5,3*	*2*	*0,9*	*1*	*1,1*	*0*	*0,0*	*7*	*1,5*
andere	5	16,7	6	15,8	26	11,5	15	16,3	28	32,6	80	16,9
total	30	100,0	38	100,0	226	100,0	92	100,0	86	100,0	473	100,0

* + ein Fall mit fehlender Altersangabe

in der 7-valenten Vakzine enthaltene Serotypen

in der 9-valenten Vakzine (in Erprobung) zusätzlich enthaltene Serotypen in den darauf folgenden Jahren kontinuierlich zurück geht (2–6J. 34%, 7–11J. 14%, >11J. 8%), was durch die kolonisationsbedingte Induktion von spezifischen mukosalen Antikörpern begründet ist (Lorenz et al. 2002, Simell et al. 2002). Eine erhöhte Infektionsrate besteht bei Asplenie (Weiss und Belohradsky 1994). Weitere Risikofaktoren sind u. a.:

- Frühgeburtlichkeit,
- Hämoglobinopathien, wie z. B. Sichelzellenanämie,
- HIV-Infektion
- das nephrotische Syndrom (Overturf 2000, Babl et al. 2004).

Pathogenese

Eintrittspforte für Pneumokokken ist die Schleimhaut des Nasopharynx. Die Kolonisation der Mukosa kann zu lokalen bzw. systemischen Infektionskrankheiten führen, wobei oftmals vorausgehende Virusinfektionen der Atemwege mittels Destruktion des Epithels Wegbereiter für die Ausbreitung der potenziell pathogenen Bakterien sind. Pneumokokken produzieren ein Hämolysin (Pneumolysin), das dermonekrotisierend wirkt, sowie ein Leukozidin und Neuraminidase in großen Mengen. Gemeinsam werden diese Virulenzfaktoren für die schweren Krankheitserscheinungen bei invasiven Infektionen verantwortlich gemacht (Orihuela et al. 2004). Das Kapselpolysaccharid schützt das Bakterium vor Phagozytose. Die Pathogenität der Pneumokokken äußert sich in lokal begrenzten Krankheitsbildern wie akuter Otitis media, Sinusitis und Pneumonie sowie systemischen Manifestationen wie Bakteriämie, Sepsis und eitriger Meningitis (Heininger 2003). Die Inkubationszeit ist dabei sehr variabel.

Klinik

Pneumokokken sind die häufigsten Erreger der bakteriellen akuten Otitis media und Sinusitis sowie der Lobärpneumonien. Unter den bakteriellen Otitiserregern zeigen Pneumokokken die schwersten Krankheitsverläufe (Polachek et al. 2004). Sie sind, gemeinsam mit Meningokokken, häufigster Erreger der eitrigen Meningitis und mit einer hohen Komplikationsrate einhergehend. Ferner sind sie ein wesentlicher Auslöser eitriger Arthritiden und Peritonitiden.

Die invasiven Pneumokokkeninfektionen wiesen laut der Erfassung der „Erhebungseinheit für seltene pädiatrische Erkrankungen in Deutschland“ (ESPED) für den Zeitraum der Jahre 1997–1999 eine Letalität von 8,3 % (Meningitiden) bzw. 1,5 % (Nicht-Meningitis-Fälle) auf (von Kries et al. 2000b). In 17 % wurde über Folgeschäden berichtet, darunter Hörstörungen (6 %) und zerebrale Residuen wie Hydrozephalus, Hirnatrophie, Hygrom, Empyem, Anfallsleiden, Hemiparese und Entwicklungsverzögerung in 7 %.

Therapie

Pneumokokken sind in Deutschland nach wie vor in aller Regel penicillinempfindlich, wohingegen gegenüber Makroliden eine zunehmende Resistenz verzeichnet wird. Bei Otitiden und anderen lokalen Manifestationen ist wegen des oftmals schwierigen Keimnachweises das breiter (d. h. auch gegen andere häufige bakterielle Erreger wie z. B. Haemophilus influenzae und Moraxella catarrhalis) wirksame Amoxicillin (50–90 mg/kg KG/Tag p. o.) indiziert, welches auch bei Lobärpneumonien empfohlen wird (Scholz et al. 2003).

Bei invasiven Pneumokokkeninfektionen (z. B. Meningitis) ist die Gabe von Penicillin G (i. v.) in einer Dosierung von 500 000 IE/kg KG/Tag empfohlen. Alternativ können Cephalosporine der Gruppe 3 (z. B. Cefotaxim oder Ceftriaxon) sowie – insbesondere in Regionen mit signifikantem Anteil an penicillinresistenten Pneumokokken – Glykopeptidantibiotika (z. B. Vancomycin oder Teicoplanin) verwendet werden. Vancomycin eignet sich auch für Patienten mit Penicillinallergie. Eine Dexamethasongabe ist bei eitriger Pneumokokkenmeningitis vor der ersten Antibiotikadosis empfehlenswert.

Prophylaxe

Bei Patienten mit Asplenie sollte durch konsequente, tägliche Penicillinprophylaxe dem erhöhten Risiko für invasive Pneumokokkeninfektionen begegnet werden (Weiss und Belohradsky 1994). Dagegen ist wegen des geringen Übertragungsrisikos – im Gegensatz zu Meningokokken- und Haemophilus-influenzae-Infektionen – weder eine Isolierung des Patienten noch eine Chemoprophylaxe bei Kontaktpersonen erforderlich. Auch in Gemeinschaftseinrichtungen wie Kinderkrippen, Kindergärten und Schulen sind vorbeugende Maßnahmen nicht indiziert.

Impfung

Polysaccharidimpfstoffe (PS)

Nachdem Pneumokokken durch Pasteur und Sternberg 1881 erstmals als Erreger der Lungenentzündung nachgewiesen werden konnten, war der Weg für die Herstellung von Impfstoffen geebnet. Die erste Generation von Pneumokokkenvakzinen enthielt abgetötete Bakterien (sog. Ganzkeimvakzine), ehe die noch heute gebräuchlichen Polysaccharidimpfstoffe konzipiert wurden. Der zunächst von Hilleman entwickelte Impfstoff enthielt 14 Kapselantigene. Später erfuhr er eine Erweiterung und ist weiterhin als 23-valenter Impfstoff verfügbar. Er enthält das Kapselpolysaccharid der Pneumokokkenserotypen 1, 2, 3, 4, 5, 6B, 7F, 8, 9N, 9V, 10A, 11A, 12F, 14, 15B, 17F, 18C, 19A, 19F, 20, 22F, 23Fund 33F. Die Auswahl der in dem Impfstoff enthaltenen Serotypen orientierte sich an den häufigsten Erregern von Pneumokokkeninfektionen im Erwachsenenalter, von denen mehr als 90% auf die im Impfstoff enthaltenen 23 Serotypen fallen.

Die 23-valenten Polysaccharidimpfstoffe (z. B. Pneumovax) sind ab dem Alter von 2 Jahren zugelassen. Polysaccharidantigene führen nämlich zu einer T-Zell-*unabhängigen* Immunantwort, die in den ersten beiden Lebensjahren zwar eine IgM-Antikörperproduktion induzieren, jedoch keine oder eine nur sehr geringe IgG-Produktion und insbesondere keine Gedächtniszellen stimulieren. Deshalb sind reine Polysaccharidimpfstoffe in den ersten beiden Lebensjahren ungeeignet.

Konjugatimpfstoffe

Durch Koppelung („Konjugation") von Polysaccharidantigenen an Trägerproteine – in Analogie zur Impfung gegen *Haemophilus influenzae* Typ b – kann eine T-Zell-*abhängige* Immunantwort induziert werden und dadurch bereits im Säuglingsalter erfolgreich geimpft werden. Im Herstellungsprozess muss dabei jedes Polysaccharidmolekül an ein Trägerprotein gekoppelt werden. Es hat sich gezeigt, dass bislang nur eine begrenzte Anzahl von Serotypen im Impfstoff enthalten sein darf, ohne die Stabilität und damit die Immunogenität der verschiedenen Konjugate zu gefährden. Der zurzeit einzige zugelassene Pneumokokkenkonjugatimpfstoff (Prevenar) enthält 7 Serotypen (4, 6B, 9V, 14, 18C, 19F, 23F), die an die atoxische Diphtheriemutante CRM197 als Trägerprotein gebunden sind.

Prevenar ist gegenwärtig zur Prophylaxe systemischer Pneumokokkeninfektionen ab dem Alter von 2 Monaten zugelassen; die Altersbegrenzung auf die ersten beiden Lebensjahre wurde kürzlich auf die ersten 5 Jahre erweitert. Für die Prophylaxe von rezidivierenden Otitiden ist der Impfstoff offenbar nicht geeignet (Veenhoven et al. 2003), jedoch lässt sich insgesamt bei geimpften Kindern ein signifikanter Rückgang des Antibiotikaverbrauchs feststellen (Dagan et al. 2001).

Wirksamkeit

Eine Impfdosis (0,5 ml i. m.) des 23-valenten Polysaccharidimpfstoffs führt ab dem Alter von 2 Jahren zur Produktion von partiell protektiven IgG-Serumantikörpern gegen die 23 im Impfstoff enthaltenen Serotypen, die vor allem schwer verlaufende Pneumonien mit und ohne Bakteriämien verhindern können. Die Schutzrate liegt bei etwa 50–70 % (Shapiro et al. 1991), auch wenn die Serokonversionsrate mit 80–100 % gegenüber den einzelnen Serotypen höher ist.

Bei fortbestehender Impfindikation werden Wiederholungsimpfungen für Kinder nach frühestens 3 Jahren, für Erwachsene nach frühestens 6 Jahren empfohlen. Diese Empfehlungen beruhen auf Untersuchungen zur Abbaukinetik der spezifischen Serumantikörper unter der Annahme eines serologischen Korrelats für Schutz vor Infektionen. Die Effektivität der Wiederholungsimpfungen ist jedoch umstritten.

Die Wirksamkeit des 7-valenten Konjugatimpfstoffs gegenüber invasiven und auch lokalen Pneumokokkeninfektionen ist in umfangreichen Untersuchungen gut belegt (Tab. 36.**2**). Man erkennt, dass die Wirksamkeit gegenüber invasiven Infektionen deutlich höher ist als gegenüber lokal begrenzten Krankheitsmanifestationen, wie z. B. Pneumonien oder Otitiden. Dies ist durch die quantitativ geringere Antikörperkonzentration am Ort der lokalen Entzündung im Vergleich zu den Blutspiegeln zu erklären.

In einer amerikanischen Studie zum Nachweis der Wirksamkeit der 7-valenten Konjugatvakzine wurde eine gesonderte Analyse der Schutzrate gegen invasive Pneumokokkeninfektionen bei Kindern mit niedrigem Geburtsgewicht (< 2500g; n = 1762) bzw. Frühgeburtlichkeit (< 38 SSW, n = 4314 bzw. < 37 SSW, n = 2374) vorgenommen (Shinefield et al. 2002). Im

Tabelle 36.2 Wirksamkeitsnachweis von Pneumokokkenkonjugatimpfstoffen

Impfstoff*	Impfalter	Schutz gegen...	Schutzrate in % (95% VB+)	Referenz
7-valent, CRM 197 (Prevenar)	2–4–6, 12 Mo (4 Dosen)	Invasive Infektionen durch Vakzineserotyp	97,4 (82,7–99,9)	Black et al. 2000
		Pneumonie, radiolog. gesichert	20,5 (4,4–34,0)	Black et al. 2002
		Pneumonie, Röntgen veranlasst	9,8 (0,1–18,5)	Black et al. 2002
		Pneumonie, klinisch, kein Röntgen	4,3 (-3,5–11,5)	Black et al. 2002
		Otitis media, Vakzineserotyp	57 (44–67)	Eskola et al. 2001
		Otitis media, alle Formen	6 (-4–16)	Eskola et al. 2001
		Otitis media, mit Erguss	50	Palmu et al. 2004
		Otitis media, Paukenröhrchenimplant.	44	Palmu et al. 2004
9-valent, CRM 197	12–35 Mo (1–2 Dosen)	Otitis media, alle Formen	17 (-2–33)	Dagan et al. 2001
		Infekt d. ob. Luftwege	15 (4–24)	Dagan et al. 2001
		Infekt d. unteren Luftwege	16 (2–28)	Dagan et al. 2001

* Valenz, Trägerprotein
\+ 95% Vertrauensbereich

Vergleich zu normalgewichtigen Säuglingen war die Rate invasiver Pneumokokkeninfektionen bei Kindern mit niedrigem Geburtsgewicht 2,6fach höher, für Frühgeborene im Vergleich zu Termingeborenen war sie 1,6fach höher. Trotz der insgesamt wenigen Krankheitsfälle in diesen

Untergruppen (6 bzw. 9) war es eindrucksvoll zu sehen, dass kein einziger Krankheitsfall bei geimpften Kindern auftrat (Schutzrate: 100%).

In der finnischen Otitisimpfstudie betrug die Wirksamkeit der Konjugatimpfung gegen Otitiden durch Vakzineserotypen immerhin 57% (95% VB: 44–67), gegen Otitiden durch jegliche Pneumokokkenserotypen betrug sie 34% (95% VB: 21-.45). Ferner war eine Schutzwirkung gegen Otitiden durch mit Vakzineserotypen kreuzreagierenden Pneumokokken (Serotypen 6A, 9N, 18B, 19A und 23A) in Höhe von 51% (95% VB: 27–67) nachweisbar (Eskola et al. 2001). In der Nachbeobachtung des Studienkollektivs über 5 Jahre zeigte sich ein anhaltender Effekt der einstmaligen Pneumokokkenimpfung mit einer Reduktion der Erkrankungsrisikos an Otitis media mit Erguss von 50% und eine Reduktion von Paukenröhrchenimplantaten von 44% im Vergleich zu ungeimpften Kontrollpatienten (Palmu et al. 2004).

Während die durch Vakzineserotypen verursachten Otitis-media-Erkrankungen bei geimpften Kindern um 57% abnahmen, kam es jedoch gleichzeitig tendenziell zu einer Zunahme an Otitiden durch nicht in der Vakzine enthaltene Pneumokokkenserotypen um 33% (95% VB: -1–80). Allerdings wird dieser Nachteil durch den Nettorückgang an Otitiden bei den Geimpften mehr als ausgeglichen. Im Gegensatz zur Situation bei Otitiden ist bei invasiven Infektionen bislang in den USA keine allgemeine, kompensatorische Zunahme durch nicht im Impfstoff enthaltene Serotypen erkennbar. Eine sorgfältige Weiterbeobachtung der epidemiologischen Entwicklung in den USA ist jedoch angezeigt.

Nebenwirkungen

Die Pneumokokkenimpfung mit Polysaccharidimpfstoff ist allgemein gut verträglich. Lediglich bei Auffrischimpfungen, die in kürzeren Abständen als empfohlen appliziert werden, können ausgeprägtere Lokalreaktionen (Rötung, Schwellung, Schmerzen) auftreten. Systemische Nebenwirkungen wie z. B. Fieber sind dagegen eher selten.

Auch die Impfung mit dem Konjugatimpfstoff ist gut verträglich. Beschrieben sind das Auftreten von Rötung, Schmerzen, Induration und Schwellung an der Injektionsstelle sowie Temperaturerhöhung (meist unter 38,5 °C).

Indikationen

Die Pneumokokkenimpfung mit Polysaccharidimpfstoff wird in Deutschland von der Ständigen Impfkommission (STIKO) generell für alle Personen ab dem Alter von 60 Jahren empfohlen (Robert Koch-Institut 2004). Darüber hinaus besteht eine Indikation für bestimmte Patienten mit erhöhtem Risiko für Pneumokokkeninfektionen, wobei altersabhängig der 7-valente Pneumokokkenkonjugatimpfstoff (im 1.–5. Lebensjahr) bzw. ein 23-valenter Polysaccharidimpfstoff (ab dem 3. Lebensjahr) verwendet werden. Es handelt sich dabei um Kinder (ab vollendetem 2. Lebensmonat), Jugendliche und Erwachsene mit erhöhter gesundheitlicher Gefährdung infolge einer Grundkrankheit:

- angeborene oder erworbene Immundefekte mit T- und/oder B-zellulärer Restfunktion, wie z. B.:
  - Hypogammaglobulinämie, Komplement- und Properdindefekte,
  - bei funktioneller oder anatomischer Asplenie,
  - bei Sichelzellenanämie,
  - bei Krankheiten der blutbildenden Organe,
  - bei neoplastischen Krankheiten,
  - bei HIV-Infektion,
  - nach Knochenmarktransplantation.
- chronische Krankheiten, wie z. B.:
  - Herz-Kreislauf-Krankheiten,
  - Krankheiten der Atmungsorgane,
  - Diabetes mellitus oder andere Stoffwechselkrankheiten,
  - Niereninsuffizienz/nephrotisches Syndrom,
  - Liquorfistel,
  - vor Organtransplantation und vor Beginn einer immunsuppressiven Therapie.
- besondere Voraussetzungen:
  - Frühgeborene (< 37. Schwangerschaftswoche),
  - Säuglinge und Kinder mit Gedeihstörungen oder neurologischen Krankheiten, wie z. B. Zerebralparesen oder Anfallsleiden.

Das empfohlene Impfschema, in Abhängigkeit vom Alter des Patienten bei erster Impfung, ist in Tab. 36.**3** dargestellt. Die gleichzeitige, kontralaterale Anwendung mit den verfügbaren hexavalenten Impfstoffen gegen Diphtherie, Tetanus, Pertussis, Poliomyelitis, Haemophilus influenzae Typ b und Hepatitis B im ersten Lebensjahr ist möglich.

Tabelle 36.3 Impfschema für die Pneumokokkenimpfung gemäß den Empfehlungen der Ständigen Impfkommission (STIKO) am Robert Koch-Institut (Stand: Juli 2004)*

Pneumokokkenkonjugatimpfstoff
für Säuglinge und Kleinkinder (vom vollendeten 2. Lebensmonat bis zum vollendeten 5. Lebensjahr) nach folgendem Schema: • Säuglinge bis zu einem Alter von 6 Monaten, ab dem vollendeten 2. Lebensmonat, 3 Impfungen im Abstand von jeweils 1 Monat, gefolgt von einer 4. Impfung im 2. Lebensjahr • Säuglinge im Alter von 7–11 Monaten: 2 Impfungen im Abstand von 1 Monat, gefolgt von einer 3. Impfung im 2. Lebensjahr • Kinder im Alter von 12–23 Monaten: 2 Impfungen im Abstand von 2 Monaten • Kinder im Alter von 24–59 Monaten: 1 (–2) Impfungen, je nach Risiko
Polysaccharidimpfstoff
für Kinder (ab vollendetem 2. Lebensjahr), Jugendliche und Erwachsene: • einmalige Impfung, nach evtl. vorheriger Konjugatimpfung • Wiederholungsimpfungen im Abstand von 6 (Erwachsene) bzw. frühestens 3 Jahren (Kinder unter 10 Jahren) bei weiter bestehender Indikation

* Die kürzlich erfolgte Zulassungserweiterung des Konjugatimpfstoffs bis zum 5. Lebensjahr wurde in dieser Tabelle in Anlehnung an Empfehlungen in den USA berücksichtigt; eine STIKO-Empfehlung dazu wurde bislang noch nicht formuliert.

Wie auch bei anderen Indikationsimpfungen ist jedoch die Durchimpfungsrate in den Zielgruppen bedauerlicherweise gering. Dies dürfte eher an der oftmals fehlenden Kenntnis oder Beachtung der geltenden Empfehlungen liegen als an einer bewussten Ablehnung durch die betroffenen Patienten.

Kontraindikationen

Die auch bei anderen Impfungen üblichen Kontraindikationen, wie z. B. akute Erkrankungen oder Allergien auf Impfstoffbestandteile, müssen beachtet werden.

Ausblick

Eine Ausweitung der gegenwärtigen Indikationsimpfstrategie hin zu einer generellen Impfung im Säuglings- und Kleinkindesalter wäre zu begrüßen. Diese würde nicht nur dem individuellen Impfschutz dienen, sondern hätte bei entsprechender Impfakzeptanz weit reichende epidemiologische Auswirkungen, wie die Erfahrungen in den USA zeigen: Während zwischen April 2000 und März 2001 im Gesundheitssystem „Kaiser Permanente" in Kalifornien 58% der Säuglinge, 53% der unter 2-jährigen und 34% der unter 5-jährigen Kinder mindestens eine Impfdosis erhielten (aber weniger als 20% bereits den vollen Impfschutz), ging die Rate an invasiven Infektionen mit Vakzineserotypen im gleichen Zeitraum um 87% (Säuglinge), 58% (< 2 Jahre alt) bzw. 62% (< 5 Jahre alt) zurück. Dieser überproportionale Rückgang ist ein klarer Hinweis auf eine Herdenimmunität durch verminderte Erregerzirkulation in der geimpften Population, ähnlich wie dies nach Einführung der Hib-Impfung beobachtet wurde (Black et al. 2001).

Zwischenzeitlich sind 9-valente und 11-valente Pneumokokkenkonjugatvakzine entwickelt worden, die sich in verschiedenen Phasen der klinischen Erprobung befinden. Ferner sind Bestrebungen im Gange, andere protektive Proteine von Pneumokokken zu identifizieren, wie z.B. Pneumolysin, die serotypenunabhängig sind und daher eine noch effektivere Impfprävention erlauben würden.

Literatur

Babl FE, Pelton SI, Theodore S, Klein JO. Constancy of distribution of serogroups of invasive pneumococcal isolates among children: experience during 4 decades. Clin Infect Dis 2001;32:1155–61.

Black S, Shinefield H, Fireman B, et al. Efficacy, safety and immunogenicity of heptavalent pneumococcal conjugate vaccine in children. Northern California Kaiser Permanente Vaccine Study Center Group. Pediatr Infect Dis J 2000;19:187–95.

Black SB, Shinefield HR, Hansen J, Elvin L, Laufer D, Malinoski F. Postlicensure evaluation of the effectiveness of seven valent pneumococcal conjugate vaccine. Pediatr Infect Dis J 2001; 20:1105–7.

Black SB, Shinefield HR, Ling S, et al. Effectiveness of heptavalent pneumococcal conjugate vaccine in children younger than five years of age for prevention of pneumonia. Pediatr Infect Dis J 2002;21:810–5.

Dagan R, Sikuler-Cohen M, Zamir O, Janco J, Givon-Lavi N, Fraser D. Effect of a conjugate pneumococcal vaccine on the occurrence of respiratory infections and antibiotic use in day-care center attendees. Pediatr Infect Dis J 2001;20:951–8.

Deutsche Akademie für Kinderheilkunde und Jugendmedizin, Kommission für

Infektionskrankheiten und Impfungen (Mitglieder: Bartmann P, Heininger U, Huppertz HI, Kinet M, Korenke GC, Schick KH). Stellungnahme zur Verwendung von Pneumokokken-Konjugatimpfstoff aus medizinischer Sicht. Monatsschr Kinderheilkd 2002; 150:1128–32.

Eskola J, Kilpi T, Palmu A, et al. Efficacy of a pneumococcal conjugate vaccine against acute otitis media. N Engl J Med 2001;344:403–9.

Heininger U: Prävention von Pneumokokkeninfektionen. Monatsschr Kinderheilkd 2003;151:391–6.

Lorenz I, Reinert RR, Schörner Ch, Heininger U. Nasopharyngeale Pneumokokkenkolonisation bei Kindern und Jugendlichen (abstract). 10. Jahrestagung der Deutschen Gesellschaft für Pädiatrische Infektiologie; Wiesbaden, 14.–16.11.2002.

Orihuela CJ, Gao G, Francis KP, Yu J, Tuomanen EI. Tissue-specific contributions of pneumococcal virulence factors to pathogenesis. J Infect Dis 2004;190:1661–69.

Overturf GD. American Academy of Pediatrics. Committee on Infectious Diseases. Technical report: prevention of pneumococcal infections, including the use of pneumococcal conjugate and polysaccharide vaccines and antibiotic prophylaxis. Pediatrics 2000; 106:367–76.

Palmu AA, Verho J, Jokinen J, Karma P, Kilpi TM. The seven-valent pneumococcal conjugate vaccine reduces tympanostomy tube placement in children. Pediatr Infect Dis J 2004; 23:732–38.

Polachek A, Greenberg D, Lavi-Givon N, et al. Relationship among peripheral leukocyte counts, etiologic agents and clinical manifestations in acute otitis media. Pediatr Infect Dis J 2004;23: 406–13.

Robert Koch-Institut. Impfempfehlungen der Ständigen Impfkommission (STIKO) am Robert Koch-Institut/ Stand: Juli 2004. Epidem Bull 2004;30:235–50. http://www.rki.de/GESUND/IMPFEN/STIKO/STIKO.HTM

Kries von R, Siedler A, Schmitt HJ, Reinert RR. Proportion of invasive pneumococcal infections in German children preventable by pneumococcal conjugate vaccines. Clin Infect Dis 2000a; 31:482–7.

Kries von R, Siedler A, Schmitt HJ. Epidemiologie von Pneumokokken-Infektionen bei Kindern. Kinderärztliche Praxis 2000b;71:435–8.

Shinefield H, Black S, Ray P, Fireman B, Schwalbe J, Lewis E. Efficacy, immunogenicity and safety of heptavalent pneumococcal conjugate vaccine in low birth weight and preterm infants. Pediatr Infect Dis J 2002;21:182–6.

Simell B, Kilpi TM, Kayhty H. Pneumococcal carriage and otitis media induce salivary antibodies to pneumococcal capsular polysaccharides in children. J Infect Dis 2002;186:1106–14.

Scholz H, Ahrens P, Belohradsky BH, et al. Atemwegsinfektionen. In: Scholz H, Belohradsky B, Heininger U, Kreth W, Roos R, eds, Deutsche Gesellschaft für Pädiatrische Infektiologie. Handbuch Infektionen bei Kindern und Jugendlichen. 4. Aufl. München: Futuramed Verlag; 2003:751–81.

Shapiro ED, Berg AT, Austrian R, et al. The protective efficacy of polyvalent pneumococcal polysaccharide vaccine. N Engl J Med 1991;325:1453–60.

Veenhoven R, Bogaert D, Uiterwaal C, et al. Effect of conjugate pneumococcal vaccine followed by polysaccharide pneumococcal vaccine on recurrent acute otitis media: a randomised study. Lancet 2003;361:2189–95.

Weiss M, Belohradsky BH. Infektionen und Infektionsprophylaxe bei Asplenie. Monatsschr Kinderheilkd 1994; 142:717–23.

37 Typhusschutzimpfung

H. Kollaritsch

Epidemiologie

Salmonellen sind bei allen Wirbeltieren verbreitet und weisen oftmals eine Wirtsspezifität auf. *Salmonella typhi* ist ausschließlich humanpathogen. Die Übertragung erfolgt meist durch kontaminierte Nahrungsmittel oder Trinkwasser.

Auch eine direkte Übertragung (fäkal-oral) ist durch Patientenkontakt oder im bakteriologischen Labor möglich, wenngleich epidemiologisch von stark untergeordneter Bedeutung.

Typhus ist nach wie vor ein globales epidemiologisches Problem. Nach den Daten der Weltgesundheitsorganisation (Diarrheal Disease Control Program) wird geschätzt, dass jährlich etwa 16,6 Millionen Erkrankungen vorkommen, davon allein in Süd- und Südostasien rund 13 Millionen. Weitere Hochrisikogebiete sind Teile Südamerikas (v. a. Peru)und Afrika.

In Endemiegebieten sind vor allem Kinder jenseits des 1. Lebensjahres durch Typhus besonders gefährdet, zumal ihnen jede Immunität durch wiederholten Antigenkontakt noch fehlt. In dieser Altersgruppe verläuft die Erkrankung deutlich schwerer und Komplikationen sind wesentlich häufiger.

Am Beispiel der Vereinigten Staaten lässt sich die Entwicklung der Epidemiologie des Typhus in einem hoch industrialisierten Land eindrucksvoll aufzeigen. 1920 wurden in den USA noch 35.994 Fälle von Typhus abdominalis registriert, die Inzidenz fiel dann auf etwa 1 pro 100 000 im Jahr 1955 und weiter auf 0,2 pro 100 000 im Jahr 1966. Seit dieser Zeit ist die Inzidenz des Typhus relativ stabil geblieben, allerdings mit epidemiologischen Besonderheiten. Der Anteil der importierten Fälle stieg dann in der Periode 1975–1984 auf 58 %.

Aus den Daten der USA lassen sich folgende Schlüsse ableiten: Die autochthonen Fälle von Typhus abdominalis gehen auf Grund der verbesserten Lebensumstände wie Wohnsituation, Abwasserentsorgung und Trinkwasserversorgung, Lebensmittelhygiene u. a. kontinuierlich zurück, gleichzeitig sorgt aber der verstärkte Tourismus in klassische Verbreitungsgebiete des Typhus dafür, dass diese Erkrankung insgesamt nicht mehr weiter abnimmt.

Deutschland ist hinsichtlich der epidemiologischen Daten des Typhus abdominalis mit den USA in vieler Hinsicht vergleichbar (Robert Koch-Institut 2003). Von 22.406 Fällen von Typhus nach Kriegsende im Jahr 1946 ist die Fallzahl kontinuierlich gesunken, 2002 wurden (inklusive der neuen Bundesländer) nur mehr 58 Erkrankungen diagnostiziert, was einer Inzidenz von $0{,}07 \times 10^{-5}$ entspricht. Etwa 91 % aller Typhusfälle sind importiert, nur mehr ein kleiner Teil tatsächlich autochthon. Die Hauptimportgebiete sind (in absteigender Reihenfolge): Indien, Pakistan, Ägypten (!), Türkei (!!) Kasachstan, Nepal.

Tödlich verlaufende Erkrankungen wurden seit 1990 in Deutschland nur noch 4-mal gemeldet. In Österreich ist die Situation ähnlich.

Klinik

Die *Inkubationszeit* des Typhus abdominalis beträgt etwa 1–3 Wochen (3–60 Tage), sie wird vom Ausgangsinokulum und vom Abwehrzustand des Patienten bestimmt.

Im Tab. 37.**1** können beim Typhus abdominalis *4 Stadien* mit fließendem Übergang aber doch recht ausgeprägter Eigenständigkeit unterschieden werden (adaptiert nach Höring und Pohle 1981).
Säuglinge erkranken nicht typisch zyklisch, sondern es entsteht zumeist ein septisches Krankheitsbild mit Beteiligung der Hirnhäute und anderer innerer Organe.

- Das *Prodomalstadium* verläuft atypisch mit Kopf- und Gliederschmerzen und Temperaturerhöhung,
- das *Stadium incrementi* mit Zunahme dieser Beschwerden und kontinuierlichem Fieber,
- das *Stadium acmes* mit andauerndem Fieber, Apathie, Appetitlosigkeit, Obstipation, Reizhusten, Auftreten von Roseolen,
- das *Stadium decrementi* mit zunehmend schlechtem Allgemeinzustand, Abdominalbeschwerden, Durchfall (Salmonellenausscheidungen !). Säuglinge sind besonders durch Exsikkose gefährdet.

In der Schwangerschaft besteht Abortgefahr. Gefürchtet sind Darmblutungen und -perforation sowie thrombembolische Folgen. *Typische Laborwerte* sind Leukopenie, Aneosinophilie und die in Abb. 37.**1** dargestellten serologischen und bakteriologischen Befunde.

Tabelle 37.1 Die 4 Stadien des Typhus abdominalis

Parameter	Stadium I	Stadium II	Stadium III	Stadium IV
Dauer	1–3 Wochen	1–3 Wochen	2–5 Wochen	Jahre
patho-genetisches Stadium	Inkubation	Genera-lisation	Organmani-festation	Immunität
klinisches Stadium	prodromale	incrementi, acmes	decrementi	Rekonvales-zenz
Fieber	subfebril	ansteigend bis Kontinua	amphiboli-cum	fieberfrei
Symptome	unspezifisch	Milztumor, Roseolen	Darm-symptome	–
patholo-gisch-anato-mische Stadien	(Primär-effekt)	markige Schwellung	Ulzeration	Restitutio
Widal-Reaktion	negativ	erst gegen Ende positiv	deutlich positiv	langsam negativ werdend
bakterio-logischer Nachweis	negativ	Blutkultur positiv	Stuhl, Urin, evtl. Sputum positiv	nur bei Aus-scheidern positiv

Rezidive

Rezidive beim Typhus sind Zweiterkrankungen, die bei insuffizienter antibiotischer Therapie und/oder bei unzureichend entwickelter Immunität im Sinne einer endogenen Reinfektion entstehen. Klinisch entsprechen sie der Originalerkrankung, wobei die Schwere der Zweiterkrankung in einem reziproken Verhältnis zur Ersterkrankung steht. Rezidive treten bei unbehandelten Patienten in bis zu 20 % auf, meist innerhalb von etwa 2 Wochen nach Abfieberung. Bei antibiotischer Therapie (insbesondere nach Chloramphenicol) wird die Zeitspanne bis zum Auftreten des Rezidivs meist verlängert und beträgt bis zu einem Monat. Auch Mehrfachrezidive treten auf

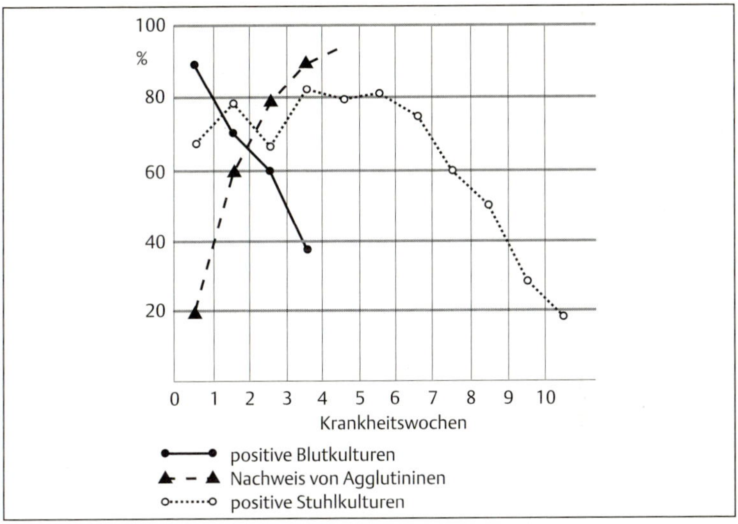

Abb. 37.**1** Bakteriologische und serologische Untersuchungsergebnisse bei Typhus abdominalis.

Diagnostik

Die beweisende Diagnostik des Typhus ist der Erregernachweis. Dieser kann aus dem Blut, aus dem Knochenmark, aus Harn und Stuhl sowie aus dem Duodenalsekret versucht werden.

Beim Typhus gelingt der Nachweis aus Blut oder Knochenmark (letzteres ist noch zuverlässiger, allerdings auf Grund der höheren Invasivität zweite Wahl) am sichersten im Stadium der Kontinua mit Blutkulturen oder Blut-Galle-Kulturen. Die Sensitivität der Blutkultur liegt bei etwa 50–70 %, die der Knochenmarkskultur bei 90 %. Wesentlich ist die Anmerkung, dass der Nachweis aus dem Knochenmark oft auch noch dann gelingt, wenn eine antibiotische Therapie schon eingesetzt hat oder eine (insuffiziente) antibiotische Therapie schon vor dem Verdacht auf Typhus durchgeführt wurde. Eine Kombination aus Blutkultur und Duodenalsaftkultur soll ähnlich zuverlässig wie der Nachweis aus dem Knochenmark sein. Idealerweise wird man also parallel aus verschiedenen Medien den Nachweis versuchen.

Erst später, im Stadium amphibolicum bzw. bei Einsetzen der Durchfallsymptomatik, wird der Nachweis im Stuhl zuverlässig. Die Überschneidung von positiver Blutkultur und positiver Stuhlkultur liegt nur im Bereich weniger Tage.

Zusätzlich sollten die doch recht eindringlichen klinischen Kardinalsymptome als wichtiger Hinweis nicht unterbewertet werden, vor allem dann, wenn diffizilere Labormethoden auf Grund der Ausrüstung nicht durchgeführt werden können. Auch ein solider klinischer Verdacht sollte beim Typhus eine ausreichende Begründung für eine Therapieeinleitung sein.

Chronisch überbewertet wird der serologische Nachweis des Typhus. Es gibt neben der klassischen Widal-Agglutinationsreaktion eine Reihe weiterer Tests, denen allen gemein ist, dass sie hinsichtlich Sensitivität und Spezifität nicht ausreichend für den Beweis des Vorliegens eines Typhus sind. Vor allem der Widal-Test hat grobe Schwächen, da IgM-Antikörper nachgewiesen werden und bei Patienten, die schon zuvor mit S. typhi Kontakt hatten (v. a. nach oraler Lebendimpfung und Durchbruch eines Typhus trotz Impfung), bei erneutem Kontakt demzufolge eine IgG-Immunantwort resultiert, wodurch im Widal-Test kein Signal entsteht.

DNA-Tests für S. typhi und andere Salmonellen wurden zwar schon entwickelt, sind aber als kommerzielle Testkits nicht erhältlich und noch nicht validiert. Schnelltests sind verfügbar und durchaus brauchbar. Eine gute Bewertung der derzeitig verfügbaren Methoden gibt Olsen et al. (2004).

Eine gute Übersicht, wann welche Diagnostik beim Typhus die höchste Sicherheit hat, zeigt Abb. 37.**1**.

Therapie

Die spezifische Therapie des Typhus beruht auf Antibiotika: Chinolone, Cephalosporine der 3.Generation, Chloramphenicol, Trimetoprim-Sulfamethoxazol und β-Lactam-Antibiotika. Sie sind in gleicher Weise für die akute Erkrankung, das Rezidiv oder eventuelle Komplikationen einsetzbar. Wichtig sind Flüssigkeit und Elektrolytzufuhr (Übersicht bei Parry et al. NEJM 2002.)

Schutzimpfung

Impfschutz kann im Wesentlichen auf 3 Wegen erreicht werden (Ivanoff et al. 1984):

- via Ausbildung spezifischer sekretorischer (IgA-)Antikörper, die eine Mukosainvasion durch S. typhi verhindern,
- über zirkulierende Antikörper, die ins System gelangende S. typhi zu eliminieren imstande sind,
- über zellmediierte Immunvorgänge, die intrazellulär gelegene Keime abtöten.

Impfstoffe

Im Handel befindlich sind 2 Impfstoffarten:

- Vi-Polysaccharidtotvakzine, die eine humorale Immunität induzieren (Typhim-Vi, Typherix),
- eine orale Lebendvakzine, die über eine lokale Darmimmunität schützt (Vivotif, Typhoral-L). Diese noch relativ junge Impfstoffgeneration bedient sich hoch gereinigter Vi-Antigene von S. typhi als Impfstoff (Tacket et al. 1988).

Impfung mit Totvakzine

Das Vi-Polysaccharid von *S. typhi* ist ein Homopolymer der *N-acetyl-Galakturonsäure* und „bedeckt" das Bakterium als Kapselantigen. Es ist ein Virulenzmarker. Antikörper gegen dieses Vi-Antigen, so die gängige Meinung, spielen eine wichtige Rolle bei der Ausbildung eines Schutzzustandes. Eine Präparation aus nichtdenaturiertem Vi-Antigen ohne Konservierungsmittel oder andere Zusatzstoffe stellt die Grundlage des Vi-Impfstoffs (Typhim-Vi, Typherix) dar. Bei Freiwilligen konnte ein derartiger Impfstoff bei über 90% der Probanden eine gute Serokonversion erzeugen und die Antikörperspiegel hielten über mindestens 3 Jahre an. Feldstudien in Endemiegebieten bescheinigen dem Impfstoff eine Schutzrate von 72% (Nepal) (Archarya et al. 1987) und 64% (Südafrika) (Klugman et al. 1987) für eine Zeitdauer von etwa 2–3 Jahren bei ausgezeichneter Verträglichkeit, jedoch fehlt der Wirksamkeitsnachweis bei Reisenden.

Da Polysaccharide eine T-Zell-unabhängige Immunantwort (IgM-Antiköper) induzieren, ist eine Wirksamkeit bei Kindern unter 2 Jahren kaum gegeben.

Da ein Schutz aber auch für Kinder sehr erstrebenswert ist, gab es zahlreiche Versuche, das Vi-Kapselpolysaccharid zu konjugieren, um damit die Immunantwort in eine T-Zell-abhängige Antwort zu konvertieren (ähnlich den Hib-Impfstoffen). Eine derartige Vakzine (Vi-Polysaccharid konjugiert an nichttoxisches rekombinantes Pseudomonas aeruginosa Exotoxin A, Hersteller: Aventis Pasteur, Frankreich) konnte bereits im Feld bei Kindern und Adoleszenten überzeugende Resultate nachweisen (Lin et al. 2001) und scheint auch mehrere Jahre zu schützen (Lahn et al. 2003).

Durchführung der Injektionsimpfung

Einmalige Impfung mit 0,5 ml s. c. oder i. m. Danach tritt der Impfschutz etwa nach 10 Tagen ein. Auf Grund der immunologischen Charakteristik des Impfstoffs kann man nicht „boostern", d. h. eine vorhergegangene Impfung „auffrischen". Vielmehr kann man nach etwa 3 Jahren erneut impfen und erzielt dann wieder einen Impferfolg, der dem der vorhergegangenen Impfung entspricht.

Frischt man vor Ablauf der Vorimpfung auf, so muss man mit verstärkten Lokalreaktionen rechnen.

Die Impfung ist mit anderen Impfstoffen kompatibel, es müssen keine Abstände eingehalten werden.

Verträglichkeit

Sie ist bis auf gelegentliche Lokalreaktionen ausgezeichnet.

Anwendungseinschränkungen

Bestehen für Kinder unter 2 Jahren wegen schlechter Wirksamkeit. Gravidität ist eine relative Kontraindikation.

Fixe Kombinationen mit anderen Impfstoffen

Seit kurzem bieten 2 Hersteller Kombinationsimpfstoffe von Typhus-Vi und Hepatitis A an (Viatim, Hepatyrix). Die Impfstoffe sind im Wesentlichen identisch, während Hepatyrix als fertige Injektionslösung vorliegt, wird Viatim als Doppelkammerinjektionsspritze angeboten, wo erst beim Injektionsvorgang die beiden Komponenten gemischt werden. Dies bietet möglicherweise Stabilitätsvorteile der Einzelkomponenten.

Interessanterweise – trotz sehr ähnlicher Zusammensetzung beider Produkte – gibt es Hinweise darauf, dass Viatim immunogener ist als Hepatyrix, während letzteres offenbar lokal besser verträglich ist (Beeching et al. 2002). Insgesamt sind diese Kombinationsimpfstoffe jedoch Nischenprodukte, da sie nur zur Erstimpfung geeignet sind (nach einem Jahr muss mit einem konventionellen Hepatitis-A-Impfstoff aufgefrischt werden).

Oralimpfung mit Lebendvakzine

1975 entwickelten Germanier und Furer den Impfstamm Ty21a. Es handelt sich bei diesem Stamm um eine Mutante von S. typhi Ty2, mit einer Mutation im galE-Gen, wodurch diesem Stamm die Uridin-diphosphat-Galaktose-4-Epimerase fehlt, ein Schlüsselenzym im Zuckerstoffwechsel der Salmonelle. Dadurch entstehen unvollständige Zellwandlipopolysaccharide, wohingegen die immunologischen Eigenschaften erhalten bleiben. Die Ty21a Vakzine ist Vi-Antigen-negativ.

Zahlreiche Feldstudien (Ägypten, Chile, Indonesien) mit diesem Oralimpfstoff lassen sich im Ergebnis wie in Tab. 37.**2** aufgeführt zusammenfassen.

Der Impfstoff aus Ty21a ist gut verträglich und auch gut immunogen. Er wird in einer magensaftresistenten („enteric coated") Kapsel, die den Impfstoff enthält, verabreicht. Mit dieser Formulierung wurde in den Chile-Feldstudien, nach 2-maliger Gabe des Impfstoffs, eine Schutzrate von 52–71 % für 2 Jahre erzielt.

Eine Schwäche des Ty21a-Impfstoffs (Vivotif, Typhoral-L) ist – ebenso wie bei der Vi-Vakzine –, dass eindeutige Daten über den Schutz des Reisenden, der aus einem nichtendemischen Gebiet in ein Endemiegebiet

Tabelle 37.2 Effektivität der Oralimpfung mit Lebendimpfstoff

Studie	Vakzine-formulierung	Effektivität	Effektivitätsvergleich
Ägypten	Flüssig + $NaHCO_3$	96 %	–
Chile (Occidente)	ECC* vs. Gelatinekapseln	66 % ECC 19 % Gelatine	ECC >> Gelatine
Chile (Oriente)	Flüssig vs. ECC	35 % ECC 76 % Flüssig	Flüssig >> ECC
Indonesien	Flüssig vs. ECC	42 % ECC 53 % Flüssig	Flüssig > ECC

ECC = enteric coated capsule
Daten nach Ivanoff, Levine u. Lambert, Bull WHO 1994;72:957--71.

reist, nicht vorhanden sind. Alle Studien wurden mit Personen gemacht, die möglicherweise mit S. typhi bereits geprimt waren und daher möglicherweise ein anderes Ansprechverhalten auf die Impfung hatten als nichtgeprimte Reisende.

Es sind derzeit Forschungen im Gange, die über biotechnologische Wege neue Mutanten für Kandidatvakzinen entwickeln.

Durchführung der Oralimpfung

Um bei der Abreise geschützt zu sein, muss die Impfung wenigstens 2 Wochen vor Abreise genommen werden. Der Impfstamm ist temperaturempfindlich.

Eine vollständige Impfung besteht in der europäischen Zulassung des Impfstoffs aus 3 Gaben, die an den Tagen 1, 3 und 5 mit Wasser eine Stunde vor einer Mahlzeit einzunehmen sind. Danach muss noch eine Stunde Nahrungskarenz eingehalten werden.

Die amerikanische Zulassung umfasst die Gabe von 4 Teilimpfungen.

Die Angaben zur *Schutzdauer* divergieren: Sie beträgt nach der europäischen Zulassung 1 Jahr, sofern der Impfling nicht immer wieder ins Ausland reist. Ist dies aber der Fall, so verlängert sich die Schutzdauer auf 3 Jahre. Diese Angaben in der Fachinformation entbehren einer gewissen Logik, denn offenbar wird postuliert, dass der wiederholt Reisende durch eine natürliche Exposition seinen Impfschutz „boostet“. Einerseits ist dies experimentell vor Ablauf des Schutzes gar nicht gut möglich (Kollaritsch et al. 2000), andererseits ist die Wahrscheinlichkeit, bei einem 1-jährigen Aufenthalt in einem typhusendemischen Gebiet unter normalem Risiko eine natürliche Boosterung zu erfahren, nicht höher als 1 : 25 000, weshalb ein natürlicher Booster als konstanter Teil der Immunisierung wohl nicht angenommen werden kann.

Die amerikanische Zulassung gibt eine Schutzdauer von 5 Jahren an, die aber nicht mit Reisenden geprüft wurde.

Nebenwirkungen

Sind im Allgemeinen geringfügig, gelegentlich treten weiche Stühle auf.

Anwendungseinschränkungen

Die Verabreichung an kleine Kinder (ab dem 4. Lebensmonat zugelassen) scheitert meist aus praktischen Gründen (Kapseln werden nicht genommen).

Es bestehen Interaktionen mit verschiedenen Medikamenten wie Malariachemoprophylaktika (insbesondere Mefloquin und Chloroquin, es liegen keine Daten für Malarone vor) und für Antibiotika.

Immunsupprimierte unterliegen den allgemeinen Einschränkungen für die Verabreichung von Lebendimpfstoffen.

Gravidität ist eine relative Kontraindikation, in manchen Staaten ist der Impfstoff in der Schwangerschaft freigegeben (z. B. Schweiz).

Literatur

Archarya IL, et al. Prevention of typhoid fever in Nepal with the Vi capsular polysaccharide of Salmonella typhi. N Engl J Med 1987;317:1101.

Arya SC. Typhim VI™ vaccine and infection by Vi-negative strains of Salmonella typhi. J Travel Med 1998;4:207.

Beeching NJ, Clarke P, et al. A comparison of two combined vaccines against Typhoid Fever and Hepatitis A: Viatim® and Hepatyrix®. Proceedings of the fourth scientific conference of the British travel health association. London: The Royal College of Physicians; 2002:6.

Edelman R, Levine MM. Summary of an international workshop on Typhoid Fever. Rev Inf Dis 1986;8:329.

Ivanoff B, Levine MM, Lambert PH. Vaccination against typhoid fever: present status. Bull WHO 1994;72:957.

Germanier R, Furer E. Isolation and characterization of galE mutant, Ty21a, of Salmonella typhi: a candidate strain for a live oral typhoid vaccine. J Inf Dis 1975;141:553.

Höring FO, Pohle HD. Salmonellosen. In: Bock, Gerok, Hartmann, eds. Klinik der Gegenwart II. München: Urban und Schwarzenberg; 1981:147.

Ivanoff B, Levinne MM, Lambert PH. Vaccination against typhoid fever: present status. Bull WHO 1994;72:957.

Klugman KP, et al. Protective activity of VI capsular polysaccharide vaccine against typhoid fever. Lancet 1987;2: 1165.

Kollaritsch H, Lang AB, et al. Local and systemic immune responses to combined Vibrio cholerae CVH 103 HgR and Salmonella typhi Ty21a live oral vaccine after primary immunization and reimmunization Vaccine 2000; 18:3031–9.

Lanh MN, Bay PV, et al. Persistent Efficacy of Vi Conjugate Vaccine against Typhoid Fever in Young Children. N Engl J Med 2003;349:1390.

Lin FYC, Ho VA, Khiem HB, et al. The efficacy of a Salmonella typhi Vi conjugate vaccine in two to five year old children. N Engl J Med 2001;344: 1263.

Olsen SJ, Pruckler J, Bibb W, et al. Evaluation of rapid diagnostic tests for Typhoid Fever. J Clin Microbiol 2004: 1885

Parry CM, Hien TT, Dougan G, et al. Typhoid Fever. N Engl J Med 2002;347: 1770.

Robert Koch-Institut Berlin. Epidemiologisches Bulletin 2003;43:407.

Stehr K. Typhusschutzimpfung. in: Spiess H, ed. Impfkompendium. 5. Aufl. Stuttgart: Thieme; 1999:303.

Tacket CO, Levine MM, Robbins JB. Persistence of antibody titres three years after vaccination with Vi polysaccharide vaccine against typhoid fever. Vaccine 1988;6:307.

38 Choleraschutzimpfung

H. Kollaritsch

Epidemiologie

Cholera ist eine der klassischen alten Seuchen der Menschheit. In Form von bisher 7 Pandemien hat die Cholera die ganze Welt überzogen und viele Länder in Afrika, Südamerika und Asien sind heute klassische endemische Länder, in denen es immer wieder zu lokalen Ausbrüchen kommt.

Die Cholera gilt als *die* trinkwasserassoziierte Infektionskrankheit schlechthin, auch wenn nahrungsmittelassoziierte Übertragungen nicht selten sind. Insbesondere nicht ausreichend gegartes „seafood" gilt als wichtiger Überträger. Die Cholera tritt saisonal verstärkt auf: Krankheitsfälle sind in der warmen Jahreszeit und in der Regenzeit besonders häufig.

Eindrucksvoll lässt sich das Auftreten von Cholera auch mit Naturkatastrophen (v. a. Überschwemmungen) oder mit kriegerischen Auseinandersetzungen, die zu großen Flüchtlingsströmen führen, assoziieren (z. B. Rwandakonflikt 1994).

Die Cholera ist auch eine typische „Wanderseuche": Sie folgt den Hauptverkehrswegen zu Lande und zu Wasser, aber auch in der Neuzeit denen Luftwegen. So wurde die Cholera per Flugzeug nach Guinea/Westafrika eingeschleppt, um sich von dort entlang der Küste und dann entlang der Flüsse ins Landesinnere auszubreiten.

Cholera ist heute ein weltweites Gesundheitsproblem, das durch die Verslummung der Großstädte in der dritten Welt ständig Nahrung erhält. In den Jahren 1990–1997 wurden der WHO jedes Jahr mehr Cholerafälle gemeldet als je zuvor.

Erreger, Pathogenese

Vibrio cholerae, der Erreger der Cholera, kann antigenetisch in 139 Serogruppen unterteilt werden, wobei nur 2 Serogruppen, nämlich O1 und O139 humanpathologische Relevanz besitzen.

Entscheidend für das Verständnis der Pathophysiologie der Cholera ist die Tatsache, dass die Krankheit „Cholera“ ein nichtinvasives, rein toxinmediiertes Geschehen darstellt. Die oral aufgenommen Keime müssen zunächst die Magensaftbarriere überwinden, was beim Gesunden ein beträchtliches Hindernis darstellt: Das Infektionsinokulum bei intakter Barriere beträgt 10^8–10^9 Keime im Mindestfall.

Die Keime gelangen dann in den Dünndarm und setzen sich in der Mukosa fest, ohne dass dadurch Schaden entsteht. Nach einer Latenz von Stunden bis Tagen beginnen dann die Vibrionen ihr Toxin auszuscheiden, das für die klinischen Symptome verantwortlich ist.

Krankheitsbild

Die Inkubationszeit bei Cholera beträgt nur 1–3 Tage, selten mehr (nur bei geringen Inokula). Das klinische Bild reicht von der klassischen Cholera bis zu milden Verläufen, die von einer einfachen Reisediarrhoe klinisch nicht zu unterscheiden sind. 60 Prozent der Infektionen mit klassischer Cholera verlaufen ohne fassbare klinische Symptome.

Milde Verläufe sind durch Stuhlmengen von bis zu 1 Liter/24 Stunden gekennzeichnet, anfangs können Tenesmen bestehen. Nach einer Krankheitsdauer von etwa 2 Tagen sistieren die Beschwerden spontan.

Ganz anders das Bild der klassischen Cholera: Meist innerhalb weniger Stunden oder sogar akut entwickelt sich ein massiver wässriger Durchfall, dem am Anfang noch fäkales Material beigemengt ist, bereits nach wenigen Entleerungen jedoch ein charakteristisches reiswasserähnliches Bild annimmt. Parallel dazu besteht ebenso massives Erbrechen. Die ausgeschiedenen Flüssigkeitsmengen betragen beim Erwachsenen etwa 500 ml/ Stunde (!), können aber bei schweren Fällen auf 1 Liter/Stunde ansteigen, mit einem Maximum in den ersten 24 Stunden. Es finden sich massiv Vibrionen in den Ausscheidungen.

Bei Kindern verläuft die Krankheit immer alarmierender, Hypoglykämien werden zusätzlich angetroffen, Bewusstseinstrübungen sind häufiger und die Elektrolytverschiebungen ausgeprägter. Da an sich die Cholera eine „Geißel der Armen“ ist, kommt hinzu, dass meist bereits a priori diese Kinder unterernährt und in reduziertem Allgemeinzustand sind, wodurch sich die Letalität der Erkrankung erhöht.

Schutzimpfung und Prophylaxe

Cholera ist durch einfache Hygienemaßnahmen und durch eine gute Trinkwasserversorgung zu vermeiden. Die Choleraschutzimpfungen haben daher nur eine untergeordnete Bedeutung, vor allem im touristischen Reiseverkehr.

Antibiotische Medikationen reduzieren die Dauer der Ausscheidung von Choleravibrionen, haben aber auf die Dauer der akuten Phase der Durchfälle kaum eine Auswirkung.

Erwachsene erhalten als WHO-Empfehlung eine Einzeldosis von 300 mg Doxycyclin, Kinder Cotrimoxazol (5–25mg/kg KG, 2 × täglich für 3 Tage). O139 Bengal ist allerdings cotrimoxazolresistent, hier oder bei vermuteter Antibiotikaresistenz können Makrolide verwendet werden.

Impfstoffe

Heute stehen 2 Impfstoffe zur Verfügung, eine orale Lebendimpfung und ein ebenfalls oral anwendbarer Totimpfstoff. Beide Impfstoffe sind allerdings nicht weltweit lizenziert und haben daher auch nur bestenfalls regionale Bedeutung. Ebenfalls beiden Impfstoffen gemeinsam ist die Tatsache, dass sie nicht gegen O139 schützen, sondern nur gegen die Serogruppe O1.

Oralimpfung mit Lebendimpfstoff

Dieser Impfstoff (Orochol Berna; Impfstamm CVD 103 HgR, Kaper und Levine 1990) enthält einen lebens- und vermehrungsfähigen klassischen Cholera-O1-Inabastamm, der genetisch um die biologisch aktive Subunit A1 des Choleratoxins depletiert wurde, ohne dass andere Eigenschaften des Vibrions verändert wurden.

Zur Wirksamkeit des oralen Lebendimpfstoffs liegen durchaus widersprüchliche Ergebnisse vor. In den USA wurde eine Wirksamkeitsstudie mittels Challengeuntersuchung durchgeführt (Tacker et al. 1999), die der Vakzine eine absolute Wirksamkeit von 80 % (Wirksamkeitskriterium: jedwede Form von Durchfall) und eine relative Wirksamkeit von 91 % gegen schwer verlaufende Diarrhöen (Kriterium: > 2 Liter Stuhlvolumen pro 24 Stunden) bescheinigte. Auch mehrere immunbiologische Untersuchungen zeigten stets für diesen Impfstoff gute Ergebnisse.

Praktische Durchführung

Der Impfstoff ist als Lebendvakzine relativ empfindlich (Kühlkettenpflicht) und wird daher zum Schutz vor dem sauren pH des Magens zusammen mit einem Puffer als Trinklösung verabreicht. Der Impfstoff besteht aus einem Zweikammersystem: Eine Kammer enthält 2,0 g des bakteriellen Lyophilisates mit Excipientien, 300 mg Suchrose, 2,1g Lactose (cave: Lactoseintoleranz!!), ferner Aspartam, Ascorbinsäure und Caseinhydrolysat. Der 2. Beutel enthält 2,65 g Natriumbicarbonat und 1,65 g Ascorbinsäure.

Die Rekonstitution des Impfstoffs erfolgt dann in 100 ml Wasser zusammen mit dem Puffer.

Pro Dosis sind 2 × 108 CFU (colony forming units) im Impfstoff für Industrienationen enthalten, in der Formulierung für Entwicklungsländer sind 10-mal mehr CFU enthalten.

Zu beachten ist, dass der Impfling eine Stunde vor und eine Stunde nach Verabreichung der Impfung Nahrungskarenz einzuhalten hat und auch Flüssigkeit nur in Form von Wasser zu sich nehmen darf.

Der Wirkungseintritt der Impfung ist mit etwa 8 Tage nach Verabreichung angegeben, die Schutzdauer liegt nach den Ergebnissen der Challengeuntersuchungen bei mindestens 6 Monaten, dürfte aber deutlich länger sein, da eine Reimmunisierung binnen 2 Jahren immunologisch ohne signifikanten Erfolg bleibt (Kollaritsch et al. 2000).

Nebenwirkungen

Gelegentlich wurden weiche Stühle beobachtet, Nebenwirkungen sind nicht beschrieben.

Anwendungseinschränkungen

Es bestehen Interaktionen mit verschiedenen Medikamenten wie Malariachemoprophylaktika (insbesondere Mefloquin und Chloroquin, es liegen keine Daten für Malarone vor) und Antibiotika. Es liegen aber keine Interaktionen mit der Typhuslebendvakzine und dem Gelbfieberlebendimpfstoff vor (Kollaritsch et al. 2000).

Immunsupprimierte unterliegen den allgemeinen Einschränkungen für die Verabreichung von Lebendimpfstoffen.

Gravidität ist eine relative Kontraindikation.

Über die Verabreichung an Kleinkinder unter 2 Jahren liegen wenige Daten vor.

Oralimpfung mit Totimpfstoff

Dieser Impfstoff (Dukoral) besteht aus ganzen, teils formalin-, teils hitzeinaktivierten Choleravibrionen verschiedenener O1-Stämme (Inaba klassisch und ElTor, Ogawa klassisch). Die Gesamtkeimzahl pro Dosis beträgt 1011. Darüber hinaus enthält der Impfstoff noch 1mg rekombinante Choleratoxin-B-Subunit.

Umfangreiche Effzienzstudien mit diesem Impfstoff in Bangladesh erbrachten (Clemens et al. 1988):

- Die Schutzrate bei > 5-Jährigen und Erwachsenen lag bei 78 % für das 1. Beobachtungsjahr und bei 63 % für das 2. Jahr.
- Kinder zwischen 2 und 5 Jahren waren für 6 Monate ausgezeichnet geschützt (nahe 100 %), danach fiel der Impfschutz deutlich ab.
- Der Schutz, der durch 2 Impfdosen oder durch 3 Impfdosen vermittelt wurde, differierte nur wenig.
- Für einen Zeitraum von etwa 3 Monaten waren die Probanden auch gegen E.-coli-LT induzierte Diarrhoeepisoden partiell geschützt (67 %).

Der Impfstoff induziert sowohl vibriozide als auch antitoxische Antikörper, die im Serum (IgG) und auch im Darm in Form von spezifischen IgA nachweisbar sind. Die dabei induzierten Titerhöhen sind mit der natürlichen Infektion vergleichbar, jedoch geringfügig unter jenen, die mit der Lebendvakzine erzielbar sind.

Besonders interessant für den internationalen Reiseverkehr ist eine Kurzzeitimmunität gegen E. coli (Clemens et al. 1988, Peltola et al. 1991).

Praktische Durchführung

Der Impfstoff wird in einer Lösung (abgetötete Keime plus Natriumdihydrogenphosphat, Dinatriumphosphat-Dihydrat und Natriumchlorid) zu 3 ml in Fläschchen angeboten. Zusätzlich ist ein Beutel mit Brausegranulat (Bicarbonat plus Saccharin, Ascorbinsäure, Himbeeraroma und Natriumcitrat) beigepackt. Zur Einnahme wird das Brausegranulat in etwa 150 ml Wasser gelöst und dann die Impfstoffsuspension zugegeben, danach sollte der Impfstoff innerhalb von 2 Stunden getrunken werden.

Ähnlich wie beim Orochol gilt eine 1-stündige Nahrungskarenz vor und nach Verabreichung.

Auch das Dukoral ist ein kühlpflichtiger Impfstoff, allerdings ist seine Stabilität wesentlich höher als beim Orochol, da es sich hier um einen Totimpfstoff handelt.

Tabelle 38.1 Impfschutz nach Oralimpfung mit Totimpfstoff

	Schutzwirksamkeit in % (95% KI)	
	Erwachsene und Kinder >6 Jahre	Kinder 2–6 Jahre
6 Monate	76 (30,92)	100
1. Jahr	76 (60, 85)	44 (10, 65)
2. Jahr	60 (36, 76)	33 (-23, 64)

Die Schluckimpfung muss 2-mal verabreicht werden, der Abstand zwischen den beiden Impfungen beträgt 1–6 Wochen. Der Wirkungseintritt liegt etwa 1 Woche nach Verabreichung der 2. Dosis.

Die Schutzdauer wird in der Zulassung mit abfallender Schutzwirkung bis zu 3 Jahren angegeben (Tab. 38.**1**).
Eine Auffrischung der Impfung nach 2 Jahren bei Kindern >6 Jahren und Erwachsenen ist möglich, bei kleineren Kindern sollte bereits nach einem halben Jahr aufgefrischt werden.

Anwendungseinschränkungen

Es bestehen keine Interaktionen mit anderen Medikamenten oder Impfstoffen.

Kinder unter 2 Jahren sollten den Impfstoff nicht erhalten, es werden sich hier auch praktische Hinderungsgründe, ähnlich wie beim Orochol, ergeben.

Schwangerschaft ist keine Kontraindikation.

Über die Impfung Immunsupprimierter liegen keine Daten vor.

Nebenwirkungen

Durch die schon jahrelang bestehende Zulassung in skandinavischen Ländern liegen mittlerweile sehr umfangreiche Daten zur Arzneimittelsicherheit (über 200 000 Personen in klinischen Studien und 1 Mio. Personen in postmarketing surveillance!) vor, die dem Impfstoff eine insgesamt hervorragende Verträglichkeit bescheinigen. Insbesondere ist es niemals zu schwerwiegenden Nebenwirkungen gekommen.

Die hauptsächlich beobachteten Nebenwirkungen betreffen gastrointestinale Symptome von leichter Übelkeit, Erbrechen und leichten Durchfällen bis zu sehr selten beobachteten allergischen Reaktionen auf die diversen Hilfsstoffe.

Literatur

Clemens JD, Sack DA, et al. Cross protection by B-subunit whole cell cholera vaccine against diarrhea associated with heat labile toxin producing enterotoxigenic E.coli: results of a large scale field trial. J Infect Dis 1988;158: 372–7.

Kaper JB, Levine MM. Recombinant attenuated Vibrio cholerae strains usd as live oral vaccines. Res Microbiol 1990; 141:901–6.

Kollaritsch H, Que JU, et al. Safety and Immunogenicity of Live Oral Cholera and Typhoid Vaccines administered alone or in Combination with Anti-Malaria Drugs, Oral Polio Vaccine or Yellow Fever Vaccine. Journal of Infectious Diseases 1997;175:871–5.

Kollaritsch H, Lang AB, et al. Local and systemic immune responses to combined Vibrio cholerae CVH 103 HgR and Salmonella typhi Ty21a live oral vaccine after primary immunization and reimmunization. Vaccine 2000; 18:3031–9.

Peltola H, Siitonen A, et al. Prevention of travelers diarrhea by oral B subunit/ whole cell cholera vaccine. Lancet 1991;338:1285–9.

Richie EE, Punjab NH, et al. Effcacy trial of single dose live oral vaccine CVD 103 HgR in North jakarta, Indonesia, a cholera endemic area. Vaccine 2000; 18:2399–410.

Sack DA, Sack RB, et al. Cholera (Seminar). Lancet 2004;363:223–33.

Tacker CO, Cohen MB, et al. Randomized double blind, placebo-controlled multicentered trial of the efficacy of a single dose of live oral cholera vaccine CVD 103 HgR in preventing cholera following challenge with V.cholerae O ElTor Inaba three months after vaccination. Infect Immun. 1999;67:6341–5.

39 Tuberkuloseschutzimpfung

H. Spiess

Epidemiologie

Erreger der Tuberkulose des Menschen ist überwiegend das *Mycobacterium tuberculosis*; in Ländern mit Rindertuberkulose seltener Mycobacterium bovis. Erkrankungen durch atypische Mykobakterien kommen besonders bei Immundefizienz vor.

Die *Ansteckung* erfolgt am häufigsten durch Inhalation von Mycobacterium tuberculosis enthaltende Tröpfchen, mit Mycobacterium bovis durch Nahrungsaufnahme nichtpasteurisierter Milch- und Milchprodukte.

Die *Durchseuchung* ist *in Industrieländern* gering. Hierzu haben die Verbesserungen der Lebensverhältnisse, die Eradikation der Rindertuberkulose und die bessere Erfassung, Isolierung und vor allem die guten Behandlungsmöglichkeiten mit relativ schneller Beseitigung der Ansteckungsfähigkeit offener Tuberkulosen beigetragen.

Dementsprechend nimmt hier die Tuberkulose ständig ab und ist zu einer Krankheit älterer Menschen und Personen aus Ländern mit höherer Tuberkuloseexposition und von Patienten mit Immunschwäche geworden.

So starb in Deutschland 2002 kein Mensch unter 25 Jahren noch an Tuberkulose (Statistisches Bundesamt 2004).

Ganz anders ist die Situation *in Entwicklungsländern*. Zunehmend betroffen sind die Länder in der Südhälfte Afrikas. Hier steigt die Zahl der TB-Neuerkrankungen durch die HIV-Epidemie besonders in der Subsahara-Region, aber auch in Südostasien, besonders Kambodscha und Thailand. 95 % der TB-Neuerkrankungen treten in Entwicklungsländern auf. Hier versucht die WHO, eine effektive Strategie der weltweiten Bekämpfung der Tuberkulose (DOTS = directly observed treatment short course) zu etablieren: Politischer Wille, Fallfindung mit bakteriologisch gestützter Diagnose, standardisierte, überwachte Kurzzeitchemotherapie, Sorge für kontinuierliche Medikamentenverfügbarkeit und standardisierte Meldung und Erfassung der TB-Erkrankungen sollen verbessert werden, denn noch immer sterben jährlich weltweit etwa 2 Millionen Menschen an Tuberkulose (Sagebiel et al. 2004)!

Prophylaxe

Priorität hat die Expositionsprophylaxe und damit die Verhütung von Neuinfektionen; denn aus den bei der Primärinfektion entstehenden „subprimären Streuherden“ entstehen durch Exazerbation später die Organtuberkulosen.

Der *Expositionsprophylaxe* dienen die Auffindung der ansteckungsfähigen Tuberkulosen und deren ausreichende Behandlung zur schnellstmöglichen Beseitigung der Bakterienausscheidung und möglichen Eradikation des Infektes. Die Tuberkuloseüberwachung ist eine Aufgabe des Öffentlichen Gesundheitsdienstes.

Die *Dispositionsprophylaxe* vermag die Abwehr des Menschen durch Förderung der allgemeinen Resistenz zu erhöhen und durch aktive Schutzimpfung eine spezifische Abwehr zu erzeugen. Die BCG-Impfung aber ist obsolet. Sie wird von der WHO nur noch begrenzt empfohlen. Versuche zur Verbesserung der Tuberkuloseschutzimpfung sind im Gange.

Impfung

Prämisse. Die Tuberkuloseschutzimpfung kommt nur für nichtinfizierte, d. h. tuberkulinnegative Personen, infrage. Nur im Säuglingsalter kann man dies ohne Tuberkulinprüfung voraussetzen.

Tuberkulinprüfung. Für Säuglinge ist die Perkutanprobe als Suchtest geeignet, ab dem 2.Lebensjahr sind es die Multipunkturtests mit gereinigtem Tuberkulin. Die *Intrakutanprobe* mit 5 TE gereinigtem Tuberkulin ist der aussagestärkste Tuberkulintest. Die Tuberkulinprobe gilt als „positiv“, wenn ab dem 3. Tag an der Teststelle nach Perkutanprobe mindestens 3 Papeln, nach dem Multipunkturtest 2 mm messende Knötchen und nach Intrakutantest eine über 5 mm messende, tastbare Infiltration entstanden sind. Die Herstellung der Testsubstanzen ist eingeschränkt worden.

Impfstoff

Der nach den Anfangsbuchstaben seiner Entdecker genannte BCG-(Bazillus Calmette-Guérin-)Impfstoff enthält einen bovinen Mykobakterienstamm, der durch Züchtung auf Galle-Kartoffel-Nährboden in seiner Virulenz abgeschwächt ist. Er ist in Deutschland nicht mehr zugelassen. Deshalb sind neue Impfstoffentwicklungen mit modifizierten Mykobakterien oder inaktivierten DNA-Totvakzinen seit Jahren im Gange (Kaufmann 2000).

Die *Lagerung der BCG-Lebendvakzine* erfolgt bei 2–8 °C. Nach Resuspendierung des Trockenimpfstoffs mit der in beigefügter Ampulle enthaltenen physiologischen Kochsalzlösung (unmittelbar vor der Impfung) ist der Impfstoff sofort zu verbrauchen.

Durchführung

Die *Methode der Wahl* ist die intrakutane (i. c.) BCG-Impfung des frisch suspendierten Trockenimpfstoffs. Es wird auch von der Multipunktur- und Skarifikationsmethode Gebrauch gemacht.

Impfort. Da der BCG-Impfung an der Impfstelle eine Narbe folgen kann, empfehle ich, die Impfung vor dem Trochanter major, also an einer in der Regel bedeckten Hautstelle, vorzunehmen (Abb. 39.**1**).

Intrakutane Injektion. Die i. c.-Injektion erfolgt mit dünner Kanüle (Nr. 18–20) und 1-ml-Tuberkulinspritze nach Überreiben der Haut mit 60–80 % Propylalkohol am Oberschenkel. Bei intrakutaner Injektion von 0,1 ml BCG-Impfstoff entsteht eine etwa 8 mm große Quaddel. Ein Verband ist unnötig. Selten erfolgt eine Punktblutung.

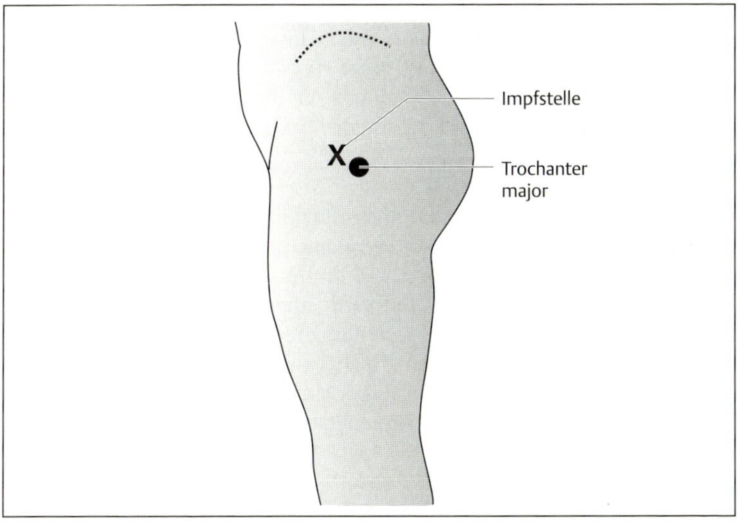

Abb. 39.**1** Impfort.

Multipunktur. Von Rosenthal wurde sie für ältere Kinder empfohlen: Auf eine mit Dornen besetzte Metallscheibe wird eine speziell konzentrierte BCG-Aufschwemmung aufgetragen. Die Dornen werden fest in die Haut gedrückt.

Lokalreaktion nach i.c.-BCG-Impfung. Wenige Wochen nach der Impfung zeigt sich ein rotes Knötchen, das sich zu einer bläulichen schuppenden Infiltration umwandelt. Bei nahezu der Hälfte erfolgen zentrale Einschmelzungen und mäßige Absonderung mit Krusten- und Schuppenveränderungen über Monate. Bei verhüteter Superinfektion durch Kratzen ist eine Geschwürbildung infolge der BCG-Impfung bei Neugeborenen selten, häufiger bei älteren Kindern. Deshalb wird ab dem Schulalter manchenorts die Multipunkturmethode bevorzugt.

In dem an der Impfstelle entstandenen Primärherd ist histologisch ein Jahr lang spezifisches Granulationsgewebe nachzuweisen. Die regionalen *Leistenlymphknoten* gehören zum tuberkulösen Primärkomplex, der infolge BCG-Impfung entsteht. Bei etwa 1:1000 Impfungen folgt eine eitrige Lymphadenitis.

Impflinge. Neugeborene können ab dem 2. Lebenstag bis zu 6 Wochen ohne vorhergehenden Tuberkulintest BCG-geimpft werden, wenn keine Gegenindikation, insbesondere kein Immundefekt, vorliegt (S. 368). *Nur bei fehlender Tuberkulinreaktion* ist später die BCG-Impfung gestattet, da die BCG-Impfung bei Tuberkulinreagenten zu einem Koch-Phänomen mit Ulzeration an der Impfstelle führt. Ausnahmen werden in den Entwicklungsländern mit ungünstigen verkehrstechnischen und gesundheitspolitischen Verhältnissen gemacht.

Wirksamkeit

Die BCG-Impfung kommt nur *für nichttuberkuloseinfizierte*, d. h. tuberkulinnegative Personen in Frage. Ihr *Wirkungsbereich* ist damit a priori eingeschränkt. In Deutschland ist die BCG-Impfung schon seit Jahren aus den Impfempfehlungen gestrichen und kein Tuberkuloseimpfstoff mehr zugelassen. Die WHO stellte 1999 fest, dass die BCG-Impfung nicht die TB-Primärinfektion verhindert und nicht die Lungentuberkulose der Erwachsenen, dass sie jedoch einen Schutz gegen die hämatogene Meningitis tuberculosa und Miliartuberkulose erzeugt.

Indikationen

Die WHO nennt 2004 folgende Indikationen für die BCG-Impfung:

- für alle Säuglinge, die in Gebieten mit hoher Tuberkuloseinzidenz leben,
- für Säuglinge und Kinder mit starker Tuberkuloseexposition auch in Ländern mit niedriger Tuberkuloseinzidenz,
- für Personen, die durch therapieresistente TB gefährdet sind.

Kontraindikationen

Die WHO nennt 2004 folgende Kontraindikationen:

- Personen mit Immundefizienz wie symptomatische HIV-Infektion, angeborene Immunschwäche, Leukämie, Lymphom oder maligne Erkrankungen,
- Patienten unter immunsuppressiver Behandlung (Corticosteroide, ankylisierende Agenzien, Antimetabolyten),
- Strahlentherapie,
- Schwangerschaft.

Nebenwirkungen

Ulzera. Entstehen in Abhängigkeit von der Qualität der Vakzine und der Impftechnik, besonders bei nicht intrakutaner, sondern subkutaner Injektion. Sie heilen innerhalb von Monaten spontan, wenn mechanische Reize wie durch Kleidung und Kratzen entfallen, ansonsten Puderbehandlung.

Fehlinjektion. Ist versehentlich eine BCG-Fehlinjektion erfolgt, so ist sofort eine orale Therapie mit Isoniazid (Kinder 10 mg/kg KG/Tag, Erwachsene 5 mg/kg KG/Tag) für mindestens 6 Wochen einzuleiten.

Komplikationen

Hautinfektionen. Können neben Ulzera mit Lymphknotenbeteiligung, auch als Skrofuloderma und Lupus vulgaris, selten auch als Erythema nodosum auftreten.

Lymphadenitis. Tritt etwa einmal auf 1000 Impfungen klinisch sichtbar auf. Bei Lymphknoteneinschmelzung ist die Exzision erforderlich und ohne INH-Gabe eine Heilung per primam zu erwarten.

Affektionen am Auge. Sie treten selten als Iritis und Conjunctivitis phlyctaenulosa auf.

Knochen- und Gelenkentzündungen. Werden als BCG-Osteomyelitis in 1:3000–1:100 000 Impflingen beobachtet (Böttiger et al. 1989).

Lungenaffektionen. Infolge BCG-Generalisation sind Hilusverbreiterung, Vergrößerung der Mediastinal- und Paratracheallymphknoten sowie eine Form von vorübergehender Miliartuberkulose (BCGitis) bekannt geworden (Vogt 1965).

Schäden am Zentralnervensystem. Sind selten als Meningitis tuberculosa durch BCG beschrieben (Tardieu et al. 1988).

Tödliche Komplikationen. Sie sind als generalisierte „BCGitis", meist verursacht durch Immundefekt, aber auch durch HIV-Infektionen beschrieben. Typisch für die BCG-Todesfälle sind das *Fehlen der Tuberkulinreaktion* und der charakteristische histologische Befund mit geringer Neigung zur Tuberkelstruktur und käsiger Nekrose, dagegen Auftreten von Granulationsgewebe mit massenhaft säurefesten Stäbchen.

Nutzen-Risiko-Analyse

Für Entwicklungsländer mit hoher Tuberkuloseinzidenz und Prävalenz mag nach den o. g. Empfehlungen der WHO verfahren werden.

In Industrieländern mit abnehmender Tuberkuloseinzidenz und guter Tuberkulosekontrolle und -behandlung wiegen die Nebenwirkungen und Komplikationen so schwer, dass die STIKO die BCG-Impfung seit 1998 nicht mehr empfiehlt. Damit haftet der Impfarzt für mögliche Schäden.

Die Ersatzkassen haben bereits am 01.07.1998 die BCG-Impfung aus ihrem Leistungskatalog gestrichen.

Literatur

Böttiger M ,Romanus C, de Verdier C, Boman G. Osteitis and other complications caused by generalized BCGitis. Acta paediat scand 1989;71:471–8.

Kaufmann SHE. Is the development of a new tuberculosis vaccine possible? Nature Medicine 2000;6:1955–60.

Sagebiel D, Hauer B, Loddenkemper R. Tuberkulose-Epideminologie weltweit. Atemw Lungenkrkh 2004;30: 263–8.

Spiess H. Für und wider die BCG-Impfung. Atmenw Lungenkrkh 1990;16:126.

Statistisches Bundesamt. Todesursachenstatistik. Schriftliche Mitteilung vom 01.09.2004.

Vogt D. Die Tuberkuloseschutzimpfung. In: Herrlich A, ed. Handbuch der Schutzimpfungen. Berlin: Springer; 1965.

WHO. Issues relating to the use of BCG in immunization programmes. Geneva: Department of Vaccines and Biologicals; 1999.

WHO. Weekly epidemiological record: BCG-vaccine. Geneva: 2004.

40 Rotavirusschutzimpfung

W. Jilg

Epidemiologie

Rotaviren sind die häufigsten Durchfallerreger im Säuglings- und Kleinkindalter. Weltweit erkranken pro Jahr etwa 139 Millionen Kinder an durch Rotaviren verursachten Gastroenteritiden, ca. 440 000 Kinder sterben (Parashar et al. 2003). Todesfälle treten zwar hauptsächlich in den Ländern der Dritten Welt auf, die Erkrankungshäufigkeit ist aber auch in den Industrienationen hoch; nosokomiale Infektionen in Form kleinerer oder größerer Ausbrüche in Kinderkrankenhäusern sind hier nicht selten. Im Jahr 2003 wurden in Deutschland 46 000 Rotaviruserkrankungen gemeldet, davon 77 % bei Kindern unter 5 Jahren (RKI 2004). Wie in anderen Ländern der nördlichen Hemisphäre treten Infektionen gehäuft in den Wintermonaten auf.

Erreger

Die Gattung Rotavirus gehört zur Familie der Reoviridae. Rotaviren sind nichtumhüllte ikosahedrische Partikel von ca. 70 nm Durchmesser. Sie besitzen ein segmentiertes Genom, das aus 11 einzelnen Segmenten doppelsträngiger RNA besteht. Das Genom wird von 3 konzentrischen Proteinschalen (Kapsiden) umschlossen. Antigene Determinanten der Strukturproteine VP2 und VP6 des inneren und mittleren Kapsids bilden die Grundlage für die Einteilung der Rotaviren in die 7 Serogruppen A–G. Die auf der Oberfläche des äußeren Kapsids exponierten Proteine VP4 und VP7 sind die Zielstrukturen für neutralisierende Antikörper. Sie werden für die weitere Unterteilung der Serogruppen in Serotypen herangezogen; man unterscheidet 20 VP4-(„P“-)Serotypen und 14 VP7-(„G-“)Serotypen.

Rotaviren sind sehr umweltresistent. Sie sind in eingetrocknetem Zustand in einem Temperaturbereich von 4–20 °C über mehrere Wochen stabil. Äther, Chloroform und nichtionische Detergentien sind wenig wirksam, Alkohol dagegen kann Rotaviren rasch inaktivieren.

Rotaviren kommen bei Mensch und Haus- und Nutztieren vor; tierische Rotaviren scheinen aber keine größere Bedeutung für Erkrankungen von Menschen zu besitzen.

Übertragung

Rotaviren werden in der Regel fäkal-oral übertragen, meist durch Schmierinfektion, aber auch durch kontaminiertes Wasser und Lebensmittel. Eine Übertragung durch Tröpfcheninfektion kann gelegentlich vorkommen. Das Virus ist sehr leicht übertragbar: Bereits 10 Viruspartikel reichen zu einer Infektion aus.

Klinik

Nach einer Inkubationszeit von 1–3 Tagen beginnt die typische Erkrankung akut mit Erbrechen und Fieber für 2–3 Tage, gefolgt von wässrigen Durchfällen für 4–5 Tage. Die Virusausscheidung beginnt meist bereits vor Beginn der Symptomatik und endet einige Tage nach dem Abklingen der klinischen Erscheinungen. Hauptgefahr ist die oft schwere Dehydratation mit metabolischer Azidose und häufig begleitender Elektrolytverschiebung. Chronische Infektionen mit extraintestinalen Manifestationen werden bei immunsupprimierten Kindern beobachtet; andererseits kommen sehr milde Erkrankungen und asymptomatische Verläufe ebenfalls vor. Obwohl die Mehrzahl der Infektionen Kinder in den ersten beiden Lebensjahren betrifft, treten symptomatische Erkrankungen auch bei älteren Kindern und Erwachsenen auf.

Die Diagnose erfolgt durch Nachweis des Erregers im Stuhl mittels Antigentest oder PCR. Therapeutisch ist orale oder parenterale Flüssigkeits- und Elektrolytsubstitution erforderlich.

Prophylaxe

Konsequentes Einhalten von Hygienevorschriften ist die wichtigste Maßnahme, um eine Ausbreitung von Rotavirusinfektionen in Kinderkliniken, Kindergärten und ähnlichen Gemeinschaftseinrichtungen zu verhüten. Vor allem eine sorgfältige Händehygiene ist notwendig, um den fäkal-oralen Übertragungsweg zu unterbrechen.

Ein oraler Lebendimpfstoff war bereits 1998 in den USA zugelassen, wurde aber wegen Komplikationen wieder vom Markt genommen (s. u.). Derzeit befinden sich 2 weitere Impfstoffe in der klinischen Prüfung.

Impfstoff

Der erste Impfstoff gegen Rotaviren wurde 1998 in den USA zugelassen. Es handelte sich um eine tetravalente Lebendvakzine auf der Basis eines für den Menschen apathogenen Rhesusrotavirus. Der Impfstoff enthielt das native Rhesusrotavirus vom Serotyp 3, das eine ausgeprägte Kreuzreaktion mit dem menschlichen Rotavirus dieses Serotyps besitzt, sowie 3 „Reassortanten"-Viren, ebenfalls Rhesusrotaviren, bei denen das für das (rhesusspezifische) Oberflächenprotein VP7 kodierende RNA-Segment durch das entsprechende Gensegment humaner Rotaviren vom Serotyp 1, 2 und 4 ersetzt wurde. Damit war dieser Impfstoff gegen die 4 am häufigsten auftretenden Rotavirusserotypen wirksam. In einer großen, placebokontrollierten Studie schützte der Impfstoff zwar nur in knapp 50 % vor einer Rotavirusinfektion, verhinderte aber über 80 % der schweren Verläufe (Rennels et al. 1996).

Ein knappes Jahr nach der Zulassung diese Impfstoffs und einer generellen Impfempfehlung in den USA wurde die Empfehlung wieder revidiert. Grund war das Auftreten von 15 Fällen von Invagination, also Einstülpungen eines Darmabschnittes in einen anderen, kurze Zeit nach Impfung. Da ein Kausalzusammenhang zwischen diesen Erscheinungen und der Impfung nicht auszuschließen und in den meisten Fällen sogar wahrscheinlich war (CDC 2004), nahm der Hersteller den Impfstoff vom Markt.

Gegenwärtig gibt es eine Reihe verschiedener Ansätze zur Schaffung neuer Rotavirusimpfstoffe; Versuche werden unternommen mit inaktivierten Viren, mit rekombinanten virusähnlichen Partikeln und mit DNA-Impfstoffen, die Gene bestimmter Rotavirusproteine enthalten. Am weitesten entwickelt sind 2 Lebendvakzinen, die gegenwärtig in verschiedenen klinischen Studien untersucht werden: eine pentavalente „Reassortanten"-Vakzine auf der Basis eines bovinen Rotavirusstammes und ein Impfstoff, der einen attenuierten humanen Rotavirusstamm enthält. Beide Impfstoffe befinden sich in mehreren Ländern im Zulassungsverfahren und werden in absehbarer Zeit verfügbar sein (Clark und Offit 2004). Sie weisen eine hohe Sicherheit, Verträglichkeit und Effektivität auf.

Der Nutzen eines Rotavirusimpfstoffs für Entwicklungs- und Schwellenländer steht außer Frage. Auch für Industrienationen wird angesichts der hohen Morbidität von Rotavirusinfektionen ein derartiger Impfstoff eine sinnvolle Ergänzung der bisher verwendeten Impfstoffe sein. Freilich werden die neuen Vakzine zunächst wohl hauptsächlich auf die Industrienationen beschränkt bleiben, weil ihr breiter Einsatz für viele Staaten der Dritten Welt wegen des voraussichtlich hohen Preises unmöglich sein wird.

Literatur

CDC. Suspension of rotavirus vaccine after reports of intussusception – United States, 1999. Morbid Mortal Wkly Rep 2004;53:786–9.

Clark HF, Offit PA. Vaccines for rotavirus gastroenteritis universally needed for infants. Pediatr Ann 2004;33:536–43.

Parashar UD, Hummelman EG, Bresee JS, et al. Global illness and deaths caused by rotavirus disease in children. Emerg Infect Dis 2003;9:565–72.

Rennels MB, Glass RI, Dennehy PH, et al. Safety and efficacy of high-dose rhesus-human reassortant rotavirus vaccines – report of the National Multicenter Trial. United States Rotavirus Vaccine Efficacy Group. Pediatrics 1996;97:7–13.

RKI. Infektionsepidemiologisches Jahrbuch meldepflichtiger Krankheiten 2003. Berlin: Robert Koch-Institut; 2004:134–6.

41 Schutzimpfung gegen Japanische Enzephalitis

M. Fiedler u. M. Roggendorf

Das Japanese-Encephalitis-Virus (JEV) ist der Erreger der epidemisch-viralen Enzephalitis. Sie tritt in jährlichen Epidemien in Asien auf und betrifft vor allem Landbevölkerung, Reisende in diese Region und militärisches Personal. Das JEV ist ein RNA-Virus aus der Familie der Flaviviridae. Es wird durch den Stich infizierter Mücken, die meist in den Sommermonaten Mai–September abends und nachts aktiv sind, übertragen. Verschiedene Culexarten, vorwiegend Cx. tritaeniorhynchus, die Reisfeldmücke, übertragen das Virus. Die Reisfeldmücken übertragen das JEV vor allem unter Hausschweinen und verursachen eine Zoonose im Frühsommer (Oya 1988). Im Übertragungszyklus Mücke-Schwein kommt es auch zur Infektion von Menschen. Auch bei einigen Wildvögeln kommt es zu einer nennenswerten Virämie, die zur Infektion von Mücken und in der Folge von Menschen führen kann. Eine generelle Ausrottung der Mücken scheint nicht möglich zu sein, sodass die Impfung den einzigen Schutz vor dieser Infektion darstellt. Schon in den 50er-Jahren wurden Impfstoffe aus Mäusehirnen hergestellt, die allerdings mit einer sehr großen Nebenwirkungsrate behaftet waren. In den 60er-Jahren wurde der Impfstoff entscheidend verbessert.

Epidemiologie

Klinische Fälle von JE sind in mindestens 16 verschiedenen Ländern hauptsächlich in Asien beobachtet worden: in Teilen von China, Indien, Korea, Japan, Nepal, Thailand, Vietnam, Kambodscha, Laos, den Philippinen, Taiwan, Indonesien, Malaysia, Sri Lanka, sowie dem Südosten der russischen Föderation und den Inseln in Torries Strait (Australien) (WHO). Im April 1995 wurde erstmals bei 3 Bewohnern einer Insel in Torries Strait in Australien eine JE entdeckt (Hanna et al. 1996). In den Jahren 1997 und 1998 traten in dieser Region sowie in Papua Neu Guinea und auf dem australischen Festland erneut einzelne Fälle von JE auf. Eine weitere Verbreitung ist aufgrund der Anwesenheit eines passenden Vektors (Cx.

annulirostris) und adäquater Wirbeltiere (Schweine, Wildvögel) als Virusreservoir möglich (Mackenzie 1997). In Indien wurde in den letzten Jahren eine Zunahme an JE bei Kindern insbesondere in den südlichen Landesteilen beobachtet (Kabilan et al. 2004). Die Einführung der Impfung wird diskutiert. Die JE ist in weiten Teilen Asiens die Hauptursache für virale Enzephalitiden. Jedes Jahr werden über 50 000 Erkrankungsfälle registriert, die Dunkelziffer ist allerdings hoch. Dies entspricht einer Inzidenz von 10–100 Fällen pro 100 000 Einwohnern (WHO). In endemischen Gegenden sind vor allem Kinder von der Erkrankung betroffen (Vaughn et al. 1992). Im Jahr 2002 wurden 14 000 Todesfälle gemeldet (WHO: The World Health Report 2004).

Das Verhältnis von apparenten zu inapparenten Infektionen beträgt 1:50 bis 1:1000. Faktoren, die dieses Verhältnis beeinflussen, sind das Alter der Person, die Virulenz verschiedener Stämme und die Kreuzimmunität zu anderen Flaviviren, z. B. Denguevirus. Mit molekularbiologischen Methoden können mindestens 5 Genotypen im asiatischen Raum differenziert werden (Abb. 41.**1**) (Chen et al. 1990, 1992; Uchil et al. 2001). Impfstudien aus Thailand (Hoke et al. 1988) zeigen, dass monovalente Impfstoffe mit dem Nakayamastamm und bivalente Impfstoffe mit dem Nakayama- und Pekingstamm zu gleich hohen Protektionsraten führen, d. h. es muss eine gewisse Kreuzreaktivität zwischen diesen Stämmen geben, die zum Schutz vor Infektion führt.

Klinik

Die *Inkubationszeit* beträgt 6–16 Tage. Der Beginn der Erkrankung ist gekennzeichnet durch fieberhafte Kopfschmerzen, aseptische Meningitis oder Enzephalitis. Die Enzephalitis kann sehr schnell nach einer kurzen prodromalen Phase von Kopfschmerzen, Fieber und Übelkeit einsetzen. Bei Kindern können Bauchschmerzen und Durchfall dominant sein. Es gibt verschiedene neurologische Symptome wie Muskelkrämpfe, Tremor der Extremitäten, generalisierte oder lokale Paresen, pathologische Reflexe. Eine Paralyse der oberen Extremitäten ist häufiger als eine der unteren Extremitäten. Die Todesrate während einer Epidemie kann 20–40 % betragen, bei guter medizinischer Versorgung ist eine Senkung auf 1–11 % möglich. Bei bis zu 40 % der Erkrankten verursacht die Infektion einen permanenten neurologischen Schaden oder psychische Veränderungen (Steinhoff 1996). Die Diagnose einer JEV-Infektion erfolgt durch den *Nachweis von spezifischen Antikörpern* der IgM-Klasse mit einem Anti-μ-

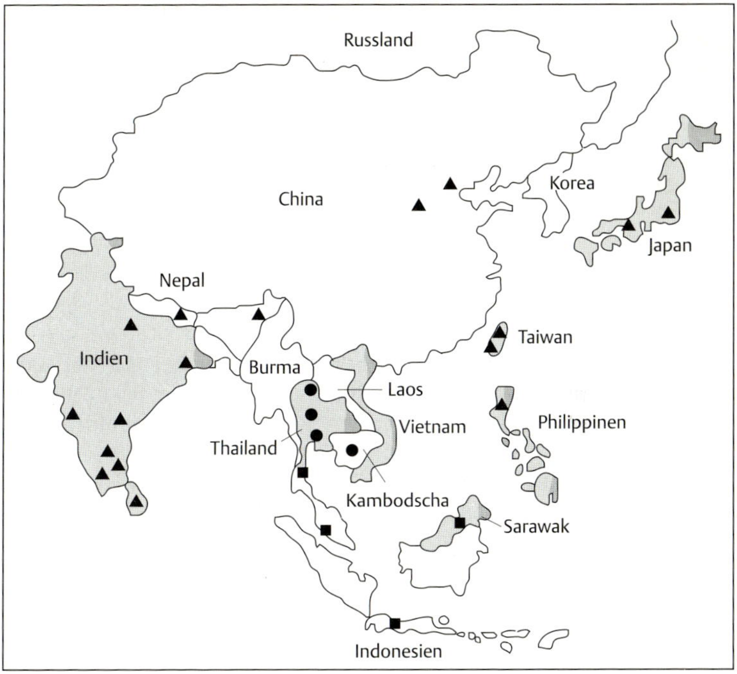

Abb. 41.1 Verbreitung der JEV-Genotypen in Asien (Chen 1990).

capture ELISA (Burke et al. 1982). Der Nachweis neutralisierender Antikörper kann mit dem Neutralisationstest erfolgen.

Impfstoffe

Die zurzeit in Europa erhältlichen *Totimpfstoffe* enthalten den Nakayamastamm (Japanese Encephalitis Vaccine; GreenCross Vaccine Corp., Korea oder Biken, Japan). Das Impfvirus wird aus Mäusehirnen gewonnen, die intrazerebral mit Virus inokuliert wurden. Nach mehreren Reinigungsschritten wird das Impfvirus mit Formaldehyd inaktiviert und lyophilisiert.

In China wurde 1988 eine *attenuierte Lebendvakzine* (SA14-14-2-Stamm) nach Mauspassage in primären Babyhamsternierenzellen etabliert. Mittlerweile wurde dieser Impfstoff mehr als 100 Millionen chinesischen Kindern verabreicht. Durch seine bessere Effektivität, die geringere Anzahl an Impfungen und niedrige Herstellungskosten im Vergleich zum Totimpfstoff könnte der Lebendimpfstoff das Problem der JEV-Infektionen in den ärmeren Ländern Asiens deutlich reduzieren (Hennessy et al. 1996).

Durchführung der Impfung

Die Durchführung der Impfung mit *Totimpfstoff* erfolgt durch 3 subkutane (s. c.) Injektionen von je 1 ml Impfstoff (Kinder 1–3 Jahre: 0,5 ml) an den Tagen 0, 7 und 28. Die Impfung induziert bei 88–100 % der Impflinge eine Serokonversion und Schutz vor Infektion. Weitere Auffrischungsimpfungen werden alle 3 Jahre angeraten, falls weiterhin eine Exposition besteht. In dringenden Fällen wird auch ein Kurzzeitimpfschema mit Impfungen an den Tagen 0, 7 und 14 empfohlen.

Der *Lebendimpfstoff* wird 2-mal im Abstand von einem Jahr s. c. verabreicht. Die Schutzrate beträgt nach der 1. Impfung 95 %, nach der 2. 98 % (Hennessy et al. 1996). In jüngeren Studien in Korea und Nepal wurde auch bei 1-maliger Impfung ein exzellenter Impfschutz erreicht (Bista et al. 2001, Sohn et al. 1999).

Nebenwirkungen

Lokale Reaktionen wie Schwellung oder Rötung treten bei bis zu 30 % der Geimpften auf. Häufigste systemische Symptome sind Fieber, allgemeine Schwäche und abdominelle Symptome (ca. 10 % der Geimpften) (Nothdurft et al. 1996). Selten wird über Meningitis, Demyelinisierung und Polyneuritis berichtet. In Japan wurde von 1996–1998 eine Rate von 0,2 neurologischen Komplikationen pro 100 000 Impfdosen beschrieben (Takahashi et al. 2000). In den letzten Jahren wurden auch häufiger systemische allergische Reaktionen bemerkt. Die Rate lag in der Studie von Takahashi et al. bei 0,8 bzw. 6,3 pro 100 000 Impfdosen in Japan bzw. in den USA. Geimpfte sollen deshalb 30 Minuten nach der Impfung beobachtet werden und die letzte Impfung sollte mindestens 10 Tage vor Reisebeginn durchgeführt werden.

Schwere Nebenwirkungen, verursacht durch den Lebendimpfstoff, wurden bisher nicht berichtet.

Indikationen und Kontraindikationen

Indikation

Eine Impfung zum Schutz vor JE ist in Europa indiziert für Personen, die sich beruflich bedingt, z. B. als Entwicklungshelfer, länger in einem Endemiegebiet aufhalten. Bei der Impfung von Touristen müssen die Dauer der Reise, der genaue Aufenthaltsort und die Jahreszeit berücksichtigt werden. Das allgemeine Risiko, als Tourist in Asien eine JE durchzumachen, liegt unter 1:1 000 000 Reisenden pro Jahr (MMWR 1993). Touristen, die in den Sommermonaten insbesondere in ländliche Regionen Asiens mit hohem Risiko von JEV-Infektionen reisen und sich länger als 4 Wochen dort aufhalten, sollte eine Impfung empfohlen werden (MMWR 1993). Die Impfung ist nicht empfohlen für Reisende, insbesondere Kurzzeitbesucher, nach Asien oder Südostasien, die sich in erster Linie nur in touristischen Zentren aufhalten.

Kontraindikation

Von der Impfung ausgeschlossen sind Personen mit akut fieberhaften Infekten und Allergien gegen Bestandteile des Impfstoffs, z. B. Thiomersal.

Literatur

Bista MB, Banerjee MK, Shin SH, et al. Efficacy of single-dose SA 14-14-2 vaccine against Japanese encephalitis: a case control study. Lancet 2001;358: 791–5.

Burke DS, Nisalak A. Detection of Japanese Encephalitis Virus immunoglobulin M antibodies in serum by antibody capture radioimmunoassay. J Clin Microbiol 1982;15:353–61.

Centers for Disease Control and Prevention. Inactivated Japanese encephalitis virus vaccine. MMWR 1993;42(RR-1):1–14. Recommendations of the advisory committee on immunization practices (ACIP).

Chen WR, Tesh RB, Rico-Hesse R. Genetic variation of Japanese Encephalitis Virus in nature. J Gen Virology 1990;71: 2915–22.

Chen WR, Rico-Hesse R, Tesh RB. A new genotype of Japanese encephalitis virus from Indonesia. Am J Trop Med Hyg 1992;47:61–9.

Hanna JN, Ritchie SA, Phillips DA, et al. An outbreak of Japanese encephalitis in the Torres Strait, Australia, 1995. Med J Aust 1996;165:256–60.

Hennessy S, Zhengle L, Tsai TF, et al. Effectiveness of live-attenuated Japanese encephalitis vaccine (SA14-14-2): a case-control study. Lancet 1996; 347:1583–6.

Hoke CH, A. Nisalak N, Sangawhipa S, et al. Protection against Japanese Encephalitis by inactivated vaccines. New Engl J Med 1988;19:608–14.

Kabilan L, Rajendran R, Arunachalam N, et al. Japanese encephalitis in India: an overview. Indian J Pedr 2004;71: 609–15.

Mackenzie JS. Japanese encephalitis: an emerging disease in the Australian region, and its potential risk to Australia. In: Kay BH, Brown MD, Aaskov JG, eds. Arbovirus research in Australia. Vol. 7. Brisbane: Queensland Institute of Medical Research; 1997:166–70.

Nothdurft HD, Jelinek T, Marschang A, Maiwald H, Kapaun A, Loscher T. Adverse reactions to Japanese encephalitis vaccine in travellers. J Infect 1996;32:119–22.

Oya A. Japanese Encephalitis Vaccine. Acta Peadiatr Jpn 1988;30:175–84.

Sohn YM, Park MS, Rho HO, Chandler LJ, Shope RE, Tsei TF. Primary and booster immune responses to SA 14-14-2 Japenese encephalitis vaccine in korean infant vaccine 1999;17:2259-64.

Steinhoff MC. Japanese encephalitis: a Chinese solution? Lancet 1996; 347:1570–71.

Takahashi H, Pool V, Tsai TF, Chen RT. Adverse events after Japanese encephalitis vaccination: review of post-marketing surveillance data from Japan and the United States. The VAERS Working Group. Vaccine 2000;18: 2963–9.

The World Health Report 2004;120–121.

Uchil PD, Satchidanandam V. Phylogenetic analysis of Japanese encephalitis virus: envelope gene based analysis reveals a fifth genotype, geographic clustering, and multiple introductions of the virus into the Indian subcontinent. Am J Trop Med Hyg 2001; 65:242–51.

Vaughn DW, Hoke CH Jr. The epidemiology of Japanese encephalitis: prospects for prevention. Epidemiol Rev 1992;14:197–221.

WHO-Site. http://www.who.int/vaccine_research/diseases/japanese_encephalitis/en/

42 Pockenschutzimpfung

H. Spiess*

Durch das weltweit von der WHO durchgeführte Pockeneradikationsprogramm sind die gefährlichen Pocken seit der letzten Erkrankung 1977 in Somalia weltweit verschwunden und 1980 offiziell als eradiziert erklärt worden. Somit ist die Pockenschutzimpfung von der WHO für kein Land mehr empfohlen und *für Reisende nicht mehr erforderlich.*

Pockenverdacht (*Variola*) hat sich seitdem nie mehr bestätigen lassen, sondern als bakterielle Hautinfektion oder Varizellen herausgestellt. Merke: Typisch für Pocken (Variola) ist die Gleichförmigkeit der Effloreszenzen, während bei Windpocken immer verschiedene Stadien (Papeln, Bläschen, Krusten) vorliegen! *Die Übertragung der Pockenviren* geschah durch engen Kontakt über Tröpfcheninfektion, aber auch durch infizierte Wäsche oder Gegenstände. Die Inkubationszeit beträgt 7–19 Tage. Krankheitsbeginn mit allgemeinen Symptomen, Mattigkeit, Kreuz-, Glieder- und Halsschmerzen. Am 3.–4. Krankheitstag Fieberabfall und Aufschießen eines zentripetal bis zu den Händen und Füssen ausgebreiteten papulösen Exanthems mit nachfolgender Bläschenbildung; ab 5. Tag typische gleichförmige Pockenblasen (Variola major). Bei über 30 Jahre alten, noch gegen Pocken geimpften Erwachsenen ist mit geringeren Krankheitssymptomen zu rechnen (Variola minor).

Tierpocken, wie Kuh-, Kaninchen-, Affenpocken, kommen hierzulande kaum vor, sie können jedoch durch illegalen Handel mit infizierten Tieren eingeschleppt und auch auf den Menschen übertragen werden. Hieraus ergibt sich die Notwendigkeit einer schnellen und präzisen Charakterisierung des ätiologischen Agens zur Unterscheidung vom absichtlich freigesetzten Variolavirus.

---

* Mit freundlicher Unterstützung durch M. Pfleiderer, Paul-Ehrlich-Institut, Bundesamt für Sera und Impfstoffe

Impfstoff

Einen in Deutschland zugelassenen Impfstoff gibt es nicht. Er wird auf Anordnung der Bundesregierung für Sonderfälle gefriergetrocknet in Vorrat gehalten. An der Herstellung besser verträglicher Impfstoffe, z. B. einer Zellkulturvakzine wird gearbeitet (Greenberg et al. 2005).

Vacciniaimmunglobulin (human) steht zur passiven Immunisierung oder Abschwächung schwerer Impfreaktionen in geringen Mengen zur Verfügung (Nanning 1962).

Impfmethoden

Die Anwendung der Pockenimpfstoffe geschieht durch *Multipunktur* mit einer Bifurkationsnadel. Hierbei wird ein geringes Volumen des gelösten Impfstoffs (1–2 µl), das etwa 1 × 10 Lebendviruspartikel enthält, durch 15-malige Punktierung in die Haut (intrakutan) des Oberarms eingebracht.

Skarifikation kann mit dem mit Vakzine beschicktem Impfmesser durch 2 oberflächliche Hautritzungen von etwa 3 mm Länge am hinteren Rand des M. deltoideus des linken Oberarms ausgeführt werden.

Impfreaktionen

Lokalreaktion bei Erstimpfung

Notwendige Reaktionen zur sicheren Bewertung des Impferfolgs:

- sofort: traumatische Reaktion,
- 2.–3. Tag: Papula + Makula,
- 4.–5. Tag: Vesikula + Aula,
- 6.–7. Tag: Pustula + Area,
- 7–14 Tage: Schorf und nach Abfall Narbe.

Fieberhafte Allgemeinreaktionen können besonders ab dem 4.–9. Tag p.v. auftreten.

Lokalreaktion bei Wiederimpfung

Sie ist vom Grad der Restimmunität und der noch vorhandenen vakzinalen Allergie, von der Qualität der Impftechnik und Vakzinevirusskonzentration im Impfstoff mitbestimmt. Meistens kommt es zur Knötchenreaktion.

Verhalten nach der Impfung

Übertragung von Vakzineviren auf Ungeimpfte verhüten!
Impfstelle trocken und abgedeckt halten.

Nebenwirkungen und Komplikationen

Sie betreffen nahezu ausschließlich Erstimpflinge und ältere Personen, bei denen die vorangegangene Pockenimpfung über 15 Jahre zurückliegt. Sie sind auch bei amerikanischen Soldaten neuerdings beschrieben (CDC 2003)

Abnorme Lokalreaktionen

- *Impfulzera* entstehen durch Kratzen und bakterielle Superinfektion und können wochenlang anhalten. Unter antibakterieller Puderbehandlung Ausheilung mit Narbenbildung. Persistierende Impfulzera können Folge einer gestörten Abwehr sein, wie die Vaccinia progressiva,
- *Impfkeloid* mit verstärkter Narbenbildung,
- *Nebenpocken*: abortive Vakzinebläschen am Rand der Pustel,
- *Area bullosa*: vorübergehende oberflächliche Blasenbildung,
- *Vaccinia secundaria:* Akzidentelle Autoinokulation von Vakzinevirus von der Impfpustel auf entlegene Körperstellen des Impflings, *Vaccinia translata* genannt bei Übertragung auf andere, Cave Kontaktinfektion!
- *Vaccinia generalisata:* Die hämatogene Aussaat von Vakzinevirus führt am 9.–11. Tag p.v. zu mehr oder weniger generalisierter Blasen- und nachfolgender Pustelbildung. Der Verlauf ist günstig,
- *Eczema vaccinatum:* Gefährliche Form der in der Regel primär durch Inokulation juckender Hautstellen übertragenen Vakzine,
- *Vaccinia progressiva (gangraenosa):* Gefährlichste lokal entstehende und sich zentrifugal von der Impfstelle ausdehnende Komplikation. Die Eintrocknung der Impfpusteln bleibt aus, da sich die Virusvermehrung über den 8.–10. Tag fortsetzt. Das Impfulkus schreitet fort.

Organerkrankungen

Sie kommen selten als Angina, Pneumonie, Myokarditis, Nephritis und Osteomyelitis nach Pockenerstimpfung vor.

Meningitische Reaktionen

Kopfschmerzen und Erbrechen verlaufen ohne bleibende Schäden, wie sie bei älteren Erstimpflingen durch seltene myelitische und bulbäre Reaktionen beobachtet wurden.

Die postvakzinale Enzephalitis gilt als gefürchtetste Komplikation nach der Pockenerstimpfung. Sie tritt 4–18 Tage p.v., besonders im Pubertätsalter, seltener bei Erwachsenen auf. Die Letalitätsrate beträgt 15–25 %. Bei Überlebenden können neurologische und zerebrale Residualschäden bleiben.

Wirksamkeit

Die Effizienz ist mit der weltweiten Pockenausrottung durch Schutzimpfungen bewiesen.

Indikationen und Kontraindikationen

Eine Indikation für die Pockenschutzimpfung ist heute nur noch ausnahmsweise für Erwachsene gegeben, die mit Orthopoxviren arbeiten.

Der Einsatz von *Pockenviren als biologische Waffe* ist unwahrscheinlich, dennoch ist Vorsorge geboten (Henderson 1999). Impfstoffreserven stehen ausreichend zur Verfügung. Richtlinien für den *Einsatz von Pockenimpfungen* von Kontaktpersonen sind von der WHO, dem Paul-Ehrlich- oder Robert Koch-Institut sowie den zuständigen Gesundheitsbehörden der Länder zu erhalten (www.who.org, www.rki.de, www.pei.de).

Kontraindikationen gegen eine Pockenimpfung sind Schwangerschaft und Stillzeit, Säuglingsalter, Personen mit angeborener oder erworbener Immundefizienz, auch durch immunsuppressive Therapie, HIV-Infizierte, Personen mit atopischer Dermatitis oder ekzematösen Hauterkrankungen, Hautinfektionen oder Verbrennungen (cave: Vaccinia translata), Personen mit nichtkompensierten Organerkrankungen, insbesondere des zentralen Nervensystems. In jedem Fall muss der Nutzen der Impfung gegen das Risiko abgewogen werden.

Literatur

American Academy of Pediatrics. Smallpox vaccine. Pediatrics 2002;110: 841–5.

CDC Update: Cardiac and other adverse events following civilian smallpox vaccination – United States 2003. MWWR Morb Mortal Wkly Rep 2003; 52:639–42.

Dostal V, Lorenz E. Die Pockenschutzimpfung. In: Spiess H, ed. Schutzimpfungen. 2. Aufl. Stuttgart: Thieme; 1966.

Greenberg RN, et al. Safety and immunogenicity of new cell-cultured smallpox vaccine compared with calflymph derived vaccine: a blind single-centre, randomised controlled trial. Lancet 2005;365:398–409.

Henderson DA. Smallpox as a biological weapon: medical and public health management. JAMA 1999;281:2127–37.

Nanning W. Prophylactic effect of vaccinia gamma-globulin against postvaccinal encephalitis. Bull Wld Hlth Org 1962;27:317.

43 Anthraxschutzimpfung

R. Steffen

Epidemiologie

Anthrax kommt natürlicherweise in allen Erdteilen vor, primär ist dies eine Erkrankung von herbivoren Nutz- und Wildtieren. Die Übertragung auf den Menschen erfolgt vor allem beim Zusammenleben mit Nutztieren, durch den Verzehr von Fleisch infizierter Tiere, selten auch durch Mückenstiche. Gefährdet sind somit vor allem Landwirte, Tierärzte, Metzger, Gerber und Textilarbeiter, allerdings wird Anthrax in Nord- und Mitteleuropa nur noch sporadisch bei Tieren festgestellt.

Zudem ist Anthrax vor allem 2001 in den Vereinigten Staaten als bioterroristisches Pathogen missbraucht worden, weltweit erfolgten hernach hunderte von Fehlalarmen.

Erreger des Anthrax ist *Bacillus anthracis*, ein großes, aerobes, grampositives, bekapseltes Stäbchen aus der Familie der *Bacilliacae*. B. anthracis wächst aerob und fakultativ anaerob, es ist in der Lage, Sporen zu bilden, die bei günstigen Bedingungen mehrere Jahrzehnte in der Umwelt überleben. Die Sporulation erfolgt außerhalb des Wirtsorganismus; die Sporen stellen in der Regel die infektiöse Form von B. anthracis dar.

Klinik

Beim Menschen werden 3 Formen von Milzbrand unterschieden, je nach Eintrittspforte des Erregers.

Der *Hautmilzbrand* ist die häufigste Ausdrucksform (95 %); verursacht wird er durch direkten Kontakt der Haut mit infektiösem tierischem Material. Es entsteht nach wenigen Tagen ein kleiner roter Fleck, der sich zu einer Papel mit ödematösem Saum entwickelt. Nachfolgend wird ein mit einem schwarzen Schorf bedecktes Geschwür beobachtet. Toxine und über den Lymphweg verstreute Bakterien bewirken systemische Symptome wie hohes Fieber, Benommenheit, Hypotonie, selten auch eine lebensbedrohliche Sepsis. Bei adäquater Behandlung ist diese Form nur ausnahmsweise letal.

Schwerwiegender ist der *Inhalationsanthrax*, der Lungenmilzbrand (5 %), bedingt durch Inspiration von kontaminiertem Material. Toxine und Bakterien bewirken Blutungen und Ödeme in den Lymphknoten und im umgebenden Mediastinalgewebe mit charakteristischem Thoraxröntgenbild. Auch bei früher Therapie beträgt die Letalität um die 80 %.

Der *intestinale Milzbrand* ist selten, wird doch nur ausnahmsweise kontaminiertes Fleisch konsumiert. Befallen sein können Rachenraum, Ösophagus oder Magendarmtrakt. Daraus können Perforationen und Toxämie resultieren, welche innerhalb weniger Tage ein Kreislaufversagen und Tod bewirken. Die Letalität ist auch hier hoch.

Diagnose

Der Nachweis von B. anthracis erfolgt über die Kultivierung und Isolation des Erregers; weiter ist der Nachweis mittels PCR oder Immunofluoreszenz möglich. Proben sollten vor einer Behandlung mit Antibiotika entnommen werden.

Therapie

Es steht eine breite Palette von Antibiotika zur Verfügung; für inhalativen Anthrax werden Ciprofloxacin oder Doxycyclin als Mittel erster Wahl empfohlen, denen meistens 1 oder 2 zusätzliche Antibiotika beizufügen sind. Bei massiven Ödemen oder Meningitis sind zusätzlich Corticosteroide angezeigt.

Isolation

Eine Übertragung Mensch zu Mensch ist extrem selten, aber potenziell mit Sporen kontaminiertes Material ist gefährlich. Dementsprechend genügen Standardmethoden der Pflege infektiöser Patienten. Es muss aber eine Dekontamination der Haut, der Umgebung und allenfalls eines Raumes erfolgen, dies mit entsprechendem Schutz.

Impfung

Indikationen

Eine Anthraxschutzimpfung kann in Betracht gezogen werden für Personen, welche im Krisenfall ausrücken müssen, evtl. auch für Laborpersonal mit Exposition. In unseren Gegenden gibt es keine weitergehende Indikation, insbesondere auch nicht für Reisende.

Impfstoffe

Impfstoffe aus Georgien/Russland, Großbritannien und aus den USA sind für die Prophylaxe beim Menschen kommerziell erhältlich. Das georgisch-russische Produkt wird vom Tiblis Research Institute of Vaccines and Serums hergestellt und basiert auf lebenden Sporen; es wird, ähnlich wie die Pockenimpfung, durch Skarifikation appliziert und ist offenbar mit einer hohen Nebenwirkungsrate verbunden. Das Michigan Department of Public Health (USA) und das Centre for Applied Microbiology & Research (GB) stellen Impfstoffe her, die aus dem Überstand der sterilen Kulturflüssigkeit eines attenuierten Stammes gewonnen werden. Die immunisierende Wirkung beruht auf einer hohen Konzentration von protektivem Antigen, Spuren von Letalfaktor sowie Ödemfaktor im Impfserum.

Durchführung

Mit dem amerikanischen Impfstoff sind 6 Impfdosen zu den Zeitpunkten 0, 2, 4 Wochen, 6, 12, 18 Monate angebracht, danach sind jährliche Auffrischimpfungen vorzunehmen. Beim britischen Impfstoff können die ersten 3 Dosen im Zeitraum von 3 Wochen verabreicht werden.

Kontraindikationen

Auf eine Impfung ist zu verzichten bei akuter Erkrankung, Schwangerschaft oder Immunsuppression.

Wirksamkeit

Diese ist sehr unsicher. Gemäß einer Untersuchung bei Arbeitern einer Ziegenhaar-verarbeitenden Fabrik ließ sich eine Wirksamkeit von 93% vor kutanem und Inhalationsanthrax nachweisen, allerdings waren die Probanden wohl nur kleinen Mengen von Anthrax exponiert. Es wird befürchtet, dass die Wirksamkeit bei großen Mengen von Anthraxsporen, wie sie bei bioterroristischen Anschlägen zu befürchten sind, bedeutend geringer ist.

Nebenwirkungen und Komplikationen

Bei 10–20% der Geimpften resultieren lokale Entzündungsreaktionen, schwere lokale Reaktionen sind relativ selten. Über systemische Reaktionen schwanken die Angaben enorm.

Expositions- und Chemoprophylaxe

Reisende sollten möglichst darauf verzichten, Andenken zu kaufen, die aus Tierfellen hergestellt sind. Nach vermuteter Exposition ist eine postexpositionelle Prophylaxe mit Antibiotika zu erwägen.

Literatur

Dyer O. US judge halts compulsory anthrax vaccination for soldiers. Brit Med J 2004;329:7474.

Hupert N, Chege W, Bearman GML, Pelzman FN. Antibiotics for anthrax – Patient requests and physician prescribing practices during the 2001 New York City attacks. Arch Intern Med 2004;164:2012–6.

Inglesby TV, O'Toole T, Henderson DA, et al. Anthrax as a biological weapon, 2002: updated recommendations for management. JAMA 2002;287:2236–52 und Erratum in 288:1849.

Schumm WR. Bioterrorism and compulsory vaccination: arguments for current vaccines are based on inadequate support for older vaccines. BMJ 2004; 329:977–8.

Sulsky SI, Grabenstein JD, Delbos RG. Disability among U.S. Army personnel vaccinated against anthrax. J Occup Environ Med 2004;46:1065–75.

Tierney BC, Martin SW, Franzke LH, et al. Serious adverse events among participants in the Centers for Disease Control and Prevention's Anthrax Vaccine and Antimicrobial Availability Program for persons at risk for bioterrorism-related inhalational anthrax. Clin Infect Dis 2003;905–1.

44 Pestschutzimpfung

R. Steffen*

Epidemiologie

Die Pest war im Altertum als *Schwarzer Tod* sehr gefürchtet, in mehreren Pandemien hat sie zum Beispiel im 14. Jahrhundert auch in Europa bis zu 30 % der Bevölkerung das Leben gekostet. Nachdem noch 1924/25 Los Angeles eine Epidemie erlebte, sind im letzten Jahrhundert urbane Ausbrüche und generell Pestinfektionen aus nicht ganz geklärten Gründen selten geworden.*

Jährlich wurden 1988–1999 der Weltgesundheitsorganisation durchschnittlich 2500 Fälle mit knapp 200 Todesfällen gemeldet. Rund 80 % dieser Fälle traten in Afrika (vor allem südliches und östliches Afrika, inklusive Madagaskar) auf. Weitere Endemiegebiete (Abb. 44.**1**) bestehen in Südostasien (Indonesien, Myanmar, Vietnam – letzter großer Ausbruch 1967–1971 mit 21 000 Fällen), Ostasien (China, Mongolei), Südasien (z. B. Epidemien in Indien: Surat 1994, Hmachal Pradesh 2002), im Mittleren Osten (Iran, Arabische Halbinsel) sowie in Amerika (Südwesten der USA, Andenstaaten, nordöstliches Brasilien). In den Vereinigten Staaten beträgt aktuell die Letalität 14 %.

Ein Risiko für Menschen besteht nur sehr selten. Betroffen sind hauptsächlich Personen, die in Kontakt mit wilden Nagern kommen, dies bei der Arbeit, beim Jagen oder Campieren. Pesteinschleppungen durch Reisende sind selten, es wird etwa 1 Fall pro Jahrzehnt berichtet. Der letzte Fall betraf ein Ehepaar, welches 2002 auf seinem Grundstück in Santa Fe, Neumexiko, eine tote Ratte gefunden hatte und in New York erkrankte.

Bedenken bestehen bezüglich der Verwendung von Pesterregern in bioterroristischer Absicht, zumal bekannt ist, dass in der Sowjetunion auch multiresistente Keime in großen Mengen gelagert wurden.

Der Erreger der Pest ist *Yersinia pestis*, ein gramnegatives, nichtsäurefestes, ovales, bipolar färbbares Bakterium. Er bewirkt primär eine Zoonose bei Nagetieren, die aber auch Hasen, Katzen und Menschen betreffen kann. Die Übertragung erfolgt zumeist durch Rattenflöhe, *Xenopsylla cheopis*, vor allem nachdem der natürliche Wirt verstorben ist. Die Pest kann auch durch direkten Kontakt mit infizierten Tiergeweben auf den Men-

---

* Mit freundlicher Unterstützung von Maia Funk, wissenschaftliche Mitarbeiterin.

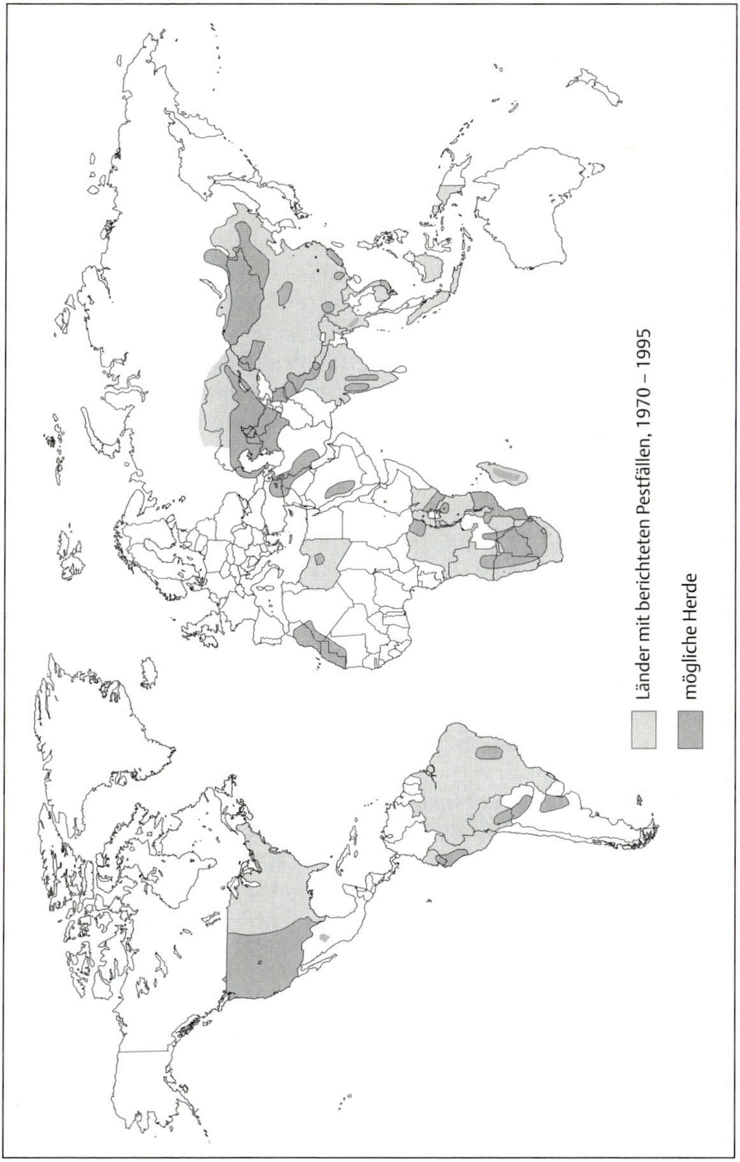

Abb. 44.**1** Verbreitung der Pest.

schen übertragen werden. Selten ist auch eine direkte Übertragung von Mensch zu Mensch durch Tröpfchen oder unsachgemäße Manipulation mit menschlichen Geweben möglich.

Klinik

Klinisch ist zwischen

- bubonischen,
- septikämischen und
- pneumonischen

Verlaufsformen zu unterscheiden. Die Inkubationszeit beträgt 1–7 Tage, bei septikämischer und pneumonischer Pest weniger.

Bei der *Bubonenpest* gelangt der Erreger nach einem infizierten Insektenstich in die regionären Lymphknoten, meist in den Leisten. Diese sind schmerzhaft vergrößert (Bubonen) und können abszedieren. Die Krankheit beginnt mit Fieber, Schüttelfrost und Kopfschmerzen.

Pestsepsis kann sich aus allen anderen Pestformen entwickeln. Hämatogene Streuung kann zu disseminierter, intravasaler Gerinnung, peripherer Gangränbildung, Meningitis, Pneumonie oder anderen Organmanifestationen führen.

Pneumonische Pest erfolgt nach einer Tröpfcheninfektion direkt von Mensch zu Mensch oder über kontaminierte Gegenstände. Sie kann auch sekundär in der Folge einer Pestsepsis entstehen. Diese Erkrankungsform ist hochinfektiös und kann durch respiratorische Übertragung zu weiteren Fällen von primärer pneumonischer Pest führen und in der Folge zu rascher Ausbreitung der Krankheit.

Bubonische Pest hat unbehandelt eine Letalität von etwa 50 %, Sepsis und Pneumonie führen unbehandelt immer zum Tod. Eine antibiotische Behandlung senkt diese Ziffer unter 10 %, wenn sie früh einsetzt, sogar unter 1 %. Eine durchgemachte Erkrankung führt zu einer Teilimmunität.

Diagnose

Kultureller Erregernachweis. Eine rasche provisorische Diagnose ist durch den mikroskopischen Nachweis von typischen, intrazellulären Pestbakterien im Buboaspirat, auch aus dem Blut, Liquor oder Sputum möglich. Eine Bestätigung mittels Kulturen ist zeitaufwendig, aber eine Möglichkeit zur Sicherung der Diagnose. Diverse neue Schnelltests stehen in Erprobung.

Therapie

Die Therapie muss schnell erfolgen. Streptomycin ist das wirksamste Antibiotikum und die Therapie der Wahl bei Lungenpest. Chloramphenicole werden bei Befall der Meningen, bei Pleuritis oder Endophthalmitis eingesetzt. Tetracycline wirken bakteriostatisch und werden bei unkomplizierter Pest verwendet.

Isolation

Patienten mit pneumonischer Pest müssen bis 3 Tage nach Beginn der antibiotischen Therapie einer strengen Isolierung unterworfen werden. Für Patienten mit bubonischer Pest ohne Husten und mit unauffälligem Lungenbefund ist nur besondere Vorsicht beim Umgang mit Drainageflüssigkeiten und Sekreten für den gleichen Zeitraum notwendig.

Impfung

Indikationen

Eine Pestimpfung kann in Betracht gezogen werden für Personen, welche

- mit virulenten Y. pestis arbeiten,
- in Endemiegebieten regelmäßig mit potenziell infizierten Nagern und Flöhen in Kontakt kommen,
- in hochendemischen Gebieten arbeiten, z. B. Militär, Entwicklungshelfer.

Es gibt sonst keine reisemedizinische Indikation; seit Jahrzehnten fordert kein Land auf Basis der International Health Regulations den Nachweis einer durchgeführten Pestimpfung.

Kontraindikationen

Personen mit Unverträglichkeit für den Impfstoff oder dessen Komponenten (Rindereiweiß, Soya, Casein, Sulfit, Phenol oder Formaldehyd) sollten keine Pestvakzine erhalten. Zudem gelten die üblichen Kontraindikationen für Totimpfstoffe.

Impfstoffe

Diverse Totimpfstoffe sind vertrieben worden, seitdem sich Haffkine 1897 selbst geimpft hat. In den Vereinigten Staaten war bis 1999 die Plague Vaccine USP erhältlich, welche auf mit Formaldehyd abgetöteten virulenten Stämmen 195/P basierte. Als Ersatz soll laut Meldungen im Herbst 2004 die Firma Avecia Biotechnology Ltd. in Manchester, England, für US$ 50 Millionen einen neuen Impfstoff herstellen. In Australien verwenden die Commonwealth Serum Laboratories zur Herstellung eines Impfstoffs ebenfalls 195/P, diese wurden jedoch durch Hitze inaktiviert.

Mit dem Y. pestis Stamm EV76 hat sich eine Immunisierung mit einer attenuierten Vakzine erreichen lassen, welche vor allem in der ehemaligen Sowjetunion und französischen Kolonien verwendet worden ist. Gegenwärtig ist dieser Impfstoff aber nirgendwo im Handel oder zur Verwendung am Menschen zugelassen.

Durchführung

Erwachsene und Kinder > 12 Jahre erhalten 2 Dosen Plague Vaccine (CSL Limited, Australia, s. u.) zu 0,5 ml s. c. im Abstand von 1–4 Wochen. Auffrischdosen von 0,3 ml s. c. sind alle 6 Monate angebracht. Bei erheblichen Nebenwirkungen ist alternativ die Gabe von 0,1 ml i. c. möglich.

Für Kinder im Alter zwischen 6 Monaten und11 Jahren gelten spezielle Richtlinien mit 3 Dosen zur Grundimmunisierung im Abstand von 1–4 Wochen, wobei je nach Alter nur 0,1–0,3 ml verabreicht werden (http://www.csl.com.au/VaccinesTravel_VaccinesPlague_Vaccine.asp).

Wirksamkeit

Gemäß einer 2004 publizierten Cochrane Review bestehen große Unsicherheiten bezüglich der Wirksamkeit der Pestimpfstoffe; es fehlen randomisierte, kontrollierte Studien. Es gibt Hinweise, dass Totimpfstoffe wirksamer und besser verträglich sein könnten als die attenuierte Vakzine. Ein gewisser Impfschutz besteht laut Erfahrungen aus dem Vietnamkrieg, dies allerdings wohl erst 2 Wochen nach der 2. Dosis über 6–12 Monate. Zur postexpositionellen Anwendung taugen Pestimpfstoffe nicht und der Schutz gegen Lungenpest ist sehr beschränkt.

Nebenwirkungen und Komplikationen

Alle Hersteller von Totimpfstoffen gegen Pest dokumentieren häufige Nebenwirkungen; unter anderem wurde nach der Verwendung der amerikanischen Vakzine über lokale Schmerzen, Schwellung, Rötung in 72% nach der 1., in 19% nach der 2. Dosis berichtet. Allgemeinreaktionen mit Kopfschmerzen, Nausea, Abgeschlagenheit, Schwindel und Fieber sind ebenfalls recht häufig (19 bzw. 7%). Urtikaria kommt selten vor.

Expositions- und Chemoprophylaxe

Die Prävention konzentriert sich darauf, das Risiko einer Exposition zu infizierten Flohbissen zu senken. Zudem ist ein direkter Kontakt zu infizierten Geweben oder Patienten mit Lungenpest zu meiden.

Kontaktpersonen von Patienten mit pneumonischer Pest sollen eine Chemoprophylaxe mit Doxycyclin 100–200 mg/Tag, unterteilt in 2–4 Dosen, für eine Woche erhalten. Kinder > 9 Jahre erhalten 25–50 mg/kg KG/Tag. Als Alternative kann Sulfamethoxazol/Trimethoprim verwendet werden; hierbei bei Erwachsenen ein Sulfomethoxazolanteil von 1,6 g/Tag, bei Kindern ab 2 Monaten 40 mg/kg KG/Tag.

Weitere Maßnahmen

Wenn der Verdacht besteht, dass Patienten Rattenflöhe tragen, so ist eine Behandlung mit einem wirksamen Insektizid durchzuführen. Kleider und Gepäck müssen entwest oder vernichtet werden. Ausscheidungen und Sekrete des Patienten sowie damit kontaminierte Gegenstände müssen laufend desinfiziert werden; das Krankenzimmer muss einer vollständigen Schlussdesinfektion unterworfen werden.

Eine Quarantäne ist für Kontaktpersonen angebracht, die eine Chemoprophylaxe verweigern. Alle Kontaktpersonen sollen während 7 Tagen engmaschig überwacht werden. Allenfalls ist nach Kontaktpersonen gezielt zu suchen.

Die Pest unterliegt einer internationalen Meldepflicht und wird von den nationalen Gesundheitsbehörden an die WHO gemeldet. So besteht in allen Ländern auch eine nationale Meldepflicht.

Literatur

Centers for Disease Control and Prevention. Prevention of plague. Recommendations of the Advisory Committee on Immunization Practices (ACIP). MMWR 1996;45(RR-14):1–15.

Centers for Disease Control and Prevention. Imported Plague – New York City 2002. MMWR 2003;52:725–8.

Dennis DT, Gratz N, Poland JD, Tikhomirov E. Plague Manual: Epidemiology, distribution, surveillance and control. Geneva: World Health Organization; 1999.

Inglesby TV, Dennis DT, Henderson DA, et al. Plague as a biological weapon: medical and public health management. Working Group on Civilian Biodefense. JAMA 2000;283:2281–90.

Jefferson T, Demicheli V, Pratt M. Vaccines for preventing plague (Cochrane Review). In: The Cochrane Library. Issue 4. Chichester, UK: John Wiley & Sons, Ltd.; 2004.

Titball RW, Williamson ED, Dennis DT. Plague (Chapter 36). In: Plotkin SA, Orenstein WA, eds. Vaccines. 4th ed. Philadelphia: W.B. Saunders; 2004.

World Health Organization. Plague Manual: Epidemiology, Distribution, Surveillance and Control. WHO/CDS/CSR/EDC/99.2. http://www.who.int/csr/resources/publications/plague/WHO_CDS_CSR_EDC_99_2_EN/en/index.html.

Sachverzeichnis

A

Abdominalkrampf, Choleraschutzimpfung, orale 362
Abgeschlagenheit
- FSME-Schutzimpfung 289 f
- Mumps 246
- Pestschutzimpfung 393
- Typhus 347
Abort, Röteln, pränatale 238
Abriegelungsimpfung, Poliomyelitisschutzimpfung 226
Abzess, steriler 15
Arbovirus, Gelbfieber 315
Adenoviren, transitorische Immunschwäche 71
Adjuvanzien
- Adsorbenzien 27
- Virosome 27
- Squalene 27
- Immunisierung, aktive 15
- Tetanusimpfstoff 195 f
Adsorbatimpfstoff 15
- Applikation, risikoverminderte 48
Aerophobie, Tollwut 307
Affenpocken 379 f
Afrika, Gelbfieberendemiegebiete 316
Akzeptanz, Schutzimpfung 134 ff
Albanien
- FSME 286
Albuminurie, Gelbfieber 318
Alkoholiker, Pneumokokken 342
Allergie 55 ff
- Japanische-Enzephalitis-Schutzimpfung 376
- Poliomyelitis-Schluckimpfung 222
- Typhusschutzimpfung 353 f
Allergietestung, heterologes Immunserum 52 f
Allergiker
- Choleraschutzimpfung 359, 361
- Hochrisikogruppe, Impfung 55 f
- Impfvorgehen 55 f
- Tetanusschutzimpfung 192
- Zusatzstoffe in Impfstoffen, Bedeutung 61
Allergische Reaktion, Tetanus 197
Aluminiumsalz 15
AM-1-Impfstoff 203 f
Ampicillin
- Cholera 358
- Haemophilus influenzae Typ b 215 f
- Meningokokkenmeningitis 327
- Pneumokokkeninfektion 337
- Typhus 350
Anämie, hämolytische, Mumps 246
Anaphylaktische Reaktion, Masernschutzimpfung 233
Anaphylaxie, Tetanus 197
Anfallsleiden, hirnorganisches
- Poliomyelitis-Schluckimpfung 226
- Impfung 123
Angina, Pockenschutzimpfung 382
Ansteckungsfähigkeit, Mumpsschutzimpfung 248 f
Anthrax 384 ff
- Berufsgruppen, gefährdet 384
- Chemoprophylaxe 387
- Expositionsprophylaxe 387
- Inhalations- 385
- Nachweis 385
- Komplikationen 385 f
- Therapie 385
- Isolation 385
Anthraxschutzimpfung 386
- Zielgruppe 386
- Impfstoffe 386
- Durchführung 386
- Komplikationen 387
- Kontraindikation 386
- Wirksamkeit 387
- Nebenwirkungen 387
Antibiotika
- Haemophilus influenzae Typ b 215
- Meningokokkenmeningitis 327
- Pertussis 202
- Pneumokokkeninfektion 337
- Typhus 350
Antibiotikazusatz 61
Antigen
- intra-/extrazelluläres, T-Zellen 10
- lösliches 10
- Oberflächen 28
- Peptid- 10
- präsentierende Zelle 10
Antigen, T-Zell-abhängiges/T-Zell-unabhängiges 11
Antigendrift 273 f

Antigenerkennung, T-Zellen 10
Antigenkopplung, Haemophilus influenzae Typ b 216
Antigenshift 273 f
Anti-Hepatitis-A-Virus, Testung 259 f
Antikörper
- Antwort 11
- Influenzaschutzimpfung 276 f
- monoklonale 5 f, 22
Antikörperkinetik, Mumps 247
Antikörpermangelsyndrom 19
Antikörpernachweis
- Masern 231
- Mumpsschutzimpfung 247
- Röteln, postnatale 239
Antipeptid-Antikörper 4
Antiserum, heterologes 22
Anurie, Gelbfieber 318
Apathie, Haemophilus-influenzae-Typ-b-Schutzimpfung 218
Apnoe, Pertussis 199 f
Appetitlosigkeit
- Pertussisschutzimpfung 205 f
- Poliomyelitis-Totimpfung 222
- Typhus 347
Applikation
- Choleraschutzimpfung 359 f
- FSME-Schutzimpfung 289 f
- Gelbfieberschutzimpfung 320 f
- Hepatitis-B-Schutzimpfung 264
- Influenzaschutzimpfung 278
- Japanische-Enzephalitis-Schutzimpfung 376
- Masernschutzimpfung 232
- Mumpsschutzimpfung 247 f
- Pestschutzimpfung 392
- Polio 226 ff
- Rotavirusschutzimpfung 371 f
- Rötelnschutzimpfung 241
- Tetanus 197
- Tollwutschutzimpfung 309
- Tuberkuloseschutzimpfung 365
- Typhusschutzimpfung 350 f
- Windpockenschutzimpfung 299
Arbeitsleben 139 ff
- Imfungen, Gesetzliche Grundlagen 139 ff
- - Berufsgenossenschaftliche Grundsätze 139
Arbeitsmedizin, Impfung, Indikation und Durchführung 146
Area bullosa, Pockenschutzimpfung 381
Artemisinine
- Dosierung 173 f
- Malariaprophylaxe 172
Arthralgie, Röteln, postnatale 238 f
Arthritis, eitrige
- Pneumokokken 336
- Meningokokkensepsis/Meningitis 326 f
- Mumps 245 f
- Röteln, postnatale 238 f
- Windpocken 295
Arzneibuchmonographie 29
Arzneimittelargentur, europäische 29
Arzneimittelgesetz 28 f
Arzneimittelkommission der Deutschen Ärzteschaft 51
Asplenie, Pneumokokkenschutzimpfung 342
Asylbewerber, Schutzimpfung 87
Ataxie, Windpocken 295
Atemtrakt, Influenzaviren 272 f
Atovaquon
- Dosierung 173 f
- Malariaprophylaxe 172
Attenuierung 1 ff, 24
Auffrischimpfung 86 ff
- Cholera 359 f
- Diphtherie 89
- FSME 89 f
- Haemophilus-influenza-Typ b 90
- Hepatitis A , 91, 258
- Hepatitis B 91 f, 267
- Immunisierung, aktive 15 f
- Influenza 93 f
- Japanische Enzephalitis 376 f
- Masern 94
- Meningokokken 331
- Mumps 250 f
- Pertussis 95 f, 207
- Pest 392
- Pneumokokken 96f
- Polio 97 f, 226
- Röteln 98, 241
- Tetanus 98, 195 ff
- Tollwut 99
- Tuberkulose 99 f
- Typhus 350 f
- Windpocken 99 f
Aufklärung 38 ff
- Schutzimpfung 38 f
Aufklärungsdokumentation 40 f
Aufklärungsform 40 f
Aufklärungsgespräch, Adressat 41
Aufklärungspflicht
- ärztliche 38, 46 f

- klinische Impfstoffprüfung 43
- Schutzimpfung 46 f

Auslandsaufenthalt, Berufsgenossenschaftliche Grundsätze 139 f
Auslandsreise
- Prophylaxe 154 ff
- Impfempfehlung, aktuelle Informationsquellen 155
- - Übersicht, wichtigste Reiseimpfungen 158 f
- Impfplan und Impfabstände 168 f
- Indikationsimpfungen 164 ff
- Reiseimpfungen, generell empfehlenswerte 162 f
- - Personengruppen, besondere 166 f

Aussiedler, Schutzimpfung 87
Auswurf, blutiger, Influenzaviren 275

B

Baden-Württemberg
- FSME-Gebiete 284 f, 287

Bakteriämie, primäre, Meningokokkenmeningitis 326
Bauchmuskulatur, Tetanus 193
Bauchschmerz
- Japanische Enzephalitis 374
- Mumps 246

Bauchtyphus 346 f
Bayern
- FSME-Gebiet 287

Bazillus anthracis 384
Bazillus Calmette-Guérin-Impfstoffe 364
BCG-Histiozytose, primäre Immundefekte 67
BCG-Impfstoff 364
BCG-Impfung 364 ff
- HIV-Infektion 71 f

BCGitis 71
- Tuberkuloseschutzimpfung 367

BCG-Osteomyelitis, Tuberkuloseschutzimpfung 367
BCG-Schutzimpfung s. Impfung, Tuberkulose
Beratungspflicht 46 f
Bernsteinsäure 61
Berufsgenossenschaftliche Grundsätze 139 f
Betriebsarzt 139
Beulenpest 390
Bevölkerungsumfrage, Impfakzeptanz 135
Biologica Reference Substance, BRS 33
Bioterrorismus
- Pathogen 384

Bluttransfusion
- Masernschutzimpfung 232 f
- Rötelnschutzimpfung 241

Blutung, Impfkomplikation 49 f
B-Memory-Zellen 13
Booster-Effekt 15 f
Bordetella
- bronchiseptica 199 f
- parapertussis 199 f
- pertussis 199 f

Bordetella-parapertussis-Infektion 209
Bordetella-pertussis-Infektion 199
Borrelien, Chemoprophylaxe 155 f
Bosnien-Herzegowina
- FSME 286

Botulismus
- Antiseren, heterologe 22
- Impfschadensverhütung 53

Bradykardie, relative, Influenzaviren 275
Brechreiz, Choleraschutzimpfung 359 f
Bronchitis
- Influenzaviren 275
- Masern 229 f

Bronchopneumonie, Masern 229 f
Bubonenpest 390
Bulgarien
- FSME 286

Bundesamt für Sera und Impfstoff s. Paul-Ehrlich-Institut
Bundesseuchengesetz 41
- Aufhebung Impfgesetz 148 f
- Impfbescheinigung 116 f
- Impfschadensregelung 51
- Schutzimpfungsregelung 148 f

B-Zellen 10 f
- Gedächtnis 11

C

Cephalosporine
- Haemophilus influenzae Typ b 215 f
- Meningokokkenmeningitis 327
- Pneumokokkeninfektion 337

Chargen 30 ff
- Freigabe, staatliche 35 f
- Prüfung 35

Chemoprävention, Tetanus 194 f
Chemoprophylaxe
- Auslandsreise 154 ff
- Cholera 358
- Diphtherie 186
- Haemophilus influenzae Typ b 215 f

- Milzbrand 387
- Meningokokkenmeningitis 327
- Pertussis 202
- Pest 393
- Pneumokokkeninfektion 337
- Schwangerschaft 132
- Tetanus 194 f
- Tuberkulose 364
- Typhus 350

Chinin
- Dosierung 173 f
- Malariaprophylaxe 172

Chloramphenicol
- Haemophilus influenzae Typ b 215 f
- Meningokokkenmeningitis 327
- Pest 391
- Pneumokokkenmeningitis 337
- Typhus 350

Chloroform 62

Chloroquin
- Dosierung 173 f
- Malariaprophylaxe 173 f

Cholera 356 ff
- Reiseimpfung 166
- Impfstoff, oraler 358 f
  - – parenteraler 356 f
- impfung 358 ff
- vibrion 356

Ciprofloxacin
- Milzbrand 385

Clarithromycin, Pneumokokkeninfektion 337

Clostridium tetani 193

Conjunctivitis phlyctaenulosa, Tuberkuloseschutzimpfung 367

Corynebacterium diphtheriae 184

Cotrimoxazol
- Cholera 358
- Typhus 350

Culex tritaeniorhynchus 373

D

DAKJ 46

Darminfektion
- Choleraschutzimpfung, orale 359
- Typhusschutzimpfung 354 f

Dehydratation, Cholera 357

Demyelinisierung, Japanische-Enzephalitis-Schutzimpfung 377

Deutschland
- FSME-Gebiete, 284 f, 287
- Schutzimpfungsvorschriften 148 f

Diabetes mellitus, Pneumokokkenschutzimpfung 342

Diathese
- allergische, Choleraschutzimpfung 359, 361
- hämorrhagische, Influenzaviren 275

D-Impfstoff 186

Diphtherie 181 ff
- Antiseren, heterologe 22
- Arbeitsmedizin 140, 146
- Auffrischimpfung 89
- Chemoprophylaxe 186
- hirngeschädigtes Kind 121, 123
- Impfakzeptanz 134 f
- Impfkalender 81
- Impfschadensverhütung 22
- Impfstoffapplikation 186
- Impfstoffe 186
  - – Nebenwirkungen 188
- Indikationsimpfung 89
- Reiseimpfung 162
- Schwangerschaft 129
- Schutzimpfung 186 f
  - – bei HIV-Infektion 71 f

Diphtherieantitoxin, 1, 189

Diphtherieepidemie 181

Diphtherietoxoid 186
- Antigenkopplung 187

Dispositionsprophylaxe
- Auslandsreise 155
- Meningokokkenmeningitis 327
- Tuberkulose 364

DNA
- rekombinante 6

Dokumentation
- Aufklärung 39, 46, 116
- Einwilligung 116 f
- Schutzimpfung 46, 116 f

Doxycyclin
- Dosierung 173 f
- Malariaprophylaxe 172 f
- Milzbrand 385

DTPa-Impfstoffe 189

Ductus arteriosus Botalli, Röteln, pränatale 238

Durchfall
- Cholera 357
- Choleraschutzimpfung, orale 359 f
- Japanische Enzephalitis 374

Durchimpfungsrate 134 f
- Diphtherieschutzimpfung 182 f
- Haemophilus-influenzae-Typ-b-Meningitis 214 f
- Mumpsschutzimpfung 258 f
- Tetanusschutzimpfung 197

Durchseuchung
- FSME 284 f
- Gelbfieber 315 f
- Influenzaviren 273
- Masern 237

- Meningokokken 324
- Mumps 245
- Pertussis 201
- Pest 388
- Pneumokokken 334
- Poliomyelitis 219
- Röteln 237
- Tetanus 192
- Tollwut 304 f
- Tuberkulose 363
- Typhus 346
- Windpocken 294

E

Eczema vaccinatum, Pockenschutzimpfung 381 f
EDQM, European Directorate for the Quality of Medicines 33
EEG, Masern 230 f
Einwilligung
- Dokumentation 45, 116 f
- wirksame 38
Einzelimpfstoff
- Lebendimpfstoff 24
- Totimpfstoff 24 f
Ekzem, Pockenschutzimpfung 381 f
Elektrolytverlust, Cholera 357
EMEA, Europäische Arzneimittelagentur 33
Embryotoxizität, Poliomyelitis-Totimpfung 222 f
Empfehlung, öffentliche, Schutzimpfung 149 f
Enanthem, Masern 229
Endophthalmitis
- Meningokokkenmeningitis 326
- Meningokokkensepsis/Meningitis 37
Endosomen 10
Endozytose 10
Enzephalitis
- Gelbfieberschutzimpfung 321
- Influenzaviren 275
- japanische 373 ff
- Masern 230
- Masernschutzimpfung 233
- postvakzinale, Pokenschutzimpfung 383
- Röteln, postnatale 238
- Tollwut 307
Enzephalopathie
- spongiöse mitochondriale, Pertussisschutzimpfung 205 f
- Typhus 347
Eosinophilie, Mumps 247
EPAR, European Public Assessment Report 36
Epidemie
- Cholera 356
- Diphtherie 181
- Influenza 272 ff
- Meningokokken 324
- Meningokokkenmeningitis 325 f
- Poliomyelitis 219
Epiglottitis, Haemophilus influenzae Typ b 213
Epstein-Barr-Virus (EBV) 71
Epitop 12
Erbrechen
- Gelbfieber 318
- Haemophilus-influenzae-Typ-b-Meningitis 213
- Haemophilus-influenzae-Typ-b-Schutzimpfung 217 f
- Meningokokkenmeningitis 326
- Mumps 246
- Tollwut 307
Erreger, attenuierter lebender, Immunreaktion 10 f
Erregervariabilität, Influenzaviren 272
Erwachsener
- hirngeschädigter, Impfung 123
- Influenzaschutzimpfung 276 f
- Pertussisschutzimpfung 211 f
- Poliomyelitis-Totimpfung 226
- Windpocken 298, 301
Erythema nodosum, Tuberkuloseschutzimpfung 367
Erythromycin
- Diphtherie 186
- Pertussis 202 f
- Pneumokokkeninfektion 337
Erythrozyten, Influenzaviren 275
Estland
- FSME 286
Europa, FSME-Vorkommen 286
Exanthem
- makulopapulöses, Masern 229
- Röteln, postnatale 238
- Tetanus 193
Explosivepidemie, Influenzaviren 273 f
Exposition, Masern 228 f
Expositionsprophylaxe
- Auslandsreise 155
- Cholera 358
- Hepatitis A 256
- Hepatitis B 262
- Meningokokkenmeningitis 327 f
- Milzbrand 385
- Pneumokokkeninfektion 337 f
- Tuberkulose 365
- Typhus 350
Exsikkose, Cholera 357

F

Fazialisparese, FSME 285 f
Feldversuch, Impfstoffherstellung 29 f
Fehlinjektion, Tuberkuloseschutzimpfung 365 f
Fieber
- Beulenpest 390
- Choleraschutzimpfung 357
- FSME 286
- FSME-Schutzimpfung 289 f
- Gelbfieber 318
- Gelbfieberschutzimpfung 321
- Haemophilus-influenzae-Typ-b-Epiglottitis 213
- Haemophilus-influenzae-Typ-b-Schutzimpfung 217
- Influenzaviren 275
- Japanische Enzephalitis 374
- Japanische-Enzephalitis-Schutzimpfung 375
- Masern 229
- Masernschutzimpfung, Kontraindikation 234
- Meningokokkenmeningitis 326
- Pertussisschutzimpfung 199
- Pestschutzimpfung 393
- Pneumokokkenschutzimpfung 336
- Poliomyelitis-Schluckimpfung 222 f
- Poliomyelitis-Totimpfung 222 f
- Rötelnschutzimpfung 241
- Tollwut 307
- Tollwutschutzimpfung 310
- Typhus 347
Fieberkrampf, Masernschutzimpfung 233
Finnland
- FSME 286
Fledermaus, Tollwut 304 f
Flüchtlinge, Schutzimpfung 87
Formaldehyd 62
Frankreich
- FSME 286
Frauen, Rötelnschutzimpfung 242 f
Freiwilligkeit, Schutzimpfung 40
Frühgeborenes
- Hepatitis B Impfschema 14
- Immunisierung, aktive 14
- Impffähigkeit 46 f
- Windpockenschutzimpfung 298, 301
Frühsommermeningoenzephalitis s. FSME
FSME 286 ff
- Arbeitsmedizin 141, 146
- hirngeschädigtes Kind 121
- Impfstoff mit Hühnereiweiß 56
- Indikationsimpfung 289
- Reiseimpfung 165
- Schwangerschaft 129
FSME-Immunglobulin 289 f
Ganzkeimimpfstoff, Pertussis 207
- - Wirksamkeitsrate 207

G

Gasbrand
- Antiseren, heterologe 22
Gastroenteritis, abakterielle 370
- Mumps 245 f
Gedächtniszellen 12 f
Gefäßanomalie, Impfkomplikation 50
Gehirnschädigung, Pertussisschutzimpfung 205 f
Gelbfieber 317 ff
- Impfbefreiungszeugnis 322
- Impfbescheinigung 117, 322
- Impfstoff mit Hühnereiweiß 56, 59 f
- Reiseimpfung 156 f
- Schwangerschaft 130
- sylvatisches 324 f
- urbanes 324 f
Gelbfieberendemiegebiete
- Afrika 316
- Südamerika 317
Gelbfieberimpfung 319
Gelbfieberimpfzentrum 319
Gelenkschwellung, Rötelnschutzimpfung 241
Gelenksentzündung, Tuberkuloseschutzimpfung 367
Geschwisterimpfung, HIV-Infektion 72
Gesundheitsamt, Schutzimpfungstermin 148 f
Gesundheitsdienst, Durchseuchungsrate Anti-HAV 141 f
- - Anti-HBs/Anti-HBc 144
- Unfallverhütungsvorschrift 139
Glaukom, Röteln, pränatale 238
Gliederschmerz
- FSME 285 f
- FSME-Schutzimpfung 289 f

- Gelbfieber 318
- Gelbfieberschutzimpfung 321
- Influenzaviren 279
- Pestschutzimpfung 393

Glomerulonephritis, Windpocken 295
Granulombildung 48
Gregg-Syndrom, Röteln, pränatale 238
Griechenland
- FSME 286

Grippe s. Influenza
Grippeprophylaxe 278 f
Grippewelle 273
Großhirn, Meningokokkenmeningitis 326
Grundimmunisierung 77
- Choleraschutzimpfung 358 f
- Diphtherieschutzimpfung 187 f
- Grundlagen, immunologische 13 f
- Hepatitis-A-Schutzimpfung 257 f
- Hepatitis-B-Schutzimpfung 264 f
- Japanische-Enzephalitis-Schutzimpfung 375
- Meningokokkenmeningitisschutzimpfung 328 f
- Pertussisschutzimpfung 203
- Pestschutzimpfung 391 f
- Poliomyelitisschutzimpfung 226
- Poliomyelitis-Totimpfung 226
- Röteln-Schutzimpfung 241 f
- Tetanusschutzimpfung 185 f
- Typhusschutzimpfung 350 f

GUS (Gemeinschaft unabhängiger Staaten)
- FSME 286

Gyrasehemmer, Typhus 350

H

Haemophilus influenzae Typ b 213 ff, 275
- Chemoprophylaxe 215 f
- Epiglottitis 213
- hirngeschädigtes Kind 123
- Impfkalender 79
- Konjugatimpfstoff 3
- Meningitis 213
- Schutzimpfung bei HIV-Infektion 71

Haffkine-Vakzine 347
Halofantrin
- Dosierung 173 f
- Malariaprophylaxe 172

Halsschmerzen, Mumps 246
Haltbarkeitsstudie 33
Haltung, typische, Haemophilus-influenzae-Typ-b-Epiglottitis 213
Hämoblastose, Mumpsschutzimpfung 251
Hämorrhagie, Windpocken 295
Haut, Windpocken 294
Hautaffektion
- Meningokokkenmeningitis 326
- Tuberkuloseschutzimpfung 367

Hautmilzbrand 384 f
Hautreaktion
- Typ, verzögerter 9

HAV (Hepatitis-A-Virus) 255
HBV (Hepatitis-B-Virus) 260
HDC-Impfstoff 283
Hepatitis A 255 ff
- Anti-HAV-Durchseuchungsrate 141
- Arbeitsmedizin 141 f, 146
- Durchseuchung 255
- hirngeschädigtes Kind 123
- Immunglobulinprophylaxe 256
- Immunisierung, passive 20
- Immunität, Berufsgruppen 142, 144

Hepatitis A, Impfung bei HIV-Infektion 71
- Indikationsimpfung 91
- Postexpositions- und Riegelungsimpfung 105
- Reiseimpfung 163
- Schwangerschaft 130
- Schutzimpfung bei HIV-Infektion 71
- Virus 255
  - - Immunschwäche, transitorische 71 f

Hepatitis B 260 ff
- Anti-HBs/Anti-HBc-Durchseuchung 143
- Arbeitsmedizin 143, 146
- hirngeschädigtes Kind 123
- Immunglobulin 263
- Immunglobulinprophylaxe 19
- Impfkalender 79
- Indikationsimpfung 91 f
- Marker 266 f
- Postexpositions- und Riegelungsimpfung 104
- Reiseimpfung 163
- Risiko, hohes, Personengruppen 261
- Schwangerschaft 130
- Schutzimpfung bei HIV-Infektion 71 f

- Virus 260 f
  - - Immunschwäche, transitorische 71 f

Hepatitis C 269
Hepatitis D 268
Hepatitis E 270
Hepatitisgefährdung, Berufsgenossenschaftliche Grundsätze 139 f,144
Hepatitisviren 256 ff
Hepatopathie, chronische, Pneumokokkenschutzimpfung 336 f
Hepatosplenomegalie, Röteln, pränatale 238
Herzfehler, Pneumokokkenschutzimpfung 342
Herz-Kreislauf-Versagen, Influenza 275 f
Herzrhythmusstörung, Influenzaviren 275 f
Hessen
- FSME-Gebiet 287

Hib-Meningitis s. Meningitis, Haemophilus influenzae Typ b
Hirnbasis, Meningokokkenmeningitis 326
Hirnfehlbildung, Impfkomplikation 40
Hirngeschädigter, Tetanusschutzimpfung 196
Hirnhaut, Meningokokkenmeningitis 37
Hirnschaden
- Impfkomplikation 50
- Impfung 121 ff
- konnataler, Impfung 121 f

Hirntumor, Impfkomplikation 50
HIV-Infektion 67, 72
- Geschwisterimpfung 72
- Hepatitis B 261 f
- Masern 230
- Masernschutzimpfung, Kontraindikation 234
- Pneumokokkenschutzimpfung 342
- Rötelnschutzimpfung 242 f
- Windpocken 295, 301

HLA, Moleküle 10
Holzbock, gemeiner 284
Homozystinurie, Impfkomplikation 50
Hühnereiweiß, embryonales 56
Hühnereiweißallergie 56 f
- Gelbfieberschutzimpfung 60, 322
- Impfung 56 ff
  - - fraktionierte 56 f
- Influenzaschutzimpfung 57, 279 f
- Masernschutzimpfung 57, 234
- Mumpsschutzimpfung 57, 251

Hühnereiweißallergiker, Vortestung 57 f
Hühnerfibroblastenprotein, Vorkommen 56
Human-Albumin 60 ff, 63
Husten
- Influenzaviren 275
- Masern 229
- Pertussis 199 f

Hydrophobie, Tollwut 307
Hyperergische Reaktion, Tetanus 196 f
Hyperimmunglobulin 17
- Haemophilus influenzae Typ b 216

Hyperimmunisierung, Diphtherie 188
Hyporesponder, Hepatitis-B-Schutzimpfung 268
Hypothermie, Haemophilus-influenzae-Typ-b-Meningitis 213
Hypoton-hypoaktive Reaktion, Pertussisschutzimpfung 205 f
Hypotonie, Influenzaviren 275

I

IgA-Antikörper, Poliomyelitisschutzimpfung 221, 226
IgG-Antikörper
- Masernvirus 231
- Poliomyelitisschutzimpfung 226

IgM-Antikörper
- Japanische Enzephalitis 374
- Masernvirus 231
- Poliomyelitisschutzimpfung 221 f
- Röteln, postnatale 239

Ikterische Erkrankung, Hepatitis A 255
Immunantwort 6
Immundefekt 67
- Choleraschutzimpfung, orale 359, 361
- Hepatitis B 260 f
- Masern 230, 234
- Masernschutzimpfung, Kontraindikation 234
- Mumpsschutzimpfung 251
- Pneumokokkenschutzimpfung 342
- Poliomyelitis-Schluckimpfung 222, 227
- Rötelnschutzimpfung 242 f
- Typhusschutzimpfung 354 f

Immunglobulin
- Applikationsarten 18 f
- FSME 291 f
- Haemophilus influenzae Typ b 216
- Hepatitis A 256
- Hepatitis B 263
- humanes 17 f
- Indikation 19 f

- Klassensprung 12
- Masern 231
- Masernschutzimpfung 231
- Pertussis 199
- Prophylaxe 19
- Röteln 239
- Rötelnschutzimpfung 241 f
- Schadensverhütung 52
- speziefisches 11
- spezielles 16
- Standard- 16
- Tollwuthyper- 310 f
- Varizella-Zoster- 297 f
- Zeitabstände zu Schutzimpfung 114

Immunglobulinsubstitution 17 f

Immunisierung, aktive 13 f
- – FSME 289 ff
- – Haemophilus influenzae Typ b 216
- – Hepatitis A 256 f
- – Hepatitis B 264 f
- – Masernvirus 232 f
- – Mumps 248 f
- – Pneumokokkeninfektion 338 f
- – Röteln 243
- – Tetanus 195 f
- – Windpocken 299 f
- genetische 7
- historische Daten 2 f
- orale, Typhus 353
- parenterale, Typhus 351
- passiv-aktive, Hepatitis-B-Schutzimpfung 266 f
- passive 2, 16 ff
- – Diphtherie 189
- – FSME 291 f
- – Haemophilus influenzae Typ b 216
- – Hepatitis A 256
- – Hepatitis B 263
- – Masernvirus 231
- – Pneumokokkeninfektion 338 f
- – Schadensverhütung 52
- – Schwangerschaft 131
- – Tetanus 195 f
- – Windpocken 297 f

Immunisierungsmaßnahmen, Dokumentation 116

Immunität
- angeborene, 9
- adaptive 9
- antikörpervermittelte 6
- Darm- 6
- lokale 14
- humorale, Poliomyelitisschutzimpfung 222
- natürliche, Choleraschutzimpfung 358 f
- Poliomyelitis 222 f
- Röteln, Schwangere 243
- systemische, Poliomyelitisschutzimpfung 222
- zelluläre 6

Immunitätsdauer
- Choleraschutzimpfung, orale 358 f
- Diphtherieschutzimpfung 187
- FSME-Schutzimpfung 289 f
- Gelbfieberinfektion 320
- Haemophilus-influenzae-Typ-b-Schutzimpfung 217 f
- Hepatitis-B-Schutzimpfung 266 f
- Influenzaschutzimpfung 279
- Japanische-Enzephalitis-Schutzimpfung 375
- Pertussisschutzimpfung 207
- Pestschutzimpfung 392
- Pneumokokkenschutzimpfung 339
- Polioimpfschutz 226
- Rötelnimpfschutz 241
- Tetanusschutzimpfung 195
- Typhusschutzimpfung 351 f

Immunitätsnachweis, Röteln 239 f

Immunitätsrate
- FSME 289 f
- Masernschutzimpfung 233

Immunmodulation 6

Immunologisches Gedächtnis 11

Immunprophylaxe
- Hepatitis D, C und E 268 f
- Meningokokkenmeningitis 327 f

Immunreaktion
- Masernschutzimpfung 234 f
- Masernvirus 231
- spezifische zelluläre 9

Immunschwäche, transitorische 68 f

Immunsuppression
- Hepatitis B 268
- Masernschutzimpfung, Kontraindikation 234
- Rötelnschutzimpfung 242

Immunsuppressive Therapie, Impfung 68 ff

Immunsystem, mukosales 6

Impfabstand 88 ff
- Masernschutzimpfung 232
- Mumpsschutzimpfung 251
- Pneumokokkenschutzimpfung 338 f

- Typhusschutzimpfung 351 f
Impfakzeptanz 134 ff
Impfallergie, Inzidenz 63 f
Impfalter 14
- Frügeborene 14
- Immunisierung, aktive 13
- Masernschutzimpfung 232
- Mumpsschutzimpfung 250
- Typhusschutzimpfung 351 f
Impfarzt, autorisierter, Gelbfieber 319
Impfbefreiung, Gelbfieber 322
Impfbefreiungszeugnis 169
Impfbescheinigung 116
Impfbeteiligung, Tetanusschutzimpfung 193 f
Impfbuch 116
Impferfolg
- Hepatitis-B-Schutzimpfung 265
- Rötelnschutzimpfung 241
Impffähigkeit 45 f
Impfgegner 137
Impfgesetz, historisches 148
Impfindikation, FSME-Schutzimpfung 292 f
Impfkalender 77, 81
Impfkeloid, Pockenschutzimpfung 381
Impfkomplikationen 48 ff
Impfleistung, ärztliche 77
Impfmasern 233
Impfmethode, Immunisierung, aktive 15
Impfmotivation, Verbesserung 137
Impfpflicht, Gelbfieber 322
Impfplan 4
Impfplanung, Auslandsreise 154, 168
Impfpoliomyelitis 67 f, 222 f
- Schluckimpfung 222 f
Impfpolitik 137
Impfprogramm, Tetanus 192
- allgemeines 48
Impfreaktion 47 f
- Pockenschutzimpfung 380 f
Impfschaden 46 f
- Pertussisschutzimpfung 206 f
Impfschadensregelung 51
Impfschadensverdacht 51
- Meldung 51
Impfschadensverhütung 45 ff
Impfschutz
- Choleraschutzimpfung, orale 358 f
- Diphtherieschutzimpfung 187
- FSME-Schutzimpfung 289 f
- Gelbfieberinfektion 320
- Haemophilus-influenzae-Typ-b-Schutzimpfung 217 f
- Hepatitis-B-Schutzimpfung 265
- Influenzaschutzimpfung 279
- Japanische-Enzephalitis-Schutzimpfung 375 f
- langdauernder 86 f
- Pertussisschutzimpfung 204 f
- Pestschutzimpfung 392
- Pneumokokkenschutzimpfung 339
- Polioschutzimpfung 222
- Rotavirusschutzimpfung 371 f
- Rötelnschutzipung 241
- Tetanusschutzimpfung 195 f
- Typhusschutzimpfung 351 f
Impfstamm 29 f
Impfstelle, Tuberkuloseschutzimpfung 365
Impfstoff
- arten 24 ff
- azellulärer, Pertussis, Wirksamkeitsrate 203 f
- biotechnologisch hergestellter 28
- Choleraschutzimpfung 358 ff
- DNA 7
- FSME-Schutzimpfung 290
- Gelbfieberschutzimpfung 319
- Grundlagen 14 f
- Haemophilus-influenzae-Typ-b-Schutzimpfung 216
- Hepatitis-A-Schutzimpfung 256 f
- Hepatitis-B-Schutzimpfung 264
- Hepatitis-C-Schutzimpfung 269
- Hepatitis-E-Schutzimpfung 270
- historische Daten 2
- mit Hühnereiweiß 56
- Immunreaktion 10
- inaktivierter, Zeitabstände 7, 112 ff
- Influenzaschutzimpfung 277
- Japanische-Enzephalitis-Schutzimpfung 375
- Klinische Prüfung 34 f
- - Rechtsgrundlagen 35 f
- Konjugat 12
- Kombinations- 7
- Masernschutzimpfung 234

- Meningokokkenmeningitisschutzimpfung 329
- Milzbrand 386
- Mischungskompatible 15
- monovalenter, Haemophilus-influenzae-Typ-b-Schutzimpfung 216
- Mumpsschutzimpfung 247 f
- Pertussisschutzimpfung 203
- Pestschutzimpfung 391 f
- Pockenschutzimpfung 379
- Poliomyelitisschutzimpfung 225 f
- Polisaccharid 12
- Rotavirusschutzimpfung, Erprobung 371
- Rötelnschutzimpfung 240
- Schaden 51 f
- Subunit 3
- Tetanusschutzimpfung 195 f
- Tollwutschutzimpfung 309
- Tuberkuloseschutzimpfung 364
- Typhusschutzimpfung 351 f
- Umgang 47
- Vektor 7
- Windpockenschutzimpfung 299

Impfstoffadjuvanzien 27
Impfstoffentwicklung, Technologie, neuere 5 f
Impfstoffherstellung, biologische Besonderheiten 28 f
Impfstrategie
- Hepatitis-B-Schutzimpfung 262 f
- Poliomyelitisschutzimpfung 222 f

Impftechnik, Schaden 48
Impfulzera, Pockenschutzimpfung 381
Impfung
- Auffrisch 13
- Dokumentation 116
- Gelbfieberschutzimpfung 319 ff
- Grundlagen 13
- historische Daten 1 ff
- Inkubation 16 f
- Komplikationen 48 f
- Meningokokkenmeningitisschutzimpfung 328 f
- öffentlich empfohlene 76
- Tuberkuloseschutzimpfung 365 ff
- Verfügbarkeit 5

Impfungsallergie 63 f
Impfversager
- Masernschutzimpfung 233 f
- Tetanusschutzimpfung 195 f

Impfvirus 17 D 319
Impfzeit, Mumpsschutzimpfung 251 f
Impfzeitpunkt, Typhusschutzimpfung 351 f
Indikation
- Choleraschutzimpfung 358 f
- Diphtherieschutzimpfung 188
- FSME-Schutzimpfung 289 f
- Gelbfieberschutzimpfung 319 f
- Hepatitis-A-Schutzimpfung 259
- Hepatitis-B-Schutzimpfung 268
- Influenzaschutzimpfung 280
- Japanische-Enzephalitis-Schutzimpfung 377
- Masernschutzimpfung 234
- Meningokokkenmeningitisschutzimpfung 332
- Mumpsschutzimpfung 247
- Pertussisschutzimpfung 209
- Pestschutzimpfung 391
- Polioschutzimpfung 226
- Pneumokokkenschutzimpfung 342
- Rötelnschutzimpfung 242 f
- Tetanusschutzimpfung 195 f
- Tollwut 310 f
- Tuberkuloseschutzimpfung 366
- Windpockenschutzimpfung 298, 301

Indikationsimpfung 86 ff
Infarkt, Impfkomplikation 48
Infektion
- Impfinjektion 48
- perikonzeptionelle, Röteln, pränatale 238
- pränatale, Impfkomplikation 50

Infektionsberufskrankheit 139, 146
- Verteilung 142

Infektionsquelle, Polioviren 219
Infektionsweg
- Cholera 356
- Diphtherie 184
- Meningokokken 325 f
- Tetanus 192 f
- Typhus 346

Influenza 272 ff
Influenza, Arbeitsmedizin 144, 146
- Auffrischimpfung 93 f
- hirngeschädigtes Kind 123
- Impfstoff mit Hühnereiweiß 59

- Indikationsimpfung 93 f
- Schwangerschaft 129
- Schutzimpfung bei HIV-Infektion 71

Influenzavirus 272
- Immunschwäche, transitorische 68 f

Inhalationsallergie, Impfstoff-erzeugte 63 f
Inhalationsallergiker, Impfung 55 f
Inhalationsanthrax 385
Initialstudien 32 f
Injection de rappel 15 f
Injektionsstelle, Wechsel 45
Inkubationsimpfung 16
Inkubationszeit
- Beulenpest 390
- Cholera 356 f
- Gelbfieber 315 f
- Haemophilus-influenzae-Typ-b-Epiglottitis 213
- Influenzaviren 275
- Japanische Enzephalitis 374 f
- Masern 229
- Mumps 245 f
- Pertussis 199 f
- Pest 388 ff
- Pneumokokkeninfektion 336
- Poliomyelitis 219 f
- Rotaviren 370
- Röteln, postnatale 237
- Tetanus 192 f
- Tollwut 306 f
- Typhus 346
- Windpocken 294

Inokulation, Pocken 1
Interleukine 9
Interferone 9
Intoxikation, Impfkomplikation 48
Inzidenz
- Diphtherie 181
- Haemophilus-influenzae-Typ-b-Infektion 214
- Hepatitis A 255
- - Drogenabhängige 255
- Hepatitis B 260
- Japanische Enzephalitis 373
- Meningokokkenmeningitis 324
- Mumps 245
- Pertussis 201
- Poliomyelitis 219
- Röteln 237 f
- Tetanus 192
- Typhus 346

Iritis, Tuberkuloseschutzimpfung 367
Isolation,
- Pest 391
- Milzbrand 385

Italien
- FSME 286

Ixodes ricinus 284

J

Japanese Encephalitis-Virus 373
Jenner 4
JEV (Japanese Encephalitis-Virus) 373
Jugendliche, Aufklärung Schutzimpfung 43
Jugendlicher
- Grundimmunisierung, Poliomyelitis-Totimpfung 222
- Impfkalender 79 f
- Poliomyelitis-Schluckimpfung 226

K

Kaninchenpocken 379
Kapselpolysaccharid 3, 213
- Antigenkopplung 216 f
- b, Antikörper 216

Katarakt, Röteln, pränatale 238
Katzenpocken 379
Kau-/Schluckschwäche, Tetanus 193
Keuchhusten s. Pertussis
Kieferklemme, Tetanus 193
Kind
- abwehrgeschwächtes, Windpocken 298, 301
- FSME-Impfstoff 141
- FSME-Verlauf 285
- Gelbfieberschutzimpfung 319 f
- Grundimmunisierung, Poliomyelitis-Totimpfung 226
- Haemophilus-influenzae-Typ-b-Schutzimpfung 216 f
- herzkrankes, Impfaufklärung 41 f
- hirngeschädigtes, Impfung 41 f
- - Tetanusschutzimpfung 195 f
- HIV-infiziertes, Impfung 72
- Impfkalender 77, 81
- Influenzaschutzimpfung 280 f
- intaktes Immunsystem, Impfung vor Operation 75
- Masern, Impfalter 232 f
- Pneumokokkenschutzimpfung 338 ff
- Poliomyelitis-Durchseuchung 219
- Poliomyelitis-Schluckimpfung 225
- Rötelnschutzimpfung 242
- Vorsorgeuntersuchung 76 f
- Windpocken 298, 301

Kindergarten, Masern 235 f
Klebsiellen 275

Kleinkind
– Gastroenteritis, abakterielle 370
– Gelbfieberschutzimpfung 319 f
– Hepatitis-A-Prophylaxe 256 f
– Masern, passive Immunisierung 231
– Meningokokkenmeningitisschutzimpfung 332
– Röteln, pränatale 238
Klinische Prüfung 34
– – Arzneimittelrecht 41, 43
Knochenentzündung, Tuberkuloseschutzimpfung 367
Knochenmarktransplantation 68
Koma, Tollwut 307 f
Kombinationsimpfstoff 7
– Diphtherie 186
– Haemophilus influenzae Typ b 216
– Hepatitis B 264
– Lebendimpfstoff 24
– Masern 234
– Mumps 247 f
– Pertussis 203 f
– Poliomyelitisschutzimpfung 226
– Poliomyelitis-Totimpfung 226
– Röteln 240
– Tetanus 195
– Totimpfstoff 24
Komplementsystem 9
Komplikation, Choleraschutzimpfung 359, 361
– Gelbfieberschutzimpfung 321
– Haemophilus-influenzae-Typ-b-Schutzimpfung 217
– Influenza 275
– Influenzaschutzimpfung 279
– Masernschutzimpfung 233 f
– Milzbrandschutzimpfung 387
– Mumps 246, 250
– Pertussis 199 f
– Pertussisschutzimpfung 205 f
– Pestschutzimpfung 393
– Pockenschutzimpfung 381
– Poliomyelitis-Schluckimpfung 222
– Poliomyelitis-Totimpfung 222
– Rötelnschutzimpfung 241 f
– Tetanusschutzimpfung 196
– Tollwutschutzimpfung 310 f
– Windpocken 295
Konjugatimpfstoff 12
Konjunktivitis
– Masern 229 f
– Meningokokkenmeningitis 326 f
Konservierung, Tetanusimpfstoff 195 f
Konsistenznachweis 31
Kontraindikation
– Allgemeine 45
– Choleraschutzimpfung 359, 361
– „falsche“, Schutzimpfung 82 f
– FSME-Schutzimpfung 291
– Gelbfieberschutzimpfung 322
– Hepatitis-B-Schutzimpfung 268
– Japanische-Enzephalitis-Schutzimpfung 377
– Masernschutzimpfung 234
– Milzbrandschutzimpfung 386
– Mumpsschutzimpfung 247 f
– Pestschutzimpfung 391
– Pneumokokkenschutzimpfung 345
– Poliomyelitis-Schluckimpfung 222, 227
– Poliomyelitis-Totimpfung 222 f
– Rötelnschutzimpfung 242
– Tetanusschutzimpfung 196 f
– Tollwutschutzimpfung 310 f
– Tuberkuloseschutzimpfung 367
– Typhusschutzimpfung 352 f
Kopfschmerz
– Beulenpest 390
– Choleraschutzimpfung 359, 361
– FSME 285
– FSME-Schutzimpfung 289 f
– Gelbfieber 318
– Gelbfieberschutzimpfung 321
– Influenzaviren 275
– Japanische Enzephalitis 374 f
– Meningokokkenmeningitis 326
– Mumps 246 f
– Pestschutzimpfung 393
– Poliomyelitis-Schluckimpfung 222
– Tetanus 193
– Tollwut 307
– Tollwutschutzimpfung 311
Koplik-Fleck 229
Kortikosteroide 70
– Behandlung, Mumpsschutzimpfung 247 f
Kortison, Meningokokkenmeningitis 327

Krampf
- Haemophilus-influenzae-Typ-b-Meningitis 213
- Tollwut 307
Krampfanfall, Pertussisschutzimpfung 207
Krampfleiden, Impfaufklärung 47
Krankenisolierung, Meningokokkenmeningitis 327
Kroatien
- FSME 286
Kryptorchismus, Röteln, pränatale 238
Kuhpocken 1 379

L

Lactalbuminhydrolysat 60, 63
Lähmung
- FSME 288 f
- Tollwut 307 f
Landesapothekenkammer 22
Laryngitis, Influenzaviren 275
Lebendimpfstoff 24 ff
- Anwendung 25
- attenuierter, Influenza 277
- Gelbfieber 319 f
- Hepatitis A 256 f
- Herstellung 24
- historische Daten 2 f
- Immunisierung, aktive 13
- Japanische Enzephalitis 376
- Knochenmarktransplantation 68
- Mumps 248
- Operation 74
- Organtransplantation 69
- rekombinanter 7
- Schwangerschaft 126, 132
- Tollwut 309
- Typhus 1, 353 f
- Zeitabstände 112
- zytostatische/immunsuppressive Therapie 68
Lebertransplantation, Hepatitis B 263
Leihimmunität 16
Letalität
- Cholera 356 f
- Gelbfieber 318 f
- Mumps 245 f
- Pertussis 199 f
- Röteln, pränatale 238
- Tetanus 193
- Typhus 356 f
Lettland
- FSME 286
Leukopenie
- Mumps 247
- Typhus 349
Leukozidin, Pneumokokken 337
Leukozytose
- Haemophilus-influenzae-Typ-b-Epiglottitis 213 f
- Pertussis 199 f
- Typhus 349
Litauen
- FSME 286
Lobärpneumonie, Pneumokokken 336
Lokalreaktion
- FSME-Schutzimpfung 289 f
- Gelbfieberschutzimpfung 321
- Haemophilus-influenzae-Typ-b-Schutzimpfung 218
- Japanische-Enzephalitis-Schutzimpfung 376
- Meningokokkenmeningitisschutzimpfung 332
- Mumpsschutzimpfung 248 f
- Pertussisschutzimpfung 207
- Pestschutzimpfung 393
- Pneumokokkenschutzimpfung 341
- Pockenschutzimpfung 381
- Poliomyelitis-Totimpfung 222
- Tetanusschutzimpfung 196
- Tollwutschutzimpfung 310 f
- Tuberkuloseschutzimpfung 367
Lungenaffektion, Tuberkuloseschutzimpfung 367
Lungenerkrankung, chronische, Pneumokokkenschutzimpfung 336 f
Lungenmilzbrand 385
Lungenödem, hämorrhagisches, Influenza 275
Lungenpest 390
Lymphadenitis, Tuberkuloseschutzimpfung 365 f
Lymphadenopathie
- Röteln, postnatale 238
- Rötelnschutzimpfung 241
Lymphknotenschwellung, schmerzhafte, Beulenpest 390
Lymphokine 9
Lymphozytose
- FSME 288
- Mumps 247
Lyssavirus 304

M

Magen-Darm-Beschwerden, Typhusschutzimpfung 352, 354

Makrolidantibiotika, Pneumokokkeninfektion 337
Makrophagen 9
Malaria
- Chemoprophylaxe 172 f
-- Dosierungen 173 f
-- Empfohlene Gebiete, für 175 f
-- Resistenz, Chemoprophylaxe 173
- Endemiegebiete 176
Masern 228 ff
- Arbeitsmedizin 139 f, 144, 146
- hirngeschädigtes Kind 121, 123
- Immunglobulinprophylaxe 19
- Immunschwäche, transitorische 68
- Impfalter 17
- Impfakzeptanz 135 f
- Impfkalender 79
- Impfstoff mit Hühnereiweiß 57
- Indikationsimpfung 94
- passive Immunisierung 20
- Schwangerschaft 127
Masernimpfstoff 232
Masernschutzimpfung
- Erkrankungsrückgang 233 f
- Schutzwirkung, früheste 233
- Wirksamkeit 232
Mastitis, Mumps 246
Mastoiditis, Typhus 347
Mecklenburg-Vorpommern
- FSME-Gebiet 287
Mefloquin 172 f
- Dosierung 173 f
- Malariaprophylaxe 172 f
Meldepflicht
- Diphtherie 186
- Pest 394
- Typhus 346 f
Memory-Zellen 12 f
Meningokokken, Referenzzentrum, nationales 324
Meningokokkenimpfstoff 329 f
Meningismus, Meningokokkenmeningitis 326
Meningitis
- abakterielle 220
- aseptische, Japanische Enzephalitis 374
-- Röteln, pränatale 238
- eitrige, Meningokokkenmeningitis 326
- epidemica 324
- FSME 288
- Haemophilus influenzae Typ b 213
- Japanische-Enzephalitis-Schutzimpfung 374
- purulenta, Pneumokokken 336 f
- Typhus 347
Meningitische Reaktion, Pockenschutzimpfung 382
Meningoenzephalitis
- FSME 288
- koinzidierende, Impfkomplikation 49
- Mumps 246
Meningokokkämie, chronische, Meningokokkenmeningitis 326
Meningokokken, Chemoprophylaxe 327
Meningokokken-Infektion, Indikationsimpfung 94 f
Meningokokken, Schwangerschaft, Impung 130
Meningokokkenmeningitis 324 ff
- Reiseimpfung 164
Mensch, Tollwut 306
MHC 10
Mikroorganismen, Impfstoffherstellung 32
Mikrophthalmus, Röteln, pränatale 238
Mikrozephalie, Röteln, pränatale 238
Miliartuberkulose 363
Milzbrand 384 ff
- Haut- 384
- Lungen- 385
- intestinale- 385
Milztumor, Typhus 347
Minocyclin, Meningokokkenmeningitis 327
Missbildung, Röteln, pränatale 238
MMR-Impfung
- HDC-Impfstoff 57
- Hühnereiweißallergie 56 f
- Impfreaktion 48
- Nebenwirkung, spätere 48
Monozytose, Mumps 246
Morbilli s. Masern
Morbus Hodgkin
- Haemophilus-influenzae-Typ-b-Schutzimpfung 216 f
-- Pneumokokkenschutzimpfung 342
Müdigkeit
- Haemophilus-influenzae-Typ-b-Meningitis 213
- Pertussisschutzimpfung 199 f
- Poliomyelitis-Totimpfung 222
Mukoviszidose-Kind, Impfaufklärung 41 f
Mumps 245 ff
- Arbeitsmedizin 144, 146
- Häufigkeit 245
- hirngeschädigtes Kind 122
- Impfakzeptanz 135 f
- Impfkalender 79 f

- Impfstoff mit Hühnereiweiß 57
- Indikationsimpfung 95

Mumpsimpfstoff 247
Mumpsschutzimpfung 245 ff
Muskelkrampf, Japanische Enzephalitis 374
Muskelschwäche, Poliomyelitis-Schluckimpfung 222
Muskelspasmus
- Tetanus 193
- Tollwut 307

Mycobacterium tuberculosis 363
Myelom, multiples, Pneumokokkenschutzimpfung 342
Myokarditis
- Diphtherie 185
- Meningokokkensepsis/Meningitis 326
- Pockenschutzimpfung 383
- Typhus 347
- Windpocken 295

N

Nabelschnur-IgE 55
Nachweis, Pest 390
- Pneumokokkeninfektion 336 f
- Typhus 349

Nackenhautbiopsie, Tollwut 307
Nackenschmerzen, Mumps 246
Nackensteifigkeit, schmerzhafte, Meningokokkenmeningitis 326
Nahrungsmittelallergie, Impfstoff-erzeugte 63 f
Nahrungsmittelallergiker, Impfung 55 ff
Nasenbluten, Influenzaviren 275
Nasen-Rachenraum, Influenzaviren 275
Nasthromycin, Diphtherie 186 f
Natriumtetraborat 60, 63
Nebenpocken, Pockenschutzimpfung 381
Nebenwirkung
- Choleraschutzimpfung 359, 361 f
- Diphtherieschutzimpfung 188
- FSME-Schutzimpfung 290 f
- Gelbfieberschutzimpfung 321
- Haemophilus-influenzae-Typ-b-Schutzimpfung 217
- Hepatitis-B-Schutzimpfung 265 f
- Influenzaschutzimpfung 279
- Japanische-Enzephalitis-Schutzimpfung 376
- Masernschutzimpfung 233
- Meningokokkenmeningitisschutzimpfung 332
- Mumpsschutzimpfung 250
- Pestschutzimpfung 393
- Pneumokokkenschutzimpfung 341
- Pockenschutzimpfung 381
- Poliomyelitisschutzimpfung 222
- Rötelnschutzimpfung 241
- Tetanusschutzimpfung 196
- Tollwutschutzimpfung 310
- Tuberkuloseschutzimpfung 367
- Typhusschutzimpfung 352 f
- Windpockenschutzimpfung 298, 299

Neisseria meningitidis 324
Neomycinallergie, Mumpsschutzimpfung 251
Nephritis
- Mumps 246 f
- Pockenschutzimpfung 383

Nephrotisches Syndrom, Pneumokokkenschutzimpfung 341
Nestschutz 16 f
Neugeborenes
- Hepatitis-B-Infektionsrisiko 264 f
- Röteln, pränatale 238
- Tuberkuloseschutzimpfung 366
  - - Indikation 366
- Windpockenschutzimpfung 298, 301

Neuralgie, FSME-Schutzimpfung 290
Neuraminidase
- Influenzaviren 275
- Pneumokokken 337 f

Neuraminidaseaktivität, Masern 228 f
Neuritis
- FSME-Schutzimpfung 290
- Influenzaviren 275

Neuronendysfunktion, Tollwut 307
Neutropenie, Typhus 349 f
Niereninsuffizienz, Pneumokokkenschutzimpfung 342
Nierenschaden, Röteln, pränatale 238
Nonresponder, Hepatitis-B-Schutzimpfung 268
Normalimmunglobulin, Masern 231
Norwegen
- FSME 286

Nutzen, Schutzimpfung 34
Nystagmus, Windpocken 294 f

O

Ohrenschmerzen, Mumps 246
Ohrspeicheldrüse, Mumps 246
Oligophrenie, Impfung 123
Oophoritis, Mumps 246
Operation, Impfrisiko 74 f
Opisthotonus, Tetanus 193
Orchitis, Mumps 246 f
Organtransplantation 69
- Pneumokokkenschutzimpfung 342
Osteomyelitis
- Pockenschutzimpfung 382
- Typhus 347
Österreich
- FSME 286
Otitis
- Masern 229
- media, Pneumokokken 336 f
- - Typhus 347
OVP s. Polioimpfstoff, oraler

P

Pandemie, Influenza 273
Panenzephalitis, subakute sklerosierende, Masern 230
Pankreatitis, Mumps 246
Paralyse, Japanische Enzephalitis 374
Paratyphus 346 f
Parese
- Japanische Enzephalitis 374
- persistierende 220
- spinale, Poliomyelitis-Schluckimpfung 222
Parotitis epidemica s. Mumps
Passagen 30 f
Pathogen
- bioterroristisches 384
Paul-Ehrlich-Institut 35
- Meldung Impfkomplikation 51
Penicillin, Diphtherie 186
Penicillin G
- Diphtherie 186
- Meningokokkenmeningitis 327
- Pneumokokkeninfektion 337
- Tetanus 195
Peptidsynthese 6
Pepton 60, 63
Peritonitis, Pneumokokken 336
Pertussis 199 ff
- Chemoprophylaxe 202
- Ganzkeimvakzine 1
- hirngeschädigtes Kind 121, 123
- Immunglobulin 203 f
- Impfkalender 79
- Impfstoff 1, 203
- - azellulärer 1, 203
- Schutzimpfung bei HIV-Infektion 71
- Schwangerschaft 129
- Wirksamkeitsrate 204, 207
Pest 389 ff
- Bekämpfungsmaßnahmen 393
Pestseptikämie 390
Pestfurunkel 390 f
Pestpneumonie 390
Phagozyten 9
Phagozytose 10
Phakomatose, Impfkomplikation 50
Pharmakologisch-toxikologische Studie 34
Pharyngitis
- Influenzaviren 275
- Meningokokkenmeningitis 326
Phenol 60, 63
Phenolrot 60, 63
Plasmazelle 9 f
Pleuraempyem, Typhus 347
Pneumokokken 275, 333 ff
Pneumokokkenimpfstoff 338 f
Pneumokokken-Infektion, Indikationsimpfung 96 f
Pneumokokken-Konjugatimpfstoff 338
Pneumokokkenschutzimpfung 337 ff
- bei HIV-Infektion 71 f
Pneumolysin, Pneumokokken 336 f
Pneumonie
- abszendierende, Typhus 347
- hämorrhagische, Influenza 275
- lobäre, Pneumokokken 336
- Meningokokkensepsis/Meningitis 326
- Pertussis 199
- Pockenschutzimpfung 382
- Windpocken 295
Pocken 379 ff
- Historie 4
- Schwangerschaft 131
- schutzimpfung 379 ff
- verdacht 379 f
Polen
- FSME 286
Polioimpfstoff 222
- impfvieren 4
- - Anwendung 226
- oraler 222
- - Anwendung 226
Poliolebendimpfstoff s. Polioimpfstoff, oraler

Poliomyelitis 1, 219 ff
- Arbeitsmedizin 139 f, 146
- Auffrischimpfung 97 f, 226
- epidemiologie 219 f
- hirngeschädigtes Kind 123
- Impfkalender 79
- Indikationsimpfung 97 f
- paralytische 220
- Reiseimpfung 162
- Schluckimpfung 222 f
- Schwangerschaft 126
- Totimpfung 222 f
- vakzineassoziierte paralytische 222
Polioviren 219
Polygeline 60 ff, 63
Polyneuritis
- Influenzaviren 275
- Japanische-Enzephalitis-Schutzimpfung 374
Polysaccharidimpfstoffarten 26 f
- Meningokokkenmeningitis 329 f
Polysorbat 60 ff, 63
Postexpositionem, infectionem, Inkubationsimpfung 16
Postexpositionsimpfungen 101 ff
- Diphtherie 102
- Frühsommermeningoenzephalitis (FSME) 110
- Hepatitis A 105
- Hepatitis B 104
- Masern 106
- Mumps 107
- Pertussis 103
- Pocken 110
- Röteln 107
- Tetanus 102
- Tollwut 110
- Varizellen 108
- Voraussetzungen 101
Postpoliosyndrom 220
Postvakzinations-Poliomyelitis 222
Präexpositionsprophylaxe, Hepatitis A 105
Prick-Test 56 f
- Dosierung 173 f
- Malariaprophylaxe 173
Prophylaxe
- Immunglobuline, allgemein 19 f
- Meningokokkenmeningitis 327 f
- Mumps 247
- postexpositionelle, FSME 291
- Tollwut 308 f
- Tuberkulose 364 f
β-Propiolacton 60 ff, 63
Protaminsulfat 63
Prüfinfektion 1
Prüfung, Impfstoff 33 f
Prüfungsvorschriften
- Hersteller, Impfstoffen 31
Psychomotorische Entwicklungsstörung, Röteln, pränatale 238
Purpura, Choleraimpfung 359, 361
- thrombozytopenische, Röteln, postnatale 238

R

Radioallergosorbent-Test (RAST) 56 f
Rahmenbedingungen, Schutzimpfung 40
Rechtliche Regelungen 28 f
Referenzmaterial 33
Reflex, pathologischer, Japanische Enzephalitis 374
Rehydratation, Cholera 357 f
Reinfektion
- endogene, Hepatitis B 267
- Masernschutzimpfung 233
- Röteln, postnatale 238
Reiseimpfung, Kostenübernahme 154 f
Reisfeldmücke 373
Reizbarkeit
- Haemophilus-influenzae-Typ-b-Meningitis 213
- Poliomyelitis-Totimpfung 222
Retinopathie, Röteln, pränatale 238
Reye-Syndrom, Windpocken 295
Rh- Sensibilisierung
- Immunprophylaxe 19
Richtlinien, Schutzimpfung 76 ff
Riegelungsimpfungen 101 ff
- Diphtherie 102
- Frühsommermeningoenzephalitis (FSME) 110
- Hepatitis A 105
- Hepatitis B 104
- Masern 106
- Mumps 107
- Pertussis 103
- Pocken 110
- Röteln 107
- Tetanus 102
- Tollwut 110
- Varizellen 108
- Voraussetzungen 101
Riesenzellpneumonie, Masern 229
Rifampicin
- Haemophilus influenzae Typ b 217 f
- Meningokokkenmeningitis 327
Risiko, aufklärungspflichtiges 40

Risikogruppe
- Hepatitis A 255 f
- Hepatitis B 261 f
- Röteln 242
- Windpocken 294 f
Röhrenknochen, Röteln, pränatale 238
Roseolen, Typhus 347
Rotaviren 369
- Impfstoffkomplilationen 371
- Infektionsprophylaxe 370
Rotavirusdiarrhö 370
Rotavirusinfektion 369 ff
Rötelnantikörperbestimmung, Schwangere 243 f
Röteln 237 ff
- Arbeitsmedizin 144, 146
- hirngeschädigtes Kind 121
- Immunglobulinprophylaxe 17 f
- Postexpostions- und Riegelungsimpfung 107
- Impfkalender 79 f
- Indikationsimpfung 88, 98
- postnatale 238
- pränatale 238
- Schwangerschaft, Immpfung 127
Rötelnimmunglobulin 240 f
Rötelnimmunität, Nachweis 241 f
Rötelnimpfstoff 241 f
Rötelnsyndrom, kongenitales 238
Rötelnvirus 237
Routineimpfung 4
Roxithromycin, Pneumokokkeninfektion 337
RSV, monoklonale Antikörper 22
Rubella s. Röteln
Rückenmark, Meningokokkenmeningitis 326
Rumänien
- FSME 286
Russland, FSME 286

S

Saarland
- FSME-Gebiet 287
Saatgutprinzip 30 f
Sachsen
- FSME-Gebiet 287
Salmonella
- paratyphi 346
- sendai 346
- typhi 346
Säugling
- Gastroenteritis, abakterielle 370
- Grundimmunisierung, Poliomyelitis-Totimpfung 226
- Haemophilus-influenzae-Typ-b-Schutzimpfung 216 f
- Immundefekt, primärer 67
- Impffähigkeit 45
- Impfkalender 77, 81
- Masernschutzimpfung wegen Expositionsgefahr 235
- Meningokokkenmeningitisschutzimpfung 328 f
- Pertussisimpfstoff 209
- Pertussisschutzimpfung 209 f
- Pertussisprophylaxe 203 f
- Pneumokokkenschutzimpfung 338 f
- Poliomyelitis-Durchseuchung 219
- Poliomyelitis-Schluckimpfung 222
- Tetanusschutzimpfung 196 f
- Vorsorgeuntersuchung 76
- Windpocken 294 f
Schadensregelung, gesetzliche 51
Schlangengift, Antiseren, heterologe 22
Schluckbeschwerden, Haemophilus-influenzae-Typ-b-Epiglottitis 213
Schluckimpfstoff, Poliomyelitis 222
Schluckimpfung
- Poliomyelitis 222
- Rotavirusschutzimpfung 371
Schnupfen
- Influenzaviren 275
- Masern 229
- Pertussis 199 f
Schock
- anaphylaktischer, Gelbfieberschutzimpfung 321
- Haemophilus-influenzae-Typ-b-Epiglottitis 213 f
- Haemophilus-influenzae-Typ-b-Meningitis 213 f
- septischer, Meningokokkenmeningitis 326
- - Pestseptikämie 390
Schocktherapie, heterologes Immunserum 52 f
Schreckhaftigkeit, Tetanus 193
Schreien, Pertussisschutzimpfung 205
Schule, Masern 235
Schulkind, Durchimpfungsrate 135
Schüttelfrost, Beulenpest 390 f
Schutzdauer s. Immunitätsdauer

Schutzimpfung
- angeordnete 148 f
- Dokumentation 116
- empfohlene, Auslandsreise 158 f
- obligatorische, Auslandsreise 156 f
- öffentlich empfohlene 149
- Versagerursachen 119
- Vorschriften, staatliche 148
- Zeitabstände 112 ff
  - - zu Immunglobulinen 114
Schwangerschaft
- Choleraschutzimpfung 131
- FSME-Schutzimpfung 129
- Gelbfieberschutzimpfung 130, 322
- Haemophilus influenzae Typ b 217
- Hepatitis-B-Schutzimpfung 130, 268
- Immpfungen, allgemein 126 ff
- Indikationsimpfungen 132
- Influenzaviren 130, 279 f
- Masern 127, 234
- Mumpsschutzimpfung 127, 251
- Pneumokokkenschutzimpfung 130, 343
- Poliomyelitis-Schluckimpfung 126, 222 f
- Röteln, pränatale, 127, 238
- Tetanusschutzimpfung 128, 196
- Windpocken 128, 301
Schweden
- FSME 286
Schweiz
- FSME 286
Schwindel, Gelbfieber 318
Schwitzen, Tetanus 193
Serbien, FSME 286
Serokonversion 34
Seuchenbekämpfung, Typhus 346
Sichelzellenanämie
- Haemophilus-influenzae-Typ-b-Schutzimpfung 217 f
- Pneumokokken 342
- Pneumokokkenschutzimpfung 342
Simultanimmunisierung, Tetanus 195 f
Simultanimpfung 113
Sinusitis, Pneumokokken 336 f
Skarifikation, Pockenschutzimpfung 380
SKB-2-Impfstoff 203
Skorpiongift, heterologe Antiseren 22
Slowakei, FSME 286
Slowenien, FSME 286
Soldatengesetz, Tetanusschutzimpfung 197
Splenektomie 70
- Haemophilus-influenzae-Typ-b-Schutzimpfung 217
- Pneumokokken 342
Sporen
- Bacillus anthracis 384
Stabilisatoren, Impfstoffe 24
Stakkatohusten 199
Standardimmunglobulin 17 f
- Hepatitis A 256
Standardmaterial 30
Staphylokokken 275
Stechmücke, Gelbfieber 317 f
Stillzeit, Poliomyelitis-Totimpfung 226 f
Stoffwechselerkrankung
- Impfkomplikation 49 f
- Poliomyelitis-Schluckimpfung 222, 226 f
Strafprozess 41
Strahlentherapie, Mumpsschutzimpfung 251
Streptokokken
- pneumoniae 334 f
- Windpocken 295
Streptomycin, Pest 391
Studien
- Initial- 33 f
- Haltbarkeits- 34 f
- Klinische- 34
- Pertussisschutzimpfung 204 f
Subunit-Vakzine 3
Südamerika, Gelbfieberendemiegebiete 317
Sulfamethoxazol, Pneumokokkeninfektion 337
Sulfonamide
- Typhus 350
Syndromale Erkrankung, Impfkomplikation 49 f
Systemische Reaktion, Pertussisschutzimpfung 205

T

Taubheit
- Mumps 246
- Röteln, pränatale 238
Td-Kombinationsimpfstoff 195, 197
Tetanus 192 ff
- Arbeitsmedizin 140, 146
- Auffrischimpfung 98
- Chemoprophylaxe 195
- hirngeschädigtes Kind 123
- Immunglobulinprophylaxe 19
- Impfakzeptanz 135 f
- Impfkalender 79
- Impfstoff 195
  - - Applikation 197
- Indikationsimpfung 98
- Kontraindikation 196 f

- Morbidität 192 f
- neonatorum 192 f
- passive Immunisierung 20
- Prophylaxe 195 f
- Reiseimpfung 162
- Schwangerschaft 128
- Schutzimpfung bei HIV-Infektion 71 f

Tetanusantitoxin 1
Tetanustoxoid
- Antigenkopplung 216 f
- Impfstoff 195

Tetrazykline
- Cholera 358
- Pest 392

T-Helferzellen 7 f
Thiocyanat 60 ff, 63
Thrombose, Impfkomplikation 49 f
Thüringen
- FSME-Gebiet 287

Thyreoiditis, subakute, Mumps 246
Tick-borne encephalitis (TBE) s. FSME
Tierpocken 379
T-Memory-Zellen 12 f
Tod, Tuberkuloseschutzimpfung 367
Tollwut 304 ff
- Arbeitsmedizin 145, 146
- Fledermäuse 304 f
- hirngeschädigtes Kind 120
- Immunglobulinprophylaxe 19
- Impfstoff mit Hühnereiweiß 56
- Indikationsimpfung 99
- Mensch 306
- Reiseimpfung 165
- Schwangerschaft 130
- sylvatische 304 f
- urbane 304 f

Tollwut-Immunglobulin 311 f
Tollwutimmunprophylaxe, postexpositionelle 311 f
Tollwutprophylaxe 310 f
- Applikation 313

Tollwutvirus 304 f
Totimpfstoff
- Anwendung 26 f
- Hepatitis A 256 f
- Herstellung 24 ff
- Immunisierung, aktive 13
- Immunreaktion 9 f
- Japanische Enzephalitis 376
- Knochenmarktransplantation 68
- Operation 74
- Organtransplantation 69
- Schwangerschaft 126, 132
- zytostatische/immunsuppressive Therapie 68

Totimpfung, interaktive Polioviren 222, 226
Tracheitis, Influenzaviren 275
Tremor
- FSME 285
- Japanische Enzephalitis 274
- Windpocken 295

Trinkschwäche, Tetanus 193
Trinkwasser, Choleraübertragung 356
Trismus, Tetanus 193
Tschechien, FSME 286
Tuberkulinempfindlichkeit 364 f
- Masern 230 f
- Mumpsschutzimpfung 250

Tuberkulinkonversion, eintretende 364 f
Tuberkulinprüfung 364
Tuberkulinreaktion, fehlende 367
Tuberkulintest, Masernschutzimpfung 232 f
Tuberkulose, 363 ff
- aktive, Choleraschutzimpfung 359, 361
- Arbeitsmedizin 147
- Auffrischimpfung 99

Tuberkulosegefährdung, Berufsgenossenschaftliche Grundsätze 139 f, 147
Tween 60 ff, 63
Typhus 346 ff
- Reiseimpfung 164

Typhusschutzimpfung 350 ff
T-Zellen 9 f

U

Übelkeit
- Beulenpest 391
- Choleraschutzimpfung 359, 361
- FSME-Schutzimpfung 289 f
- Japanische Enzephalitis 374
- Meningokokkenmeningitis 326

Übertragung
- Cholera 356 f
- Diphtherie 184 f
- Gelbfieber 317 f
- Hepatitis A 255 f
- Hepatitis B 260 f
- Influenzaviren 274
- Japanische Enzephalitis 373 f
- auf Kontaktperson, Masernschutzimpfung 233 f
- Masern 228 f
- Meningokokken 325
- Mumps 245 f
- Pertussis 199 f
- Pest 388 f

- Polioviren 219 f
  - – nach Impfung 222 f
- Röteln 237
- Tetanus 193
- Tollwut 304 f
- Typhus 346 f
- Windpocken 294 f

Ulzera
- Pockenschutzimpfung 380 f
- Tuberkuloseschutzimpfung 367

Unfallverhütungsvorschrift Gesundheitsdienst 139

Ungarn
- FSME 286

Unruhe
- FSME 265
- Haemophilus-influenzae-Typ-b-Epiglottitis 213
- Pertussisschutzimpfung 205
- Tetanus 193

Unschädlichkeitsprüfung 34

Unverträglichkeitsreaktion 45 f

Urtikaria
- Choleraschutzimpfung 359, 361
- Tetanus 196

V

Vaccinia
- progressiva (gangraenosa), Pockenschutzimpfung 381
- secundaria, Pockenschutzimpfung 381
- translata, Pockenschutzimpfung 381

Vakzination, Pocken 1

Vakzine s. Impfstoff

Validierungsstudien 31

Vancomycin, Pneumokokkeninfektion 337

Varianten, Influenzaviren 272

Variola 379

Varizella-Zoster-Immunglobulin (VZIg) 297

Varizella-Zoster-Virus 294

Varizellen (s. auch Windpocken)
- Arbeitsmedizin 146
- Immunglobulinprophylaxe 19
- Indikationsimpfung 99 f
- passive Immunisierung 21

Varizellenembryofetopathie 295

Varizellenenzephalitis 295

Varizellensyndrom, konnatales 295

Varizellenvirus, transitorische Immunschwäche 68 f

Verbrauchskoagulopathie, Pestseptikämie 390

Verbreitung, Japanische Enzephalitis 373, 375

Verletzung
- Tetanusschutzimpfung 197
- Tetanusprophylaxe 197

Versagen, Schutzimpfung 119

Verstärkerstoffe s. Adjuvanzien

Verträglichkeit
- Gelbfieberschutzimpfung 320 f
- Hepatitis-B-Schutzimpfung 265 f
- Influenzaschutzimpfung 279
- Pertussisschutzimpfung 205 f
- Tetanusschutzimpfung 195
- Tollwutschutzimpfung 310
- Windpockenschutzimpfung 299

Vibrio cholerae 356

Vi-Kapsel-Polysaccharid-Impfstoff, Typhus 351 f

Virämie, Rötelnschutzimpfung 241

Virusantikörpertest, Schwangerschaft 126

Virusausscheidung, Rötelnschutzimpfung 241

Virushepatitis, Erregereigenschaften 253 f

Virusisolierung
- Masern 231
- Röteln, postnatale 238 f

Virusnachweis, Mumps 247

Viruspersistenz, Röteln, pränatale 238 f

Virusträger, Hepatitis B 253 f

Vorschriften,
- Hersteller 31
- internationale, Choleraimpfung 358 f

Vorsichtsmaßnahmen, Schutzimpfung 40

Vorsorgeuntersuchung 76

VZV s. Varizella-Zoster-Virus

W

Waterhouse-Friederichsen-Syndrom, Meningokokkenmeningitis 326

Wertbemessung 32 f

WHO, Herstellungs- und Prüfungsanforderung 29

Widerholungsimpfung 15 f
Windpocken 294 ff
- Immunisierung, aktive 299
- Immunisierung, passive 297
- Postexpositionsimpfung 108, 302
Wirksamkeit
- Choleraschutzimpfung 358 f
- FSME-Schutzimpfung 289 f
- Gelbfieberschutzimpfung 320
- Influenzaschutzimpfung 279
- Masernschutzimpfung 233
- Meningokokkenmeningitisschutzimpfung 331
- Mumpsschutzimpfung 249
- Pertussisschutzimpfung 207
- Pestschutzimpfung 392
- Pneumokokkenschutzimpfung 339
- Polioschutzimpfung 222
- Rotavirusschutzimpfung 371 f
- Rötelnschutzimpfung 241
- Tetanusschutzimpfung 195
- Tollwutschutzimpfung 310
- Tuberkuloseschutzimpfung 366
- Typhusschutzimpfung 350 f
- Windpockenschutzimpfung 297
Wochenbett, Rötelninfizierung 242
Wundstarrkrampf s. Tetanus

Y

Yersinia pestis 388

Z

Zecke 262,
Zeckenbiß 267
Zellbank 30 f
Zerebellitis, Windpocken 295
Zerebrale Erkrankung, erworbene nicht progressive, Impfung 123
Zerebralschaden, Poliomyelitis-Schluckimpfung 123
Zielgruppe
- Choleraschutzimpfung 358 f
- FSME-Schutzimpfung 289 f
- Gelbfieberschutzimpfung 322
- Influenzaschutzimpfung 280 f
- Japanische-Enzephalitis-Schutzimpfung 377
- Meningokokkenmeningitisschutzimpfung 332
- Pestschutzimpfung 391
- Pneumokokkenschutzimpfung 342
- Polioschutzimpfung 222
- Rötelnschutzimpfung 242
- Tollwutschutzimpfung 309 f
- Windpockenschutzimpfung 298, 301
Zirrhose, Pneumokokkenschutzimpfung 342
Zittern, Tetanus 193
Zivilprozeß 41
ZNS, Windpocken 294 f
ZNS-Erkrankung
- degenerative, Impfkomplikation 49 f
- progressive, Impfung 123
- Tuberkuloseschutzimpfung 367
Zoster, Windpocken 295
Zulassung 35 f
Zulassungsnummer 35 f
Zusatzsubstanzen 60 f
Zyanose, Haemophilus-influenzae-Typ-b-Epiglottitis 213
Zystopyelitis, Typhus 347
Zytokine 6
Zytomegalie, passive Immunisierung 21
Zytomegalie-Virus, transitorische Immunschwäche 68 f
Zytostatikabehandlung, Mumpsschutzimpfung 251
Zytostatische Therapie, Impfung 68